EL EMPERADOR
DE TODOS LOS MALES

SIDDHARTHA MUKHERJEE

EL EMPERADOR
DE TODOS LOS MALES

UNA BIOGRAFÍA DEL CÁNCER

Traducción de Horacio Pons

TAURUS

PENSAMIENTO

Título original: *The Emperor of All Maladies. A Biography of Cancer*
D.R. © Siddhartha Mukherjee, 2010
    Todos los derechos reservados
D.R. © De la traducción: Horacio Pons

D.R. © De la edición española:
    Santillana Ediciones Generales, S. L., 2011
    Torrelaguna, 60. 28043 Madrid
    Teléfono 91 744 90 60
    Telefax 91 744 92 24
    www.taurus.santillana.es

D.R. © De esta edición:
    Santillana Ediciones Generales, S.A. de C.V., 2011
    Av. Río Mixcoac 274, Col. Acacias
    México, D.F., 03240
    www.editorialtaurus.com.mx

Diseño de cubierta: Pep Carrió

Primera edición en México: agosto de 2011

ISBN: 978-607-11-1236-1

Impreso en México

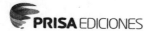

PRISA EDICIONES

A Robert Sandler (1945-1948)
y a quienes vinieron antes y después de él

La enfermedad es el lado nocturno de la vida, una ciudadanía más onerosa. Todos, al nacer, somos ciudadanos de dos reinos, el de los sanos y el de los enfermos. Y aunque todos prefiramos usar solo el buen pasaporte, tarde o temprano cada uno de nosotros se ve obligado, al menos por un tiempo, a identificarse como ciudadano de aquel otro lugar.

SUSAN SONTAG*

_____

* Susan Sontag, *Illness as Metaphor and AIDS and Its Metaphors,* Nueva York, Picador, 1990, p. 3 [*La enfermedad y sus metáforas. El sida y sus metáforas,* Madrid, Taurus, 1996].

ÍNDICE

En 2010, unos seiscientos mil estadounidenses y más de siete millones de personas en todo el mundo morirán de cáncer. En Estados Unidos, una de cada tres mujeres y uno de cada dos hombres desarrollarán un cáncer durante su vida. Una cuarta parte de las muertes de estadounidenses, y alrededor del 15 por ciento de todos los fallecimientos en el mundo, se atribuirán a él. En algunos países, el cáncer superará a las enfermedades cardiacas como la causa más habitual de muerte.

Nota del autor

Este libro es una historia del cáncer. Es la crónica de una antigua enfermedad —antaño clandestina y solo mencionada entre murmullos— que se ha metamorfoseado en una entidad letal y de formas cambiantes, imbuida de una potencia metafórica, médica, científica y política tan penetrante que a menudo se caracteriza al cáncer como la peste definitoria de nuestra generación. Este libro es una «biografía» en el sentido más fiel de la palabra: un intento de entrar en la *mente* de esta enfermedad inmortal, entender su personalidad, desmitificar su comportamiento. Pero mi objetivo último, más allá de la biografía, es plantear un interrogante: ¿puede imaginarse en el futuro un final del cáncer? ¿Es posible erradicar para siempre esta enfermedad de nuestro cuerpo y nuestras sociedades?

El cáncer no es una sola enfermedad, sino muchas. Las llamamos «cáncer» porque comparten una característica fundamental: el crecimiento anormal de las células. Y más allá de ese factor común biológico, hay profundos temas culturales y políticos que recorren las diversas encarnaciones del cáncer y justifican un relato unificador. No es posible considerar las historias de todas sus variantes, pero he procurado destacar los grandes temas que atraviesan esta historia cuatro veces milenaria.

El proyecto, indudablemente vasto, se inició como una empresa más modesta. En el verano de 2003, tras terminar una residencia en Medicina y un trabajo de posgrado en inmunología oncológica, comencé un curso de formación avanzada en medicina del cáncer (oncología médica) en el Instituto del Cáncer Dana-Farber y el Hospital General de Massachusetts, en Boston. En un principio contemplé la posibilidad de escribir un diario de ese año: una visión desde las trincheras del tratamiento del cáncer. Pero la búsqueda no tardó en convertirse en un viaje más grande de exploración que me llevó a las profundidades no solo de la ciencia y la medicina, sino de la cultura, la historia, la literatura y la política, al pasado del cáncer y a su futuro.

Dos personajes se sitúan en el epicentro de esta historia, ambos contemporáneos, ambos idealistas, ambos hijos del auge de la ciencia y la tecnología en Estados Unidos de la posguerra, y ambos atrapados en la vorágine de una ambición obsesiva e hipnótica de lanzar una «guerra contra el cáncer» de dimensiones nacionales. El primero es Sidney Farber, padre de la quimioterapia moderna, que descubre por azar un poderoso fármaco anticanceroso en un análogo de vitamina y comienza a soñar con una cura universal para la enfermedad. La segunda es Mary Lasker, miembro de la alta sociedad de Manhattan legendaria por su energía social y política, que se une a Farber en su largo viaje. Pero Lasker y Farber solo ejemplifican el tesón, la imaginación, la inventiva y el optimismo de generaciones de hombres y mujeres que libraron sus batallas contra el cáncer a lo largo de cuatro mil años. En cierto sentido, esta es una historia militar, la lucha contra un enemigo informe, intemporal y ubicuo. También en ella hay victorias y derrotas, campañas seguidas de más campañas, heroísmo y arrogancia, supervivencia y resiliencia, y, como no podía ser de otra manera, heridos, condenados, olvidados, muertos. En definitiva, el cáncer verdaderamente aparece, tal cual escribió un cirujano decimonónico en la portada de un libro, como «el emperador de todos los males, el rey de los terrores».

Un descargo de responsabilidad: en ciencia y medicina, donde la precedencia en un descubrimiento tiene un peso supremo, el honor de inventor o descubridor es asignado por una comunidad de científicos e investigadores. Si bien en este libro hay muchas historias de descubrimiento e invención, ninguna determina, en términos legales, derecho alguno de precedencia.

Esta obra descansa en gran medida sobre los hombros de otros libros, estudios, artículos de revistas, memorias y entrevistas. También se apoya en los enormes aportes de individuos, bibliotecas, colecciones, archivos y trabajos señalados con agradecimiento al final del volumen.

Sin embargo, hay un agradecimiento que no puede dejarse para el final. Este libro no es solo un viaje al pasado del cáncer, sino también un itinerario personal hacia mi mayoría de edad como oncólogo. Ese segundo viaje habría sido imposible sin los pacientes, quienes, por encima y más allá de todos los aportes recogidos, siguieron enseñándome e inspirándome mientras escribía. Tengo con ellos una deuda eterna.

Esa deuda tiene sus obligaciones. Las historias del libro representan un importante desafío en lo que se refiere a preservar la privacidad y dignidad de los pacientes. En los casos en que el conocimiento de la enfermedad ya era público (como ocurre cuando hay entrevistas o artículos previos), he utilizado los verdaderos nombres. Cuando no había un conocimiento público previo o cuando los entrevistados solicitaron permanecer en el anonimato, utilicé nombres ficticios y confundí deliberadamente las fechas y las identidades para dificultar su identificación. Se trata, sin embargo, de pacientes reales y encuentros reales. Insto a mis lectores a respetar sus identidades y sus límites.

PRÓLOGO

*Los males desesperados
exigen desesperados remedios,
o jamás se curan.*
Hamlet, WILLIAM SHAKESPEARE[1]

*El cáncer empieza y termina con la gente. En medio de la abstracción científica,
a veces puede olvidarse este hecho elemental. [...] Los médicos tratan las
enfermedades pero también tratan personas, y en ocasiones esta precondición
de su vida profesional los empuja en dos direcciones a la vez.*
JUNE GOODFIELD[2]

La mañana del 19 de mayo de 2004, Carla Reed, una maestra de treinta años de un jardín de infancia de Ipswich, Massachusetts, y madre de tres hijos pequeños, se despertó con dolor de cabeza. «No un dolor de cabeza cualquiera —recordaría más adelante— sino una especie de entumecimiento en la cabeza. El tipo de entumecimiento que te dice al instante que algo está terriblemente mal».

Hacía casi un mes que algo estaba terriblemente mal. A finales de abril Carla se había descubierto algunos cardenales en la espalda. Habían aparecido de improviso una mañana, como extraños estigmas, y, luego de crecer a lo largo del mes siguiente, se desvanecieron, dejándole grandes marcas a la manera de mapas en la espalda. De forma casi imperceptible, las encías habían empezado a ponérsele blancas. Hacia comienzos de mayo, Carla, una mujer vivaz y enérgica acostumbrada a pasar horas en el aula yendo detrás de niños de cinco y seis años, apenas podía subir unos pocos escalones. Algunas mañanas, exhausta e incapaz de levantarse, se arrastraba por los pasillos de su casa para ir de una habitación a otra. Dormía intermitentemente durante doce o catorce horas al día y luego se despertaba con un cansancio tan abrumador que necesitaba tumbarse en el sofá para volver a dormir.

En esas cuatro semanas, Carla, acompañada por su esposo, consultó dos veces a una médica generalista y una enfermera, sin conseguir que le hicieran análisis ni le dieran un diagnóstico. Dolores fantasmas le aparecían y desaparecían en los huesos. La médica procuró a tientas darle una explicación. Quizás era una migraña, sugirió, y le recetó unas aspirinas. Estas no hicieron sino empeorar las hemorragias en las encías.

Comunicativa, sociable y entusiasta, Carla estaba más perpleja que preocupada por los altibajos de su salud. Nunca había tenido una enfermedad grave. Para ella el hospital era un lugar abstracto; jamás había conocido o consultado a un especialista, y menos aún a un oncólogo. Se imaginaba y urdía varias causas para explicar sus síntomas: exceso de trabajo, depresión, dispepsia, neurosis, insomnio. Pero al final surgió en su fuero interno algo visceral, «un sexto sentido» que la convenció de que algo agudo y catastrófico se gestaba en su cuerpo.

La tarde del 19 de mayo Carla dejó a sus tres hijos con una vecina y volvió a la clínica para pedir que le hicieran algunos análisis de sangre. Su médica le realizó un análisis de rutina para verificar el recuento globular. Tras hacerle la extracción, el técnico observó con detenimiento, y evidentemente intrigado, el color de la sangre en el tubo de la jeringa. Acuoso, pálido y diluido, el líquido que manaba de las venas de Carla apenas se parecía a la sangre.

El resto del día transcurrió sin noticias. A la mañana siguiente, mientras estaba en la pescadería, Carla recibió una llamada: «Tenemos que hacer otra extracción», le dijo la enfermera de la clínica. «¿Cuándo debo ir?», preguntó Carla, con vistas a planificar su complicado día. Recuerda haber mirado un reloj de pared. Un filete de salmón de un cuarto de kilo se calentaba en la cesta de la compra, y corría el riesgo de echarse a perder si lo dejaba allí demasiado tiempo.

En definitiva, detalles prosaicos constituyen los recuerdos de la enfermedad de Carla: el reloj, el transporte compartido, los niños, un tubo de sangre pálida, la imposibilidad de ir a una reunión para agasajar a una embarazada, el pescado al sol, el tono tenso de una voz en el teléfono. Carla casi no recuerda qué dijo la enfermera; solo evoca una sensación general de urgencia. «Venga inmediatamente», supone que fueron sus palabras. «Venga inmediatamente».

Me enteré del caso de Carla a las siete de la mañana del 21 de mayo, en un tren que corría a toda velocidad entre Kendall Square y Charles Street, en Boston. La frase que parpadeaba en mi buscapersonas tenía el *staccato* y la fuerza impasible de una auténtica urgencia médica: *Carla Reed/Nueva paciente con leucemia/14ª planta/Por favor, verla en cuanto llegues.* Al salir el tren de un largo y oscuro túnel, se divisaron de improviso las torres de cristal del Hospital General de Massachusetts, y pude distinguir las ventanas de las habitaciones de la decimocuarta planta.

Suponía que Carla estaba sentada en una de esas habitaciones, terriblemente sola. Fuera del cuarto comenzaba probablemente a percibirse el rumor de una actividad frenética. Tubos de sangre iban y venían entre la sala y los laboratorios del segundo piso. Las enfermeras se movían de aquí para allá con muestras, los internos recolectaban datos para los informes matutinos, sonaban despertadores y los altavoces bramaban. En algún lugar en las profundidades del hospital titilaba un microscopio, con las células de la sangre de Carla bajo su lente.

Puedo tener relativa certeza con respecto a todo esto porque la llegada de un paciente con leucemia aguda todavía provoca un estremecimiento en la espina dorsal del hospital, desde las salas de cancerosos en las plantas superiores hasta los laboratorios clínicos en las profundidades del subsuelo. La leucemia es un cáncer de los glóbulos blancos: el cáncer en una de sus más explosivas y violentas encarnaciones. Como una de las enfermeras de las salas solía recordar a sus pacientes, con esta enfermedad «aun el corte causado por un papel es una urgencia».

Para un oncólogo en formación la leucemia también representa una encarnación especial del cáncer. Su ritmo, su agudeza y su pasmosa e inexorable trayectoria de crecimiento fuerzan a tomar decisiones rápidas y a menudo drásticas; es terrorífico experimentarlo, terrorífico observarlo y terrorífico tratarlo. El cuerpo invadido por la leucemia es empujado a su frágil límite fisiológico: todos los sistemas, corazón, pulmones, sangre, trabajan en la más extrema de las exigencias. Las enfermeras llenaron las lagunas que yo tenía en esta historia. Los análisis de sangre realizados por la médica de Carla habían revelado que su recuento globular era críticamente bajo, menos de un tercio de lo normal. En vez de glóbulos blancos normales, atestaban su sangre millones de grandes glóbulos blancos malignos: los *blastos*, en el vocabulario del cáncer. Tras dar finalmente con el verdadero diagnóstico, la médica la había derivado al Hospital General de Massachusetts.

En el largo y desnudo corredor junto a la habitación de Carla, cuyo suelo recién fregado con lejía diluida brillaba con fulgor antiséptico, repasé la lista de análisis de sangre que sería necesario hacerle y ensayé mentalmente la conversación que tendría con ella. Noté con pesar que aun en mi actitud comprensiva había algo artificial y robótico. Me encontraba en el décimo mes de mi «residencia de especialización» oncológica —un programa médico de inmersión de dos años para formar especialistas en cáncer— y me parecía haber tocado fondo. En esos diez meses indescriptiblemente intensos y difíciles habían muerto decenas de pacientes a mi cuidado. Sentía que me estaba habituando poco a poco a la muerte y la desolación, como si me hubieran vacunado contra el impacto emocional constante.

En el hospital había siete residentes de oncología. Sobre el papel parecíamos una fuerza formidable: graduados de cinco facultades de Medicina y cuatro hospitales universitarios, acumulábamos entre todos sesenta y seis años de formación médica y científica y doce títulos de posgrado. Pero ninguno de esos años ni de esos títulos podía habernos preparado para este programa de capacitación. La Facultad de Medicina, las prácticas y la residencia habían sido abrumadoras en lo físico y lo emocional, pero los primeros meses de la especialización deshicieron esos recuerdos como si todo hubiera sido un juego de niños, el jardín de infancia de la formación médica.

El cáncer era una presencia que lo consumía todo en nuestra vida. Invadía nuestra imaginación; ocupaba nuestros recuerdos, e infiltraba todas y cada una de las conversaciones, todos y cada uno de los pensamientos. Y si nosotros, en cuanto médicos, estábamos sumergidos en el cáncer, nuestros pacientes comprobaban que su vida quedaba virtualmente obliterada por la enfermedad. En *El pabellón del cáncer*, la novela de Aleksandr Solzhenitsyn[3], Pável Nikolaievich Rusánov, un juvenil cuarentón ruso, descubre que tiene un tumor en el cuello y es trasladado en un santiamén al pabellón de cancerosos de un hospital sin nombre en el gélido norte. El diagnóstico de cáncer —no la enfermedad, sino los meros estigmas de su presencia— se convierte en una sentencia de muerte para Rusánov. La enfermedad lo despoja de su identidad. Lo viste con la bata de los pacientes (un uniforme de tragicómica crueldad, no menos pestilente que el mono de los presos) y asume un control absoluto de sus actos. Recibir un diagnóstico de cáncer —comprueba Rusánov— es ingresar en un gulag médico sin fronteras, un estado aún más invasivo y paralizante que el que se ha dejado atrás. (Tal vez Solzhenitsyn, con este hospital oncológico de un totalitarismo absurdo, haya procurado trazar un paralelo con el Estado exterior también absurdamente totalitario, pero por mi parte, cuando una vez le pregunté a una mujer que tenía cáncer cervical uterino invasivo qué pensaba de ese paralelo, recibí esta sarcástica respuesta: «Por desdicha, no necesité ninguna metáfora para leer el libro. El pabellón de cancerosos *era* mi Estado restrictivo, mi prisión»).

En mi condición de médico en pleno proceso de aprendizaje de la atención que debe brindarse a los pacientes de cáncer, yo solo tenía un atisbo parcial de ese confinamiento. Pero aun el simple hecho de rozar su superficie me hacía sentir su poder: la densa e insistente atracción gravitacional que arrastra todo y a todos a la órbita del cáncer. En mi primera semana, un colega que acababa de terminar su residencia hizo un aparte para darme algunos consejos. «Se lo llama programa de inmersión en formación médica —dijo, bajando la voz—. Pero lo de inmersión significa en realidad que te ahogas. No dejes que se inmiscuya en todo lo que haces. Ten una vida al margen del hospital. Vas a necesitarla; de lo contrario, te tragará».

Era imposible, sin embargo, no ser tragado. En el aparcamiento del hospital, una fría caja de hormigón iluminada por reflectores de neón, después de las rondas, pasaba el fin de la noche sumido en una incoherencia atontada, con la vaga crepitación de la radio del coche como fondo, mientras trataba compulsivamente de reconstruir los hechos del día. Las historias de mis pacientes me consumían, y las decisiones que tomaba me atormentaban. *¿Valía la pena someter a otra ronda de quimioterapia a un farmacéutico de sesenta y seis años con cáncer de pulmón, en quien habían fracasado todas las demás drogas? ¿Qué era mejor: intentar una combinación probada y potente de drogas* *en una mujer de veintiséis años con enfermedad de Hodgkin, a riesgo de que quedara estéril, o escoger una combinación más experimental que acaso le ahorrara ese peligro? ¿Una hispanoparlante con cáncer de colon, madre de tres hijos, debía participar de una nueva prueba clínica cuando apenas podía leer el inescrutable lenguaje formal de los formularios de consentimiento informado?*

Sumergido en el tratamiento cotidiano del cáncer, solo podía ver la vida y el destino de mis pacientes como si se reprodujeran en detalles saturados de colores, a la manera de un televisor con el contraste demasiado fuerte. No podía ver más allá de la pantalla. Sabía por instinto que esas experiencias formaban parte de una batalla mucho más vasta contra el cáncer, pero sus contornos estaban por completo fuera de mi alcance. Tenía la ansiedad del principiante, pero también su incapacidad para imaginar lo que me esperaba.

Pero cuando la extraña desolación de esos dos años de residencia quedó atrás y pude salir otra vez a la superficie, los interrogantes acerca de la historia más general del cáncer se plantearon con urgencia: ¿qué antigüedad tiene la enfermedad? ¿Cuáles son las raíces de nuestra batalla contra ella? O, como muchas veces me preguntaban los pacientes: ¿en qué punto nos encontramos de la «guerra» contra el cáncer? ¿Cómo llegamos allí? ¿Hay un final? ¿Será posible ganar esta guerra?

Este libro es el fruto del intento de responder a esas preguntas. Me sumergí en la historia del cáncer para dar forma a la enfermedad de perfiles cambiantes con la que me enfrentaba. Utilicé el pasado para explicar el presente. El aislamiento y la rabia de una mujer de treinta y seis años con cáncer de mama en fase III tenía antiguos ecos en Atosa, la reina persa que envolvía su pecho enfermo en un lienzo para ocultarlo y luego, en un arranque de furia nihilista y presciente, hizo tal vez que un esclavo lo cercenara con un cuchillo[4]. El deseo de una paciente de amputarse el estómago, atormentado por el cáncer —«sin dejar nada», me dijo—, traía el recuerdo de William Halsted, un cirujano decimonónico obsesionado por la perfección, que trabajaba el cáncer como un escultor para extirparlo por medio de cirugías más grandes y más desfigurantes, siempre con la ilusión de que cortar más significaba curar más.

Por debajo de estos abordajes médicos, culturales y metafóricos del cáncer a lo largo de los siglos, un factor enturbiaba la cuestión:

la concepción biológica de la enfermedad, una concepción en metamorfosis constante, a veces radical, década tras década. Hoy sabemos que el cáncer es una enfermedad causada por el crecimiento sin control de una sola célula. Este es desencadenado por mutaciones, cambios en el ADN que afectan específicamente a los genes encargados de estimular un crecimiento celular ilimitado. En una célula normal, poderosos circuitos genéticos regulan la división y la muerte celulares. En una célula cancerosa estos circuitos se rompen, por lo que esta no puede dejar de crecer.

El hecho de que este mecanismo aparentemente simple —un crecimiento celular sin barreras— sea el corazón de una grotesca y multifacética enfermedad es un testimonio del insondable poder de dicho crecimiento. La división celular nos permite, como organismos, crecer, adaptarnos, recuperarnos, repararnos: vivir. Y cuando se distorsiona y se desata, permite a las células cancerosas crecer, prosperar, adaptarse, recuperarse, repararse: vivir a costa de nuestra vida. Las células cancerosas pueden crecer más rápido y adaptarse mejor. Son una versión más perfecta de nosotros mismos.

El secreto de la batalla contra el cáncer radica, entonces, en encontrar los medios de impedir que esas mutaciones se produzcan en las células vulnerables, o en eliminar las células mutadas sin poner en riesgo el crecimiento normal. Lo conciso de la afirmación oculta la enormidad de la tarea. El crecimiento maligno y el crecimiento normal están tan entrelazados en el aspecto genético que su disyunción podría ser uno de los desafíos científicos más importantes enfrentados por nuestra especie. El cáncer forma parte de nuestro genoma: los genes que sueltan las amarras de la división celular normal no son ajenos a nuestro cuerpo, sino versiones mutadas y desfiguradas de los genes mismos que llevan a cabo funciones celulares vitales. Y el cáncer imprime su marca en nuestra sociedad: a medida que prolongamos la duración de nuestra vida como especie, desencadenamos inevitablemente un crecimiento maligno (las mutaciones de los genes del cáncer se acumulan con el envejecimiento; así, la enfermedad tiene una relación intrínseca con la edad). En consecuencia, si la inmortalidad es nuestra aspiración, también lo es, en un sentido bastante perverso, la de la célula cancerosa.

La manera precisa como una generación futura podría aprender a separar los hilos entrelazados del crecimiento normal y del crecimiento maligno sigue envuelta en el misterio. («El universo —le gustaba decir a J. B. S. Haldane, un biólogo del siglo pasado— no solo es más raro de lo que suponemos, sino más raro de lo que *podemos* suponer»[5], y lo mismo sucede con la trayectoria de la ciencia). Pero hay algo indudable: la historia, sea cual fuere su desarrollo, contendrá núcleos indelebles del pasado. Será una historia de inventiva, resiliencia y perseverancia contra lo que un autor calificó del «enemigo más implacable e insidioso» entre las enfermedades humanas. Pero será también una historia de desmesura, arrogancia, paternalismo, percepciones erróneas, falsas esperanzas y mucho bombo, todo puesto al servicio de la lucha contra una enfermedad que, hace apenas tres décadas, se vendía generalizadamente como «curable» al cabo de unos pocos años.

En el desnudo cuarto de hospital ventilado con aire esterilizado, Carla libraba su propia guerra contra el cáncer. Maestra al fin, cuando llegué estaba sentada en la cama con singular tranquilidad, tomando apuntes. («Pero ¿qué apuntes? —recordaría más adelante—. No hacía más que escribir y reescribir los mismos pensamientos»). Su madre, recién llegada tras un vuelo nocturno, irrumpió en la habitación con los ojos enrojecidos y llenos de lágrimas y luego se sentó en silencio en una silla junto a la ventana y comenzó a mecerse enérgicamente. El estrépito de la actividad alrededor de Carla se había convertido en algo borroso: enfermeras que entraban y salían con fluidos, médicos con mascarillas y batas, antibióticos en los soportes para suero que se vertían gota a gota en sus venas.

Expliqué la situación lo mejor que pude. Carla tenía por delante todo un día de análisis, idas y vueltas de un laboratorio a otro. Yo le extraería una muestra de médula ósea. Los patólogos harían otros análisis. Pero los exámenes preliminares sugerían que tenía leucemia linfoblástica aguda. Se trata de una de las formas más comunes de cáncer en niños, pero es rara en adultos. Y a menudo —hice una pausa para dar mayor énfasis a mis palabras, mientras alzaba la mirada— es curable.

Curable. El término hizo que Carla asintiera con la cabeza, y la mirada se le aguzó. Preguntas inevitables invadieron la habitación. ¿Curable hasta qué punto? ¿Qué posibilidades tenía de sobrevivir? ¿Cuánto duraría el tratamiento? Planteé las probabilidades. En cuanto se confirmara el diagnóstico comenzaría la quimioterapia, que se prolongaría durante más de un año. Sus posibilidades de curarse eran de alrededor del 30 por ciento, un poco menos de un tercio.

Hablamos durante una hora, tal vez más. Ahora eran las nueve y media de la mañana. Debajo, la ciudad se agitaba ya plenamente despierta. Al irme la puerta se cerró detrás de mí y una corriente de aire me depositó fuera de la habitación, mientras sellaba a Carla en su interior.

PRIMERA PARTE

«DE NEGRA COLOR, SIN HERVIR»

*Al resolver un problema de este tipo es importante ser capaz
de razonar retrospectivamente. Esto es algo muy útil y también
muy sencillo, pero la gente no lo practica demasiado.*
Sherlock Holmes, en *Estudio en escarlata*
SIR ARTHUR CONAN DOYLE[1]

«Una supuración de la sangre»

Médicos de la más grande fama
al instante convocados fueron;
pero, nada más llegar,
al unísono respondieron
mientras su paga embolsaban:
«Es un mal que nada puede curar.
HILAIRE BELLOC[1]

Su alivio es una tarea diaria, su cura, una ferviente esperanza.
WILLIAM CASTLE, en referencia a la leucemia en 1950[2]

En una mañana de diciembre de 1947, en un húmedo laboratorio de un poco más de cuatro metros por seis, un hombre llamado Sidney Farber esperaba impaciente en Boston la llegada de un paquete de Nueva York[3]. El «laboratorio» era poco más que un armario empotrado, una habitación mal ventilada y olvidada en un semisótano medio enterrado del Hospital Infantil, casi empotrado en su callejón trasero. No muy lejos, los pabellones médicos del hospital comenzaban lentamente a zumbar de actividad. Pequeñas camillas de hierro forjado trasladaban incansablemente a niños cubiertos con batas blancas. Los médicos y las enfermeras se movían laboriosos entre las habitaciones para controlar las historias clínicas, escribir instrucciones y repartir medicamentos. Pero el laboratorio de Farber era desolado y vacío, una desnuda madriguera de productos químicos y recipientes de vidrio conectada con el edificio principal del hospital por una serie de helados corredores. Flotaba en el aire el penetrante hedor del formol para embalsamar. En esas habitaciones no había pacientes: solo los cuerpos y los tejidos de pacientes enviados al sótano a través de los túneles para ser sometidos a autopsias y exámenes. Farber era patólogo. Su trabajo incluía la disección de muestras, la realización de autopsias, la identificación de células y el diagnóstico de enfermedades, pero nunca el tratamiento de pacientes.

Su especialidad era la patología pediátrica[4], el estudio de las enfermedades infantiles. Farber había pasado casi veinte años en esas habitaciones subterráneas obsesivamente dedicado a hacer observaciones con su microscopio, mientras ascendía en el escalafón académico hasta llegar a ser jefe de Patología del hospital. Pero la patología comenzaba a ser para él una forma disyuntiva de medicina, una disciplina más preocupada por los muertos que por los vivos. Farber se sentía ahora impaciente al observar la enfermedad desde los márgenes, sin tocar ni tratar jamás a un paciente vivo. Estaba cansado de tejidos y células. Era como si estuviera atrapado, embalsamado en su propio gabinete de cristal.

Y por esa razón había decidido dar un drástico giro en su carrera. En vez de entornar los ojos para observar muestras inertes bajo su lente, trataría de dar un salto a la vida de la clínica en las plantas superiores, de pasar del mundo microscópico que tan bien conocía al amplificado mundo real de los pacientes y las enfermedades. Intentaría usar el conocimiento que había obtenido con sus muestras patológicas para idear nuevas intervenciones terapéuticas. El paquete de Nueva York contenía algunas ampollas de una sustancia química cristalina y amarilla llamada aminopterina. El producto despachado con destino a su laboratorio de Boston alentaba en él la débil esperanza de detener el desarrollo de la leucemia en los niños.

Si Farber hubiera interrogado a cualquiera de los pediatras que circulaban por las salas situadas varios pisos por encima de su laboratorio acerca de la probabilidad de crear una droga contra la leucemia, habría recibido esta respuesta: «No se moleste en intentarlo». Hacía más de un siglo que la leucemia infantil fascinaba, confundía y frustraba a los médicos. La enfermedad había sido meticulosamente analizada, clasificada, subclasificada y subdividida; en los mohosos libros encuadernados en cuero que descansaban en los anaqueles de la biblioteca del hospital —la *Patología* de

Anderson o la *Pathology of Internal Diseases* de Boyd— había páginas y páginas repletas de imágenes de células leucémicas y elaboradas taxonomías que las describían. Sin embargo, todo este conocimiento no hacía sino amplificar la sensación de indefensión médica. La enfermedad se había convertido en un objeto de fascinación vacía —una muñeca de museo de cera—, estudiado y fotografiado hasta el más mínimo de sus detalles, pero sin que se registrara ningún avance terapéutico o práctico. «Daba a los médicos mucho tema de discusión en las reuniones de la profesión —recordó un oncólogo—, pero no ayudaba en nada a sus pacientes»[5]. Los pacientes con leucemia aguda eran trasladados al hospital con agitada premura, se discutía su caso en las rondas médicas con grandilocuencia profesoral y luego, como señaló con sequedad una revista médica, «se los diagnosticaba, se les hacían transfusiones y se los enviaba a su casa a morir»[6].

El estudio de la leucemia había estado empantanado en la confusión y la desesperación desde el descubrimiento mismo de la enfermedad. El 19 de marzo de 1845, un médico escocés, John Bennett, había descrito un caso infrecuente, un pizarrero de veintiocho años con una misteriosa hinchazón en el bazo. «Es de tez oscura —escribía Bennett sobre su paciente—, de ordinario saludable y sosegado; afirma que hace veinte meses comenzó a afectarle una gran languidez en el esfuerzo, que ha continuado hasta el día de hoy. En junio pasado advirtió un tumor en el lado izquierdo del abdomen, que luego, a lo largo de cuatro meses, creció poco a poco de tamaño hasta quedar estacionario»[7].

Es posible que el tumor del pizarrero hubiera llegado a su punto estacionario final, pero sus trastornos constitucionales no hicieron sino acelerarse. En las semanas siguientes el paciente de Bennett entró en una espiral de síntomas —fiebres, hemorragias repentinas, ataques súbitos de dolor abdominal—, graduales en un principio, y luego pasando de un ataque a otro a un ritmo más continuado y veloz. Pronto, el pizarrero se encontró al borde de la muerte, con más tumores inflamados que sobresalían de sus axilas, su ingle y su cuello. Lo trataron con las sanguijuelas y las purgaciones habituales, pero sin resultado. En la autopsia realizada algunas semanas después, Bennett creyó encontrar la razón subyacente a los síntomas. La sangre de su paciente estaba llena hasta los topes de glóbulos blancos. (Los glóbulos blancos, principales componentes del pus, señalan de manera característica la respuesta a una infección, y Bennett estimó que el pizarrero había sucumbido a una de ellas). «El siguiente caso me parece de especial valor —escribió seguro de sí mismo—, dado que será útil para demostrar la existencia de un auténtico pus, universalmente formado dentro del sistema vascular»*.

La explicación habría sido perfectamente satisfactoria si Bennett hubiera podido encontrar el origen del pus. Durante la necropsia estudió con detenimiento todo el cuerpo y peinó los tejidos y órganos buscando signos de un absceso o una herida. Pero no iba a encontrar ninguna otra marca de infección. Al parecer, la sangre se había echado a perder —había supurado— por propia voluntad: una combustión espontánea la había convertido en auténtico pus. «Una supuración de la sangre»[8]: así llamó Bennett a su caso. Y no pasó de ahí.

Estaba equivocado, desde luego, en lo concerniente a la «supuración» espontánea de la sangre. Poco más de cuatro meses después de que Bennett describiera la enfermedad del pizarrero, un investigador alemán de veinticuatro años, Rudolf Virchow, publicó por su parte el informe de un caso que presentaba llamativas similitudes con el de aquel[9]. La paciente de Virchow era una cocinera cincuentona. La sangre de esta mostraba un crecimiento explosivo de los glóbulos blancos, que formaban densas y pastosas acumulaciones en el bazo. En la autopsia, es probable que los patólogos ni siquiera necesitaran un microscopio para distinguir la espesa y lechosa capa de glóbulos blancos que flotaban sobre los glóbulos rojos.

Virchow, que conocía el caso de Bennett, no podía decidirse a dar crédito a la teoría de este. No había razón alguna, argumentaba, para que la sangre se transformara impetuosamente en nada. Por otra parte, le molestaba el carácter poco común de los síntomas: ¿qué pasaba con el masivo agrandamiento del bazo? ¿Y con la ausencia de cualquier herida o foco de pus en el cuerpo? Virchow comenzó entonces a preguntarse si la sangre misma no era anormal. Incapaz de hallar una explicación unificadora para ello, y en la búsqueda de un nombre para esa afección, se decidió en última instancia por llamarla *weisses Blut* —sangre blanca—, una mera descripción literal

---

* Aunque faltaba por establecer el vínculo entre los microorganismos y la infección, la conexión entre el pus —la purulencia— y la septicemia, la fiebre y la muerte, a menudo como producto de un absceso o una herida, era conocida por Bennett.

de los millones de glóbulos blancos que había visto con el microscopio. En 1847 abandonó ese nombre por otro de sonido más académico, «leucemia», de *leukos*, 'blanco' en griego[10].

Cuesta ver en el cambio de nombre de la enfermedad —del florido «supuración de la sangre» al anodino *weisses Blut*— un acto de genio científico, pero el hecho es que tuvo un profundo impacto en la comprensión de la leucemia. Una enfermedad, en el momento de su descubrimiento, es una idea frágil, una flor de invernadero, extremada y desproporcionadamente influenciada por los nombres y las clasificaciones. (Más de un siglo después, a comienzos de la década de 1980, otro cambio de nombre —de *enfermedad inmune relacionada con la homosexualidad* [GRID, por sus siglas en inglés] a *síndrome de inmunodeficiencia adquirida* [sida]—[11] señalaría una modificación épica en la concepción de esa enfermedad)*. Como Bennett, Virchow no entendió la leucemia. Pero, a diferencia de su colega, no pretendió entenderla. El carácter de su intuición es completamente negativo. Al hacer borrón y cuenta nueva con todas las ideas preconcebidas, despejó el camino para el avance del pensamiento.

La humildad del nombre (y la humildad subyacente a su comprensión de la causa) sintetizaban el abordaje que Virchow proponía de la medicina[12]. Como joven profesor de la Universidad de Wurzburgo, su trabajo pronto se extendió mucho más allá del bautismo de la leucemia. Patólogo de formación, lanzó un proyecto que lo ocuparía la vida entera: describir las enfermedades humanas en simples términos celulares.

Era un proyecto nacido de la frustración. Virchow empezó Medicina a principios de la década de 1840, cuando casi todas las enfermedades se atribuían a la actuación de alguna fuerza invisible: miasmas, neurosis, malos humores e histerias. Desconcertado con lo que no podía ver, Virchow se volcó con celo revolucionario a estudiar lo que podía ver: las células bajo el microscopio. En 1838 el botánico Matthias Schleiden y el fisiólogo Theodor Schwann, que trabajaban en Alemania, habían sostenido que todos los organismos vivos esta-

---

* La identificación del VIH como el agente patógeno y la rápida difusión del virus a lo largo y ancho del planeta no tardaron en enterrar la «predilección» observada en un inicio —y muy influida por factores culturales— por los varones homosexuales.

ban compuestos de elementos básicos esenciales llamados células. Tomando y ampliando esta idea, Virchow se propuso crear una «teoría celular» de la biología humana, basada en dos dogmas fundamentales. Primero, que el cuerpo humano (como el de todos los animales y todas las plantas) estaba constituido por células. Segundo, que las células solo nacían de otras células: *omnis cellula e cellula*, conforme al apotegma acuñado por él.

Aunque puedan parecer simplistas, esos dos dogmas permitieron a Virchow proponer una hipótesis de crucial importancia acerca de la naturaleza del crecimiento humano. Si las células solo nacían de otras células, el crecimiento podía ocurrir únicamente de dos maneras: o bien con el aumento de la cantidad de células o bien con el incremento de su tamaño. Virchow dio a estas dos maneras los nombres de hiperplasia e hipertrofia, respectivamente. En la hipertrofia, la *cantidad* de células no cambiaba; sucedía simplemente que cada una de ellas aumentaba su tamaño, como un globo al inflarlo. La hiper*plasia*, en contraste, designaba el crecimiento en virtud del aumento del *número* de células. Cualquier tejido humano en crecimiento podía describirse en términos de hipertrofia e hiperplasia. En los animales adultos, la grasa y los músculos crecen habitualmente por hipertrofia. En cambio, el hígado, la sangre, el intestino y la piel crecen por hiperplasia: células que se convierten en células que se convierten en más células, *omnis cellula e cellula e cellula*.

La explicación era convincente y dio origen a una nueva concepción, no solo del crecimiento normal sino también del crecimiento patológico. Como el primero, el segundo podía lograrse asimismo por hipertrofia e hiperplasia. Cuando el músculo cardiaco se ve forzado a presionar contra una válvula aórtica obstruida, a menudo se adapta haciendo que todas sus células aumenten de tamaño, con el resultado, a la larga, de un corazón tan agrandado que quizá sea incapaz de funcionar normalmente: hipertrofia patológica.

A la inversa —y la cuestión es importante para nuestra historia—, Virchow no tardó en dar con la quintaesencia de la hiperplasia patológica, el cáncer. Sus observaciones de desarrollos cancerosos a través del microscopio lo llevaron a descubrir un crecimiento descontrolado de las células: la hiperplasia en su forma más extrema. Al examinar la arquitectura de los cánceres, comprobó que el crecimiento parecía con frecuencia haber adquirido vida propia, como si las células estuviesen poseídas por una nueva y misteriosa pulsión de crecimiento.

En este caso no se trataba de un mero crecimiento corriente, sino de una nueva forma que era preciso redefinir. De manera presciente (aunque olvidando el mecanismo), Virchow lo denominó *neo*plasia —un nuevo crecimiento, inexplicable y distorsionado—, una palabra que resonaría a lo largo de toda la historia del cáncer*.

Hacia 1902, año de su muerte, todas esas observaciones se habían conjugado lentamente en una nueva teoría del cáncer. El cáncer era una enfermedad de hiperplasia patológica en la que las células adquirían la voluntad autónoma de dividirse. Esta división celular aberrante y descontrolada creaba masas de tejido (tumores) que invadían los órganos y destruían los tejidos normales. Esos tumores también podían extenderse de un lugar a otro, provocando afloramientos de la enfermedad —llamados metástasis— en sitios distantes, como los huesos, el cerebro o los pulmones. El cáncer tenía diversas formas: de mama, de estómago, de piel, cáncer cervical, leucemias y linfomas. Pero todas estas enfermedades estaban profundamente conectadas en el nivel celular. En todos los casos, las células presentaban la misma característica: una división celular patológica incontrolable.

Con esta concepción, los patólogos que estudiaban la leucemia desde fines de la década de 1880 volvieron ahora al trabajo de Virchow. La leucemia, entonces, no era una supuración sino una *neoplasia* de la sangre. La anterior fantasía de Bennett había germinado en todo un campo de fantasías entre los científicos, que habían salido a buscar (y a encontrar, como correspondía) toda clase de parásitos y bacterias invisibles que brotaban de las células leucémicas[13]. Pero una vez que los patólogos dejaron de buscar causas infecciosas y volvieron a focalizar sus lentes en la enfermedad, descubrieron las analogías evidentes entre las células leucémicas y las de las otras formas de cáncer. La leucemia era una proliferación maligna de glóbulos blancos en la sangre. Era cáncer en una forma fundida, líquida.

Con esa observación seminal, el estudio de las leucemias ganó de improviso claridad y dio un salto adelante. Hacia comienzos del siglo XX era evidente que la enfermedad se presentaba en varias formas. Podía ser crónica e indolente y estrangular poco a poco la médula ósea y el bazo, como en el caso original de Virchow (luego se la de-

---

* No fue él el responsable de acuñar la palabra, pero sí hizo una descripción general de la neoplasia.

nominó leucemia crónica). O podía ser aguda y violenta, casi una enfermedad diferente por su personalidad, con ramalazos de fiebre, episodios hemorrágicos paroxísticos y un crecimiento pasmosamente rápido y excesivo de las células, como en el paciente de Bennett.

Esta segunda versión de la enfermedad, llamada leucemia aguda, presentaba otros dos subtipos, según el tipo de célula cancerosa en cuestión. A grandes rasgos, los glóbulos blancos normales pueden dividirse en dos tipos de células, las mieloides y las linfoides. La leucemia mieloide aguda (LMA) era un cáncer de las células *mieloides*. La leucemia linfoblástica aguda (LLA) era un cáncer de las células *linfoides* inmaduras. (Los cánceres de células linfoides más maduras se denominan linfomas).

En los niños la leucemia más común era la LLA, casi siempre rápidamente letal. En 1860 un discípulo de Virchow, Michael Anton Biermer, describió el primer caso conocido de esta forma de leucemia infantil[14]. Maria Speyer, una activa, vivaz y juguetona niña de cinco años, hija de un carpintero de Wurzburgo, fue atendida inicialmente en la clínica porque había comenzado a mostrar un comportamiento letárgico en la escuela y le aparecían cardenales sanguinolentos en la piel. A la mañana siguiente de la consulta tenía el cuello rígido y fiebre, lo que precipitó una llamada a Biermer para que le hiciera una visita a domicilio. Esa noche el médico extrajo una gota de sangre de las venas de Maria y, junto a la cabecera de su cama, examinó la muestra en un microscopio bajo la luz de una vela; encontró millones de células leucémicas en ella. Maria durmió de manera irregular hasta bien entrada la noche. Al caer la tarde del día siguiente, mientras un emocionado Biermer mostraba a sus colegas las muestras de un «exquisit Fall von Leukämie» ('un exquisito caso de leucemia'), Maria vomitó sangre de intenso color rojo y cayó en coma. Cuando Biermer llegó a su casa esa noche, la niña ya llevaba muerta varias horas. Desde su primer síntoma hasta el diagnóstico y la muerte, su enfermedad, galopante e implacable, no había durado más de tres días[15].

Si bien distaba de ser tan agresiva como la leucemia de Maria Speyer, la enfermedad de Carla era asombrosa de por sí. De promedio, los adultos tienen unos cinco mil glóbulos blancos por microlitro de sangre. La sangre de Carla contenía noventa mil glóbulos blancos por microlitro, casi veinte veces más que el nivel normal. El 95 por ciento de esas células eran blastos, células linfoides malignas producidas a un ritmo frenético pero incapaces de madurar y convertirse en linfocitos plenamente desarrollados. En la leucemia linfoblástica aguda, como en algunos otros cánceres, la sobreproducción de células cancerosas se combina con una misteriosa detención en la maduración celular normal. Así, las células linfoides se producen en cantidades muy excesivas, pero, incapaces de madurar, no pueden cumplir su función normal en la lucha contra los microbios. Carla tenía pobreza inmunológica en medio de la plenitud.

Los glóbulos blancos se producen en la médula ósea. La biopsia de la médula de Carla, que observé bajo el microscopio tras conocerla esa mañana en el hospital, era profundamente anormal. Aunque amorfa en la superficie, la médula ósea es un tejido muy organizado —un órgano, a decir verdad— que genera la sangre en los adultos. Por lo común las biopsias de médula contienen espículas de hueso y, dentro de ellas, islas de glóbulos blancos en crecimiento: viveros para la génesis de nueva sangre. En la médula de Carla esa organización estaba completamente destruida. Una capa tras otra de blastos malignos atestaban el espacio medular y obliteraban toda anatomía y arquitectura, sin dejar lugar alguno a la producción de sangre.

Carla se encontraba al borde de un abismo fisiológico. Su recuento de glóbulos rojos había llegado a ser tan bajo que la sangre no podía transportar toda su provisión de oxígeno (en retrospectiva, sus dolores de cabeza habían sido el primer signo de la carencia de oxígeno). Las plaquetas, las células encargadas de coagular la sangre, se habían reducido casi a cero, lo cual explicaba sus cardenales.

Su tratamiento exigiría una extraordinaria delicadeza. Carla iba a necesitar quimioterapia para acabar con la leucemia, pero como efecto secundario la quimioterapia diezmaría las células sanguíneas normales restantes. La hundiríamos aún más en el abismo para tratar de rescatarla. Su única salida iba a ser cruzar ese abismo.

Sidney Farber nació en Búfalo, Nueva York, en 1903, un año después de la muerte de Virchow en Berlín. Su padre, Simon Farber, ex barquero en Polonia, había emigrado a Estados Unidos a finales del siglo XIX y trabajaba en una compañía de seguros. La familia llevaba una vida modesta en los arrabales del este de la ciudad, como parte de una comunidad judía muy unida, insular y con frecuencia afectada por la precariedad económica, compuesta de tenderos, obreros fabriles, contables y mercachifles. Inflexiblemente empujados al éxito, los hijos de la familia estaban obligados a alcanzar altos niveles académicos. En el piso de arriba se hablaba *yiddish*, pero en el de abajo solo se permitían el alemán y el inglés. El padre de los Farber llevaba a menudo libros de texto a casa y los desparramaba sobre la mesa del comedor, esperando que cada niño eligiera y llegara a dominar uno de ellos, y que luego le hiciera un informe detallado de su contenido.

Tercero de catorce hijos, Sidney prosperó en ese entorno de elevadas aspiraciones. Estudió Biología y Filosofía y se graduó en la Universidad de Búfalo en 1923; para poder pagarse su educación universitaria tocaba el violín en salones de baile. Gracias a su fluido alemán pudo estudiar Medicina en Heidelberg y Friburgo y luego, gracias a un sobresaliente desempeño en Alemania, logró ingresar en la Facultad de Medicina de Harvard, en Boston, como estudiante de segundo año. (El viaje circular de Nueva York a Boston a través de Heidelberg no era inusual. A mediados de la década de 1920, a los estudiantes judíos les resultaba casi imposible encontrar plazas en las facultades de Medicina estadounidenses y con frecuencia estudiaban con éxito en las europeas, incluidas las alemanas, antes de volver a cursar Medicina en su país natal). Así, Farber llegó a Harvard como un intruso. Sus compañeros lo consideraban arrogante e insufrible, pero también él, al reaprender lecciones que ya había aprendido, parecía sufrir todo eso. Era formal, preciso y meticuloso, almidonado en su apariencia y sus gestos y de presencia imponente. Pronto lo apodaron Sid Cuatro Botones por su inclinación a usar trajes formales en las clases.

Farber terminó su formación avanzada en Patología a finales de los años veinte y se convirtió en el primer patólogo a tiempo completo del Hospital Infantil de Boston[16]. Escribió un maravilloso estudio sobre la clasificación de los tumores infantiles y un libro de texto, *The Postmortem Examination*, considerado un clásico en ese campo. Hacia mediados de la década de 1930 estaba firmemente instalado en los callejones oscuros del hospital como un patólogo eminente, un «médico de los muertos».

Sin embargo, la ambición de tratar pacientes seguía movilizándolo. Y en el verano de 1947, sentado en su laboratorio del sótano, tuvo una idea inspirada: entre todos los cánceres, decidió concentrar la atención en una de sus variantes más raras y desesperadas, la leucemia infantil. Para entender el cáncer en su conjunto, razonó Farber, es preciso comenzar por el fondo de su complejidad, por *su* sótano. Y pese a sus muchas idiosincrasias, la leucemia tenía un rasgo constante de singular atractivo: podía medirse.

La ciencia empieza con la cuantificación. Para entender un fenómeno, el científico debe, ante todo, describirlo; para describirlo objetivamente, debe ante todo medirlo. Si la medicina del cáncer pretendía transformarse en una ciencia rigurosa, sería menester cuantificarlo de algún modo: medirlo de una manera confiable y reproducible.

En este aspecto la leucemia era diferente a casi todos los otros tipos de cáncer. En un mundo anterior a las tomografías computarizadas y las resonancias magnéticas, la cuantificación del cambio de tamaño de un tumor sólido interno en el pulmón o en un pecho era virtualmente imposible sin cirugía: no se podía medir lo que no se podía ver. Pero la leucemia, que circulaba libremente por la sangre, podía medirse con tanta facilidad como los glóbulos sanguíneos, mediante la extracción de una muestra de sangre o médula ósea y su observación en un microscopio.

Si la leucemia podía cuantificarse, pensaba Farber, sería posible entonces evaluar la eficacia de cualquier intervención —un fármaco que se hiciera circular por la sangre, digamos— en pacientes vivos. Farber podría observar el crecimiento o la muerte de las células en la sangre y usar esa información para apreciar el éxito o el fracaso de una droga. Podría realizar un «experimento» con el cáncer.

La idea lo hipnotizó. En las décadas de 1940 y 1950 la idea de usar modelos simples para entender fenómenos complejos movía a la acción a los biólogos jóvenes. La mejor manera de comprender la complejidad era ir de abajo arriba. Organismos unicelulares como las bacterias revelarían el funcionamiento de animales multicelulares de gran tamaño como los seres humanos. Lo que es cierto para la *E. coli* (una bacteria microscópica), declararía con grandilocuencia el bioquímico francés Jacques Monod en 1954, también debe ser cierto para los elefantes[17].

Para Farber, la leucemia resumía este paradigma biológico. Lo aprendido con esta simple y atípica bestia se extrapolaría al mundo enormemente más complejo de otros cánceres; la bacteria le enseñaría a pensar en el elefante. Farber era, por naturaleza, un pensador rápido y a menudo impulsivo. Y también en este caso dio un salto veloz e instintivo. El paquete procedente de Nueva York esperaba en su laboratorio esa mañana de diciembre. Mientras lo abría y sacaba las ampollas con los productos químicos, difícilmente imaginaba que estaba inaugurando una manera completamente nueva de pensar el cáncer.

«Un monstruo más insaciable que la guillotina»

La importancia médica de la leucemia siempre ha sido desproporcionada con respecto a su incidencia real. [...] En efecto, los problemas con que se tropezaba en el tratamiento sistémico de la leucemia indicaban las direcciones generales por las cuales se encaminaba la investigación del cáncer en su conjunto.

JONATHAN TUCKER,
Ellie: A Child's Fight Against Leukemia[1]

Los éxitos en el tratamiento del cáncer diseminado eran escasos. [...] Por lo común la cuestión pasaba por ver crecer el tumor y al paciente empequeñecerse gradualmente.

JOHN LASZLO,
The Cure of Childhood Leukemia. Into the Age of Miracles[2]

El paquete de compuestos químicos de Sidney Farber acertó a llegar en un momento particularmente crucial en la historia de la medicina. A finales de la década de 1940 una multitud de descubrimientos farmacéuticos inundaba los laboratorios y las clínicas de toda la nación[3]. Entre esas nuevas drogas, las más emblemáticas eran los antibióticos. La penicilina, ese precioso fármaco que hubo que aprovechar hasta la última gota durante la Segunda Guerra Mundial (en 1939 la droga era reextraída de la orina de los pacientes a quienes se había administrado, con el fin de conservar hasta la más mínima molécula)[4], se producía a comienzos de los años cincuenta en cubas de miles de litros. En 1942, cuando Merck despachó su primer lote de penicilina —apenas cinco gramos y medio—, esa cantidad representaba la mitad de todas las existencias del antibiótico en Estados Unidos[5]. Una década después, la penicilina se producía en masa de manera tan eficaz que su precio había caído a cuatro centavos la dosis, una octava parte del coste de dos litros de leche[6].

Nuevos antibióticos siguieron los pasos de la penicilina: el cloranfenicol en 1947[7], la tetraciclina en 1948[8]. En el invierno de 1949, después de que otro antibiótico milagroso, la estreptomicina, se extrajera por purificación de un fragmento de moho tomado del gallinero de un criador de pollos, la revista *Time* incluyó en su portada, en caracteres destacados, la frase «Los remedios están en nuestro propio jardín»[9]. En un edificio de ladrillos del rincón más lejano del hospital, el jardín de Farber, un microbiólogo llamado John Enders hacía cultivos del virus de la polio en redomas de plástico laminado, primer paso del proceso que culminaría con las vacunas antipoliomielíticas de Sabin y Salk[10]. La aparición de nuevas drogas se producía a un ritmo asombroso: hacia 1950, más de la mitad de los medicamentos de uso habitual eran productos desconocidos apenas diez años antes[11].

Aún más significativos, tal vez, que estas drogas milagrosas, los cambios en materia de salud e higiene públicas también modificaron drásticamente la fisonomía nacional de la enfermedad. La fiebre tifoidea, un contagio cuya espiral letal podía diezmar barrios enteros en cuestión de semanas, desapareció cuando masivas iniciativas municipales limpiaron los pútridos sistemas de alcantarillado de varias ciudades[12]. Incluso la tuberculosis, la infame «peste blanca» del siglo XIX, estaba desvaneciéndose: entre 1910 y 1940 su incidencia se desplomó a menos de la mitad, sobre todo debido a la implementación de mejores medidas sanitarias y de higiene pública[13]. La esperanza de vida de los estadounidenses pasó de cuarenta y siete a sesenta y ocho años en medio siglo, un salto de la longevidad más grande que el alcanzado en el transcurso de varios siglos anteriores[14].

Las victorias generalizadas de la medicina de la posguerra ilustraban la poderosa capacidad transformadora de la ciencia y la tecnología en la vida estadounidense. Los hospitales proliferaban: entre 1945 y 1960 se construyeron en toda la nación casi mil nuevos establecimientos, mientras que entre 1935 y 1952 la cantidad de pacientes ingresados aumentó más del doble, de siete a diecisiete millones por año[15]. Y con el crecimiento de la *atención* médica apareció la expectativa concomitante de la *cura* médica. Como señalara un estudiante: «Cuando un médico debe decir a un paciente que no hay un remedio específico para su dolencia, es lógico que el paciente se sienta ofendido o se pregunte si el conocimiento del médico está a la altura de la época»[16].

En las nuevas y saneadas aglomeraciones suburbanas, una joven generación soñaba así con las curas: una existencia libre de la muerte y de las enfermedades. Arrullada por la idea de la perdurabilidad de la vida, se lanzaba al consumo de bienes durables: Studebakers grandes como barcos, ropa deportiva de rayón, televisores, radios, casas de vacaciones, clubes de golf, barbacoas, lavadoras[17]. En Levittown, una pujante población suburbana levantada en terrenos que antes eran un patatal de Long Island —una utopía simbólica—, la «enfermedad» ocupaba ahora el tercer lugar en la lista de «preocupaciones», detrás de la «economía» y la «crianza de los hijos»[18]. De hecho, la natalidad empezaba a alcanzar un nivel sin precedentes entre las preocupaciones nacionales. La fertilidad crecía con firmeza: hacia 1957, en Estados Unidos nacía un bebé cada siete segundos[19]. La «sociedad opulenta», conforme la describía el economista John Kenneth Galbraith[20], también se imaginaba como eternamente joven, con la garantía concomitante de una salud también eterna: la sociedad invencible.

Sin embargo, a diferencia de las demás enfermedades, el cáncer se había negado a participar en esta marcha del progreso. Si un tumor era estrictamente local (es decir, limitado a un solo órgano o sitio, de modo que un cirujano podía extirparlo), existía una probabilidad de cura. Las extirpaciones, nombre que esas intervenciones llegaron a adquirir, eran un legado de los espectaculares avances de la cirugía decimonónica. Un solitario bulto maligno en el pecho, digamos, podía extirparse mediante una mastectomía radical, en la que había sido precursor el gran cirujano William Halsted, del Hospital Johns Hopkins en la década de 1890. Con el descubrimiento de los rayos X a comienzos del siglo XX, también podía utilizarse la radiación para matar células cancerosas en sitios locales.

Pero desde un punto de vista científico el cáncer seguía siendo una caja negra, una entidad misteriosa que era mejor amputar en bloque en vez de tratarla con alguna intuición médica más profunda. Para curar el cáncer (si acaso era posible curarlo), los médicos contaban solo con dos estrategias: extirpar quirúrgicamente el tumor o quemarlo con radiación, una elección entre el rayo caliente y el cuchillo frío.

En marzo de 1937, casi una década exacta antes de que Farber comenzara sus experimentos con productos químicos, la revista *Fortune* publicó lo que llamaba una «investigación panorámica» de la medicina oncológica. El artículo distaba de ser tranquilizador:

> Lo alarmante es que no se ha planteado ningún nuevo *principio* de tratamiento, sea para la cura o para la prevención. [...] Los *métodos* de tratamiento son hoy más eficientes y humanitarios. La cirugía brutal sin anestesia ni asepsia ha sido reemplazada por una moderna cirugía indolora de exquisito refinamiento técnico. La radiación con rayos X y radio ha convertido en obsoleto el uso de los crueles productos cáusticos que corroían la carne de las pasadas generaciones de pacientes de cáncer. [...] Pero lo cierto es que la «cura» del cáncer todavía se realiza de acuerdo con solo dos principios: la extirpación y la destrucción del tejido enfermo [la primera mediante cirugía, la segunda mediante rayos X]. No se ha puesto a prueba ningún otro medio.

El artículo de *Fortune* se titulaba «Cancer: the great darkness» [«Cáncer: la gran oscuridad»] y esa «oscuridad», sugerían los autores, era tanto política como médica. La medicina oncológica estaba atascada en una rutina no solo debido a la profundidad de los misterios médicos que la rodeaban, sino a la omisión sistemática de la investigación del cáncer:

> No hay en Estados Unidos más de dos docenas de fondos dedicados a la investigación fundamental del cáncer. Su capital oscila entre unos cinco mil y unos dos millones de dólares, pero su capitalización total no asciende sin duda a mucho más de cinco millones. [...] El público gasta alegremente un tercio de esa suma en una tarde para ver un partido de fútbol americano de las ligas mayores[21].

Ese estancamiento en la asignación de fondos para la investigación representaba un agudo contraste con el rápido ascenso de la propia enfermedad a un lugar de suma importancia. El cáncer, desde luego, había estado presente y había sido perceptible en Estados Unidos durante el siglo XIX, pero en lo fundamental acechaba a la sombra de enfermedades mucho más comunes. En 1899, cuando

Roswell Park, un conocido cirujano de Búfalo, sostuvo que algún día el cáncer dejaría atrás a la viruela, la fiebre tifoidea y la tuberculosis para llegar a ser la principal causa de muerte en la nación, sus palabras fueron recibidas como una «profecía bastante inaudita», las especulaciones hiperbólicas de un hombre que, después de todo, pasaba sus días y sus noches operando el cáncer[22]. Sin embargo, hacia finales de la década las observaciones de Park parecían cada vez menos inauditas y más proféticas día tras día. La fiebre tifoidea, al margen de unos pocos brotes dispersos, era cada vez más infrecuente. La viruela declinaba; hacia 1949 desaparecería por completo de Estados Unidos[23]. Entretanto, el cáncer ya superaba a otras enfermedades y seguía abriéndose paso hacia la cumbre en la jerarquía de las afecciones letales. Entre 1900 y 1916, la mortalidad relacionada con el cáncer se incrementó un 29,8 por ciento, desplazando a la tuberculosis como causa de muerte[24]. Hacia 1926 la enfermedad se había convertido en la segunda de mayor mortalidad de la nación, apenas por detrás de las enfermedades cardiacas[25].

El artículo «Cancer: the great darkness» no estaba solo en el esfuerzo por promover una respuesta nacional coordinada al cáncer. En marzo del mismo año, 1937, *Life* presentó, con un tono similar de urgencia, su propio informe sobre la investigación de la enfermedad[26]. *The New York Times* publicó dos artículos sobre los índices crecientes del cáncer, en abril y junio. Cuando la enfermedad apareció en las páginas de *Time* en julio de 1937, el interés en lo que se daba en llamar «problema del cáncer» se asemejaba a un feroz contagio en los medios[27].

Las propuestas para elaborar una respuesta nacional sistemática contra el cáncer habían crecido y menguado rítmicamente en Estados Unidos desde comienzos del siglo xx. En 1907 un grupo de cirujanos oncológicos se había reunido en el New Willard Hotel de Washington para crear una organización cuyo objetivo sería presionar al Congreso en demanda de más fondos para la investigación de la enfermedad[28]. Hacia 1910 esta organización, la Asociación Estadounidense para la Investigación del Cáncer [American Association for Cancer Research], había convencido al presidente Taft de proponer al Congreso la creación de un laboratorio nacional dedicado a estudiar la enfermedad. Pero a pesar del interés inicial en el proyecto, los esfuerzos llegaron a un punto muerto en Washington tras algunos intentos espasmódicos, principalmente debido a la falta de apoyo político.

A finales de los años veinte, un decenio después de haberse dejado a un lado la propuesta de Taft, la investigación sobre el cáncer encontró un nuevo e inesperado adalid, Matthew Neely, un obstinado y brioso ex abogado de Fairmont, Virginia Occidental, que cumplía su primer mandato en el Senado. Si bien tenía relativamente poca experiencia en la política de la ciencia, Neely había advertido el pronunciado incremento de la mortalidad por cáncer en el decenio anterior, de 70.000 hombres y mujeres en 1911 a 115.000 en 1927[29]. Por ello, pidió al Congreso que anunciara una recompensa de cinco millones de dólares por cualquier «información que condujera a la detención del cáncer humano»[30].

Era una estrategia elemental —el equivalente científico a colgar una foto de ficha policial en la oficina de un *sheriff*— y generó una respuesta relativamente elemental. Al cabo de unas semanas, el despacho de Neely en Washington estaba inundado de miles de cartas de curanderos y sanadores que pretendían tener todos los remedios imaginables para el cáncer: fricciones, tónicos, ungüentos, pañuelos ungidos, bálsamos y agua bendita[31]. El Congreso, exasperado con la respuesta, terminó por autorizar la suma de 50.000 dólares destinados al proyecto de ley de control del cáncer propiciado por Neely, lo que representaba un recorte casi cómico de su presupuesto hasta el 1 por ciento del importe solicitado.

En 1937 el infatigable Neely, elegido otra vez senador, volvió a la carga con su iniciativa para lanzar un ataque nacional contra el cáncer, ahora junto con el senador Homer Bone y el diputado Warren Magnuson. A esas alturas el cáncer había cobrado considerables dimensiones en la mirada del público. Los artículos de *Fortune* y *Time* habían echado leña al fuego de la angustia y el descontento, y los políticos estaban ansiosos por demostrar que podían dar una respuesta concreta. En junio se celebró una conferencia conjunta del Senado y la Cámara de Representantes para redactar una ley que abordara la cuestión[32]. Tras las audiencias iniciales, el proyecto recorrió a toda prisa el Congreso y fue sancionado por unanimidad en una asamblea legislativa reunida el 23 de julio de 1937. Dos semanas después, el 5 de agosto, el presidente Roosevelt promulgó la ley de creación del Instituto Nacional del Cáncer.

La ley creaba en efecto una nueva unidad científica llamada National Cancer Institute (NCI), cuya finalidad sería coordinar la investigación y la educación en materia de cáncer*. Miembros de universidades y hospitales constituyeron un consejo asesor científico del instituto[33]. Un laboratorio de última generación, con pasillos relucientes y salones de conferencia, se construyó en medio de frondosas galerías y jardines en Bethesda, una localidad suburbana situada a algunos kilómetros de la capital del país. «La nación aúna sus fuerzas para derrotar al cáncer, el mayor azote que jamás haya asolado a la especie humana», anunció tranquilizadoramente el senador Bone al poner la piedra fundamental del edificio el 3 de octubre de 1938[34]. Tras cerca de veinte años de esfuerzos casi siempre infructuosos, por fin parecía ponerse en marcha una respuesta nacional coordinada al cáncer.

Todas estas iniciativas eran un paso audaz y valiente en la dirección correcta, salvo por su oportunidad. Hacia comienzos del invierno de 1938, apenas unos meses después de la inauguración del campus del NCI en Bethesda, la batalla contra el cáncer quedó eclipsada por los temblores de un tipo diferente de guerra. En noviembre, las tropas nazis lanzaron un pogromo nacional contra los judíos de Alemania, llevados a miles a los campos de concentración. Hacia finales del invierno habían estallado conflictos militares en Asia y Europa, como preparación del escenario para la Segunda Guerra Mundial. En 1939 esas escaramuzas eran un incendio con todas las de la ley, y en diciembre de 1941 Estados Unidos se vio inexorablemente arrastrado a la conflagración global.

La guerra exigía una drástica reorganización de las prioridades. El Hospital de la Armada de Estados Unidos en Baltimore, que el NCI había contado con convertir en un centro clínico oncológico, era ahora objeto de una acelerada reconversión como hospital de guerra[35]. La asignación de fondos para la investigación científica se suspendió o se canalizó hacia proyectos directamente relacionados con la guerra. Científicos, grupos de presión, médicos y cirujanos desaparecieron de la pantalla de los radares públicos: «en el mayor

---

* En 1944 el NCI terminaría por ser un componente secundario de los Institutos Nacionales de Salud [National Institutes of Health, NIH]. Su creación prefiguró el establecimiento de otros institutos dedicados a distintas enfermedades a lo largo de las décadas siguientes.

de los silencios», como recordó un investigador, «y con sus aportes reducidos de ordinario a un resumen en los obituarios»[36].

También podría haberse escrito un obituario para el Instituto Nacional del Cáncer. Los fondos prometidos por el Congreso para dar una «respuesta programática al cáncer» nunca se materializaron y el NCI languideció en el olvido[37]. Dotado de todas las instalaciones modernas imaginables en la década de 1940, el deslumbrante campus del instituto se transformó en un pueblo fantasma científico. En son de broma, un científico lo calificó de «bonito y tranquilo lugar en el campo. En esos días —proseguía— era agradable dormitar bajo las grandes y soleadas ventanas»[38].

La protesta social relacionada con la enfermedad también se silenció poco a poco. En 1946-1947 Neely y el senador Claude Pepper presentaron un tercer proyecto de ley de lucha nacional contra el cáncer, derrotado en el Congreso por escaso margen en 1947[39]. Tras la breve oleada de atención de la prensa, el cáncer volvía a ser lo innombrable, la enfermedad solo aludida en un susurro y jamás mencionada en público. A comienzos de la década de 1950, Fanny Rosenow, una superviviente de cáncer de mama y activista de la lucha contra la enfermedad, llamó al *New York Times* para poner un anuncio sobre un grupo de apoyo a mujeres que padecían ese tipo de cáncer[40]. Para su gran desconcierto, le pasaron con el editor de Sociedad del diario. Cuando preguntó sobre la colocación de su anuncio, una larga pausa precedió a la respuesta. «Lo siento, señora Rosenow, pero el *Times* no puede publicar en sus páginas las palabras *mama* y *cáncer*. Tal vez —prosiguió el editor— podría decir que va a hacer una reunión para hablar de enfermedades de la pared torácica». Indignada, Rosenow colgó.

Cuando Farber se estrenó en el mundo del cáncer en 1947, la protesta pública del decenio anterior se había disipado. El cáncer había vuelto a ser una enfermedad políticamente silenciosa. En las bien ventiladas salas del Hospital Infantil, médicos y pacientes libraban sus batallas privadas contra la enfermedad. Abajo, en los túneles, Farber libraba una batalla aún más privada con sus fármacos y sus experimentos.

Este aislamiento fue un factor clave en su éxito inicial. Al margen de las luces del escrutinio público, trabajaba con una pequeña y oscura pieza del rompecabezas. La leucemia era una enfermedad huérfana, abandonada por los internistas, que no tenían drogas que ofrecer para combatirla, y por los cirujanos, que no tenían manera alguna de operar la sangre. «En algunos sentidos, la leucemia —como dijo un médico— no había sido [siquiera] un cáncer antes de la Segunda Guerra Mundial»[41]. Esta afección vivía en los territorios fronterizos de las enfermedades, como un paria que merodeara por disciplinas y departamentos, no muy diferente del propio Farber.

Si había un lugar al que la leucemia «pertenecía», era el de la hematología, el estudio de la sangre normal[42]. De pretenderse encontrar una cura, razonaba Farber, habrá que estudiar la sangre. Si podía descubrir cómo se generaban los glóbulos sanguíneos *normales,* tal vez le fuera posible desandar el camino y dar con una manera de bloquear el desarrollo de las células leucémicas anormales. Su estrategia, entonces, consistía en abordar la enfermedad de lo normal a lo anormal: afrontar el cáncer al revés.

Gran parte de lo que Farber sabía de la sangre normal lo había aprendido de George Minot. Aristócrata delgado de incipiente calvicie e intensos ojos claros, Minot dirigía un laboratorio en una estructura de ladrillo y piedra engalanada con una columnata frente a la avenida Harrison de Boston, a escasos kilómetros del extenso complejo hospitalario de la avenida Longwood que incluía el Hospital Infantil. Como muchos hematólogos de Harvard, Farber había pasado por un breve periodo de capacitación con Minot en la década de 1920, para incorporarse luego al personal de aquel centro.

Cada década tiene un único enigma hematológico, y en la época de Minot ese enigma era la anemia perniciosa. La anemia es el déficit de glóbulos rojos, y su forma más común se debe a una falta de hierro, un nutriente crucial utilizado para la fabricación de esos glóbulos. Pero la anemia perniciosa, la poco habitual variante estudiada por Minot, no era causada por un déficit de hierro (en rigor, su nombre procede de su intransigencia al tratamiento convencional de la anemia con hierro). Mediante la alimentación de los pacientes con mejunjes cada vez más macabros —doscientos cincuenta gramos de hígado de pollo[43], hamburguesas a medio cocer, estómago de cerdo crudo e incluso, en una ocasión, los jugos gástricos regurgitados de uno de sus estudiantes[44] (condimentados con manteca, limón y perejil)—[45], en 1926 Minot y su equipo de investigadores[46] demostraron de manera concluyente que la anemia perniciosa era causada por la falta de un micronutriente crítico, una sola molécula identificada más adelante como la vitamina B12[47]. En 1934 Minot y dos de sus colegas ganaron el premio Nobel por este innovador trabajo[48]. Con él habían demostrado que el reemplazo de una sola molécula podía restablecer la normalidad de la sangre en esa compleja enfermedad hematológica. La sangre era un órgano cuya actividad podía ser iniciada o cancelada por interruptores moleculares.

Había otra forma de anemia nutricional de la que el grupo de Minot no se había ocupado, una anemia igualmente «perniciosa», aunque esta vez en el sentido moral de la palabra. A unos 13.000 kilómetros de distancia de Boston, en los talleres textiles de Bombay (propiedad de comerciantes ingleses, pero administrados por sus feroces testaferros locales), los salarios habían caído a niveles tan bajos que los trabajadores vivían en una pobreza abyecta, malnutridos y sin atención médica[49]. Cuando médicos ingleses hicieron análisis a estos trabajadores textiles en la década de 1920 para estudiar los efectos de esa malnutrición crónica, comprobaron que muchos de ellos, en especial las mujeres después de dar a luz, sufrían una grave anemia. (Esta fue otra más de las fascinaciones coloniales: crear las condiciones para que una población viviera en la miseria, y luego someterla a la experimentación social o médica).

En 1928, una joven médica inglesa llamada Lucy Wills, que acababa de licenciarse en la Facultad de Medicina para Mujeres de Londres, obtuvo una subvención para viajar a Bombay y estudiar esa anemia[50]. Wills era una figura exótica entre los hematólogos, una mujer intrépida movida por una intensa curiosidad acerca de la sangre y dispuesta a viajar sin pensarlo mucho a un país remoto para resolver una misteriosa anemia. Conocía el trabajo de Minot. Pero, a diferencia de la anemia de este, Wills verificó que la de Bombay no podía revertirse con los mejunjes preparados por el médico estadounidense ni mediante la administración de vitamina B12. Para su propio asombro, comprobó que podía curarla con Marmite, una pasta oscura de extracto de levadura, popular por entonces entre los fanáticos de la salud de Inglaterra y Australia. Incapaz de determinar el nutriente químico clave de esa sustancia, le dio el nombre de «factor Wills»[51].

El factor Wills resultó ser ácido fólico o folato, una sustancia similar a las vitaminas presente en frutas y verduras (y en generosas cantidades en la Marmite). Cuando las células se dividen, deben hacer copias del ADN, el compuesto químico que transporta toda la información genética de una célula. El ácido fólico es un pilar fundamental para el ADN y, en consecuencia, tiene un papel vital en la división celular. Como los glóbulos sanguíneos se producen a un ritmo que es posiblemente el más tremendo de la división celular en el cuerpo humano —más de 300.000 millones de células por día—, la génesis de la sangre es particularmente dependiente del ácido fólico. En ausencia de este (en hombres y mujeres muy privados de verduras, como sucedía en Bombay), la producción de nuevos glóbulos sanguíneos en la médula se interrumpe. Millones de células no del todo maduras salen a borbotones para apilarse como objetos a medio terminar en un cuello de botella de una línea de montaje. La médula ósea se convierte en una fábrica disfuncional, un taller biológico malnutrido curiosamente reminiscente de los talleres textiles de Bombay.

Estos vínculos —entre las vitaminas, la médula ósea y la sangre normal— eran la preocupación de Farber a comienzos del verano de 1946. De hecho, su primer experimento clínico, inspirado por esa misma conexión, resultó ser un terrible error. Lucy Wills había observado que el ácido fólico, si se administraba a pacientes privados de nutrientes, podía restablecer la génesis normal de la sangre. Farber se preguntaba si su administración a niños con leucemia podía también restaurar la normalidad de su sangre. Sobre la base de esa tenue pista, obtuvo ácido fólico sintético, reclutó una cohorte de niños leucémicos y comenzó a inyectarles el ácido.

En los siguientes meses Farber comprobó que el ácido fólico, lejos de detener la progresión de la leucemia, en realidad la aceleraba. En un paciente, el recuento de glóbulos blancos casi se duplicó. En otro, las células leucémicas inundaron el torrente sanguíneo y enviaron su prole de células malignas a infiltrar la piel. Farber se apresuró a interrumpir el experimento. Calificó el fenómeno de aceleración, como si se tratara de un objeto peligroso en caída libre hacia su fin[52].

La prueba enfureció a los pediatras del Hospital Infantil. Los análogos de folato no solo habían acelerado la leucemia; probablemente habían apresurado la muerte de los niños. Pero Farber estaba intrigado. Si el ácido fólico aceleraba las células leucémicas en los niños, ¿qué pasaría si se podía interrumpir su provisión con alguna otra droga, un *antifolato*? ¿Podría un fármaco que bloqueaba el desarrollo de los glóbulos blancos detener la leucemia?

Las observaciones de Minot y Wills comenzaban a encajar en una imagen brumosa. Si la médula ósea era, para empezar, una afanosa fábrica celular, una médula ocupada por la leucemia era esa misma fábrica llevada al límite, una trastornada unidad manufacturera de células cancerosas. Minot y Wills habían puesto *en marcha* las líneas de producción de la médula ósea mediante el agregado de nutrientes al cuerpo. Pero ¿podría *apagarse* una médula maligna si se sofocaba la provisión de nutrientes? ¿Podría la anemia de los trabajadores textiles de Bombay recrearse terapéuticamente en las unidades médicas de Boston?

En las largas caminatas desde su laboratorio en los sótanos del Hospital Infantil hasta su casa de la calle Amory, en Brookline, Farber pensaba sin pausa en esa posible droga[53]. La cena, en los cuartos revestidos con paneles de madera oscura de la casa, era por lo común escasa y previsible. Su esposa, Norma, música y escritora, hablaba de ópera y poesía; Sidney, de autopsias, pruebas y pacientes. Por la noche, mientras él emprendía el camino de vuelta al hospital, acompañado con las tintineantes escalas de práctica del piano de Norma, la perspectiva de un fármaco contra el cáncer lo acosaba. Lo imaginaba palpable, visible, con el entusiasmo de un fanático. Pero no sabía qué era ni cómo llamarlo. La palabra *quimioterapia*, en el sentido que le damos hoy, nunca se había utilizado para medicamentos contra el cáncer*. El elaborado arsenal de «antivitaminas» que Farber había soñado tan vívidamente en sus fantasías no existía.

La provisión de ácido fólico utilizada por Farber en su primera y desastrosa prueba provenía del laboratorio de un viejo amigo, Yellapragada Subbarao (SubbaRow), o Yella, como lo llamaba la mayoría de sus colegas. En muchos aspectos Yella era un pionero, un médico convertido en fisiólogo celular, un químico que había caído por accidente en la biología. Sus vagabundeos científicos habían sido presagiados

---

* En Nueva York, en la década de 1910, William B. Coley, James Ewing y Ernest Codman habían tratado sarcomas óseos con una mezcla de toxinas bacterianas, la llamada toxina de Coley. Este había observado respuestas ocasionales, pero las respuestas impredecibles, probablemente causadas por la estimulación inmunológica, nunca despertaron del todo la atención de oncólogos o cirujanos.

por vagabundeos materiales más desesperados y aventureros. Había llegado a Boston en 1923 sin un centavo y con escasa preparación, tras terminar su formación médica en la India y obtener una beca para asistir a la Escuela de Salud Tropical de Harvard[54]. Yella descubrió que el clima de Boston distaba de ser tropical. Imposibilitado para conseguir un empleo de médico en el glacial y tormentoso invierno (no tenía licencia para ejercer la medicina en Estados Unidos), comenzó a trabajar como portero nocturno en el Brigham and Women's Hospital, abriendo puertas, cambiando sábanas y limpiando orinales.

La cercanía con la medicina tuvo su rédito. Subbarao hizo amistades y conexiones en el hospital y pasó a tener un puesto diurno como investigador en la División de Bioquímica. Su proyecto inicial implicaba la extracción de moléculas de células vivas y su disección química para determinar su composición: en esencia, una «autopsia» bioquímica de las células. El enfoque exigía más persistencia que imaginación, pero rindió notables dividendos. Subbarao purificó una molécula llamada ATP, fuente de energía en todos los seres vivos (la ATP contiene la «energía» química de la célula), y otra de nombre creatina, transportadora de energía en las células musculares. Por sí solo, cualquiera de estos logros habría sido suficiente para garantizarle una cátedra en Harvard. Pero Subbarao era extranjero, un vegetariano dado a recluirse, nocturno y con un fuerte acento, que vivía en un piso de un solo cuarto en el centro, amigo solamente de otros reclusos nocturnos como Farber. En 1940, como se le negaban cargos y reconocimiento, Yella se marchó enfadado de Boston para trabajar en Lederle Labs, un laboratorio farmacéutico del norte del estado de Nueva York, propiedad de la American Cyanamid Corporation, donde se le había pedido que encabezara un grupo dedicado a la síntesis química.

En Lederle, Yella Subbarao reformuló rápidamente su antigua estrategia y se concentró en la fabricación de versiones sintéticas de los elementos químicos naturales que había encontrado dentro de las células, con la esperanza de utilizarlos como suplementos nutricionales. En la década de 1920, otra compañía farmacéutica, Eli Lilly, había ganado fortunas con la venta de una forma concentrada de vitamina B12, el nutriente faltante en la anemia perniciosa[55]. Subbarao decidió fijar la atención en la otra variante de la enfermedad, la ignorada anemia del déficit de folato. Pero en 1946, tras muchos intentos fallidos de extraer la sustancia química del hígado de cerdos, modificó su táctica y comenzó a sintetizar ácido fólico desde cero, con la colaboración de un equipo de científicos entre quienes se contaba Harriet Kiltie, una joven química de Lederle[56].

Las reacciones químicas para fabricar ácido fólico redundaron en un muy buen descubrimiento fortuito adicional. Como dichas reacciones tenían varios pasos intermedios, Subbarao y Kiltie podían crear variantes del ácido fólico por medio de ligeras alteraciones de la receta. Estas variantes —remedos moleculares estrechamente relacionados— tenían propiedades opuestas a lo que cabría esperar. La función habitual de las enzimas y los receptores celulares consiste en reconocer las moléculas por medio de su estructura química. Pero una estructura molecular «señuelo» —que imite muy fielmente la molécula natural— puede ligarse al receptor o la enzima y bloquear su acción, como una llave falsa que atranca una cerradura. Algunos de los remedos moleculares de Yella podían, de tal modo, comportarse como *antagonistas* del ácido fólico.

Esas eran precisamente las antivitaminas que habitaban las fantasías de Farber. Este escribió a Kiltie y Subbarao para preguntarles si podía utilizar sus antagonistas del folato en pacientes con leucemia. Subbarao aceptó. A finales del verano de 1947 el primer paquete de antifolato salido del laboratorio de Lederle en Nueva York llegaba al laboratorio de Farber.

El guante de Farber

A lo largo de los siglos el paciente de esta enfermedad fue sometido a casi todas las formas imaginables de experimentación. Los campos y los bosques, la botica y el templo se saquearon en busca de algún medio exitoso de alivio de este mal intratable. Casi ningún animal eludió su aporte, en pelo o cuero, dientes o uñas, timo o tiroides, hígado o bazo, en la vana búsqueda humana de un instrumento de alivio.

WILLIAM BAINBRIDGE[1]

La búsqueda de una manera de erradicar este azote [...] ha quedado librada a un escarceo fortuito y una investigación carente de coordinación.

The Washington Post, 1946[2]

A unos once kilómetros al suroeste del complejo hospitalario de Longwood, en Boston, el pueblo de Dorchester es un típico y pujante suburbio de Nueva Inglaterra, un triángulo encajado entre las fuliginosas aglomeraciones industriales al oeste y las bahías de tono gris verdoso del Atlántico al este. A finales de la década de 1940 oleadas de inmigrantes judíos e irlandeses —trabajadores de astilleros, fundidores, maquinistas de tren, pescadores y obreros fabriles— se instalaron allí, en filas de casas de ladrillo y tablillas que serpenteaban a lo largo de la avenida Blue Hill. Dorchester se reinventó como la quintaesencia de la población suburbana ideal para la familia, con parques y patios de juego a lo largo del río, una pista de golf, una iglesia y una sinagoga. Las tardes de los domingos las familias convergían en Franklin Park para caminar por sus frondosos senderos o contemplar los avestruces, los osos polares y los tigres de su zoológico.

El 16 de agosto de 1947, en una casa enfrente del zoológico, el hijo de un obrero naval de los astilleros de Boston cayó misteriosamente enfermo con una fiebre leve cuyas oscilaciones a lo largo de las dos semanas siguientes no respondían a patrón alguno, y tras ella un letargo y una palidez crecientes. Robert Sandler tenía dos años. Su hermano mellizo, Elliott, era un niño que apenas empezaba a andar, activo y angelical de salud perfecta[3].

Diez días después de su primera fiebre el estado de Robert empeoró de manera significativa. La temperatura subió. El color de la tez pasó de rosado a un espectral blanco lechoso. Lo trasladaron al Hospital Infantil de Boston. El bazo, un órgano del tamaño de un puño que almacena y produce sangre (por lo común apenas palpable debajo de la caja torácica), estaba notoriamente agrandado, sobre todo en la parte inferior, como una bolsa cargada en exceso. Una gota de sangre observada bajo el microscopio de Farber reveló la identidad de su enfermedad; miles de inmaduros blastos leucémicos linfoides se dividían a un ritmo frenético y sus cromosomas se aglomeraban y desaglomeraban, como diminutos puños apretados que se abrieran y volvieran a cerrarse.

Sandler llegó al Hospital Infantil apenas unas semanas después de que Farber recibiera su primer paquete de Lederle. El 6 de septiembre de 1947 el médico comenzó a inyectarle ácido pteroilaspártico (PAA por sus siglas en inglés), el primero de los antifolatos de Lederle[4]. (No era habitual exigir el consentimiento para realizar el ensayo clínico de una droga, ni siquiera cuando esta era tóxica. De vez en cuando los padres recibían una información somera sobre el ensayo; casi nunca se informaba ni se consultaba a los niños. El Código de Núremberg para la experimentación humana, que exige el consentimiento explícito y voluntario de los pacientes, se redactó el 9 de agosto de 1947, menos de un mes antes del ensayo con el PAA. Es dudoso que Farber, en Boston, hubiese oído hablar siquiera de un código sobre el requisito del consentimiento).

El PAA surtió escaso efecto. A lo largo del siguiente mes el letargo de Sandler fue en aumento. El niño desarrolló una cojera como consecuencia de la presión de la leucemia sobre la médula espinal. Aparecieron dolores en las articulaciones y otros violentos dolores migratorios. Luego, la leucemia irrumpió en uno de los huesos del muslo, causando una fractura y desencadenando un dolor cegadoramente intenso e indescriptible. Hacia diciembre el caso parecía desesperado. La punta del bazo de Sandler, más densa que nunca a causa de las células leucémicas, cayó hasta la pelvis. El niño estaba retraído, indiferente, hinchado y pálido y se encontraba al borde de la muerte.

Sin embargo, el 28 de diciembre Farber recibió de Subbarao y Kiltie una nueva versión del antifolato, la aminopterina, un fármaco que mostraba un pequeño cambio con respecto a la estructura del PAA. En cuanto tuvo la droga en sus manos, Farber comenzó a inyectar al niño con la esperanza, a lo sumo, de un breve aplazamiento en la evolución del cáncer.

La respuesta fue notoria. El recuento de glóbulos blancos, que había escalado a niveles astronómicos —diez mil en septiembre, veinte mil en noviembre y casi setenta mil en diciembre— dejó de repente de crecer y se mantuvo en una meseta. Luego, hecho aún más notable, comenzó a caer efectivamente y los blastos leucémicos menguaron poco a poco en la sangre hasta casi desaparecer. Para fin de año, el recuento había disminuido hasta alrededor de una sexta parte de su valor máximo y rozaba un nivel casi normal. El cáncer no había desaparecido —bajo el microscopio todavía se observaban glóbulos blancos malignos—, pero había cedido temporalmente, congelado en un punto muerto hematológico en el helado invierno bostoniano.

El 13 de enero de 1948 Sandler volvió a la clínica, caminando por sí solo por primera vez en dos meses. El bazo y el hígado se habían reducido de manera tan espectacular que la ropa del niño, señaló Farber, caía «floja en torno al abdomen». Robert ya no tenía hemorragias. Mostraba un hambre voraz, como si tratara de recuperar seis meses de comidas perdidas. En febrero, indicó Farber, el estado de alerta, la nutrición y la actividad del niño eran iguales a los de su hermano mellizo. Durante más o menos un mes, Robert y Elliott Sandler volvieron a parecer idénticos.

La remisión de Sandler, sin precedentes en la historia de la leucemia, desencadenó un torbellino de actividad para Farber. Hacia comienzos del invierno de 1948 había más niños en su clínica: un varón de tres años al que habían llevado por un dolor de garganta y una niña de dos años y medio con bultos en la cabeza y el cuello, a quienes se diagnosticó finalmente una leucemia linfoblástica aguda. Bajo un diluvio de antifolatos enviados por Yella y con pacientes que los necesitaban con desesperación, Farber reclutó en su ayuda a otros médicos: un hematólogo llamado Louis Diamond y un grupo de asistentes compuesto por James Wolff, Robert Mercer y Robert Sylvester.

Con su primer ensayo clínico Farber había enfurecido a las autoridades del Hospital Infantil. El segundo fue demasiado para ellas. El personal del hospital decidió por votación sacar a todos los médicos internos de pediatría de la unidad de quimioterapia para la leucemia (se estimaba que el ambiente en las salas dedicadas a esta enfermedad era demasiado desesperado y experimental, y por lo tanto contraproducente para la educación médica): en esencia, la medida significaba dejar que Farber y sus asistentes se encargaran por sí solos de todo lo concerniente a la atención de los pacientes[5]. Como señaló un cirujano, los niños con cáncer solían estar «escondidos en los lugares más recónditos de las salas del hospital»[6]. De todas maneras, estaban en su lecho de muerte, argumentaban los pediatras; ¿no sería más amable y generoso, insistían algunos, «dejarlos morir en paz»[7]? Cuando un clínico sugirió que los novedosos «productos químicos» de Farber se reservaran como recurso de última instancia para los niños leucémicos, este, recordando su anterior labor de patólogo, replicó: «Para entonces, el único producto químico que necesitaremos será el líquido para embalsamar»[8].

Farber equipó el cuarto trasero de una sala cercana a los baños para que sirviera de clínica improvisada. Su reducido personal se alojó en diversos espacios sin uso del departamento de Patología: cuartos traseros, huecos de escaleras y oficinas vacías. El apoyo institucional era mínimo[9]. Los asistentes de Farber afilaban sus propias agujas de médula ósea, una práctica tan anticuada como la de un cirujano que afilara sus bisturíes en una rueda[10]. El grupo seguía con puntillosa atención el desarrollo de la enfermedad en los pacientes: había que dejar asentados todos los recuentos de glóbulos, todas las transfusiones, todas las fiebres. Si iban a vencer a la leucemia, Farber quería que cada minuto de la batalla quedara registrado para la posteridad, aun cuando nadie más estuviera dispuesto a verla.

Ese invierno de 1948 un frío cortante y lúgubre cayó sobre Boston. Arreciaron las tormentas de nieve y, como consecuencia, la clínica de Farber quedó paralizada. El estrecho camino de asfalto que llevaba a la avenida Longwood estaba cubierto de aguanieve lodosa y los túneles del sótano, poco caldeados aun en otoño, eran ahora un congelador. Resultaba imposible aplicar inyecciones diarias de antifolato, por lo que el equipo de Farber decidió reducirlas a tres por semana. En febrero, cuando las tormentas cedieron, se volvió al ritmo de la aplicación diaria.

Entretanto, las noticias sobre la experiencia de Farber con la leucemia infantil comenzaban a difundirse y un lento cortejo de niños empezaba a llegar a su clínica. Y caso por caso surgía un patrón increíble: los antifolatos podían reducir el recuento de células leucémicas y a veces provocaban su completa desaparición, al menos por un tiempo. Hubo otras remisiones tan espectaculares como la de Sandler. Dos varones tratados con aminopterina regresaron a la escuela[11]. Una niña de dos años y medio empezó a «jugar y corretear» tras siete meses en cama[12]. La normalidad de la sangre casi devolvía una trémula y momentánea normalidad a la infancia.

Pero siempre sucedía lo mismo. Después de unos meses de remisión había una recaída inevitable en el cáncer, que en última instancia invalidaba el efecto de las más potentes drogas de Yella. Las células aparecían nuevamente en la médula ósea, luego invadían la sangre y ni siquiera los antifolatos más activos eran capaces de reducir su crecimiento. Robert Sandler murió en 1948, tras haber respondido al tratamiento durante algunos meses.

No obstante, las remisiones, aunque temporales, eran auténticas... e históricas. Hacia abril de 1948 había datos suficientes para redactar un trabajo preliminar destinado al *New England Journal of Medicine*[13]. El equipo había tratado a dieciséis pacientes. De ellos, diez habían respondido. Y cinco niños —alrededor de un tercio del grupo inicial— habían vivido entre cuatro y seis meses después de su diagnóstico. En la leucemia, seis meses de supervivencia eran una eternidad.

El trabajo de Farber, publicado el 3 de junio de 1948, tenía siete páginas de extensión, llenas a rebosar de cuadros, figuras, fotografías de imágenes microscópicas, valores de laboratorio y recuentos globulares. Su lenguaje era almidonado, formal, imparcial y científico.

No obstante, como todos los grandes trabajos médicos, era apasionante. Y como todas las buenas novelas, era intemporal: leerlo hoy es presenciar entre bambalinas la tumultuosa vida de la clínica de Boston, con sus pacientes que se aferraban a la vida mientras Farber y sus asistentes se lanzaban a la búsqueda de nuevas drogas contra una espantosa enfermedad que no hacía más que retirarse por un momento para luego reaparecer. La trama tenía un planteamiento, un nudo y, lamentablemente, un desenlace.

Según recuerda un científico, el artículo fue recibido «con escepticismo, incredulidad e indignación»[14]. Pero para Farber el estudio transmitía un mensaje tentador: el cáncer, aun en su forma más agresiva, había sido tratado con un medicamento, un producto químico. En seis meses transcurridos entre 1947 y 1948, Farber vio así abrirse —breve, seductoramente— una puerta que luego volvió a cerrarse bajo siete llaves. Y a través de ella vislumbró una posibilidad deslumbrante. La desaparición de un agresivo cáncer sistémico por medio de una droga química carecía virtualmente de precedentes en la historia de la enfermedad. En el verano de 1948, al realizar la biopsia de la médula de un niño tras el tratamiento con aminopterina, un asistente de Farber observó incrédulo los resultados. «La médula ósea parecía tan normal —escribió— que se podía soñar con una cura»[15].

Y con eso soñaba Farber. Soñaba con la muerte de las células malignas por obra de drogas anticancerosas específicas, y con la regeneración de las células normales que recuperarían entonces sus espacios fisiológicos; soñaba con toda una gama de antagonistas sistémicos capaces de diezmar las células malignas, y soñaba con curar la leucemia por medio de la química para aplicar luego su experiencia con una y con otra a tipos más comunes de cáncer. Arrojaba el guante a la medicina del cáncer. Tocaba entonces a toda una generación de médicos y científicos recogerlo.

UNA PESTE PRIVADA

Nos revelamos en las metáforas que escogemos
para describir el cosmos en miniatura.
STEPHEN JAY GOULD[1]

Así, durante tres mil años o más, la profesión médica
ha conocido esta enfermedad. Y durante tres mil años
o más la humanidad ha golpeado a la puerta de
la profesión médica en busca de una «cura».
Fortune, marzo de 1937[2]

Hoy toca al cáncer ser la enfermedad que entra sin llamar.
SUSAN SONTAG, *La enfermedad y sus metáforas*[3]

Solemos pensar en el cáncer como una enfermedad «moderna» porque sus metáforas lo son, y tanto. Es una enfermedad de sobreproducción, de crecimiento fulminante: crecimiento imparable, crecimiento inclinado sobre el abismo del descontrol. La biología moderna nos insta a imaginar la célula como una máquina molecular. El cáncer es esa máquina en su incapacidad de desactivar su orden inicial (crecer), y transformada con ello en un autómata indestructible y autopropulsado.

La idea del cáncer como una aflicción que pertenece de manera paradigmática al siglo XX recuerda, como Susan Sontag sostuvo con tanto vigor en su libro *La enfermedad y sus metáforas*, otra enfermedad considerada antaño emblemática de otra era: la tuberculosis en el siglo XIX. Ambas, como Sontag señaló con agudeza, eran parecidamente «obscenas, en el sentido original de la palabra: de mal agüero, abominables, repugnantes a los sentidos». Ambas agostan la vitalidad; ambas extienden el encuentro con la muerte, y en ambos casos es la *agonía*, aún más que la muerte, lo que define la enfermedad.

Con todo, a pesar de esos paralelos, la tuberculosis pertenece a otro siglo. También llamada consunción, era el romanticismo victoriano llevado a su extremo patológico: febril, inexorable, jadeante y obsesiva. Era una enfermedad de poetas: John Keats en su regresión silenciosa hacia la muerte en una pequeña habitación que dominaba la Plaza España de Roma[4], o Byron, un romántico obsesivo, que fantaseaba con morir de esa enfermedad para impresionar a sus amantes. «La muerte y la enfermedad suelen ser bellas, como [...] el resplandor palpitante de la consunción», escribió Thoreau en 1852[5]. En *La montaña mágica* de Thomas Mann ese «resplandor palpitante» libera una febril fuerza creativa en sus víctimas: una fuerza esclarecedora, edificante y catártica que también parece estar cargada con la esencia de su época.

En el cáncer, sin embargo, abundan imágenes más contemporáneas. La célula cancerosa es un individualista desesperado: «un inconformista, en todos los sentidos posibles», según escribió el cirujano y autor Sherwin Nuland[6]. La palabra *metástasis*, utilizada para describir la migración del cáncer de un sitio a otro, es una curiosa mezcla de *meta* y *stasis* —«más allá de la quietud» en griego—, un estado sin amarras, parcialmente inestable, que hace eco a la singular inestabilidad de la modernidad. Si la consunción mataba otrora a sus víctimas por medio de la evisceración patológica (el bacilo de la tuberculosis ahueca gradualmente el pulmón), el cáncer nos asfixia al llenar el cuerpo con demasiadas células; es consunción en su significado alternativo, la patología del exceso. El cáncer es una enfermedad expansionista; invade los tejidos, establece colonias en paisajes hostiles, busca un «santuario» en un órgano y luego migra a otro. Vive desesperada, inventiva, feroz, territorial, astuta y defensivamente; por momentos, como si *nos* enseñara a sobrevivir. Confrontar al cáncer es ponerse frente a una especie paralela, quizá aún más adaptada que nosotros a la supervivencia.

Si esta imagen —la del cáncer como nuestro desesperado y malévolo *doppelgänger* contemporáneo— nos inquieta tanto, es porque describe, al menos parcialmente, una verdad. Una célula cancerosa es una pasmosa perversión de la célula normal. El cáncer es un invasor y colonizador fenomenalmente exitoso, en parte, porque explota las características mismas que *nos* hacen exitosos como especie o como organismo.

Al igual que la célula normal, la célula cancerosa depende del crecimiento en el sentido más básico y elemental: la división de una célula para formar dos. En los tejidos normales este proceso tiene una delicada regulación, de manera tal que señales específicas estimulan el crecimiento y otras lo detienen. En el cáncer, el crecimiento desenfrenado da origen a una generación tras otra de células. Los biólogos utilizan el término *clon* para describir células que comparten un ancestro genético común. El cáncer, hoy lo sabemos, es una enfermedad clonal. Casi todos los cánceres conocidos tienen su origen en una célula ancestral que, tras adquirir la capacidad de dividirse ilimitadamente y sobrevivir, genera una cantidad sin límite de descendientes: el *omnis cellula e cellula e cellula* de Virchow repetido *ad infinitum*.

Pero el cáncer no es simplemente una enfermedad clonal: es una enfermedad clonalmente *evolutiva*. Si el crecimiento se produjera sin evolución, las células cancerosas no estarían imbuidas de su potente capacidad de invadir, sobrevivir y hacer metástasis. Cada generación de células cancerosas crea un pequeño número de células que son genéticamente diferentes de sus progenitores. Cuando una droga quimioterapéutica o el sistema inmunológico atacan el cáncer, los clones mutantes que pueden ofrecer resistencia al ataque se desarrollan. Las células cancerosas más aptas sobreviven. Este amargo y despiadado ciclo de mutación, selección y crecimiento excesivo genera células que están cada vez más adaptadas a la supervivencia y el crecimiento. En algunos casos, las mutaciones aceleran la adquisición de otras mutaciones. La inestabilidad genética, como una locura perfecta, no hace sino dar mayor impulso a la generación de clones mutantes. De tal modo, el cáncer explota la lógica fundamental de la evolución como ninguna otra enfermedad. Si nosotros, como especie, somos el producto final de la selección darwiniana, también lo es entonces esta increíble enfermedad que acecha dentro de nuestro cuerpo.

Seducciones metafóricas de esta naturaleza pueden llevarnos demasiado lejos, pero son inevitables en un tema como el del cáncer.

Para la escritura de este libro empecé por imaginar mi proyecto como una «historia» del cáncer. Pero tenía la sensación ineludible de que no escribía sobre *algo* sino sobre *alguien*. El tema elegido se metamorfoseaba día a día en algo que se asemejaba a un individuo: una imagen enigmática, aunque un tanto desquiciada, en el espejo. Lo que hacía era menos la historia médica de una enfermedad que algo más personal, más visceral: su biografía.

Para empezar, entonces, y visto que todos los biógrafos deben ocuparse del nacimiento de su biografiado: ¿cuándo «nació» el cáncer? ¿Qué edad tiene? ¿Quién fue el primero en documentarlo como una enfermedad?

En 1862, Edwin Smith —un personaje fuera de lo común: en parte erudito y en parte mercachifle, falsificador de antigüedades y egiptólogo autodidacta— compró (o robó, dicen algunos) un papiro de cuatro metros y medio de largo a un anticuario de Luxor, Egipto[7]. El estado del papiro era calamitoso, con páginas amarillentas y en proceso de desintegración, llenas de caligrafía cursiva egipcia. Hoy se cree que fue escrito en el siglo xvii a. C. y que es la transcripción de un manuscrito de alrededor de 2500 a. C. El copista —un plagiario terriblemente apurado— había cometido errores mientras garrapateaba, y en los márgenes hay abundantes correcciones en tinta roja.

Traducido en 1930, en nuestros días se estima que el papiro contiene una compilación de las enseñanzas de Imhotep, un gran médico egipcio que vivió en torno a 2625 a. C. Este Imhotep, uno de los pocos individuos no pertenecientes al linaje real que conocemos en el reino antiguo, era un hombre renacentista situado en el centro de un generalizado renacimiento egipcio. Como visir en la corte del rey Zoser, mostró cierto interés en la neurocirugía, hizo algunos escarceos en materia arquitectónica, así como tempranas incursiones en astrología y astronomía. Incluso los griegos, al dar con la fiera e intensa onda expansiva de su intelecto mientras marchaban a través de Egipto, lo imaginaron como un mago antiguo y lo fundieron con su propio dios médico, Asclepios.

Pero la característica sorprendente del papiro de Smith no radica en la magia y la religión, sino en su ausencia. En un mundo sumergido en hechizos, encantamientos y conjuros, Imhotep hablaba de huesos rotos y vértebras dislocadas con un vocabulario científico objetivo y aséptico, como si escribiera un manual quirúrgico moderno. Los cuarenta y ocho casos del papiro —fracturas de la mano, abscesos abiertos en la piel o huesos destrozados del cráneo— se abordan como afecciones médicas y no como fenómenos ocultos, y cada uno de ellos cuenta con su glosario anatómico, su diagnóstico, su informe y su pronóstico.

Y el cáncer aparece por primera vez como una enfermedad por derecho propio bajo la esclarecedora luz de un cirujano de la Antigüedad. En la descripción del caso número cuarenta y cinco, Imhotep aconseja:

> Si examinas [un caso] con masas abultadas en [el] pecho y compruebas que se han diseminado por él; si pones la mano en [los] pechos y los sientes fríos, sin fiebre alguna en ellos cuando los tocas; no tienen granulaciones, no contienen fluidos y no producen ninguna descarga líquida, pero aparecen protuberantes al tacto, debes decir al respecto: «Tengo que enfrentarme aquí con un caso de masas abultadas. […] Los tumores abultados del pecho implican la existencia de hinchazones en él, grandes, extendidas y duras; tocarlas es como tocar una bola de vendas, o bien puede comparárselas a un fruto sanguíneo no maduro, duro y frío al tacto»[8].

Una «masa abultada en el pecho», fría, dura, densa como un fruto de sangre, y que se propaga insidiosamente bajo la piel: cuesta encontrar una descripción más vívida del cáncer de mama. Cada caso del papiro era seguido por un conciso examen de los tratamientos, aunque solo fueran paliativos: leche derramada en los oídos de los pacientes neuroquirúrgicos, emplastos para las heridas, bálsamos para las quemaduras. Pero en el caso cuarenta y cinco Imhotep exhibe un silencio atípico. En la sección titulada «Cura» propone una lacónica frase: «No hay ninguna».

Con esa admisión de impotencia, el cáncer virtualmente desapareció de la historia médica antigua. Otras enfermedades recorrieron cíclica y violentamente el planeta, dejando sus crípticas huellas en leyendas y documentos. Una furiosa peste —tifus, tal vez— azotó la ciudad portuaria de Avaris en 1715 a. C., diezmando su población[9]. Hubo volcánicas erupciones localizadas de viruela, enfermedad que dejó sus reveladoras marcas en el rostro de Ramsés V en el siglo XII a. C.[10]. La tuberculosis fluyó y refluyó a través del valle del

Indo como sus inundaciones estacionales[11]. Pero el cáncer vivió en los intersticios de estas epidemias masivas; existió en silencio, sin dejar huellas de fácil identificación en la literatura médica, ni en ninguna otra.

Para volver a oír hablar de él tenemos que esperar más de dos milenios después de la descripción de Imhotep. Y se trata otra vez de una enfermedad envuelta en el silencio, una vergüenza privada. En sus expansivas *Historias,* escritas alrededor de 440 a. C., el historiador griego Heródoto menciona la historia de Atosa, reina de Persia, súbitamente afectada por una enfermedad poco común[12]. Atosa era hija de Ciro y esposa de Darío, los emperadores aqueménidas de legendaria brutalidad que gobernaron consecutivamente una vasta extensión de tierras desde Lidia, en las costas del Mediterráneo, hasta Babilonia, sobre el golfo Pérsico. En medio de su reinado, Atosa notó la presencia de un bulto sangrante en el pecho, que tal vez tuviera su origen en una forma particularmente maligna de cáncer de mama calificada de inflamatoria (en el cáncer de mama inflamatorio las células malignas invaden los ganglios linfáticos del pecho y generan una masa enrojecida e hinchada).

Si Atosa hubiera querido, toda una comitiva de médicos, desde Babilonia a Grecia, habría acudido en tropel a su cabecera para atenderla. Pero la reina se hundió en cambio en una feroz e impenetrable soledad. Sometida a una cuarentena autoimpuesta, se envolvió en sábanas. Es posible que los médicos de Darío hubieran intentado tratarla, pero sin éxito. Finalmente, un esclavo griego llamado Democedes la convenció y la reina lo autorizó a extirparle el tumor.

Poco después de la operación Atosa desaparece misteriosamente del texto de Heródoto. Para este, ella no es más que un giro menor de la trama. No sabemos si el tumor reapareció ni cómo o cuándo murió la reina, pero la intervención fue al menos un éxito temporal. Gracias a Democedes, Atosa vivió. Y esa recuperación sobre el dolor y la enfermedad la sumió en un frenesí de gratitud y ambiciones territoriales. Darío había planeado una campaña contra Escitia, en la frontera oriental de su imperio. Aguijoneada por Democedes, que quería volver a su tierra natal, Atosa rogó a su esposo que trasladara su campaña al oeste e invadiera Grecia. Ese viraje del Imperio Persa del este al oeste y la serie de Guerras Médicas que siguieron señalarían uno de los momentos definitivos en la historia inicial de Occidente. Fue el tumor de Atosa, pues, el que lanzó mil naves a la mar. Aun como enfermedad clandestina, el cáncer dejaba su huella digital en el mundo antiguo.

Pero Heródoto e Imhotep son narradores, y como todas las historias, las suyas tienen lagunas e inconsistencias. Los «cánceres» descritos por ellos pueden haber sido auténticas neoplasias, pero también es posible que se tratara de una confusa descripción de abscesos, úlceras, verrugas o lunares. Los únicos casos irrefutables de cáncer en la historia son aquellos en que, de algún modo, el tejido maligno se ha preservado. Y para encontrarse cara a cara con uno de esos cánceres —para mirar realmente a los ojos a la antigua enfermedad—, es preciso viajar a un sitio sepulcral de mil años de antigüedad en una remota planicie barrida por la arena en el extremo sur del Perú.

La planicie se encuentra en el borde septentrional del desierto de Atacama, una franja reseca y desolada de casi mil kilómetros de largo, inmovilizada bajo la sombra de sotavento del gigantesco plegamiento de los Andes que desde el sur del Perú penetra en Chile. Continuamente barrido por un viento cálido y seco, el terreno no ha recibido lluvias en toda su historia documentada. Cuesta imaginar que la vida humana haya florecido alguna vez en él, pero así fue. La planicie está sembrada de cientos de tumbas, pequeñas fosas superficiales excavadas en la arcilla y luego cuidadosamente revestidas con piedras. A lo largo de los siglos fueron asoladas por perros, tormentas y ladrones de tumbas, que exhumaban así la historia.

Las tumbas contienen los restos momificados de integrantes de la tribu chiribaya. Los chiribayas no se esforzaban por preservar a sus muertos, pero el clima es casi providencialmente perfecto para la momificación. La arcilla filtra el agua y los fluidos del cuerpo desde abajo, y el viento seca los tejidos desde arriba. Los cuerpos, a menudo sentados, quedan así rápidamente congelados en el tiempo y el espacio.

En 1990 uno de esos grandes y resecos sitios sepulcrales, que contenía unos ciento cuarenta cuerpos, atrajo la atención de Arthur Aufderheide, un profesor de la Universidad de Minnesota en Duluth. Aufderheide es patólogo de formación, pero su especialidad es la *paleo*patología, el estudio de los especímenes antiguos. Sus autopsias, a diferencia de las de Farber, no se llevan a cabo en pacientes muertos hace poco, sino en restos momificados descubiertos en sitios arqueológicos. Aufderheide almacena estos especímenes humanos en pequeños recipientes estériles de leche, depositados en una cámara abovedada de Minnesota. Hay en sus gabinetes casi cinco mil fragmentos de tejido, decenas de biopsias y cientos de esqueletos incompletos.

En el sitio chiribaya, Aufderheide instaló una mesa de disección improvisada y realizó ciento cuarenta autopsias a lo largo de varias semanas[13]. Uno de los cuerpos le permitió hacer un extraordinario hallazgo. La momia pertenecía a una mujer de no mucho más de treinta años, sentada, con los pies hacia arriba, en una tumba poco profunda de arcilla. Cuando Aufderheide la examinó, sus dedos se toparon con una «masa bulbosa» dura en el antebrazo izquierdo. Los pliegues apergaminados de piel, extraordinariamente conservados, cedían ante esa masa, que estaba intacta y tachonada de espículas de hueso. Se trataba, sin duda, de un tumor óseo maligno, un osteosarcoma, un cáncer milenario preservado dentro de una momia. Aufderheide sospecha que el tumor atravesó la piel mientras la mujer todavía vivía. Aun los osteosarcomas pequeños pueden provocar un dolor inimaginable. El dolor de la mujer, sugiere el paleopatólogo, debe haber sido cegadoramente intenso.

Aufderheide no es el único paleopatólogo que ha encontrado cánceres en especímenes momificados. (Debido a que forman un tejido endurecido y calcificado, los tumores óseos tienen muchas más probabilidades de sobrevivir durante varios siglos, y son los mejor conservados). «Hay otros cánceres hallados en momias en los que se ha preservado el tejido maligno. El más antiguo es un cáncer abdominal de Dakhleh, en Egipto, más o menos del siglo IV d. C.», dijo Aufderheide. En otros casos, los paleopatólogos no encontraron los tumores mismos, sino signos dejados por ellos en el cuerpo. Algunos esqueletos estaban repletos de diminutos agujeros provocados por el cáncer en el cráneo o los huesos de los hombros, y derivados de la metástasis de un cáncer de piel o de mama. En 1914 un equipo de arqueólogos descubrió una momia egipcia de 2.000 años de antigüedad en las catacumbas de Alejandría, con un tumor que invadía el hueso pélvico[14]. Louis Leakey, el arqueólogo que sacó a la luz a algunos de los primeros esqueletos humanos conocidos, también descubrió en un sitio cercano una mandíbula de dos millones de años que tenía los signos de una forma peculiar de linfoma endémico en el sudeste de África (aunque el origen de este tumor nunca se confirmó patológicamente)[15]. Si ese descubrimiento representa en efecto una vieja marca de neoplasia maligna, habrá que deducir que el cáncer, lejos de ser una enfermedad «moderna», es uno de los males más antiguos jamás vistos en un espécimen humano: muy posiblemente, *el* más antiguo.

La revelación más sorprendente, empero, no es que el cáncer existió en el pasado remoto, sino que era raro y fugaz. Cuando le pregunté a Aufderheide al respecto, se rio. «La historia primitiva del cáncer —me dijo— es que hay muy poca historia primitiva del cáncer»[16]. Los mesopotámicos conocían las migrañas; los egipcios tenían una palabra para denominar las convulsiones. Una enfermedad parecida a la lepra, *tsara'at*, se menciona en el libro del Levítico[17]. Los Vedas hindúes contienen un término médico para designar la hidropesía y una diosa específicamente dedicada a la viruela. La tuberculosis era tan omnipresente y familiar para los antiguos que —como en el caso del hielo para los esquimales— existían distintas palabras para cada una de sus encarnaciones. Pero los cánceres comunes, como el de mama, el de pulmón y el de próstata, están notoriamente ausentes. Con pocas y notables excepciones, en la vasta extensión de la historia médica no hay libro ni divinidad para el cáncer.

Varias razones explican esta ausencia. El cáncer es una enfermedad relacionada con la edad, a veces de manera exponencial. El riesgo de sufrir cáncer de mama, por ejemplo, es de alrededor de uno entre cuatrocientos en una mujer de treinta años y aumenta a uno entre nueve para las mujeres de setenta[18]. En la mayoría de las sociedades antiguas la gente no vivía lo suficiente para tener cáncer. Hombres y mujeres fueron durante mucho tiempo consumidos por la tuberculosis, la hidropesía, el cólera, la viruela, la lepra, la peste o la neumonía. Si el cáncer existía, permanecía sumergido bajo el mar de las otras enfermedades. En rigor, su aparición en el mundo es el producto de un doble negativo: solo se torna común con la eliminación de todas las otras enfermedades letales. Los médicos del siglo XIX solían vincularlo a la civilización: esta enfermedad, suponían, era causada por la prisa y el vértigo de la vida moderna, que de algún modo incitaba el crecimiento patológico en el cuerpo. El vínculo era correcto, pero la causalidad no: la civilización no causó el cáncer sino que, al extender la duración de la vida humana, lo *sacó a la luz*.

La longevidad, aunque sin duda es el factor que más contribuye a la prevalencia del cáncer a comienzos del siglo xx, probablemente no sea el único. Nuestra capacidad de detectarlo de manera cada vez más temprana y de atribuirle muertes con exactitud también experimentó un aumento espectacular en el siglo pasado. La muerte de un niño con leucemia en la década de 1850 habría sido atribuida a un absceso o una infección (o, como hubiera dicho Bennett, a una «supuración de la sangre»). Y las técnicas de la cirugía, la biopsia y la autopsia han aguzado aún más nuestra capacidad de diagnosticar el cáncer. La introducción de la mamografía para detectar el cáncer de mama en las primeras etapas de su desarrollo incrementó de forma pronunciada su incidencia, un resultado paradójico, en apariencia, que se comprende a la perfección cuando sabemos que los rayos X permiten detectar tumores menos avanzados.

Para terminar, los cambios en la estructura de la vida moderna han modificado radicalmente el espectro de los cánceres: se ha aumentado la incidencia de algunos y se ha reducido la de otros. El cáncer de estómago, por ejemplo, tuvo elevada prevalencia en algunas poblaciones hasta finales del siglo xix, quizá como consecuencia de varios carcinógenos presentes en los reactivos y conservantes utilizados para encurtir, y exacerbados por la infección endémica contagiosa con una bacteria que causa justamente ese tipo de cáncer. Con la introducción de la refrigeración moderna (y posiblemente con el progreso de la higiene pública que redujo los índices de infección endémica), la epidemia de cáncer de estómago parece haber cedido. En contraste, la incidencia del cáncer de pulmón en los hombres creció drásticamente en los años cincuenta como resultado de la expansión del hábito de fumar desde comienzos del siglo xx. En las mujeres, una cohorte que empezó a fumar en la década de 1950, la incidencia de este cáncer no ha alcanzado todavía su punto culminante.

La consecuencia de estos cambios demográficos y epidemiológicos fue y sigue siendo enorme. En 1900, como señaló Roswell Park, la tuberculosis era, con mucho, la causa más común de muerte en Estados Unidos. Le seguían la neumonía (William Osler, el famoso médico de la Johns Hopkins University, la llamaba «capitán de los hombres de la muerte»)[19], la diarrea y la gastroenteritis. El cáncer todavía ocupaba un rezagado séptimo puesto[20]. Hacia comienzos de la década de 1940 había avanzado hasta el segundo lugar de la lista, inmediatamente detrás de las enfermedades cardiacas[21]. En ese mismo lapso, la esperanza de vida de los estadounidenses se había incrementado en alrededor de veintiséis años[22]. La proporción de personas de más de sesenta años —la edad en que la mayor parte de los cánceres comienza a atacar— casi se había duplicado.

Pero pese al carácter poco frecuente de los cánceres antiguos, es imposible olvidar el tumor que se desarrolló en los huesos de la momia de una mujer de treinta y cinco años examinada por Aufderheide. La mujer debe de haberse preguntado por el insolente dolor que le roía el hueso y el bulto que le aparecía lentamente en el brazo. Es difícil mirar el tumor y no apartarse con la sensación de que nos hemos topado con un poderoso monstruo en su infancia.

ONKOS

> *La bilis negra sin hervir provoca cánceres.*
> GALENO, 130 d. C.[1]

> *No hemos aprendido nada, por tanto, de la causa real*
> *del cáncer o de su verdadera naturaleza.*
> *Estamos donde estaban los griegos.*
> FRANCIS CARTER WOOD en 1914[2]

> *Es la mala bilis. Son los malos hábitos.*
> *Son los malos jefes. Son los malos genes.*
> MEL GREAVES, *Cancer: The Evolutionary Legacy*, 2000[3]

> *En algunos aspectos, la enfermedad no existe*
> *hasta que acordamos que lo haga, al percibirla,*
> *nombrarla y darle una respuesta.*
> CHARLES E. ROSENBERG[4]

Hasta un monstruo antiguo necesita un nombre. Bautizar una enfermedad es describir cierto estado de sufrimiento: un acto literario antes de ser un acto médico. Mucho antes de convertirse en objeto del escrutinio médico, un paciente es, ante todo, simplemente un cronista, un narrador del sufrimiento, un viajero que ha visitado el reino de los enfermos. Para aliviar una enfermedad es preciso, entonces, empezar por descargarle de su historia.

Los nombres de las enfermedades antiguas son en sí mismos historias condensadas. El tifus, una enfermedad tormentosa, con fiebres erráticas y vaporosas, debe su nombre al griego *typhon*, el padre de los vientos, una palabra que también da origen al *tifón* moderno. *Influenza* (término inglés para «gripe») proviene del latín *influentia* porque los médicos medievales imaginaban que las estrellas y los planetas, en los giros que los acercaban y los alejaban de la Tierra, influían sobre las epidemias cíclicas de gripe. *Tuberculosis* se formó a partir del latín *tuber*, con referencia a los bultos inflamados de ganglios que tenían la apariencia de pequeños tubérculos. La tuberculosis linfática, tuberculosis de los ganglios linfáticos, se denominó *escrófula* sobre la base de la palabra latina que significa 'cochinillo', evocación de la imagen bastante mórbida de una cadena de ganglios inflamados y alineados como un grupo de cerdos que estuvieran mamando.

La primera aparición de una palabra para designar el cáncer en la literatura médica data de la época de Hipócrates, alrededor de 400 a. C.: *karkinos*, 'cangrejo' en griego. El tumor, con el racimo de vasos sanguíneos inflamados en su torno, recordaba a Hipócrates un cangrejo enterrado en la arena con las patas extendidas en círculo. La imagen era singular (pocos cánceres tienen una verdadera semejanza con los cangrejos), pero también vívida. Autores ulteriores, tanto médicos como pacientes, la adornaron aún más. Para algunos la superficie apelmazada y endurecida del tumor evocaba el duro caparazón del cuerpo del cangrejo[5]. Otros sentían que un cangrejo se movía debajo de la carne a medida que la enfermedad se propagaba a hurtadillas por todo el cuerpo. Y para otros la repentina punzada de dolor producida por la enfermedad era como quedar atrapado en las pinzas de un cangrejo.

Otra palabra griega se cruzaría con la historia del cáncer, *onkos*, utilizada ocasionalmente para describir tumores, y de la cual tomaría su nombre moderno la disciplina de la oncología. *Onkos* designaba en griego una masa, una carga o, más comúnmente, un peso; el cáncer se imaginaba como un peso llevado por el cuerpo. En el teatro griego, la misma palabra *onkos* se empleaba para indicar una máscara trágica que a menudo se «cargaba» con un peso cónico rígido sobre la cabeza y que servía para denotar el fardo psíquico que abrumaba a su portador.

Pero si bien estas vívidas metáforas pueden tener su eco en nuestra concepción contemporánea del cáncer, lo que Hipócrates llamaba *karkinos* y la enfermedad que hoy conocemos como cáncer eran, en realidad, criaturas enormemente diferentes. El *karkinos* hipocrático aludía en general a grandes tumores superficiales fáciles de advertir a simple vista: cánceres de mama, de piel, de mandíbula, de cuello y de lengua. Es probable que aun la distinción entre tumores malignos y benignos escapara a Hipócrates: su *karkinos* incluía todas las formas imaginables de hinchazón —nódulos, forúnculos, pólipos, protrusiones, tubérculos, pústulas y ganglios— agrupadas sin distinción alguna en la misma categoría de patología.

Los griegos no tenían microscopios. Nunca habían concebido una entidad llamada célula y menos aún habían visto una, y no existía posibilidad alguna de que se les ocurriera la idea de que el *karkinos* era el crecimiento sin control de las células. Les interesaba, empero, la mecánica de los fluidos —norias, émbolos, válvulas, cámaras y esclusas—, una revolución en la ciencia hidráulica que tuvo su origen en la irrigación y la excavación de canales y su culminación en Arquímedes y el descubrimiento de las leyes epónimas en su bañera. Este interés por la hidráulica también se manifestaba en la medicina y la patología griegas. Para explicar una enfermedad —todas las enfermedades—, Hipócrates daba forma a una elaborada doctrina basada en fluidos y volúmenes, que aplicaba con toda libertad a la neumonía, los forúnculos, la disentería y las hemorroides. A su entender, el cuerpo humano estaba compuesto de cuatro fluidos cardinales llamados humores: sangre, bilis negra, bilis amarilla y flema. Cada uno de estos fluidos tenía su color (rojo, negro, amarillo y blanco), su viscosidad y su carácter esencial específicos y únicos. En el cuerpo normal los cuatro fluidos se mantenían en equilibrio perfecto, aunque precario. En la enfermedad, el exceso de uno de ellos perturbaba ese equilibrio.

Claudio Galeno, un prolífico autor y médico griego que ejerció su arte entre los romanos en torno a 160 d. C., llevó a su apogeo la teoría humoral de Hipócrates. Como este, Galeno se propuso clasificar todas las enfermedades en función de los excesos de diversos fluidos. La inflamación —una distensión roja, caliente y dolorosa— se atribuía a una abundancia excesiva de sangre. Los tubérculos, las pústulas, el catarro y los nódulos linfáticos —todos fríos, edematosos y blancos— eran excesos de flema. La ictericia se debía a un desborde de bilis amarilla. Para el cáncer, Galeno reservaba el más malévolo e inquietante de los cuatro humores, la bilis negra. (Solo otra enfermedad, colmada de metáforas, se atribuiría a un exceso de este humor untuoso y viscoso: la depresión. En efecto, *melancolía*, su denominación medieval, proviene de las palabras griegas *melas*, 'negro', y *khole*, 'bilis'. Así, la depresión y el cáncer, las enfermedades psíquica y física de la bilis negra, estaban intrínsecamente entrelazadas). Galeno sostenía que el cáncer era bilis negra «atrapada», esto es, bilis estática incapaz de escapar de un lugar y, con ello, coagulada en una masa apelmazada. «De la negra color [bilis], sin hervir, proviene el cáncer», escribía Thomas Gale, un cirujano inglés del siglo XVI, con referencia a la teoría galénica, «y de ser ácido el humor, provoca ulceración y tal es la causa de que más negra sea la color de estos tumores»[6].

Esa breve y vívida descripción tendría profundo impacto en el futuro de la oncología: un impacto mucho más amplio de lo que quizá pretendiera Galeno (o Gale). El cáncer, sugería la teoría galénica, era el resultado de un estado maligno *sistémico*, una sobredosis interna de bilis negra. Los tumores no eran más que afloramientos locales de una disfunción corporal arraigada en lo profundo, un desequilibrio de la fisiología que había penetrado el cuerpo entero. Hipócrates había sostenido antaño, en forma abstrusa, que lo más adecuado era «no tratar el cáncer, ya que de ese modo los pacientes viven más»[7]. Cinco siglos después, Galeno explicó las cavilaciones gnómicas de su maestro en una conjetura fisiológica de fantástica concepción. El inconveniente de tratar quirúrgicamente el cáncer, señalaba, era que la bilis negra estaba por doquier, tan inevitable y ubicua como cualquier otro fluido. Uno podía extirpar el cáncer, pero la bilis volvería a fluir, como la savia que se filtra por las ramas de un árbol.

Galeno murió en Roma en 199 d. C., pero su influencia sobre la medicina se extendió a lo largo de los siglos. La teoría de la bilis negra como causa del cáncer era tan seductora desde un punto de vista metafórico que la mente de los médicos se aferró tenazmente a ella. La ablación quirúrgica de tumores —una solución local a un problema sistémico— se percibió entonces como una operación de tontos. Generaciones de cirujanos agregaron sus propias observaciones a la de Galeno, consolidando aún más la teoría. «No te dejes llevar y te ofrezcas a operar —escribió Juan de Arderne a mediados del siglo XIV[8]. Y agregaba—: No te acarreará más que vergüenza». Leonardo Bertipaglia, quizás el cirujano más influyente del siglo XV, añadió una advertencia de su propia cosecha: «Quienes pretenden curar el cáncer mediante su incisión, su remoción y su extirpación no hacen sino transformar un cáncer no ulceroso en un cáncer ulceroso. […] En toda mi práctica nunca vi un cáncer curado por incisión ni conocí a nadie que lo hubiera hecho»[9].

Sin saberlo, es posible que en realidad Galeno haya hecho a las futuras víctimas del cáncer un favor, al menos temporal. A falta de anestesia y antibióticos, la mayoría de las operaciones quirúrgicas realizadas en el frío y húmedo aposento de una clínica medieval —o más habitualmente en la trastienda de un barbero, con una cuchilla oxidada y correas de cuero como ataduras— eran un desastre y ponían en riesgo la vida. Ambroise Paré, un cirujano del siglo XVI, describió la cauterización de tumores con un soldador calentado sobre carbones, o su abrasión química con una pasta de ácido sulfúrico[10]. Hasta un pequeño rasguño en la piel, así tratado, podía supurar rápidamente y terminar en una infección letal. Los tumores solían sangrar profusamente a la menor provocación.

Lorenz Heister, un médico alemán del siglo XVIII, describió una vez una mastectomía realizada en su clínica como si fuera un sacrificio ritual:

> Muchas mujeres pueden soportar la operación con el mayor de los corajes y muy pocas quejas. Otras, en cambio, generan tal clamor que pueden llegar a amedrentar al más impertérrito de los cirujanos e impedir la intervención. Para llevar a cabo la operación, el cirujano debe ser inquebrantable y no dejarse perturbar por los gritos de la paciente[11].

No es una sorpresa que, en vez de arriesgarse con esos «impertérritos» cirujanos, la mayoría de los pacientes prefirieran dejar su destino en manos de Galeno y probar con medicamentos sistémicos para purgar la bilis negra. Así, los boticarios no tardaron en acumular una enorme lista de remedios contra el cáncer: tintura de plomo, extractos de arsénico, colmillos de jabalí, pulmones de zorro, raspaduras de marfil, ricino descascarado, coral blanco molido, ipecacuana, sen de la India y un surtido de purgantes y laxantes[12]. Y para el dolor imposible de mitigar se apelaba al alcohol y a la tintura de opio. En el siglo XVII se popularizó una pasta de ojos de cangrejo que se vendía a cinco chelines la libra: fuego para combatir el fuego. Los ungüentos y bálsamos, a lo largo del siglo, fueron cada vez más extraños: boñiga de cabra, ranas, patas de cuervo, hinojo de sabana, hígado de tortuga, la imposición de manos, aguas benditas o la compresión del tumor con planchas de plomo.

Pese al consejo de Galeno, todavía podía extirparse quirúrgicamente algún que otro tumor pequeño. (Se decía que incluso él había realizado cirugías de ese tipo, posiblemente por razones cosméticas o paliativas). Pero la idea de la ablación quirúrgica del cáncer como tratamiento curativo solo se consideraba en las circunstancias más extremas. Cuando los medicamentos y las operaciones fracasaban, los médicos recurrían al único tratamiento establecido para el cáncer, tomado de las enseñanzas de Galeno: una intrincada serie de rituales con sangrías y purgas para exprimir los humores del cuerpo, como si este fuera una esponja saturada y pesada.

Humores evanescentes

Los cadáveres en el potro mala anatomía hacen.

JOHN DONNE[1]

En el invierno de 1533, Andreas Vesalio, un estudiante de diecinueve años procedente de Bruselas, llegó a la Universidad de París con la esperanza de aprender la anatomía y la patología galénicas y comenzar a ejercer la cirugía. Para su escándalo y su decepción, en las clases de Anatomía de la universidad reinaba la más descabellada de las confusiones. La Facultad carecía de un espacio específico para realizar las disecciones. El sótano del Hôpital Dieu, donde se hacían las demostraciones anatómicas, era un espacio de macabra teatralidad en el que los profesores se abrían paso cortando cadáveres en descomposición, mientras los perros masticaban los huesos y entrañas que caían al suelo. «Al margen de los ocho músculos del abdomen, lastimosamente destrozados y puestos en desorden, nadie me ha mostrado jamás un músculo ni un hueso, y mucho menos una sucesión de nervios, venas y arterias», escribió Vesalio en una carta[2]. Sin un mapa de los órganos humanos que los guiara, los cirujanos no tenían más remedio que abrir el cuerpo a cuchillazos como marinos enviados al mar sin carta náutica alguna: el ciego guiaba al enfermo.

Frustrado con esas disecciones *ad hoc*, Vesalio decidió crear su propio mapa anatómico. Como necesitaba muestras, comenzó a recorrer los camposantos parisinos en busca de huesos y cuerpos[3]. En Montfaucon tropezó con el macizo patíbulo de la ciudad de París, donde a menudo se dejaban colgando los cuerpos de los delincuentes de poca monta. Unos kilómetros más lejos, en el Cementerio de los Inocentes, los esqueletos de las víctimas de la Gran Peste yacían medio expuestos en sus tumbas, carcomidos hasta los huesos.

El patíbulo y el camposanto —los supermercados de barrio del anatomista medieval— entregaban espécimen tras espécimen a Vesalio, que se abalanzaba compulsivamente sobre ellos y a menudo hacía dos viajes por día para cortar los trozos colgantes de las cadenas y llevarlos a escondidas a su cámara de disección. La anatomía cobraba vida para él en ese truculento mundo de los muertos. En 1538, mientras colaboraba con artistas en el taller de Tiziano, Vesalio comenzó a publicar sus detallados dibujos en láminas y libros: elaborados y delicados aguafuertes que cartografiaban el curso de arterias y venas y trazaban el mapa de nervios y ganglios linfáticos. En algunas láminas apartaba a un lado capas de tejido para exponer por debajo de ellas delicados planos quirúrgicos. En otro dibujo rebanaba el cerebro en diestras secciones horizontales —una tomografía humana siglos antes de su tiempo— para demostrar la relación entre las cisternas y los ventrículos.

El proyecto anatómico de Vesalio había nacido como un ejercicio puramente intelectual, pero no tardó en impulsarlo una necesidad pragmática. La teoría humoral de la enfermedad de Galeno —a saber, que todas las enfermedades eran acumulaciones patológicas de los cuatro fluidos cardinales— exigía sangrar y purgar a los pacientes para eliminar del cuerpo los humores culpables. Pero para que los sangrados tuvieran resultado, era menester hacerlos en sitios específicos del cuerpo. Si se aspiraba a someter al paciente a un sangrado profiláctico (es decir, para *prevenir* la enfermedad), la purga tenía que realizarse lejos del posible sitio de la enfermedad, a fin de que los humores estuvieran apartados de él. Pero si el sangrado tenía un objetivo terapéutico —para *curar* una enfermedad ya instalada—, debía llevarse a cabo en vasos cercanos que *condujeran* al sitio.

Para aclarar esta teoría ya brumosa, Galeno había adoptado una expresión hipocrática igualmente brumosa, κατ' ἴξιν —'directamente hacia' en griego—, para describir la identificación de los vasos que llevaban «directamente hacia» los tumores. Pero la terminología galénica había sumido a los médicos en una confusión aún mayor. ¿Qué diablos había querido decir Galeno, se preguntaban, con «directamente hacia»? ¿Qué vasos llevaban «directamente hacia» un tumor o un órgano, y cuáles salían de ellos? Las instrucciones se convirtieron en un laberinto de malentendidos. A falta de un mapa anatómico sistemático —sin el establecimiento de la normalidad—, la anatomía anormal era imposible de descifrar.

Vesalio decidió resolver el problema mediante el croquis sistemático de todos los vasos sanguíneos y nervios del cuerpo, y producir con ello un atlas anatómico para cirujanos. «Mientras explicaba la opinión del divino Hipócrates y de Galeno —escribió en una carta—, acerté a delinear las venas en un diagrama, con la idea de que así podría demostrar fácilmente lo que Hipócrates entendía con la expresión και ιειυ, pues bien sabe usted cuántas disensiones y controversias se suscitaron sobre la venosección, incluso entre las personas instruidas»[4].

Pero una vez iniciado ese proyecto, Vesalio advirtió que no podía detenerse. «Mi dibujo de las venas complace tanto a los profesores de Medicina y a los estudiantes que me han pedido encarecidamente un diagrama de las arterias y también uno de los nervios. [...] No podía decepcionarlos». El cuerpo tenía incesantes interconexiones: las venas corrían paralelas a los nervios, los nervios se conectaban con la médula espinal, esta con el cerebro y así sucesivamente. La anatomía solo podía aprehenderse en su totalidad, y pronto el proyecto adquirió dimensiones tan monumentales y complejas que para completarlo fue necesario recurrir a la ayuda de otros ilustradores.

Sin embargo, por mucha diligencia que Vesalio pusiera en escrutar el cuerpo, no podía encontrar la bilis negra de Galeno. La palabra *autopsia* viene del griego 'ver por sí mismo'; y Vesalio, al aprender a ver por sí mismo, ya no pudo hacer que las visiones místicas de Galeno coincidieran con la suya. El sistema linfático transportaba un fluido claro y acuoso; los vasos sanguíneos estaban llenos, como era de esperar, de sangre. La bilis amarilla se encontraba en el hígado. Pero la bilis negra —el exudante portador galénico del cáncer y la depresión— no podía encontrarse en ninguna parte.

Vesalio se encontraba ahora en una extraña posición. Provenía de una tradición empapada de saber galénico; había estudiado, editado y republicado los libros de Galeno. Pero no había lugar donde encontrar la bilis negra, esa refulgente pieza central de la fisiología de aquel. Este descubrimiento azoraba a Vesalio. Sintiéndose culpable, prodigó aún más elogios a un Galeno que llevaba cientos de años muerto. Sin embargo, empirista hasta la médula, dejó en sus dibujos las cosas tal cual las había visto; que otros sacaran sus propias conclusiones. La bilis negra no existía. Vesalio había puesto en marcha su proyecto anatómico para salvar la teoría de Galeno, pero, en definitiva, la enterró en silencio.

En 1793, Matthew Baillie, un anatomista que ejercía en Londres, publicó un manual titulado *The Morbid Anatomy of Some of the Most Important Parts of the Human Body*. Este libro, destinado a cirujanos y anatomistas, era el reverso del proyecto de Vesalio: si este había cartografiado la anatomía «normal», Baillie trazaba el mapa del cuerpo en su estado enfermo, anormal. Era el estudio de Vesalio leído a través de una lente invertida. Las especulaciones fantásticas de Galeno sobre las enfermedades estaban aún más en juego en este caso. La bilis negra quizá no existiera de una forma discernible en el tejido normal, pero los tumores debían de estar rebosantes de ella. Nada, empero, habría de encontrarse. Baillie describía cánceres de pulmón («grande como una naranja»)[5], de estómago («una apariencia fungosa»)[6] y de testículos («una úlcera profunda y nauseabunda»)[7] y presentaba vívidos grabados de esos tumores. Pero no pudo encontrar en ningún lado los canales de la bilis, ni siquiera en sus tumores del tamaño de una naranja y tampoco en las cavidades más profundas de sus «úlceras profundas y nauseabundas». Si la red galénica de fluidos invisibles existía, existía fuera de los tumores, fuera del mundo patológico, más allá de las fronteras de la exploración anatómica normal; en suma, fuera de la ciencia médica. Como Vesalio, Baillie dibujó la anatomía y el cáncer tal y como los veía. Por fin, los vívidos canales de bilis negra, los humores en los tumores, que habían penetrado con tanta fuerza en la mente de médicos y pacientes durante siglos, desaparecían del cuadro.

«Simpatía remota»

Señalaremos que, al tratar el cáncer, poca o ninguna confianza
debe depositarse en los remedios [...] internos, y que no hay nada
que hacer salvo la separación total de la parte afectada.
A Dictionary of Practical Surgery, 1836[1]

La *Morbid Anatomy* de Matthew Baillie sentó las bases intelectuales de la extracción quirúrgica de los tumores. Si la bilis negra no existía, como Baillie había comprobado, la ablación quirúrgica del cáncer podría en efecto liberar al cuerpo de la enfermedad. Pero la cirugía, como disciplina, todavía no estaba preparada para esas operaciones. En la década de 1760 un cirujano escocés, John Hunter, tío materno de Baillie, había comenzado a extirpar tumores a sus pacientes en una clínica de Londres, en silencioso desafío a las enseñanzas de Galeno. Pero los elaborados estudios de Hunter —inicialmente realizados en cadáveres y animales pertenecientes a una misteriosa colección que mantenía en su propia casa— se estancaron en un cuello de botella crítico. El cirujano podía llegar diestramente a los tumores y, si estos eran «movibles» (como calificaba a los cánceres superficiales), extraerlos sin perturbar la delicada arquitectura de los tejidos subyacentes. «Si no solo es movible el tumor, sino que también lo es naturalmente la parte —escribió—, pueden sacarse con seguridad. Pero es necesario actuar con mucha cautela para saber si alguno de estos tumores emergentes está a nuestro alcance, porque tendemos a engañarnos»[2].

Esa última frase era crucial. Si bien de manera imprecisa, Hunter había empezado a clasificar los tumores en «etapas». Los *movibles* eran por lo común cánceres locales en su etapa inicial. Los tumores *no movibles* eran avanzados, invasivos e incluso metastásicos. La conclusión de Hunter era que la extracción quirúrgica solo convenía para los cánceres movibles. Para las formas más avanzadas aconsejaba un remedio honesto aunque escalofriante, que recordaba el propuesto por Imhotep: la «simpatía remota»*.

Hunter era un anatomista intachable, pero su mente quirúrgica iba muy por delante de su mano. Hombre temerario e incansable que desplegaba una energía casi obsesiva y apenas dormía cuatro horas cada noche, había puesto incesantemente en práctica sus destrezas quirúrgicas en cadáveres de hasta el último recoveco del reino animal: monos, tiburones, morsas, faisanes, osos y patos. Pero en el caso de los pacientes humanos vivos se encontraba en un punto muerto. Aun cuando trabajara a vertiginosa velocidad, tras haber drogado a su paciente con alcohol y opio casi hasta la inconsciencia, el salto de los cadáveres fríos y exangües a los pacientes vivos estaba preñado de peligros. Como si el dolor *durante* la cirugía no fuera suficiente, asomaba la amenaza de infecciones *después* de ella. Quienes sobrevivían al pavoroso crisol de la mesa de operaciones a menudo sufrían poco después una muerte más triste en su propia cama.

En los poco más de veinte años transcurridos entre 1846 y 1867 dos descubrimientos barrieron con esos dos dilemas que habían atormentado a la cirugía, y permitieron de tal modo a los cirujanos del cáncer volver a los atrevidos procedimientos que Hunter había procurado perfeccionar en Londres.

El primero de esos descubrimientos, la anestesia, fue objeto de una demostración pública en 1846 en un atestado anfiteatro quirúrgico del Hospital General de Massachusetts, a unos quince kilómetros del lugar donde un siglo después estaría el laboratorio subterráneo de Sidney Farber. A eso de las diez de la mañana del 16 de octubre, un grupo de médicos se reunió en un salón que parecía un pozo, en el centro del hospital. Un dentista de Boston, William Morton, mostró un pequeño vaporizador de gas que contenía alrededor

---

* Hunter utilizaba esta expresión para describir el cáncer metastásico —propagado a puntos remotos— y argumentar que la terapia era inútil.

de una cuarta parte de éter y estaba equipado con un inhalador. Abrió la boquilla y pidió al paciente, el impresor Edward Abbott, que inhalara un poco de vapor. Mientras Abbott se hundía en un sueño profundo, un cirujano caminó hacia el centro del anfiteatro y, con unos pocos y enérgicos movimientos, hizo diestramente una pequeña incisión en el cuello de aquel y cerró un vaso sanguíneo inflamado y deforme (calificado de «tumor», en una fusión de tumefacciones malignas y benignas) con una rápida puntada. Cuando Abbott despertó algunos minutos después, dijo no haber «sentido dolor en ningún momento, aunque sabía que estaban realizando la operación»[3].

La anestesia —la disociación de la cirugía y el dolor— permitió a los cirujanos llevar a cabo intervenciones prolongadas, con frecuencia de varias horas. Pero el obstáculo de la infección posquirúrgica seguía presente. Hasta mediados del siglo XIX esas infecciones eran corrientes y letales, pero su causa se mantenía envuelta en el misterio. «Debe de ser algún principio sutil contenido [en la herida] —sugirió un cirujano en 1819— que escapa a la vista»[4].

En 1865 un cirujano escocés de nombre Joseph Lister hizo una conjetura poco habitual sobre la manera de neutralizar ese «principio sutil» que acechaba elusivo en la herida. Su punto de partida era una vieja observación clínica: las heridas expuestas al aire suelen gangrenarse con rapidez, en tanto que las cerradas se mantienen por lo común limpias y sin infecciones. En las salas posquirúrgicas del Hospital de Glasgow, Lister había visto una y otra vez que un margen irritado y enrojecido comenzaba a difundirse desde la herida, tras lo cual la piel parecía pudrirse de adentro hacia afuera, seguida con frecuencia de fiebre, pus y una muerte rápida (una genuina «supuración»).

Lister recordó un experimento distante y sin relación aparente. En París, Louis Pasteur, el gran químico francés, había mostrado que un caldo de carne expuesto al aire no tardaba en enturbiarse y comenzar a fermentar, mientras que, si se guardaba en un recipiente esterilizado al vacío, se mantenía claro. Sobre la base de estas observaciones Pasteur había formulado una audaz tesis: la turbiedad era causada por el desarrollo de microorganismos invisibles —bacterias— que caían del aire al caldo. Lister profundizó en ese razonamiento. Una herida abierta —una mezcla de sangre coagulada y carne viva— era, después de todo, una variante humana del caldo de carne de Pasteur, una placa de Petri natural para el crecimiento bacteriano. ¿Podían las bacterias que habían caído en los cultivos de Pasteur en Francia caer también del aire a las heridas de los pacientes de Lister en Escocia?

Su razonamiento dio entonces otro inspirado salto lógico. Si las bacterias eran la causa de las infecciones posquirúrgicas, quizás un proceso o un producto químico antibacterianos pudieran doblegarlas. «Se me ocurrió —escribió Lister en sus notas clínicas— que la descomposición en la zona afectada podría evitarse sin excluir el aire, mediante la aplicación como apósito de algún material capaz de destruir la vida de las partículas flotantes»[5].

En el pueblo vecino de Carlisle, Lister había visto limpiar aguas residuales con un líquido barato y de olor dulzón que contenía ácido carbólico. Comenzó entonces a aplicar una pasta de este ácido sobre las heridas producidas por las cirugías. (El hecho de que administrara un limpiador de aguas residuales a sus pacientes no parece haberle impresionado lo más mínimo como algo poco común).

En agosto de 1867 un chico de trece años que había sufrido un grave corte en el brazo mientras hacía funcionar una máquina en una feria de Glasgow ingresó en el hospital de Lister[6]. La herida estaba abierta y llena de mugre: el mejor escenario para una gangrena. Pero en vez de amputar el brazo, Lister probó con un ungüento de ácido carbólico, con la esperanza de salvarlo y evitar las infecciones. La herida quedó al borde de una horrorosa infección y amenazaba con convertirse en un absceso. Lister, sin embargo, decidió insistir y aumentar la aplicación de la pasta de ácido carbólico. Durante algunas semanas el intento pareció vano. Pero luego, como un fuego que se extendiera hasta el extremo de una cuerda y llegara allí a su límite, la herida comenzó a secarse. Un mes después, cuando se quitaron los emplastos, la piel estaba completamente sana.

La invención de Lister no tardó mucho en incorporarse al frente de la cirugía del cáncer, en pleno progreso. En 1869 el propio cirujano le extirpó a su hermana, Isabella Pim, un tumor de mama, para lo cual utilizó la mesa del comedor como mesa de operaciones, éter como anestésico y ácido carbólico como antiséptico[7]. La mujer sobrevivió sin sufrir infecciones (aunque moriría tres años después como consecuencia de una metástasis en el hígado). Algunos meses después, Lister realizó una extensa amputación en otro paciente con cáncer, probablemente un sarcoma en el muslo[8]. Hacia mediados de la década de 1870 el cirujano escocés operaba habitualmente cánceres de mama y había extendido su cirugía a los nódulos linfáticos cancerosos de debajo del pecho.

La antisepsia y la anestesia fueron avances tecnológicos aunados que liberaron a la cirugía del encierro en su crisálida medieval. Armada de éter y jabón carbólico, una nueva generación de cirujanos acometió los procedimientos anatómicos temiblemente complejos que Hunter y sus colegas habían perfeccionado antaño en cadáveres. Se inició entonces un siglo resplandeciente para la cirugía oncológica; entre 1850 y 1950 los cirujanos atacaron sin miramientos el cáncer abriendo el cuerpo y extirpando tumores.

Uno de los emblemas de esa era fue el prolífico cirujano vienés Theodor Billroth. Nacido en 1821, Billroth estudió música y cirugía casi con igual brío. (Ambas actividades aún suelen ir de la mano. Las dos llevan la habilidad manual al límite; las dos maduran con la práctica y la edad, y las dos dependen de la inmediatez, la precisión y los pulgares oponibles). En 1867, desde su cargo de profesor en Berlín, Billroth encaró un estudio sistemático de los métodos para abrir el abdomen humano y extirpar masas malignas. Hasta entonces, la mortalidad después de una cirugía abdominal había sido colosal. En su abordaje del problema, Billroth fue meticuloso y formal: durante casi una década se dedicó simplemente a abrir y cerrar el abdomen de animales y cadáveres humanos, con el objeto de definir *rutas* claras y seguras hacia el interior. Hacia comienzos de la década de 1880 ya había establecido esas rutas: «El rumbo recorrido hasta aquí ya es prueba suficiente de que la operación es posible —escribió—. Nuestra tarea siguiente, y el tema de nuestros próximos estudios, debe consistir en determinar las indicaciones y desarrollar la técnica acorde con todos los tipos de casos. Creo que hemos dado otro paso adecuado en beneficio de las infortunadas personas hasta ahora consideradas como incurables»[9].

En la Allgemeines Krankenhaus, el hospital universitario de Viena donde fue designado profesor, Billroth y sus discípulos comenzaron entonces a dominar y usar una serie de técnicas para extirpar tumores de estómago, de colon, de ovarios y de esófago, con la esperanza de liberar al cuerpo del cáncer. El paso de la exploración a la cura suscitó un reto imprevisto. La tarea de un cirujano oncológico era eliminar tejidos malignos y dejar a la vez intactos los tejidos y órganos normales. Pero esa tarea, como Billroth no tardó en comprobar, exigía un espíritu creativo casi propio de un dios.

Desde la época de Vesalio la cirugía se había sumergido en el estudio de la anatomía natural. Pero el cáncer desobedecía y desvirtuaba con tanta frecuencia los límites anatómicos naturales que era preciso inventar límites no naturales para ponerle coto. Para extirpar el extremo distal de un estómago asaltado por el cáncer, Billroth tenía que enganchar la bolsa que quedaba tras la cirugía a un fragmento cercano del intestino delgado. Para eliminar toda la mitad inferior del estómago, debía unir el resto a un fragmento del distante yeyuno. Hacia mediados de la década de 1890 Billroth ya había operado a 41 pacientes con carcinoma gástrico utilizando esas innovadoras configuraciones anatómicas. 19 de ellos habían sobrevivido a la cirugía[10].

Estas intervenciones constituían avances cruciales en el tratamiento del cáncer. Hacia comienzos del siglo XX muchos cánceres limitados a un solo lugar (es decir, tumores primarios sin lesiones metastásicas) podían extirparse mediante cirugía. Entre ellos se incluían el cáncer uterino y ovárico, el cáncer de mama y de próstata, el de colon y el de pulmón. Si esos tumores se eliminaban antes de que hubieran invadido otros órganos, las operaciones producían curas en una proporción significativa de pacientes.

Pero a pesar de esos notables avances, algunos cánceres —aun los que en apariencia estaban localmente limitados— seguían reapareciendo tras la cirugía y daban pábulo a un segundo y, con frecuencia, hasta a un tercer intento de extirpar los tumores. Los cirujanos volvían a la mesa de operaciones y cortaban una y otra vez, como si estuvieran atrapados en un juego del gato y el ratón, mientras el cáncer horadaba lentamente el cuerpo humano pedazo a pedazo[11].

Pero ¿qué pasaría si todo el cáncer se erradicaba en su etapa inicial por medio de la cirugía más definitiva imaginable? ¿Qué pasaría si el cáncer, incurable mediante una cirugía local convencional, pudiera curarse gracias a una operación radical y agresiva que eliminara sus raíces de manera tan completa, tan exhaustiva, que no quedara de él ni la más mínima huella? En una época cautivada por la potencia y la creatividad de los cirujanos, la idea de que un bisturí extrajera el cáncer de raíz era una promesa y un prodigio. Caería sobre el ya quebradizo y combustible mundo de la oncología como un petardo arrojado a la pólvora.

Una idea radical

El profesor que bendice la oportunidad
de explicar algo profundo
se acerca a mí y complacido me instruye:
«Ampute la mama».
«Perdóneme —*le digo con tristeza*—,
pero había olvidado la operación».
Rodolfo Figueroa, en *Poet Physicians*[1]

Se ha terminado: ella está vestida, baja con delicadeza y decencia de la mesa,
busca a James; luego, dirigiéndose al cirujano y los estudiantes, hace una
reverencia y, en voz baja y clara, les pide que la perdonen si se ha portado mal.
Los estudiantes —todos nosotros— lloramos como niños; el cirujano la arropa.
John Brown, en su descripción
de una mastectomía del siglo xix[2]

William Stewart Halsted, cuyo nombre iba a estar inseparablemente unido al concepto de cirugía «radical», no solicitó esa distinción. Antes bien, le llegó casi sin pedirla, como un escalpelo entregado sin palabras en la mano extendida de un cirujano. Halsted no inventó la cirugía radical. Heredó la idea de sus predecesores y la llevó a su perfección extrema y lógica, para verla al final ineludiblemente ligada a su nombre[3].

Hijo de un comerciante de ropa de buena posición económica, Halsted nació en Nueva York en 1852. Terminó la escuela secundaria en la Phillips Academy de Andover y asistió al Yale College, donde fueron sus proezas atléticas, más que su desempeño académico, las que despertaron la atención de sus profesores y mentores. Terminó en el mundo de la cirugía casi por accidente, ya que había comenzado a estudiar Medicina no porque lo impulsara la ambición de ser cirujano, sino porque no podía imaginarse como aprendiz de comerciante en el negocio de su padre. En 1874 se matriculó en el Instituto de Médicos y Cirujanos de Columbia. La anatomía lo fascinó de inmediato. Esa fascinación, como muchos de los demás intereses de Halsted en años ulteriores —los perros de raza, los caballos, los manteles almidonados, las camisas de hilo, los zapatos de cuero de París y las suturas quirúrgicas inmaculadas—, no tardó en convertirse en una búsqueda obsesiva. Halsted devoró los manuales de anatomía y, cuando los libros se acabaron, se dedicó a los pacientes de verdad con un hambre igualmente insaciable.

A mediados de la década de 1870 aprobó el examen de ingreso para ser interno en la especialidad de Cirugía en Bellevue, un hospital de la ciudad de Nueva York con multitud de pacientes quirúrgicos. Halsted dividió su tiempo entre la Facultad de Medicina y la clínica quirúrgica, lo cual lo obligaba a desplazarse varios kilómetros a través de Nueva York entre Bellevue y Columbia. Es comprensible que al terminar la facultad ya hubiera sufrido un colapso nervioso. Dedicó algunas semanas a recuperarse en Block Island y luego, sacudiéndose el polvo, retomó sus estudios con la misma energía y brío que antes. Esta actitud —un esfuerzo heroico y olímpico hasta el borde de la imposibilidad física, a menudo seguido por la inminencia del derrumbe— iba a convertirse en la marca distintiva de su manera de abordar casi todos los retos. Y dejaría una marca igualmente distintiva en su enfoque de la cirugía, la educación quirúrgica… y el cáncer.

Halsted ingresó en la cirugía en un momento de transición de su historia. Las sangrías, las ventosas, las filtraciones y las purgas eran procedimientos comunes. Una mujer con convulsiones y fiebre a raíz de una infección posterior a una cirugía fue tratada con tentativas quirúrgicas aún más bárbaras: «Abrí un gran orificio en cada brazo —escribía su cirujano en la década de 1850, entusiasmado con su propia hazaña—, corté ambas arterias temporales e hice que la sangre manara libremente de todos al mismo tiempo, resuelto a sangrarla hasta que las convulsiones cesaran»[4]. Otro médico, al prescribir un remedio para el cáncer de pulmón, escribía: «Las pequeñas sangrías proporcionan un alivio temporal, aunque, desde luego, no es posible repetirlas con frecuencia»[5]. En Bellevue, los «internos» corrían de uno a otro lado por los pasillos con «cubos de pus» de los que se derramaban los fluidos corporales de los pacientes[6]. Las suturas quirúrgicas se hacían con catgut, que se afilaba con saliva y se dejaba colgando de las incisiones al aire. Los cirujanos se movían con los escalpelos en los bolsillos. Si un instrumento caía al suelo manchado de sangre, se le quitaba el polvo y volvía al bolsillo del que provenía... o al cuerpo del paciente en la mesa de operaciones.

En octubre de 1877 Halsted abandonó este truculento mundo médico de purgadores, sangradores, cubos de pus y curanderos para viajar a Europa y visitar las clínicas de Londres, París, Berlín, Viena o Leipzig, a las que los jóvenes cirujanos estadounidenses solían ser enviados para aprender las refinadas técnicas quirúrgicas europeas[7]. El momento era auspicioso: Halsted llegaba a Europa cuando la cirugía oncológica estaba saliendo de su crisálida. En los barrocos anfiteatros quirúrgicos de la Allgemeines Krankenhaus de Viena, Theodor Billroth enseñaba a sus alumnos novedosas técnicas para hacer la disección del estómago (la ablación quirúrgica total del cáncer, decía a sus alumnos, estaba simplemente a unos «audaces pasos» de distancia)[8]. En Halle, a unos cientos de kilómetros de Viena, el cirujano alemán Richard von Volkmann trabajaba en una técnica para operar el cáncer de mama. Halsted conoció a los gigantes de la cirugía europea: Hans Chiari, que había deconstruido meticulosamente la anatomía del hígado, y Anton Wölfler, que había estudiado con Billroth y enseñaba a diseccionar la glándula tiroides.

Para Halsted, esta vertiginosa gira por Berlín, Halle, Zúrich, Londres y Viena era un bautismo intelectual. Cuando volvió a la práctica en Nueva York, a comienzos de la década de 1880, en su mente daban vueltas las ideas que había conocido en su viaje: las aplicaciones carbólicas de Lister, los primeros intentos de cirugía del cáncer de Volkmann y las milagrosas operaciones abdominales de Billroth. Vigorizado e inspirado, Halsted se entregó al trabajo y comenzó a operar pacientes en el Hospital Roosevelt, el College of Physicians and Surgeons de Columbia [Instituto de Médicos y Cirujanos], Bellevue y el Hospital Chambers. Audaz, inventivo y osado, tenía una confianza ilimitada en su destreza. En 1882 le extirpó a su madre la vesícula biliar infectada sobre una mesa de cocina; además de exitosa, la operación fue una de las primeras de ese tipo realizadas en Estados Unidos[9]. Convocado con urgencia a examinar a su hermana, que sufría abundantes hemorragias después de un parto, se extrajo su propia sangre y se la transfundió. (No sabía nada de los tipos sanguíneos, pero por fortuna ambos eran totalmente compatibles).

En 1884, en la cumbre de su carrera neoyorquina, Halsted leyó un trabajo que describía el uso de un nuevo anestésico quirúrgico llamado cocaína. En la clínica de Volkmann, en Halle, había visto a los cirujanos alemanes utilizar esa droga en sus operaciones; era barata, accesible, infalible y fácil de dosificar: la «comida rápida» de las anestesias quirúrgicas. Avivada su curiosidad experimental, comenzó a inyectarse la droga como una prueba antes de usarla para adormecer a los pacientes en sus ambiciosas cirugías. Comprobó que producía mucho más que un adormecimiento transitorio: amplificaba su sensación de infatigabilidad y en conjunción con su energía ya maniaca era una fuente de sinergia. Como señaló un observador, su mente se tornaba «cada vez más clara, sin sensación de cansancio y sin deseo ni capacidad de dormir»[10]. Al parecer, había derrotado todas sus imperfecciones mortales: la necesidad de dormir, el agotamiento y el nihilismo. Su personalidad impaciente había encontrado un fármaco que le iba a la perfección.

Durante los siguientes cinco años Halsted hizo una carrera increíble para un cirujano joven de Nueva York, a pesar de una feroz y creciente adicción a la cocaína que consiguió controlar en parte gracias a una abnegación y una disciplina heroicas. (Se decía que por la noche dejaba una ampolla sellada de cocaína junto a su cama, al alcance permanente de la mano, como una manera de someterse a prueba). Pero recayó con frecuencia y con ferocidad, incapaz de superar jamás su hábito por completo. Se internó por voluntad propia en el sanatorio Butler de Providence, donde lo trataron con morfina para combatir su hábito de cocaína: en esencia, el cambio de una adicción por otra. En 1889, aún oscilante entre esas dos drogas muy adictivas (pero todavía sorprendentemente productivo en su clínica quirúrgica de Nueva York), el célebre médico William Welch lo reclutó para el recién construido Hospital Johns Hopkins con el objeto de que pusiera en marcha un nuevo departamento quirúrgico, pero también para apartarlo de su mundo neoyorquino de aislamiento, exceso de trabajo y drogadicción.

Al incorporarlo al Hopkins la aspiración era que cambiara, y así sucedió. Sociable y extrovertido en su vida anterior, Halsted se inclinó ahora por un íntimo retiro en un imperio protegido y privado donde las cosas estaban bajo control y eran limpias y perfectas. Puso en marcha un imponente programa de capacitación para jóvenes cirujanos residentes que se formarían a su imagen: una iniciación sobrehumana en una profesión sobrehumana que ponía el acento en el heroísmo, la abnegación, la diligencia y la infatigabilidad. («Se objetará que este aprendizaje es demasiado prolongado y que el joven cirujano se sentirá hastiado —escribió en 1904—, [pero] estos cargos no son para quienes pronto se cansan del estudio de su profesión»). Se casó con Caroline Hampton, su ex jefa de enfermeras, y la pareja se mudó a una amplia mansión de tres plantas en la cima de una colina («fría como la piedra y completamente inhóspita», la describió uno de sus alumnos)[11], donde cada uno vivía en su propio piso. Sin hijos, socialmente torpes, formales y con notoria inclinación por la reclusión, los Halsted criaron caballos y perros salchicha de raza. Él todavía tenía una intensa adicción a la morfina, pero tomaba la droga en dosis tan controladas y conforme a un programa tan estricto que ni siquiera sus alumnos más cercanos podían sospecharlo. La pareja se esforzaba por evitar a la sociedad de Baltimore. Cuando llegaban visitantes imprevistos a su mansión de la colina, la criada tenía la instrucción de informarles que los Halsted no estaban en casa.

Borrado y silenciado el mundo circundante gracias a esa rutina y ese ritmo, Halsted acometió ahora contra el cáncer de mama con implacable energía. En la clínica de Volkmann, en Halle, había visto al cirujano alemán realizar operaciones cada vez más meticulosas y agresivas para extirpar tumores del pecho. Pero Volkmann —Halsted lo sabía— había chocado contra un muro. Aun cuando las cirugías eran más amplias y exhaustivas, todavía había recidivas del cáncer de mama, que a la larga reaparecía meses e incluso años después de la operación.

¿Qué causaba esa recidiva? En el Hospital St. Luke's de Londres, en la década de 1860, el cirujano inglés Charles Moore también había notado esas desconcertantes recurrencias locales. Frustrado por los reiterados fracasos, Moore había comenzado a documentar la anatomía de cada recidiva, señalando el lugar del tumor original, el margen preciso de la cirugía y el sitio de la reaparición de la enfermedad mediante diminutos puntos negros en el diagrama de un seno, que era una suerte de tablero de dardos histórico de la recurrencia del cáncer. Y, para su sorpresa, punto por punto había surgido un patrón. Las recurrencias se acumulaban precisamente en torno a los márgenes de la cirugía original, como si, a causa de una intervención incompleta, hubieran quedado minúsculos restos cancerosos que volvían a crecer. «El cáncer mamario exige la cuidadosa extirpación de todo el órgano —concluyó Moore—. La recurrencia local del cáncer tras las operaciones se debe al crecimiento continuo de fragmentos del tumor principal»[12].

Las hipótesis de Moore tenían un corolario evidente. Si el cáncer de mama reaparecía debido a la insuficiencia de las escisiones quirúrgicas originales, era preciso eliminar aún más tejido del pecho durante la operación inicial. Como el problema estaba en los *márgenes* de la extirpación, ¿por qué no extenderlos? Moore sostenía que los cirujanos, al intentar ahorrar a las mujeres una cirugía desfiguradora (y a menudo con riesgo para la vida), ejercían una «bondad errónea»: dejar que el cáncer se impusiera a sus bisturíes[13]. En Alemania, Halsted había visto a Volkmann extirpar no solo la mama, sino un delgado músculo en forma de abanico que se extendía debajo de ella, el pectoral menor, con la esperanza de limpiar a fondo los fragmentos menores del cáncer remanente.

Halsted llevó esta línea de razonamiento a su siguiente e inevitable paso. Volkmann tal vez había chocado contra un muro; él excavaría un camino para superarlo. En vez de quitar el delgado pectoral menor, que tenía pocas funciones, decidió ahondar aún más en la cavidad mamaria y cortar el pectoral *mayor*, un músculo grande y prominente responsable del movimiento del hombro y la mano. Halsted no estaba solo en esta innovación: Willy Meyer, un cirujano que trabajaba en Nueva York, llegó por su propia cuenta a la misma operación en la década de 1890. Halsted dio a esta intervención el nombre de «mastectomía radical», donde el adjetivo tenía el sentido latino original de «raíz»: era la erradicación del cáncer desde su fuente misma.

Pero Halsted, indudablemente desdeñoso de la «bondad errada», no detuvo su cirugía en el pectoral mayor. Al ver que el cáncer seguía reapareciendo pese a la mastectomía radical, comenzó a penetrar aún más en el seno con su bisturí. Hacia 1898 su mastectomía había adoptado lo que él calificaba de giro «aún más radical». Ahora empezaba a rebanar a través de la clavícula hasta llegar a un pequeño racimo de nódulos linfáticos que están justo por debajo de ella. «Limpiamos o vaciamos la fosa supraclavicular con muy pocas excepciones», anunció en un congreso quirúrgico, reforzando la idea de que, de algún modo, la cirugía conservadora y no radical dejaba «sucia» la mama[14].

En Hopkins, sus diligentes alumnos se apresuraban ahora a competir para superar al maestro con sus propios escalpelos[15]. Joseph Bloodgood, uno de los primeros cirujanos residentes de Halsted, había comenzado a cortar más adentro del cuello para extirpar una cadena de ganglios situados por encima de la clavícula. Harvey Cushing, otro de los aprendices más sobresalientes, incluso «limpiaba a fondo el mediastino anterior», los profundos nódulos linfáticos enterrados en el pecho. «Es probable —señalaba Halsted— que en un futuro cercano eliminemos los contenidos mediastínicos en alguna de nuestras operaciones primarias»[16]. Un macabro maratón estaba en curso. Antes de enfrentarse a las recurrencias cancerosas, Halsted y sus discípulos preferían extirpar el contenido entero del cuerpo. En Europa un cirujano eliminó tres costillas y otras partes de la caja torácica y amputó un hombro y una clavícula a una mujer con cáncer de mama[17].

Halsted reconocía las «consecuencias físicas» de su operación; las mastectomías gigantes desfiguraban de manera permanente el cuerpo de sus pacientes. Eliminado el pectoral mayor, los hombros se hundían como si se encogieran sin pausa, y hacían imposible el movimiento del brazo hacia adelante o los lados. La ablación de los nódulos linfáticos de debajo de la axila a menudo perturbaba la circulación de linfa y hacía que el brazo, debido a la acumulación de fluido, se hinchara como la pata de un elefante, una afección que Halsted calificó gráficamente de «elefantiasis quirúrgica»[18]. Con frecuencia, las pacientes tardaban meses y hasta años en recuperarse de la cirugía. Sin embargo, Halsted aceptaba todas esas consecuencias como si fueran las inevitables heridas de guerra de una batalla total. «La paciente era una joven señora a quien me resistía a desfigurar», escribía con genuina preocupación al describir una operación realizada en la década de 1890 que se había extendido hasta el cuello. Algo tierno y hasta paternal se trasluce en sus notas quirúrgicas, en las que garrapateaba sus resultados junto a reminiscencias personales. «Buen uso del brazo. Corta leña con él […] sin hinchazón», escribió al final de un caso. «Casada, cuatro hijos», anotó en los márgenes de otro.

Pero ¿salvaba vidas la mastectomía de Halsted? ¿La cirugía radical *curaba* el cáncer de mama? ¿La joven a quien él se «resistía a desfigurar» se benefició con la cirugía que la había desfigurado?

Antes de responder a estas preguntas vale la pena entender el medio en que floreció la mastectomía radical. En la década de 1870, cuando Halsted viajó a Europa para aprender de los grandes maestros del arte, la cirugía era una disciplina que salía de su adolescencia. Hacia 1898 se había transformado en una profesión rebosante de confianza en sí misma, una disciplina impresionada hasta el éxtasis con sus propias habilidades técnicas, hasta tal punto que los grandes cirujanos se imaginaban sin inmutarse como estrellas del espectáculo. El quirófano era para ellos un teatro de operaciones y la cirugía, una actuación elaborada, a menudo presenciada por un público silencioso de espectadores desde una claraboya situada encima del teatro. Ver a Halsted operar, escribió un observador en 1898, era ver «una ejecución artística muy afín a la paciente y minuciosa labor de un tallista veneciano o florentino o de un maestro del mosaico»[19]. Halsted acogía con gusto los desafíos técnicos de sus operaciones, y a menudo fundía los casos más difíciles con los más curables: «Creo sentir la inclinación a dar la bienvenida a la amplitud [de un tumor]», escribió: con su bisturí, retaba a duelo al cáncer[20].

Pero el éxito técnico inmediato de la cirugía no era un predictor de sus buenos resultados a largo plazo y su aptitud de reducir la recurrencia del cáncer. Por mucho que la mastectomía de Halsted se asemejara a la labor de un mosaiquista florentino, si el cáncer era una enfermedad recurrente crónica, tal vez no bastara con cortarla de raíz, aunque fuera con la mano de tallista de aquel. Para determinar si Halsted había curado verdaderamente un cáncer de mama, era menester verificar no la supervivencia inmediata, y ni siquiera en un plazo de cinco o diez meses, sino la extendida a lo largo de cinco o diez *años*.

La intervención debía someterse a prueba con un seguimiento de los pacientes a lo largo del tiempo. Así, a mediados de la década de 1890, en el cenit de su trayectoria quirúrgica, Halsted comenzó a reunir estadísticas de largo plazo para mostrar que su operación era la mejor alternativa. Por entonces la mastectomía radical tenía más de un decenio de antigüedad. Halsted había operado a suficientes mujeres y extirpado suficientes tumores para crear lo que llamaba todo un «almacén del cáncer» en Hopkins[21].

Casi sin duda alguna, Halsted tenía razón en lo concerniente a su teoría de la cirugía radical, a saber, que, por pequeño que fuera el cáncer, atacarlo con una cirugía local agresiva era la mejor manera de lograr una cura. Pero en esa teoría había un profundo error conceptual. Imaginemos una población en la que el cáncer de mama se produce con una incidencia fija, digamos un 1 por ciento al año. Los tumores, sin embargo, exhiben una gama de comportamientos desde el momento mismo en que se inician. En algunas mujeres, cuando la enfermedad se diagnostica, el tumor ya se ha propagado más allá de la mama: hay cáncer metastásico en los huesos, los pulmones y el hígado. En otras, el cáncer queda confinado en la mama, o en ella y en algunos nódulos; es verdaderamente una enfermedad local.

Pongamos ahora a Halsted, con su escalpelo y sus suturas, en medio de esta población, listo para llevar a cabo la mastectomía radical en cualquier mujer con cáncer de mama. Su aptitud para curar a pacientes afectadas por esa enfermedad depende, como es obvio, del tipo de tumor —el estadio del cáncer de mama— al que se enfrenta. La mujer con cáncer metastásico no va a curarse con una mastectomía radical, por más agresiva y meticulosamente que Halsted le extirpe el tumor del pecho: su cáncer ya no es un problema local. En cambio, la mujer con un cáncer pequeño y confinado *sí* se beneficia de la operación, pero en su caso, una intervención mucho menos agresiva, una mastectomía local, sería de igual utilidad. La mastectomía de Halsted es, por tanto, de particular inadecuación en ambos casos; subestima su objetivo en el primero y lo sobrestima en el segundo. En las dos instancias, las mujeres se ven obligadas a sufrir operaciones indiscriminadas, desfiguradoras y mórbidas: mucho y demasiado pronto para la mujer con cáncer de mama local, y muy poco y demasiado tarde para la mujer con cáncer metastásico.

El 19 de abril de 1898 Halsted asistió al congreso anual de la Asociación Quirúrgica Estadounidense [American Surgical Association] en Nueva Orleans[22]. El segundo día, frente a una audiencia de silenciosos y expectantes cirujanos, subió al estrado armado con figuras y cuadros que exhibían unos datos muy bien previstos. A primera vista sus observaciones eran increíbles: en lo referido a la recurrencia local, su mastectomía había superado a todas las otras operaciones quirúrgicas. En Baltimore, Halsted había reducido el índice de esa recurrencia a un escaso porcentaje, en lo que era una drástica mejora con respecto a las cifras de Volkmann o Billroth. Como él mismo había prometido, al parecer exterminaba el cáncer en su raíz.

Pero si se miraba con detenimiento, se advertía que las raíces habían persistido. Las pruebas de una verdadera cura del cáncer de mama eran mucho más decepcionantes. De las 76 pacientes afectadas por el mal que habían sido tratadas con el «método radical», solo 40 habían sobrevivido más de tres años. 36, casi la mitad de la cifra inicial, habían muerto dentro de los tres años posteriores a la realización de la cirugía, consumidas por una enfermedad supuestamente «erradicada» del cuerpo.

Sin embargo, nada inmutaba a Halsted y sus alumnos. En vez de abordar el verdadero interrogante planteado por los datos —¿la mastectomía radical prolonga realmente la vida?—, se aferraban a sus teorías de manera aún más inflexible. Un cirujano debía «operar el cuello en todos los casos», destacó Halsted en Nueva Orleans[23]. Donde otros tal vez vieran una razón para ser cautos, él solo veía una oportunidad: «No logro entender por qué la afectación tumoral del cuello es de por sí más grave que la [de la zona] axilar. El cuello puede vaciarse de manera tan exhaustiva como la axila».

En el verano de 1907 Halsted presentó más datos a la Asociación Quirúrgica Estadounidense en Washington D. C. En ellos dividía a sus pacientes en tres grupos, sobre la base de si antes de la cirugía el cáncer se había extendido a los nódulos linfáticos de la axila o el cuello. Sus cuadros de supervivencia permitían advertir un patrón. De las 60 pacientes con nódulos en la axila o el cuello no afectados por el cáncer, una proporción sustancial, 45, se habían curado del cáncer de mama al cabo de cinco años. De las 40 pacientes que tenían *afectados* esos nódulos, solo 3 habían sobrevivido[24].

En síntesis, la supervivencia definitiva de quienes padecían cáncer de mama tenía poco que ver con la amplitud de la intervención en el pecho; dependía de lo diseminado que estuviera el cáncer antes de la cirugía. Como dijo más adelante George Crile, uno de los más ardientes críticos de la cirugía radical: «Si la enfermedad estaba tan avanzada que uno tenía que liberarse de los músculos para liberarse del tumor, significaba que ya se había propagado por el organismo», lo cual ponía en duda toda la operación[25].

Pero si Halsted estuvo al borde de comprenderlo en 1907, con el mismo énfasis rehusó hacerlo, para recaer en trasnochados aforismos: «Aun sin la prueba que ofrecemos, creo que incumbe al cirujano realizar en muchos casos la operación supraclavicular», aconsejaba en un artículo[26]. A esas alturas, el cambio constante en el paisaje del cáncer de mama comenzaba a cansarlo. Ensayos, cuadros y diagramas nunca habían sido su fuerte; era cirujano, no contable. «Una de las cosas especialmente ciertas del cáncer mamario —escribió— es que el cirujano interesado en proporcionar las mejores estadísticas puede hacerlo de una manera perfectamente honorable»[27]. Esa declaración —casi vulgar para los criterios que él sustentaba— era un ejemplo de su creciente escepticismo con respecto a la posibilidad de someter a prueba su operación. Halsted sabía por instinto que había llegado al límite más extremo de su comprensión de esa enfermedad amorfa que se le escabullía constantemente de las manos.

El trabajo de 1907 iba a ser su último y más amplio análisis del cáncer de mama. Halsted ambicionaba nuevos y abiertos panoramas anatómicos en los que pudiera practicar en paz la brillante técnica de sus intervenciones, no debates sobre la evaluación y reevaluación de puntos finales de la cirugía. Sin haberse impuesto nunca un modo particularmente amable de tratar a los pacientes, se retiró a su enclaustrado quirófano y a la vasta y fría biblioteca de su mansión. Ya había comenzado a intervenir otros órganos —el tórax, el tiroides, las grandes arterias—, donde seguía haciendo brillantes innovaciones quirúrgicas. Pero jamás escribió otro análisis académico de la majestuosa y defectuosa operación que llevaba su nombre.

Entre 1891 y 1907 —los dieciséis febriles años que iban desde los vagos inicios de la mastectomía radical en Baltimore hasta sus apariciones en primer plano en los grandes congresos quirúrgicos celebrados en todo el país—, la búsqueda de una cura para el cáncer dio un gran salto adelante y un paso, igualmente grande, atrás. Halsted demostró más allá de toda duda la posibilidad técnica de realizar cirugías masivas y meticulosas en el cáncer de mama. Estas operaciones podían reducir de manera drástica el riesgo de recurrencia local de una enfermedad mortal. Pero lo que Halsted no podía probar, a pesar de sus tenaces esfuerzos, era mucho más revelador. Al cabo de casi dos decenios de recolección de datos, y tras haber levitado de entusiasmo y haberla elogiado, analizado y reanalizado en un congreso tras otro, la superioridad de la cirugía radical en la «cura» del cáncer todavía vacilaba en un terreno inestable. Más cirugía no se había traducido en una terapia más eficaz.

Con todo, esa incertidumbre no impidió a otros cirujanos operar con igual agresividad. El «radicalismo» se convirtió en una obsesión psicológica, que excavaba su camino hacia las profundidades de la cirugía del cáncer. Hasta la palabra *radical* era una seductora trampa conceptual. Halsted la había utilizado en el sentido latino de 'raíz' porque su operación pretendía exhumar las enterradas raíces subterráneas del cáncer. Pero *radical* también significa 'agresivo', 'innovador' y 'sin miramientos', y ese era el significado que dejaba su marca en la imaginación de los pacientes. ¿Qué hombre o mujer, al enfrentarse al cáncer, estaría dispuesto a escoger una cirugía *no* radical, o «conservadora»?

En rigor, el radicalismo había llegado a ocupar un lugar central no solo en la visión que los cirujanos tenían del cáncer, sino también en su manera de concebirse a sí mismos. «Sin protestas de ningún otro sector y nada que se interpusiera en su camino, la práctica de la cirugía radical —escribió una historiadora— pronto se fosilizó en dogma»[28]. Cuando la cirugía heroica demostró no estar a la altura de sus expectativas, algunos cirujanos comenzaron a minimizar por completo su responsabilidad por una cura. «Es indudable que si se la opera de forma apropiada, la afección puede curarse localmente, y ese es el único aspecto del que el cirujano debe hacerse responsable», anunció uno de los discípulos de Halsted en un congreso celebrado en Baltimore en 1931[29]. En otras palabras, lo máximo que un cirujano podía hacer era llevar a cabo la operación más perfecta desde un punto de vista técnico. La cura del cáncer era problema de otros.

Este rumbo hacia operaciones cada vez más descaradamente agresivas —«cuanto más radicales mejor»— [30] reflejaba el curso general tomado por el pensamiento quirúrgico a comienzos de la década de 1930. En Nueva York, el cirujano Alexander Brunschwig ideó una operación para el cáncer de cérvix, denominada «exenteración pélvica total», tan agotadora y exhaustiva que hasta el cirujano más halstediano tenía que hacer una interrupción en mitad de la intervención para descansar y cambiar de posición[31]. El cirujano neoyorquino George Pack recibió el sobrenombre de Pack the Knife (por la canción popular *Mack the knife)*, como si, de algún modo, el cirujano y su instrumento favorito se hubiesen fusionado en una sola criatura, a la manera de un centauro macabro[32].

La cura era una posibilidad ahora relegada a un futuro distante. «Aun en su sentido más amplio —escribió un cirujano inglés en 1929—, el criterio de operabilidad depende de la pregunta "¿Puede extirparse la lesión?", y no de la pregunta "¿La extirpación de la lesión va a *curar* al paciente?"»[33]. Los cirujanos solían considerarse afortunados si sus pacientes no hacían más que sobrevivir a esas operaciones. «Hay un viejo proverbio árabe —anunció un grupo de cirujanos al final de un debate particularmente escalofriante sobre el cáncer de estómago en 1933— según el cual no es médico quien no ha matado a muchos pacientes, y el cirujano que opera el carcinoma de estómago debe tenerlo presente con frecuencia»[34].

Para llegar a esa suerte de lógica —el juramento hipocrático puesto del revés— es preciso tener una desesperación o un optimismo terminales. En la década de 1930 el péndulo de la cirugía oncológica oscilaba desesperadamente entre esos dos extremos. Halsted, Brunschwig y Pack persistían en sus colosales operaciones porque creían sinceramente que podían aliviar los pavorosos síntomas del cáncer. Pero carecían de pruebas formales, y a medida que se acercaban a la cumbre de los aislados promontorios de sus propias creencias, estas se hacían irrelevantes y los ensayos eran imposibles de realizar. Cuanto mayor era el fervor con que los cirujanos creían en el beneficio intrínseco de sus operaciones, más insostenible resultaba someterlas a un ensayo científico formal. Así, la cirugía radical se encerró durante casi un siglo detrás de las celosías de una lógica circular.

El atractivo y el glamur de la cirugía radical eclipsaban avances cruciales en intervenciones quirúrgicas oncológicas menos radicales que se desarrollaban a su sombra. Los alumnos de Halsted desplegaron su iniciativa a fin de inventar nuevos procedimientos para extirpar el cáncer. Un órgano determinado se «asignó» a cada uno de ellos. La confianza de Halsted en su heroico programa de capacitación quirúrgica era tan grande que él imaginaba a sus alumnos capaces de afrontar y aniquilar el cáncer en cualquier aparato del organismo. En 1897, tras interceptar en un pasillo del Hopkins a un joven cirujano residente, Hugh Hampton Young, le pidió que se pusiera a la cabeza del nuevo departamento de Cirugía Urológica. Young argumentó que no sabía nada de ese tipo de cirugía. «Sé que no sabe nada —replicó Halsted de manera cortante—, pero creemos que puede aprender», y prosiguió su camino[35].

Inspirado por la confianza de su maestro, Young se sumergió en la cirugía para cánceres urológicos: cánceres de próstata, de riñones y de vejiga. En 1904, con Halsted como asistente, ideó con éxito una operación para el cáncer de próstata, que consistía en la escisión completa de la glándula[36]. Aunque para seguir la tradición de Halsted la calificó de prostatectomía radical, la cirugía de Hampton Young era, en comparación, bastante conservadora. No eliminaba ni los músculos, ni los nódulos linfáticos, ni el hueso. Y si bien hacía suyo el concepto de la cirugía radical de extirpación en bloque del órgano, se abstenía de eliminar la pelvis entera y de extirpar la uretra o la vejiga. (Aún se utiliza una modificación de esta intervención para combatir el cáncer de próstata localizado, que cura a una proporción sustancial de los pacientes que padecen estos tumores).

Harvey Cushing, discípulo de Halsted y jefe de los cirujanos residentes, se concentró en el cerebro. Hacia comienzos del siglo xx había descubierto maneras ingeniosas de extraer quirúrgicamente los tumores cerebrales, incluidos los infames glioblastomas, tumores entrecruzados hasta tal punto con los vasos sanguíneos que pueden provocar hemorragias en cualquier momento, y los meningiomas, que envuelven como una vaina estructuras delicadas y vitales del cerebro. Como Young, Cushing heredó la técnica quirúrgica de la talla que era propia de Halsted —«la lenta separación del cerebro y el tumor, que actúa ora aquí, ora allá, y deja pequeñas compresas planas de algodón caliente y escurrido para controlar el sangrado»[37]—, pero no su propensión a la cirugía radical. En efecto, Cushing consideraba que las operaciones radicales de tumores cerebrales no solo eran difíciles, sino inconcebibles: aun cuando lo deseara, un cirujano no podía extirpar el órgano entero.

En 1933, en el Hospital Barnes de Saint Louis, otro innovador en materia quirúrgica, Evarts Graham, abrió camino con una operación para extraer un pulmón afectado de cáncer que ideó gracias a la conjunción de operaciones anteriores destinadas a extirpar pulmones tuberculosos[38]. También él conservaba el espíritu esencial de la cirugía halstediana: la escisión meticulosa del órgano en bloque y la resección del tumor con amplios márgenes a su alrededor para impedir las recurrencias locales. Pero trató de eludir los escollos del enfoque de Halsted. Resistiendo la tentación de extirpar cada vez más tejido —nódulos linfáticos en todo el tórax, grandes vasos sanguíneos o la fascia adyacente a la tráquea y el esófago—, Graham se limitó a sacar solo el pulmón y dejó al paciente lo más intacto posible.

Aun así, obsesionados con la teoría halstediana e incapaces de ver más allá de su campo de influencia, los cirujanos objetaron severamente esos intentos de cirugía no radical. Una intervención quirúrgica que no procuraba borrar el cáncer del cuerpo era menospreciada como una «operación improvisada»[39]. Y entregarse a ese tipo de intervenciones era sucumbir al viejo defecto de la «bondad errada» que una generación de cirujanos había tratado de proscribir con tanta diligencia.

El tubo rígido y la luz débil

Hemos encontrado [en los rayos X]
una cura para la enfermedad.
Los Angeles Times, 6 de abril de 1902[1]

A modo de ilustración [del poder destructivo de los rayos X], recordemos que
casi todos los pioneros de los laboratorios médicos de rayos de Estados Unidos
murieron de cáncer provocado por las quemaduras.
The Washington Post, 1945[2]

A finales de octubre de 1895, pocos meses después de que Halsted presentara la cirugía radical en Baltimore, Wilhelm Röntgen, un catedrático del Instituto de Wurzburgo, en Alemania, trabajaba con un tubo de electrones —un tubo de vacío que disparaba electrones de un electrodo a otro— cuando advirtió una extraña filtración. La energía radiante era poderosa e invisible, capaz de penetrar capas de cartón ennegrecido y producir un resplandor fosforescente blanco en una pantalla de bario que por casualidad había quedado sobre un banco de la habitación.

Röntgen llevó a su mujer, Anna, al laboratorio y puso su mano entre el origen de sus rayos y una placa fotográfica. Los rayos atravesaron la mano y dejaron en la placa una silueta de los huesos de los dedos y de la alianza matrimonial metálica: era la anatomía interna de una mano vista como si fuera a través de una lente mágica. «He visto mi muerte», dijo Anna, pero su esposo vio otra cosa: una forma de energía tan poderosa que podía atravesar la mayoría de los tejidos vivos. Röntgen dio a esta forma de luz el nombre de rayos X[3].

En un principio se supuso que los rayos X eran una peculiaridad artificial de la energía producida por los tubos de electrones. Pero en 1896, apenas unos meses después del descubrimiento de Röntgen, Henri Becquerel, un químico francés que conocía el trabajo de este, descubrió que ciertos materiales naturales —entre ellos el uranio— emitían en forma autónoma sus propios rayos con propiedades similares a las de los rayos X. En París, una pareja de físicos y químicos amigos de Becquerel, Pierre y Marie Curie, comenzaron a rastrear el mundo natural en busca de fuentes químicas aún más poderosas de rayos X. Pierre y Marie Curie (por entonces Maria Skłodowska, una inmigrante polaca sin un centavo que vivía en una buhardilla parisina) se habían conocido en la Sorbona y se habían sentido atraídos uno por el otro a raíz de un interés compartido por el magnetismo. A mediados de la década de 1880, Pierre había utilizado minúsculos cristales de cuarzo para diseñar un instrumento llamado electrómetro, capaz de medir cantidades extraordinariamente pequeñas de energía. Por medio de este dispositivo Marie había demostrado la posibilidad de cuantificar cantidades incluso diminutas de radiación emitidas por minerales de uranio. Con su nuevo instrumento de medición de la radiactividad, Marie y Pierre Curie comenzaron la exploración de nuevas fuentes de rayos X. La medición impulsaba así el inicio de otro monumental viaje de descubrimiento científico.

En un mineral residual llamado pecblenda, un fango negro procedente de los bosques de turba de Joachimsthal, en lo que hoy es la República Checa, los Curie encontraron el primer indicio de un nuevo elemento, muchas veces más radiactivo que el uranio. La pareja se propuso destilar el fango cenagoso para atrapar esa potente fuente radiactiva en su forma más pura. De varias toneladas de pecblenda, cuatrocientas toneladas de agua de lavar y cientos de cubos de residuos de fango destilado, finalmente obtuvieron un decigramo del nuevo elemento en 1902. El metal estaba en un extremo de la tabla periódica y emitía rayos X con una intensidad tan febril que, mientras se consumía, brillaba con una hipnótica luz azul en la oscuridad. Inestable, era una extraña quimera entre la materia y la energía: materia que se descomponía en energía. Marie Curie dio al nuevo elemento el nombre de radio, por la palabra griega que designa la luz.

En virtud de su potencia, el radio reveló una nueva e inesperada propiedad de los rayos X: estos podían no solo transportar energía radiante a través de los tejidos humanos, sino también depositarla en *lo profundo* de ellos. Röntgen había podido fotografiar la mano de su mujer gracias a la primera propiedad: sus rayos X habían atravesado carne y hueso y dejado una sombra del tejido en la película. Las manos de Marie Curie, en cambio, guardaron el doloroso legado del segundo efecto: después de destilar semana tras semana la pecblenda hasta una millonésima parte buscando una radiactividad cada vez más pura, la piel de la palma había comenzado a irritarse y pelarse en capas ennegrecidas, como si el tejido se hubiera quemado desde dentro. Unos pocos miligramos de radio guardados en una ampolla en el bolsillo de su marido abrasaron el grueso *tweed* de su chaleco y dejaron una cicatriz permanente en el pecho de Pierre. A un hombre que hacía demostraciones «mágicas» en una feria pública con un dispositivo de radio agujereado y sin protección se le hincharon y ampollaron los labios, se le despellejaron las mejillas y se le cayeron las uñas[4]. Con el paso del tiempo la radiación abrasaría la médula ósea de Marie Curie y le produciría una anemia permanente.

Los biólogos tardarían decenios en descifrar por completo el mecanismo que subyace en esos efectos, pero el espectro de tejidos dañados —piel, labios, sangre, encías y uñas— ya proporcionaba una pista importante: el radio atacaba el ADN. Este es una molécula inerte, extraordinariamente resistente a la mayoría de las reacciones químicas, porque su misión es mantener la estabilidad de la información genética. Pero los rayos X pueden destruir filamentos de ADN o generar sustancias químicas tóxicas que lo corroen. Las células responden a este daño con la muerte o, más a menudo, con la interrupción de su división. Así, los rayos X matan preferentemente las células que se multiplican con más rapidez en el cuerpo: las de la piel, las uñas, las encías y la sangre.

Esta aptitud de los rayos X de eliminar selectivamente las células que se dividen con rapidez no pasó inadvertida, en particular para los investigadores del cáncer. En 1896, apenas un año después de que Röntgen descubriera los rayos X, un estudiante de medicina de Chicago, Emil Grubbe, por entonces de veintiún años, tuvo la inspirada idea de usar esos rayos para tratar el cáncer[5]. Extravagante, intrépido y de feroz inventiva, Grubbe, que había trabajado en una fábrica de Chicago que producía tubos de vacío de rayos X, construyó una rudimentaria versión de estos para sus experimentos. Al comprobar que a los obreros de la fábrica expuestos a los rayos se les pelaba la piel y se les caían las uñas —y al ver que sus propias manos también se agrietaban e hinchaban a causa de las reiteradas exposiciones—, Grubbe no tardó en ampliar la lógica de esta muerte celular a los tumores.

El 29 de marzo de 1896, en una fábrica de tubos de la calle Halsted (el nombre no tenía relación con el cirujano) de Chicago, Grubbe comenzó a bombardear con radiación a Rose Lee, una mujer mayor afectada de cáncer de mama, por medio de un tubo improvisado de rayos X. El cáncer de Lee había reaparecido tras una mastectomía y el tumor se había transformado en una masa dolorosa en su seno. Había sido derivada a Grubbe como una medida desesperada, más para satisfacer la curiosidad experimental del joven que para procurar un beneficio médico. Grubbe buscó en la fábrica algo para cubrir el resto del seno y, al no encontrar ninguna lámina de metal, envolvió el pecho de Lee con un poco de papel de estaño que encontró en el fondo de una caja de té chino. Le irradió el cáncer durante dieciocho días consecutivos. Aunque doloroso, el tratamiento tuvo algún éxito. El tumor del pecho de Lee se ulceró, se endureció y se redujo, y produjo, de ese modo, la primera respuesta local documentada en la historia de la terapia con rayos X. Sin embargo, transcurridos algunos meses desde el tratamiento inicial Lee empezó a sentir mareos y náuseas. Las metástasis del cáncer se habían alojado en la espina dorsal, el cerebro y el hígado, y la mujer murió poco después. Grubbe había dado con otra observación importante: los rayos X solo podían usarse para tratar el cáncer localmente, y tenían escaso efecto sobre los tumores que ya habían producido metástasis[*].

Inspirado por la respuesta, a pesar de su carácter temporal, Grubbe comenzó a utilizar la terapia de rayos X para tratar a decenas de pacientes afectados por tumores locales. Había nacido una nueva rama de la medicina del cáncer, la oncología radioterápica, y en Europa y Estados Unidos las clínicas de rayos X comenzaron a proliferar como setas. Hacia comienzos del siglo XX, menos de un decenio

---

[*] Los sitios metastásicos del cáncer pueden en ocasiones tratarse con rayos X, aunque con éxito limitado.

después del descubrimiento de Röntgen, los médicos hablaban extáticos de la posibilidad de curar el cáncer con radiación. «Creo que este tratamiento es una cura absoluta para todas las formas de cáncer —señaló un médico de Chicago en 1901—. No sé cuáles son sus limitaciones»[6].

Gracias a los Curie y su descubrimiento del radio en 1902, los médicos pudieron irradiar los tumores con deflagraciones de energía mil veces más poderosas. En un torbellino de entusiasmo, se organizaron congresos y sociedades dedicadas a la radioterapia con dosis elevadas. Alambres de oro se bañaban con radio y se suturaban directamente en los tumores, para producir dosis locales aún más altas de rayos X. Los cirujanos implantaban gránulos de radón en los tumores abdominales. Hacia las décadas de 1930 y 1940, Estados Unidos tenía un *excedente* nacional de radio, hasta tal punto que se publicitaba su venta a legos en las contraportadas de las revistas[7]. La tecnología de los tubos de vacío progresó de manera paralela; a mediados de los años cincuenta, variantes de estos tubos podían transmitir dosis abrasadoramente altas de energía de rayos X a los tejidos cancerosos.

La radioterapia catapultó la medicina del cáncer a su era atómica, una era colmada tanto de promesas como de peligros. El vocabulario, las imágenes y las metáforas transmitían sin duda el potente simbolismo de la energía atómica desencadenada contra el cáncer. Había «ciclotrones», «radiación de supervoltaje», «aceleradores lineales» y «haces de neutrones». A un hombre se le pidió que imaginara su terapia de rayos X como «millones de diminutas balas de energía»[8]. Otra descripción de un tratamiento de radiación está imbuida del estremecimiento y el horror de un viaje espacial:

Se tiende al paciente en una camilla que se introduce en la cámara de oxígeno. Mientras el equipo de seis médicos, enfermeras y técnicos ronda junto a la cámara, el radiólogo maniobra para dejar preparado un betatrón. Tras cerrar de un golpe una escotilla en el extremo de la cámara, los técnicos inyectan oxígeno en esta. Al cabo de quince minutos a toda presión [...], el radiólogo enciende el betatrón y dispara radiación sobre el tumor. Terminado el tratamiento, el paciente es sometido a descompresión a la manera de un buzo de aguas profundas y trasladado a la habitación de recuperación[9].

Apretujados en cámaras, conducidos dentro y fuera de escotillas, acechados, monitorizados por medio de circuitos cerrados de televisión, presurizados, oxigenados, descomprimidos y enviados a una habitación para recuperarse, los pacientes capeaban el asalto de la radioterapia como si fuera una bendición invisible.

Y para ciertas formas de cáncer lo era, en efecto. Como la cirugía, la radiación mostraba notable eficacia para eliminar cánceres localmente confinados. Los rayos X pulverizaban los tumores de mama. Los bultos de los linfomas se esfumaban. Una mujer con tumor cerebral se despertó tras un año en coma y un rato después estaba viendo un partido de baloncesto en su habitación de hospital[10].

Pero como la cirugía, la medicina de la radiación también luchaba contra sus límites inherentes. Emil Grubbe ya había tropezado con el primero de ellos en sus tratamientos experimentales iniciales: como los rayos X solo podían dirigirse localmente, la radiación tenía escasa utilidad en las metástasis del cáncer*. La dosis de energía radiante podía duplicarse o cuadruplicarse, pero ese incremento no se traducía en más curas. Antes bien, la irradiación indiscriminada dejaba a los pacientes cubiertos de cicatrices, ciegos y escaldados por dosis que superaban con mucho el umbral de tolerancia.

El segundo límite era mucho más insidioso: la radiación *producía* cánceres. El efecto mismo de los rayos X al matar las células que se dividían con rapidez —daño en el ADN— también causaba mutaciones cancerígenas en los genes. En la década de 1910, poco después de que los Curie descubrieran el radio, una empresa de Nueva Jersey llamada U. S. Radium comenzó a mezclar este elemento con pintura para crear un producto al que dio el nombre de Undark: pintura infundida con radio que por la noche emitía una luz blanco verdosa[11]. Aunque no ignoraba los muchos efectos nocivos del radio, la empresa promovió el uso de Undark en esferas de relojes, con el gancho publicitario de que brillaban en la oscuridad. Como los relojes se pintaban de manera artesanal y la tarea exigía precisión, solía emplearse a mujeres jóvenes con manos ágiles y firmes. Se las instaba a usar la pintura sin tomar precauciones y a afilar con frecuencia la punta de los pinceles con la lengua para mejorar la nitidez de los caracteres pintados en los relojes.

---

   * La radiación puede utilizarse para controlar o mitigar los tumores metastásicos en ciertos casos específicos, pero rara vez es curativa en estas circunstancias.

Las trabajadoras dedicadas a la tarea pronto comenzaron a quejarse de dolor de mandíbula, fatiga y problemas en la piel y los dientes. A fines de la década de 1920 investigaciones médicas revelaron que los huesos de la mandíbula estaban necrosados, la lengua tenía cicatrices causadas por la radiación y muchas operarias sufrían anemia crónica (un signo de daño grave en la médula ósea). Al someterlas a pruebas de contadores de radiación, se comprobó que algunas mujeres brillaban de radiactividad. A lo largo de los decenios siguientes docenas de tumores provocados por el radio aparecieron en estas mujeres expuestas a ese elemento: sarcomas y leucemias y tumores de los huesos, la lengua, el cuello y la mandíbula. En 1927, un grupo de cinco mujeres gravemente afectadas de Nueva Jersey —a las que los medios dieron el nombre colectivo de «chicas del radio»— demandó a U. S. Radium. Ninguna de ellas había desarrollado hasta entonces un cáncer, pero padecían los efectos más agudos de la toxicidad del radio: necrosis en la mandíbula, la piel y los dientes. Un año después el caso tuvo una resolución extrajudicial por la cual se otorgaba a cada una de las chicas una indemnización de 10.000 dólares, más 600 dólares por año para cubrir los gastos médicos y de manutención. La «indemnización» no benefició a todas las afectadas. Muchas de las chicas del radio, demasiado débiles hasta para levantar la mano y prestar juramento en el tribunal, murieron de leucemia y otros cánceres poco después de la resolución del caso.

Marie Curie murió de leucemia en julio de 1934[12]. Emil Grubbe, que había estado expuesto a rayos X un poco más débiles, también sucumbió a los mortales efectos tardíos de la radiación crónica. Hacia mediados de la década de 1940 ya le habían amputado, uno por uno, los dedos de las manos para eliminar huesos necróticos y gangrenosos y había sido sometido a repetidas operaciones en la cara para extirpar los tumores provocados por la radiación y verrugas premalignas. En 1960, a los ochenta y cinco años, murió en Chicago, con múltiples formas de cáncer que se habían propagado por todo su cuerpo[13].

La compleja intersección de la radiación con el cáncer —en algunas ocasiones lo curaba, en otras lo causaba— enfrió el entusiasmo inicial de los científicos oncológicos. La radiación era un poderoso bisturí invisible, pero no dejaba de ser un bisturí. Y, por diestro o penetrante que fuera, un bisturí solo podía llegar hasta cierto punto en la batalla contra el cáncer. Era necesaria una terapia más selectiva, en especial para los cánceres no localizados.

En 1932 se solicitó a Willy Meyer, el cirujano neoyorquino que había inventado la mastectomía radical al mismo tiempo que Halsted, que pronunciara la alocución inaugural en la reunión anual de la Asociación Quirúrgica Estadounidense[14]. Gravemente enfermo y obligado a guardar cama, Meyer sabía que no podría asistir a la reunión, pero envió un breve discurso de seis párrafos para que lo leyeran en su nombre. El 31 de mayo, seis semanas después de su muerte, su carta fue leída en voz alta ante los cirujanos que colmaban el salón. En ella hay un reconocimiento indefectible de que la medicina del cáncer había llegado a un *non plus ultra* y de que era preciso tomar una nueva dirección. «Si en todos los casos se sumara un postratamiento biológico sistémico —escribía Meyer—, creemos que la mayoría de los pacientes seguirían curados tras una operación radical debidamente realizada».

Meyer había comprendido un principio profundo en relación con el cáncer. Este, aun cuando comience localmente, espera de manera inevitable para salir de su confinamiento. En el momento en que muchos pacientes deciden acudir a sus médicos, la enfermedad ya se ha difundido más allá de todo control quirúrgico y se ha vertido en el cuerpo exactamente igual que la bilis negra imaginada de manera tan vívida por Galeno casi 2.000 años atrás.

De hecho, parecía que, después de todo, Galeno había acertado, al modo aforístico y accidental en que Demócrito había acertado con respecto al átomo o Erasmo había hecho una conjetura sobre el *Big Bang* siglos antes del descubrimiento de las galaxias. Galeno, desde luego, había pasado por alto la verdadera causa del cáncer. No había una bilis negra que obstruyera el cuerpo y burbujeara frustrada en los tumores. Sin embargo, con su metáfora fantasiosa y visceral, el médico griego había captado misteriosamente algo esencial con respecto al cáncer. Este *era* a menudo una enfermedad humoral. A la manera de un cangrejo en movimiento constante, podía trasladarse por galerías invisibles de un órgano a otro. Era una enfermedad «sistémica», tal y como Galeno había querido presentarla antaño.

Teñir y morir

Quienes no se han formado en Química o Medicina tal vez no comprendan lo verdaderamente arduo que es el problema del tratamiento del cáncer. Es casi —y subrayo el «casi»— tan difícil como encontrar un agente que disuelva el oído izquierdo, digamos, y deje intacto el derecho. Así de leve es la diferencia entre la célula cancerosa y su ancestro normal.
WILLIAM WOGLOM[1]

La vida es [...] un incidente químico.
PAUL EHRLICH, en su época de escolar, 1870[2]

Una enfermedad sistémica exige una cura sistémica, pero ¿qué clase de terapia sistémica podría curar el cáncer? ¿Sería capaz una droga, como si se tratara de un cirujano microscópico, de realizar una mastectomía farmacológica definitiva: proteger el tejido normal y eliminar a la vez las células cancerosas? Willy Meyer no era el único que soñaba con esa terapia mágica; antes que él, generaciones de médicos habían fantaseado con un medicamento de esas características. Pero ¿cómo podría una droga que recorriera todo el cuerpo atacar específicamente un órgano enfermo?

La especificidad se refiere a la capacidad de cualquier medicamento de discernir entre su objetivo previsto y su anfitrión. Matar una célula cancerosa en un tubo de ensayo no es una tarea particularmente difícil: el mundo químico está lleno de venenos malignos que, aun en cantidades infinitesimales, pueden deshacerse de una célula cancerosa en cuestión de minutos. El problema radica en encontrar un veneno *selectivo*, una droga que mate el cáncer sin aniquilar al paciente. La terapia sistémica sin especificidad es una bomba indiscriminada. Meyer sabía que, para llegar a ser una droga útil, un veneno contra el cáncer debía ser un bisturí fantásticamente hábil: lo bastante afilado para matar al cáncer, pero lo bastante selectivo para ahorrar ese destino al paciente.

El rastreo de esos venenos específicos y sistémicos para el cáncer se precipitó debido a la búsqueda de un tipo muy diferente de droga. La historia comienza con el colonialismo y su principal botín: el algodón. A mediados de la década de 1850, cuando los barcos procedentes de la India y Egipto y cargados con balas de algodón descargaban sus bienes en los puertos ingleses, la fabricación de telas se convirtió en un negocio espectacularmente exitoso en Inglaterra, una industria lo bastante grande como para sostener toda una gama de industrias subsidiarias. Una vasta red de hilanderías surgió en la cuenca industrial de los Midlands y se extendió hasta Glasgow, Lancashire y Mánchester. Las exportaciones textiles dominaban la economía británica. Entre 1851 y 1857 la exportación de productos estampados de Inglaterra creció más de cuatro veces, de seis millones a veintisiete millones de piezas por año[3]. En 1784 los productos de algodón representaban apenas un 6 por ciento del total de las exportaciones británicas. Hacia la década de 1850 su participación había crecido hasta el 50 por ciento[4].

El auge de la manufactura textil suscitó una bonanza similar en la industria del tinte, pero ambas actividades —telas y colorantes— estaban curiosamente desfasadas en el aspecto tecnológico. A diferencia de la fabricación textil, la producción de tinturas todavía era una actividad preindustrial. Los colorantes tenían que extraerse de fuentes vegetales perecederas —el rojo óxido de la raíz de la rubia de Turquía, o los azules oscuros del añil— por medio de anticuados procesos que exigían paciencia, experiencia y supervisión constante[5]. El estampado de tinturas de colores en los textiles (para producir, por ejemplo, los siempre populares calicós)[6] era una tarea aún más exigente —que requería el uso de espesantes, mordientes y solventes en una multitud de pasos— y a menudo los tintoreros tardaban semanas en completarla. Así, la industria textil necesitaba químicos profesionales para disolver sus lejías y productos de limpieza, supervisar la extracción de tinturas y encontrar la manera de estamparlas en las telas. En politécnicos e institutos de todo Londres no tardó en florecer entonces una nueva disciplina llamada Química Práctica, concentrada en la síntesis de productos para las tinturas textiles.

En 1856, William Perkin, un estudiante de dieciocho años que acudía a uno de esos institutos, dio con lo que pronto llegaría a ser el Santo Grial de esta industria: una tintura química barata que podía hacerse completamente desde cero. En un laboratorio improvisado de su piso en el East End de Londres («la mitad de un cuarto pequeño pero alargado, con una mesa y algunos estantes para las botellas»)[7] Perkin hervía ácido nítrico y benceno en redomas de cristal llevadas allí a hurtadillas, cuando precipitó una reacción inesperada. Dentro de los tubos se había formado una sustancia química con el color de las violetas claras machacadas. En una época obsesionada por la fabricación de tintes, cualquier producto químico coloreado era visto como una tintura potencial, y una rápida pasada de un pedazo de algodón por el interior de la redoma reveló que la nueva sustancia podía colorearlo. Por otra parte, esta no blanqueaba ni decoloraba. Perkin lo llamó malva de anilina.

Su descubrimiento fue un regalo de Dios para la industria textil. La malva de anilina era barata e imperecedera, mucho más fácil de producir y almacenar que los colorantes vegetales. Por añadidura, Perkin comprobó poco después que su compuesto original podía actuar como componente molecular fundamental de otras tinturas, a la manera de un esqueleto químico sobre el cual podían colgarse diversas cadenas laterales para producir un vasto espectro de vívidos colores. Hacia mediados de la década de 1860 una abundante cantidad de nuevos colorantes sintéticos, en matices de lila, azul, magenta, aguamarina, rojo y púrpura, inundaba las fábricas de tela de Europa. En 1857, Perkin, de apenas diecinueve años, ingresó en la Sociedad Química de Londres [Chemical Society of London] como miembro de número; se convirtió con ello en uno de los hombres más jóvenes en disfrutar de ese honor en la historia de la institución.

Si bien la malva de anilina se descubrió en Inglaterra, la fabricación de tinturas llegó a su cenit químico en Alemania. A finales de la década de 1850, este país, en proceso de rápida industrialización, se había mostrado ansioso por competir en los mercados textiles de Europa y Estados Unidos. Pero a diferencia de Inglaterra, tenía muy poco acceso a los colorantes naturales: a la hora de incorporarse a la disputa por las colonias, el mundo ya había sido dividido de tal manera que quedaba poco para repartir. Así, los fabricantes alemanes de telas se lanzaron a desarrollar colorantes artificiales, con la esperanza de volver a una industria que tiempo antes habían abandonado como una causa perdida.

En Inglaterra la fabricación de colorantes se había convertido con rapidez en una intrincada actividad química. En Alemania la química sintética —aguijoneada por la industria textil, acariciada con subvenciones nacionales y movida por un expansivo crecimiento económico— experimentó un auge aún más colosal. En 1883 la producción alemana de alizarina, el brillante producto químico rojo que imitaba el carmín natural, llegó a doce mil toneladas, empequeñeciendo así las cantidades producidas por Perkin en su fábrica de Londres[8]. Los químicos alemanes se afanaron por producir sustancias químicas más brillantes, más fuertes y más baratas y su esfuerzo les abrió las puertas de las fábricas textiles de toda Europa. Hacia mediados de la década de 1880 Alemania ocupaba ya el primer lugar en la carrera de las armas químicas (que presagiaba una rivalidad militar mucho más terrible) y se había convertido en el «repositorio de tinturas» de Europa.

En un principio los químicos textiles alemanes habían vivido por completo a la sombra de la industria de los colorantes. Sin embargo, envalentonados con su éxito, comenzaron a sintetizar no solo colorantes y solventes, sino todo un universo de nuevas moléculas: fenoles, alcoholes, bromuros, alcaloides, alizarinas y amidas, compuestos químicos que nunca se encuentran en la naturaleza. Hacia finales de la década de 1870 los químicos sintéticos de Alemania habían creado tantas moléculas que no sabían qué hacer con muchas de ellas. La «química práctica» había terminado por ser casi una caricatura de sí misma: una industria a la búsqueda de una finalidad práctica para los productos que se había apresurado a inventar con frenesí.

Las primeras interacciones entre la química sintética y la medicina habían sido, en buena medida, decepcionantes. Gideon Harvey, un médico del siglo XVII, calificó en una ocasión a los químicos como «la más descarada, ignorante, flatulenta, rolliza y vanamente jactanciosa casta de la humanidad»[9]. El desprecio y la animosidad mutuas entre las dos disciplinas había persistido. En 1849, August Hofmann,

profesor de William Perkin en el Royal College, reconoció apesa-
dumbrado el cisma existente entre la medicina y la química: «Hasta
ahora ninguno de estos compuestos ha encontrado aplicación en
ingenio alguno de la vida. No hemos podido utilizarlos [...] para
curar la enfermedad»[10].

Pero incluso Hofmann sabía que la frontera entre el mundo sintético y el mundo natural estaba derrumbándose sin que nadie pudiera evitarlo. En 1828 un científico berlinés llamado Friedrich
Wöhler había desatado una tormenta metafísica en la ciencia al hervir cianato de amonio, una sal inorgánica común, y obtener urea,
un compuesto químico habitualmente producido por los riñones[11].
El experimento de Wöhler —trivial, en apariencia— tenía enormes
implicaciones. La urea era un compuesto químico «natural», mientras que su precursor era una sal inorgánica. El hecho de que un
compuesto químico producido por organismos naturales pudiera
obtenerse con tanta facilidad en una redoma amenazaba con trasto-
car la concepción íntegra de los organismos vivos: durante siglos se
había considerado que la química de estos estaba imbuida de alguna propiedad mística, una esencia vital que no podía replicarse en
un laboratorio; la teoría se denominaba vitalismo. El experimento
de Wöhler demolía el vitalismo. Con él se probaba que los compuestos químicos orgánicos e inorgánicos eran intercambiables. La biología era química: tal vez ni siquiera un cuerpo humano fuera diferente de una bolsa de compuestos químicos muy ocupados con sus
reacciones, un vaso de precipitados con brazos, piernas, ojos, cerebros y alma.

Muerto el vitalismo, la extensión de esta lógica a la medicina era
inevitable. Si los compuestos químicos de la vida podían sintetizarse
en un laboratorio, ¿funcionarían en sistemas vivos? Y si la biología y
la química eran tan intercambiables, ¿podría una molécula elaborada en una redoma afectar al funcionamiento interno de un organismo biológico?

El propio Wöhler era médico, y con sus alumnos y colaboradores
trató de volver del mundo químico al médico. Pero sus moléculas
sintéticas todavía eran demasiado simples, meros pinitos de la química, y la realidad era que para intervenir en las células vivas se necesitaban moléculas mucho más complejas.

Sin embargo, esos productos químicos multifacéticos ya existían: los laboratorios de las fábricas de colorantes de Fráncfort esta-

ban llenos de ellos. Para construir su puente interdisciplinario entre la biología y la química, Wöhler solo necesitaba salir de su laboratorio de Gotinga y hacer una breve excursión de un día a los laboratorios de Fráncfort. Pero ni él ni sus discípulos fueron capaces de trazar esta última conexión. Lo mismo habría dado que la enorme dotación de moléculas que descansaban ociosas en los estantes de los químicos textiles alemanes, las precursoras de una revolución en la medicina, hubieran estado a un continente de distancia.

Tras el experimento de la urea de Wöhler hubo que esperar ni más ni menos que cincuenta años para que los productos de la industria de los colorantes hicieran finalmente contacto físico con las células vivas. En 1878, en Leipzig, un estudiante de Medicina de veinticuatro años, Paul Ehrlich, a la búsqueda de un proyecto para su tesis, se propuso usar tinturas de telas —anilina y sus derivados coloreados— para teñir tejidos animales[12]. Ehrlich esperaba a lo sumo que las tinturas tiñeran los tejidos para facilitar la observación microscópica. Pero para su asombro, las tinturas distaban de ser agentes oscurecedores indiscriminados. Los derivados de la anilina solo teñían algunas partes de la célula, dibujando la silueta de ciertas estructuras y dejando otras intactas. Las tinturas parecían tener la capacidad de discriminar entre los compuestos químicos ocultos en las células: se unían a algunos y omitían otros.

Esa especificidad molecular, tan vívidamente encapsulada en la reacción entre un colorante y una célula, comenzó a obsesionar a Ehrlich. En 1882, mientras trabajaba con Robert Koch, descubrió otra tintura química, esta vez para las micobacterias, los organismos que Koch había señalado como causa de la tuberculosis[13]. Algunos años después, Ehrlich comprobó que ciertas toxinas, inyectadas en animales, podían generar «antitoxinas» que envolvían y desactivaban los venenos con una especificidad extraordinaria (más adelante estas antitoxinas serían identificadas como anticuerpos). Ehrlich purificó un potente suero contra la toxina de la difteria extraído de la sangre de caballos, luego se trasladó al Instituto de Investigación y Examen de Sueros de Steglitz para prepararlo en contenedores de un galón, y de allí fue a Fráncfort para instalar su propio laboratorio.

Pero cuanto más exploraba el mundo biológico, más volvía en una espiral mental a su idea original. El universo biológico estaba lleno de moléculas que escogían a sus compañeras como cerraduras inteligentes diseñadas para corresponder a una llave específica: toxinas inseparablemente aferradas a antitoxinas, colorantes que resaltaban solo determinadas partes de las células, tinturas químicas que podían escoger con destreza una clase de gérmenes de una mezcla de microbios. Si la biología era un elaborado juego de mezcla y combinación de compuestos químicos, razonaba Ehrlich, ¿qué pasaría si algunos de estos pudieran distinguir las células bacterianas de las células animales, y matar a las primeras sin afectar al anfitrión?

Una noche, cuando regresaba de un congreso, apretujado en un compartimento del tren nocturno de Berlín a Fráncfort, Ehrlich describió con entusiasmo su idea a otros dos científicos:

> Se me ocurrió que [...] debería de ser posible encontrar sustancias artificiales que sean verdadera y específicamente curativas para ciertas enfermedades, no meros paliativos con efecto favorable sobre uno u otro síntoma. [...] Esas sustancias curativas deben, *a priori*, destruir directamente los microbios responsables de la enfermedad; no mediante una «acción a distancia», sino solo cuando los parásitos fijan el fármaco. La eliminación de los parásitos podrá darse únicamente si el fármaco tiene una relación particular, una afinidad específica con ellos[14].

Para entonces, los demás ocupantes del compartimento de Ehrlich se habían quedado dormidos. Pero esta perorata en un compartimento de tren fue una de las ideas más importantes de la medicina en su forma destilada y primordial. La «quimioterapia», el uso de sustancias químicas específicas para sanar el cuerpo enfermo, nacía conceptualmente en medio de la noche.

Ehrlich comenzó a buscar sus «sustancias curativas» en un lugar conocido: el tesoro oculto de los productos químicos de la industria de los colorantes que habían demostrado ser tan cruciales en sus anteriores experimentos biológicos. Su laboratorio estaba ahora a escasa distancia de las pujantes fábricas de tinturas de Fráncfort —la Frankfurter Anilinfarben-Fabrik y la Leopold Cassella & Co.— y Ehrlich podía procurarse con facilidad los colorantes y derivados químicos tras una breve caminata por el valle[15]. Con miles de compuestos a su alcance, se embarcó en una serie de experimentos para probar sus efectos biológicos en animales.

Su cometido inicial consistió en encontrar fármacos antimicrobianos, en parte porque ya sabía que los colorantes químicos podían específicamente ligarse a células microbianas. Infectó ratones y conejos con *Trypanosoma brucei*, el parásito responsable de la temida enfermedad del sueño y luego inyectó a los animales derivados químicos para determinar si alguno de ellos podía detener la infección. Tras utilizar varios cientos de fármacos, Ehrlich y sus colaboradores obtuvieron su primer éxito antibiótico: un derivado de colorante de un brillante tono rubí que aquel bautizó como rojo tripano. Era un nombre —una enfermedad yuxtapuesta al color de una tintura— que resumía casi un siglo de historia médica.

Impulsado por su descubrimiento, Ehrlich dio rienda suelta a una catarata de experimentos químicos. El universo de la química biológica se abría ante él: moléculas con propiedades peculiares, un cosmos gobernado por reglas idiosincrásicas. Algunos compuestos pasaban de precursores a drogas activas en el torrente sanguíneo; otros se retrotraían de drogas activas a moléculas inactivas. Algunos eran excretados en la orina; otros se condensaban en la bilis o se descomponían de inmediato en la sangre. Una molécula podía sobrevivir días en un animal, pero su primo químico —una variante diferenciada por unos pocos átomos críticos— se desvanecía en el cuerpo al cabo de unos minutos.

El 19 de abril de 1910, en el muy concurrido Congreso de Medicina Interna de Wiesbaden, Ehrlich anunció que había descubierto una molécula más con «afinidad específica», y en este caso el anuncio era una bomba[16]. La nueva droga, crípticamente bautizada como compuesto 606, era activa contra un microbio de triste fama, el *Treponema pallidum*, causante de la sífilis. En la época de Ehrlich la sífilis —la «enfermedad secreta» de la Europa del siglo XVIII— era una enfermedad sensacionalista, una pestilencia de tabloide[17].

Él sabía que una droga antisifilítica sería una sensación inmediata y estaba preparado para ello. El compuesto 606 se había probado en secreto en pacientes de las salas de los hospitales de San Petersburgo y había vuelto a ser objeto de pruebas en pacientes afectados de neurosífilis del hospital de Magdeburgo, y siempre con notable éxito. Ya se había iniciado la construcción de una fábrica gigantesca, financiada por Hoechst Chemical Works, a fin de producir la droga para uso comercial.

Los éxitos de Ehrlich con el rojo trípano y el compuesto 606 (que él denominó Salvarsán, por *salvación*) probaban que las enfermedades no eran más que cerraduras patológicas a la espera de ser abiertas por las moléculas pertinentes. Ahora tenía frente a sí una línea interminable de enfermedades potencialmente curables. Sus drogas, decía, eran «balas mágicas»: *balas* por su capacidad de matar y *mágicas* por su especificidad. La expresión tenía una antigua resonancia alquímica y esta repicaría con insistencia a lo largo del futuro de la oncología.

Las balas mágicas de Ehrlich tenían que alcanzar un último blanco: el cáncer. La sífilis y la tripanosomiasis son enfermedades microbianas. Ehrlich avanzaba lentamente, centímetro a centímetro, hacia su meta final: la célula *humana* maligna. Entre 1904 y 1908 urdió varios elaborados planes para encontrar, mediante su vasto arsenal de fármacos, una droga contra el cáncer. Recurrió a amidas, anilinas, sulfaderivados, arsénicos, bromuros y alcoholes para tratar de matar las células cancerosas. Nada de eso dio resultado. Lo que era veneno para las células cancerosas, constató, también lo era inevitablemente para las células normales. Descorazonado, puso en práctica estrategias aún más fantásticas. Pensó en privar a las células sarcomatosas de metabolitos o en inducirlas a la muerte con el uso de moléculas señuelos (una estrategia que presagiaba con casi cincuenta años de anticipación los derivados antifolato de Subbarao). Pero la búsqueda de la droga específica definitiva contra el cáncer fue infructuosa. Sus balas farmacológicas, lejos de ser mágicas, eran demasiado indiscriminadas o demasiado débiles.

En 1908, poco después de que Ehrlich ganara el premio Nobel por el descubrimiento del principio de afinidad específica, el káiser Guillermo de Alemania lo invitó a una audiencia privada en su palacio. El monarca precisaba asesoramiento: célebre hipocondríaco afectado por varias dolencias reales e imaginadas, quería saber si Ehrlich estaba cerca de obtener una droga contra el cáncer[18].

Ehrlich trató de escapar por la tangente. En cuanto objetivo, explicó, la célula cancerosa era fundamentalmente diferente de una célula bacteriana. Por paradójico que pareciera, la afinidad específica no se apoyaba en la «afinidad» sino en su contrario, la diferencia. Los fármacos de Ehrlich habían logrado atacar con éxito las bacterias porque las enzimas bacterianas eran radicalmente diferentes a las enzimas humanas. Si en el caso del cáncer era casi imposible dar en el blanco, se debía a la *similitud* existente entre la célula cancerosa y la célula humana normal.

Como si pensara en voz alta, Ehrlich prosiguió en esa línea. Daba vueltas alrededor de algo profundo, una idea de su infancia: para poner el objetivo en la célula anormal, sería necesario descifrar la biología de la célula normal. Décadas después de su encuentro con la anilina, había vuelto otra vez a la especificidad, los códigos de barras de la biología ocultos en el interior de cada célula viva.

Su pensamiento era tiempo perdido para el káiser. Muy poco interesado en esa insípida disquisición sin finalidad evidente, dio por terminada la audiencia.

En 1915 Ehrlich contrajo la tuberculosis, una enfermedad de la que se había contagiado probablemente en sus días en el laboratorio de Koch. Fue a recuperarse a Bad Homburg, un balneario famoso por sus baños curativos con sales carbónicas. Desde su habitación, que dominaba las llanuras extendidas a lo lejos, observaba con amargura a su país sumirse en la Primera Guerra Mundial. Las fábricas de colorantes que antaño lo habían abastecido de productos químicos terapéuticos —Bayer y Hoechst entre ellas— se convertían en manufacturas masivas de productos químicos que se transformarían en los precursores de los gases de guerra. Un gas particularmente tóxico era un líquido corrosivo incoloro producido mediante la reacción del disolvente tiodiglicol (un producto intermedio de colorante) con ácido clorhídrico hirviente. El olor del gas era inconfundible, y entre sus descripciones se dijo que olía a mostaza, ajo quemado o rábano picante molido y puesto sobre el fuego. Terminó por conocérselo como gas mostaza.

En la neblinosa noche del 12 de julio de 1917, dos años después de la muerte de Ehrlich, andanadas de obuses identificados con minúsculas cruces amarillas llovieron sobre las tropas británicas estacionadas cerca de la pequeña ciudad belga de Ypres. El líquido contenido en los proyectiles se vaporizó con rapidez: era una «espesa nube gris amarillenta que velaba el cielo», rememoró un soldado, y luego se propagó a través del frío aire nocturno[19]. Los hombres que dormían en sus barracones y trincheras despertaron a causa de un intenso olor nauseabundo que recordarían durante décadas: el acre tufillo de los rábanos picantes que se difundía a través de los campos de piedra caliza. Al cabo de pocos segundos los soldados comenzaron a correr en busca de refugio, tosiendo y estornudando en el fango, mientras algunos, ya ciegos, procuraban abrirse paso entre los muertos. El gas mostaza atravesaba el cuero y la goma e impregnaba las diversas capas de tela. Pendió como una neblina tóxica sobre el campo de batalla durante varios días, hasta que los cadáveres olieron a mostaza. Solo esa noche, el gas hirió o mató a 2.000 soldados. En apenas un año dejó miles de muertos a su paso.

Los efectos agudos y a corto plazo de la mostaza nitrogenada —las complicaciones respiratorias, las quemaduras en la piel, las ampollas, la ceguera— eran tan terriblemente monstruosos que hacían pasar por alto sus efectos a largo plazo. En 1919 un par de patólogos estadounidenses, Edward y Helen Krumbhaar, analizaron los efectos del bombardeo de Ypres en los contados hombres que habían sobrevivido a él[20]. Comprobaron que los supervivientes tenían una afección poco común en la médula ósea. Las células normales que forman la sangre se habían secado; la médula, en un grotesco remedo del campo de batalla abrasado y agostado, estaba notablemente empobrecida. Los hombres estaban anémicos y necesitaban transfusiones de sangre, a menudo hasta una vez al mes. Eran propensos a las infecciones. Sus recuentos de glóbulos blancos solían estar por debajo de lo normal.

En un mundo menos preocupado por otros horrores esta noticia quizás habría causado cierta sensación entre los oncólogos. Aunque indudablemente venenoso, el fármaco, después de todo, había apuntado a la médula ósea y barrido solo algunas poblaciones de células: era un fármaco con una afinidad específica. Pero en 1919 Europa estaba repleta de historias de horrores y esta no parecía más notable que otras. Una revista médica de segunda línea publicó el trabajo de los Krumbhaar, y la amnesia de la guerra lo hizo caer rápidamente en el olvido.

Los químicos que habían actuado en la guerra volvieron a sus laboratorios para idear nuevos productos para otras batallas, y los herederos del legado de Ehrlich se lanzaron a rastrear en otro lado sus fármacos específicos. Buscaban una bala mágica que liberara al cuerpo del cáncer, no un gas tóxico que dejara a su víctima medio muerta, ciega, llena de ampollas y permanentemente anémica. El hecho de que esa bala surgiera, a la larga, de aquella misma arma química parecía algo así como una perversión de la afinidad específica, una macabra distorsión del sueño de Ehrlich.

Envenenando la atmósfera

¿Y si la mezcla no surte efecto? [...]
¿Y si fuera veneno [...]?
Romeo y Julieta[1]

Envenenaremos la atmósfera del primer acto hasta
tal punto que nadie con un mínimo de decencia
querrá ver la obra hasta el final.
James Watson, sobre la quimioterapia, 1975[2]

Todas las drogas, sostuvo una vez Paracelso, el médico del siglo xvi, son venenos disfrazados[3]. La quimioterapia del cáncer, consumida por su feroz obsesión de borrar la célula cancerosa, encontró sus raíces en la lógica inversa: todos los venenos podrían ser drogas disfrazadas.

El 2 de diciembre de 1943, más de veinticinco años después de que los obuses con cruces amarillas hubieran caído sobre Ypres, una escuadrilla de aviones de la Luftwaffe sobrevoló un grupo de buques estadounidenses refugiados en un puerto natural muy cerca de Bari, en el sur de Italia, y los bombardeó[4]. El fuego se apoderó de inmediato de los buques. Sin que ni siquiera su propia tripulación lo supiera, uno de los barcos de la flota, el *John Harvey*, llevaba en su bodega setenta toneladas de gas mostaza, secretamente estibadas en previsión de su posible uso. Al volar la nave, también lo hizo su tóxica carga. En sustancia, los Aliados se habían bombardeado a sí mismos.

La incursión alemana fue un inesperado y aterrador éxito. Los pescadores y residentes de las cercanías del puerto de Bari comenzaron a quejarse del tufillo a ajo quemado y rábanos picantes que les llevaba la brisa. A rastras, hombres mugrientos y empapados en petróleo, en su mayor parte jóvenes marineros estadounidenses, fueron rescatados del agua sobrecogidos de dolor y pánico, con los ojos hinchados y cerrados. Al llegar a la orilla les daban té y los envolvían en mantas, que no hacían otra cosa que comprimir el gas más cerca del cuerpo. De los 617 hombres rescatados, 83 murieron durante la primera semana[5]. El gas se propagó con rapidez por el puerto de Bari, sembrando la devastación. A lo largo de los meses siguientes las complicaciones conexas mataron a casi un millar de hombres y mujeres.

El «incidente» de Bari, como lo llamaron los medios, fue una terrible vergüenza política para los Aliados. Los soldados y marineros heridos fueron rápidamente repatriados, en tanto que médicos forenses volaban en secreto al lugar para realizar autopsias a los civiles muertos. Las autopsias revelaron lo que los Krumbhaar habían señalado antes. Los hombres y mujeres que en un comienzo habían sobrevivido al bombardeo, pero sucumbido más adelante a causa de las heridas, no tenían prácticamente ningún glóbulo blanco en la médula ósea, que estaba agostada y vacía. El gas había apuntado específicamente a las células de la médula, en una grotesca parodia molecular de los fármacos curativos de Ehrlich.

Como consecuencia del incidente de Bari se dio mayor impulso al esfuerzo para investigar los gases de guerra y sus efectos sobre los soldados. Se creó una unidad encubierta, llamada Unidad de Guerra Química (puesta bajo la jurisdicción de la Oficina de Investigación y Desarrollo Científicos, un organismo de tiempos de guerra), para estudiar esos gases y se firmaron contratos con instituciones de investigación de todo el país para examinar diversos compuestos tóxicos. El contrato correspondiente a la mostaza nitrogenada se adjudicó a dos científicos, Louis Goodman y Alfred Gilman, de la Universidad de Yale.

Goodman y Gilman no estaban interesados en las propiedades «vesicantes» del gas mostaza, su capacidad de quemar la piel y las membranas[6]. Lo que les fascinaba era el efecto Krumbhaar, la capacidad del gas de diezmar los glóbulos blancos. ¿Podría ese efecto o algún primo etiolado explotarse en un entorno controlado, un hospital, con dosis minúsculas y monitorizadas, para hacer diana con los glóbulos blancos *malignos*?

A fin de verificar este concepto, Gilman y Goodman comenzaron con estudios en animales. Inyectadas de manera intravenosa en conejos y ratones, las mostazas hacían casi desaparecer los glóbulos blancos normales de la sangre y la médula ósea sin generar las horribles acciones vesicantes: disociaban los dos efectos farmacológicos. Alentados, Gilman y Goodman pasaron a los estudios con humanos y se concentraron en los linfomas, cánceres de los ganglios linfáticos. En 1942 persuadieron a un cirujano de tórax, Gustaf Lindskog, de que tratara con diez dosis continuas de mostaza intravenosa a un platero neoyorquino de cuarenta y ocho años que tenía un linfoma. Era un experimento fuera de serie, pero funcionó. Como en los ratones, la droga producía milagrosas remisiones en los hombres. Los ganglios inflamados desaparecían. Los clínicos describieron el fenómeno como un «ablandamiento» prodigioso del cáncer, como si el duro caparazón de este, que Galeno había descrito de manera tan vívida hace casi 2,000 años, se hubiera esfumado.

Pero tras las respuestas venían, inevitables, las recurrencias. Los tumores ablandados volvían a endurecerse y reaparecían, así como las leucemias de Farber se habían desvanecido para luego reaparecer con violencia. Forzados al secreto durante los años de guerra, Goodman y Gilman terminaron por publicar sus hallazgos en 1946, varios meses antes de que el trabajo de Farber sobre los antifolatos apareciera en la prensa.

A algunos cientos de kilómetros al sur de Yale, en el laboratorio de Burroughs Wellcome en Nueva York, el bioquímico George Hitchings también había decidido recurrir al método de Ehrlich para encontrar moléculas con la capacidad específica de matar células cancerosas[7]. Inspirado en los antifolatos de Yella Subbarao, Hitchings se concentró en la síntesis de moléculas señuelos que cuando llegaran a las células las mataran. Sus primeros blancos fueron precursores de ADN y ARN. En general, los científicos académicos desdeñaban el enfoque de Hitchings, que calificaban de «excursión de pesca». «Los científicos del mundo académico se mantenían desdeñosamente al margen de este tipo de actividad —recordó un colega de Hitchings—. Sostenían que era prematuro intentar una quimioterapia sin un conocimiento básico suficiente en materia de bioquímica, fisiología y farmacología. A decir verdad, desde los trabajos de Ehrlich el campo no había rendido frutos a pesar de haber transcurrido más o menos treinta y cinco años»[8].

Hacia 1944 la excursión de pesca de Hitchings aún no había cobrado una sola pieza química. Montículos de placas bacterianas habían crecido a su alrededor como un jardín mohoso y decrépito, sin que hubiera todavía ningún signo de la droga prometida. Casi por instinto, Hitchings escogió a una joven asistente llamada Gertrude Elion, cuyo futuro parecía aún más precario que el suyo. Hija de inmigrantes lituanos, dotada de un precoz intelecto científico y sedienta de conocimiento químico, Elion había obtenido un máster en Química por la Universidad de Nueva York en 1941 mientras era profesora de Ciencias en Secundaria durante el día y realizaba las investigaciones para su tesis por la noche y los fines de semana. Aunque muy cualificada, talentosa y tenaz, no había podido encontrar trabajo en ningún laboratorio académico. Frustrada por los reiterados rechazos, había aceptado el puesto de supervisora de productos en un supermercado. Cuando Hitchings encontró a Trudy Elion, que pronto sería una de las químicas más innovadoras de su generación (y futura laureada con el Nobel), la joven trabajaba para un laboratorio de alimentos de Nueva York, donde probaba la acidez de los encurtidos y el color de la yema de huevo destinada a la preparación de mayonesa.

Rescatada de una vida de encurtidos y mayonesa, Gertrude Elion pasó de un salto a la química sintética. Como Hitchings, comenzó con la búsqueda de productos químicos que pudieran bloquear el crecimiento bacteriano mediante la inhibición del ADN, pero luego aportó un giro estratégico de su propia cosecha. En vez de escudriñar montañas de compuestos químicos desconocidos al azar, se concentró en una clase de compuestos denominados purinas[9]. Las purinas eran moléculas en forma de anillo con un núcleo central de seis átomos de carbono que, según se sabía, intervenían en la construcción del ADN. El proyecto de Elion era agregar varias cadenas laterales químicas a cada uno de los seis átomos de carbono, para producir docenas de nuevas variantes de purina.

La colección de nuevas moléculas de Elion era un extraño carrusel de animales. Una molécula —2,6-diaminopurina— era demasiado tóxica para dársela a los animales, aun en dosis bajas. Otra olía como ajo purificado mil veces. Muchas eran inestables o inútiles, o ambas cosas a la vez. Pero en 1951 Elion encontró una molécula variante llamada 6-mercaptopurina, o 6-MP.

La 6-MP no pasó algunas pruebas toxicológicas preliminares en animales (la droga es extrañamente tóxica para los perros) y estuvo a punto de ser abandonada. Pero el éxito del gas mostaza en la supresión de células cancerosas había fortalecido la confianza de los primeros quimioterapeutas. En 1948 Cornelius «Dusty» Rhoads, un ex oficial del ejército, renunció a su cargo de jefe de la Unidad de Guerra Química de esa fuerza para asumir el cargo de director del Hospital Memorial (y de su instituto de investigación), y selló así la vinculación entre la guerra química de los campos de batalla y la guerra química en el cuerpo. Intrigado por las propiedades de los productos químicos venenosos que mataban las células cancerosas, Rhoads se esforzó porque hubiera una colaboración entre el laboratorio de Hitchings y Elion en Burroughs Wellcome y el Hospital Memorial. Al cabo de varios meses de pruebas con células en una placa de Petri, se tomó la decisión de probar la 6-MP en pacientes humanos.

Como era previsible, el primer objetivo fue la leucemia linfoblástica aguda, el raro tumor que ahora era el centro de la atención de la oncología. A comienzos de la década de 1950 dos científicos médicos, Joseph Burchenal y Mary Lois Murphy, iniciaron un ensayo clínico en el Memorial para utilizar la 6-MP en niños con ese tipo de leucemia[10].

Las rápidas remisiones producidas por la 6-MP dejaron asombrados a Burchenal y Murphy. Las células leucémicas parpadeaban y se desvanecían en la médula ósea y la sangre, a menudo tras pocos días de tratamiento. Pero, como había sucedido en Boston, las remisiones eran decepcionantemente temporales, ya que duraban apenas unas semanas. Al igual que en el caso de los antifolatos, solo había un fugaz atisbo de una cura.

La bondad del mundo del espectáculo

El nombre «Jimmy» es una palabra muy usada en Nueva Inglaterra
[…], un apodo para aludir al chico de al lado.
La casa que construyó «Jimmy», GEORGE E. FOLEY[1]

He hecho un largo viaje y he estado en un extraño país,
y he visto desde muy cerca al hombre oscuro.
THOMAS WOLFE[2]

Aunque vacilantes y débiles, las remisiones de la leucemia en Boston y Nueva York no dejaron de hipnotizar a Farber. Si la leucemia linfoblástica, una de las formas más letales de cáncer, podía ser desbaratada por dos fármacos distintos (aunque solo fuera durante uno o dos meses), tal vez había en juego un principio más profundo. Quizás el mundo químico escondiera una serie de venenos de ese tipo, perfectamente aptos para suprimir las células cancerosas sin hacer correr la misma suerte a las células normales. Esa idea embrionaria seguía palpitando en la mente de Farber mientras éste recorría las salas de arriba abajo todas las noches, y lo llevaba a escribir notas y examinar frotis hasta muy tarde. Tal vez había dado con un principio aún más sugerente, a saber, que el cáncer podía curarse sólo con fármacos.

Pero ¿cómo podría él estimular el descubrimiento de esos increíbles fármacos? Era evidente que las instalaciones con que contaba en Boston eran demasiado pequeñas. ¿Cómo podría crear una plataforma más poderosa que lo lanzara a la cura de la leucemia infantil, y luego del cáncer en general?

Con frecuencia los científicos estudian el pasado de manera tan obsesiva como los historiadores, porque pocas otras profesiones dependen tanto de él. Cada experimento es una conversación con un experimento previo, y cada nueva teoría, la refutación de una anterior. También Farber estudiaba compulsivamente el pasado, y el episodio que más le fascinaba era la historia de la campaña nacional contra la poliomielitis. En los años veinte, cuando era estudiante en Harvard, había sido testigo de la epidemia de polio que, tras barrer la ciudad, había dejado a su paso un sinnúmero de niños paralíticos. En la fase aguda de la poliomielitis, el virus puede paralizar el diafragma y hacer casi imposible la respiración. Aún un decenio después, a mediados de los años treinta, el único tratamiento disponible para esta parálisis era un respirador artificial conocido como pulmón de acero[3]. Mientras Farber, en su época de residente, hacía sus rondas por las salas del Hospital Infantil, los pulmones de acero resoplaban sin descanso en la sombra, con niños suspendidos dentro de estos pavorosos artefactos durante semanas enteras. La suspensión de los pacientes dentro de esos pulmones de acero era como un símbolo del limbo de inmovilidad en que se encontraba la investigación de la polio. Poco se sabía de la naturaleza del virus o de la biología de la infección, y las campañas para controlar la difusión de la enfermedad disfrutaban de muy escasa publicidad y, en general, eran ignoradas por la población.

Franklin Delano Roosevelt sacó a la investigación de la polio de su inmovilidad en 1937[4]. Víctima de una epidemia anterior, paralizado de cintura para abajo, en 1927 Roosevelt había creado un hospital y centro de investigación de la enfermedad, llamado Fundación Warm Springs, en Georgia. En un principio, sus asesores políticos trataron de poner distancia entre su imagen y la enfermedad. (Un presidente paralítico que trataba de sacar a su nación de la depresión se consideraba una imagen desastrosa; así, las apariciones públicas de Roosevelt se orquestaban con todo cuidado para mostrarlo solo de cintura para arriba). Sin embargo, reelegido en 1936 por un margen aplastante, un Roosevelt desafiante y renaciente volvió a su causa original y creó la Fundación Nacional para la Parálisis Infantil [National Foundation for Infantile Paralysis], un grupo de presión para dar a conocer la polio y promover su investigación.

La fundación, la más grande de la historia estadounidense entre las asociaciones centradas en una enfermedad, dio un impulso decisivo a la investigación de la poliomielitis. Transcurrido un año desde su creación, el actor Eddie Cantor lanzó en su beneficio la campaña «Marcha de los diez centavos», una masiva y muy coordinada iniciativa nacional de recaudación de fondos que pedía a todos los ciudadanos que enviaran a Roosevelt diez centavos en apoyo a la educación e investigación de la polio. Celebridades de Hollywood, estrellas de Broadway y personalidades de la radio no tardaron en subirse al carro, y la respuesta fue deslumbrante. Al cabo de pocas semanas, 2.680.000 monedas de diez centavos de dólar habían inundado la Casa Blanca[5]. Carteles alusivos al tema se exhibían por doquier y el dinero y la atención pública fluyeron hacia la investigación de la enfermedad. Hacia finales de la década de 1940, con fondos obtenidos en parte gracias a esas campañas, John Enders casi había logrado cultivar el virus de la polio en su laboratorio y Sabin y Salk, sobre la base de su trabajo, se encontraban en una etapa bastante avanzada de la preparación de las primeras vacunas antipoliomielíticas.

Farber soñaba con una campaña similar para la leucemia y tal vez para el cáncer en general. Imaginaba una fundación para el cáncer infantil que fuera la punta de lanza de la iniciativa. Pero necesitaba un aliado que lo ayudara a crear la fundación, preferentemente alguien ajeno al hospital, donde sus aliados eran pocos.

Farber no tuvo que buscar muy lejos. A principios de mayo de 1947, mientras estaba todavía en medio de su ensayo con la aminopterina, una comitiva de integrantes del Variety Club de Nueva Inglaterra, encabezados por Bill Koster, hicieron un recorrido por su laboratorio.

Fundado en 1927 en Filadelfia por un grupo de hombres pertenecientes al mundo del espectáculo —productores, directores, actores, animadores y dueños de salas de cine—, en un inicio, el Variety Club había tomado como modelo los clubes gastronómicos de Nueva York y Londres. Pero en 1928, apenas un año después de su creación, adoptó casi sin advertirlo un cariz social más activo. En el invierno de ese año, cuando la ciudad se tambaleaba ante el abismo de la depresión, una mujer había abandonado a su hija en la entrada del Sheridan Square Film Theater. Una nota prendida con un alfiler a la ropa de la niña rezaba:

Por favor, cuidad a mi bebé. Su nombre es Catherine. Yo ya no puedo ocuparme de ella. Tengo otros ocho hijos. Mi marido está desempleado. Catherine nació el Día de Acción de Gracias. Siempre he oído hablar de la bondad del mundo del espectáculo y ruego a Dios que veléis por ella[6].

El carácter cinematográficamente melodramático del episodio y la sentida apelación a la «bondad del mundo del espectáculo» provocaron honda impresión en los miembros del joven club. Este decidió adoptar a la huérfana y solventar su crianza y educación. Se la bautizó como Catherine Variety Sheridan: el segundo nombre por el propio club, y el apellido por el cine a cuyas puertas había sido hallada.

La prensa dio una amplia cobertura a la historia de Catherine Sheridan, lo cual significó para el club una exposición mediática mucho más grande de lo que sus miembros jamás habrían imaginado. Empujado a la escena pública como organización filantrópica, el club decidió que su proyecto sería el bienestar de los niños. A finales de la década de 1940, mientras el auge de la cinematografía de posguerra llevaba aún más dinero a las arcas de la entidad, nuevas filiales de esta se establecieron en ciudades de todo el país. La historia de Catherine Sheridan y su fotografía tenían un lugar de honor en las sedes del club a lo largo y ancho del país, y la niña se convirtió en su mascota extraoficial.

La afluencia de dinero y atención pública también llevó a la búsqueda de otros proyectos de beneficencia infantil. La visita de Bill Koster al Hospital Infantil de Boston formaba parte de una misión de exploración para encontrar un proyecto de esa índole. Personal del hospital acompañó a Koster en su recorrido por los laboratorios y clínicas de eminencias médicas. Cuando el visitante preguntó al jefe de hematología qué donaciones podía sugerirle, la respuesta del médico fue característicamente cauta: «Bueno, necesitamos un nuevo microscopio», dijo[7].

En cambio, cuando Koster llegó a la consulta de Farber, encontró a un científico elocuente y nervioso con una grandiosa visión: un mesías en una caja. Farber no quería un microscopio; tenía un audaz plan telescópico que cautivó a Koster. El médico pidió al club ayuda para crear un nuevo fondo con el fin de construir un gran hospital de investigación dedicado al cáncer infantil.

Ambos hombres se pusieron en marcha de inmediato. A comienzos de 1948 establecieron una organización llamada Fondo para la Investigación del Cáncer Infantil [Children's Cancer Research Fund] con el objeto de impulsar la investigación y la difusión de los tipos de cáncer padecidos por los niños. En marzo de ese mismo año organizaron una rifa para recaudar dinero y obtuvieron 45.456 dólares, una cifra impresionante para empezar, pero aun así menos de lo que Farber y Koster esperaban[8]. Ambos sentían que la investigación del cáncer necesitaba un mensaje más eficaz, una estrategia que lo catapultara al conocimiento público. En algún momento de esa primavera, Koster, rememorando el éxito conseguido con Sheridan, tuvo la inspirada idea de buscar una «mascota» para el fondo de investigación de Farber: una Catherine Sheridan para el cáncer. Los dos hombres emprendieron en las salas del Hospital Infantil y la clínica del médico la búsqueda de un niño emblema como gancho para atraer al público.

No era una búsqueda prometedora. Farber estaba administrando aminopterina a varios niños y las camas de las salas de las plantas superiores estaban ocupadas por pacientes en lamentables condiciones, deshidratados y con náuseas a causa de la quimioterapia, niños casi incapaces de mantener erguidos el cuerpo y la cabeza, así que ni hablar entonces de exhibirlos públicamente como mascotas optimistas del tratamiento contra el cáncer. En un repaso frenético de la lista de pacientes, Farber y Koster encontraron un solo niño lo bastante sano como para transmitir el mensaje, un larguirucho y angelical rubio de ojos azules llamado Einar Gustafson, que no tenía leucemia pero estaba bajo tratamiento a causa de un tipo de linfoma en los intestinos poco común.

Gustafson era tranquilo y serio, un chico precozmente seguro de sí mismo de New Sweden, Maine[9]. Sus abuelos eran inmigrantes suecos y él vivía en una finca dedicada al cultivo de patatas y asistía a una escuela de una sola aula. A fines del verano de 1947, recién terminada la temporada del arándano, se había quejado de un dolor desgarrador y persistente en el estómago. Ante la sospecha de una apendicitis, los médicos de Lewiston lo operaron para extirparle el apéndice, pero, en su lugar, encontraron un linfoma. Los índices de supervivencia de esta enfermedad no superaban el 10 por ciento. Con la idea de que con la quimioterapia habría una ligera posibilidad de salvarlo, sus médicos lo enviaron a la consulta de Farber en Boston.

Sin embargo, el nombre, Einar Gustafson, era poco menos que un trabalenguas. En un rapto de inspiración, Farber y Koster lo rebautizaron Jimmy.

Koster se movió entonces con rapidez para promocionar a Jimmy. El 22 de mayo de 1948, en una templada noche de sábado en el noreste, Ralph Edwards, conductor del programa de radio *Truth or Consequences*, interrumpió su transmisión habitual desde California para conectarse con una emisora de Boston[10]. «La función de *Truth or Consequences* —comenzó Edwards— consiste en parte en traer a este viejo juego de salón a personas que no pueden venir al programa. [...] Esta noche os llevaremos a conocer a un jovencito llamado Jimmy».

> No vamos a deciros su apellido porque él es simplemente uno más entre tantos otros jovencitos y jovencitas de casas particulares y hospitales de todo el país. Jimmy tiene cáncer. Es una personita estupenda, y aunque no puede entender del todo por qué no está fuera con los demás niños, le encanta el béisbol y sigue hasta el último de los movimientos de su equipo favorito, los Boston Braves. Ahora, gracias a la magia de la radio, vamos a cruzar todo el ancho de Estados Unidos para llevaros hasta la misma cabecera de la cama de Jimmy, en una de las grandes ciudades estadounidenses, Boston, Massachusetts, y en uno de los grandes hospitales estadounidenses, el Hospital Infantil de esa ciudad, cuyo personal realiza un trabajo tan destacado en investigación del cáncer. Hasta ahora Jimmy no nos ha podido oír. [...] Pasadnos con Jimmy, por favor.

Entonces, por encima del crepitar de la electricidad estática, se escuchó la voz de Jimmy.

> JIMMY: Hola.
> EDWARDS: ¡Hola, Jimmy! Soy Ralph Edwards, del programa de radio *Truth and Consequences*. Me han dicho que te gusta el béisbol. ¿Es cierto?
> JIMMY: Sí, es mi deporte preferido.
> EDWARDS: ¡Es tu deporte preferido! ¿Quién crees que va a levantar el trofeo este año?
> JIMMY: Espero que los Boston Braves.

Tras algunas bromas más, Edwards comenzó de improviso con el «juego de salón» que había prometido.

EDWARDS: ¿Has tenido oportunidad de conocer a Phil Masi?
JIMMY: No.
PHIL MASI (*entrando*): Hola, Jimmy, soy Phil Masi.
EDWARDS: ¿Qué? ¿Quién está ahí, Jimmy?
JIMMY (*con una exclamación ahogada*): ¡Phil Masi!
EDWARDS: ¿Y dónde está?
JIMMY: ¡En mi habitación!
EDWARDS: Bueno, quién lo diría. ¡Allí mismo, en tu habitación del hospital, Phil Masi, de Berlin, Illinois! ¿Quién es el mejor bateador de *home-runs* del equipo, Jimmy?
JIMMY: Jeff Heath.
(Heath entra a la habitación).
EDWARDS: ¿Quién es ése, Jimmy?
JIMMY: Jeff… Heath.

Luego, ante los gritos ahogados de Jimmy, la entrada de jugadores a su habitación se aceleró: Eddie Stanky, Bob Elliott, Earl Torgeson, Johnny Sain, Alvin Dark, Jim Russell, Tommy Holmes, todos con camisetas, pelotas de béisbol firmadas, entradas para partidos y gorras. A continuación fue el turno de un piano. Los Braves empezaron a cantar la canción, acompañados por Jimmy, que desafinaba a toda voz y lleno de entusiasmo:

> *Take me out to the ball game,*
> *Take me out with the crowd.*
> *Buy some peanuts and Cracker Jack,*
> *I don't care if I never get back*[*].

El público presente en el estudio de Edward prorrumpió en una ovación; muchos, al borde de las lágrimas, advertían conmovidos el tono ominoso del último verso. Al final de la transmisión se canceló la conexión telefónica con Boston. Edwards hizo una pausa y bajó la voz.

---

* Llévame al partido de béisbol, / llévame con la multitud. / Cómprame cacahuetes y Cracker Jack, / no me importa si no vuelvo jamás. [*N. del T.*]

Escuchadme ahora, gente. Jimmy no puede oír, ¿no? [...] No mostramos ninguna fotografía de él ni damos su nombre completo, para que no sepa de esto. Hagamos felices a Jimmy y a miles de niños y niñas que sufren de cáncer ayudando a los investigadores a encontrar una cura para el cáncer infantil. Porque al investigar el cáncer infantil, automáticamente ayudaremos a los adultos y lo detendremos en su origen.

Ahora sabemos que una de las cosas que más quiere Jimmy es un televisor, para poder ver los partidos de béisbol y no solo escucharlos. Si vosotros y vuestros amigos le enviáis esta noche vuestras monedas y billetes, uno cada uno o decenas, con destino al Fondo para la Investigación del Cáncer Infantil, y se aportan más de 200.000 dólares para esta causa que bien lo merece, nos aseguraremos de que Jimmy tenga su televisor.

El programa de Edwards duró ocho minutos. Jimmy pronunció doce frases y cantó una canción. La palabra *estupendo* se utilizó cinco veces. Poco se dijo del cáncer del niño: innombrable, la enfermedad acechaba en la sombra como un espectro en la habitación del hospital. La respuesta pública fue avasalladora. Aun antes de que los Braves se hubieran marchado esa noche del cuarto de Jimmy, se había formado una fila de donantes frente a la entrada principal del Hospital Infantil. El buzón de Jimmy quedó inundado de postales y cartas, algunas de ellas simplemente dirigidas a «Jimmy, Boston, Massachusetts»[11]. Había quienes junto con sus cartas enviaban billetes o cheques; los niños contribuían con dinero suelto, monedas de diez y veinticinco centavos. Los Braves hicieron su propia aportación. Hacia finales de mayo de 1948 se había sobrepasado la meta de 20.000 dólares fijada por Koster: la recaudación superaba los 231.000. En los estadios de béisbol se instalaron cientos de latas rojas y blancas destinadas a las donaciones para el Jimmy Fund. En los cines circulaban latas similares para recolectar monedas. En las sofocantes noches de verano, jugadores de las ligas infantiles de béisbol ataviados con sus uniformes iban de casa en casa con huchas. Los pueblos de toda Nueva Inglaterra organizaron «Días de Jimmy». El televisor prometido a este —blanco y negro, con una pantalla de doce pulgadas y carcasa de madera— llegó y fue instalado sobre un banco blanco entre las camas de hospital.

En el mundo de la investigación médica de 1948, un mundo que consumía tan rápido como crecía, los 231.000 dólares recaudados por el Jimmy Fund eran una suma impresionante pero todavía modesta, suficiente para construir algunos pisos de un nuevo edificio en Boston, pero muy distante de lo que se necesitaba para levantar un edificio científico nacional contra el cáncer. En comparación, el Proyecto Manhattan representó en 1944 una erogación de cien millones de dólares mensuales en su sede de Oak Ridge[12]. Y en 1948 los estadounidenses gastaron más de ciento veintiséis millones solo en Coca-Cola[13].

Sin embargo, medir el genio de la campaña de Jimmy en dólares y centavos es errar el blanco. Para Farber la campaña del Jimmy Fund era un primer experimento: la construcción de otro modelo. Había entendido que la campaña contra el cáncer se asemejaba mucho a una campaña política: necesitaba iconos, mascotas, imágenes, consignas, tanto las estrategias de la publicidad como las herramientas de la ciencia. Para que una enfermedad, fuera cual fuese, adquiriera importancia política, era preciso promocionarla, así como una campaña política debía apelar a la mercadotecnia. Para poder transformarla científicamente, una enfermedad debía, antes, ser transformada políticamente.

Si los antifolatos de Farber fueron su primer descubrimiento en oncología, esta crítica verdad era el segundo. Y desencadenó una transformación sísmica en su carrera que superaría con mucho su paso de la patología a la medicina de la leucemia. Esta segunda transformación —de clínico a promotor de la investigación del cáncer— reflejaba la transformación misma del cáncer. El surgimiento de este desde *su* sótano hacia la deslumbrante luz de la publicidad cambiaría el curso de esta historia. Y la metamorfosis correspondiente es el corazón mismo de este libro.

La casa que construyó Jimmy

Etimológicamente, paciente significa sufriente. Lo más profundamente temido no es el sufrimiento como tal, sino el sufrimiento que degrada.
Susan Sontag, *La enfermedad y sus metáforas*[1]

Todo el objetivo de Sidney Farber está puesto en los casos desesperados, y sólo en ellos.
Medical World News,
25 de noviembre de 1966[2]

Hubo una época en que Sidney Farber bromeaba sobre la pequeñez de su laboratorio. «Un asistente y diez mil ratones», solía decir[3]. De hecho, toda su vida médica podía haberse medido en dígitos únicos. Una habitación, del tamaño de un armario empotrado, arrumbada en el sótano de un hospital. Una droga, la aminopterina, que a veces prolongaba brevemente la vida de un niño con leucemia. Una remisión cada cinco casos, la más larga de las cuales no duró más de un año.

En los primeros meses de 1951, sin embargo, el trabajo de Farber crecía exponencialmente y se extendía mucho más allá de los límites de su viejo laboratorio. Su clínica de pacientes externos, abarrotada de padres con sus hijos, tuvo que mudarse del hospital a un lugar más amplio en un edificio residencial en la esquina de la calle Binney y la avenida Longwood. Pero aun la capacidad de esta nueva clínica quedó pronto superada. Las salas de pacientes internos del Hospital Infantil también se habían llenado con rapidez. Como muchos de los pediatras de la institución veían en Farber a un intruso, era impensable contar con espacio en sus salas. «La mayoría de los médicos lo consideraban engreído e inflexible», recordó un voluntario del hospital[4]. En el Hospital Infantil, si bien había espacio para algunos de sus cuerpos, ya no lo había para su ego.

Aislado y enojado, Farber se consagró entonces a recaudar fondos. Necesitaba un edificio entero para albergar a todos sus pacientes. Frustrado en sus empeños de impulsar a la Facultad de Medicina a construir un nuevo centro oncológico para niños, lanzó su propia iniciativa. Él construiría un hospital frente a otro.

Envalentonado por su éxito inicial en la recaudación de fondos, ideó campañas cada vez más grandes para buscar dinero, apoyado en su glamurosa comitiva de estrellas de Hollywood, políticos poderosos, celebridades del deporte y nuevos ricos. En 1953, cuando la franquicia de los Braves cambió Boston por Milwaukee, Farber y Koster hicieron exitosas gestiones para que el Jimmy Fund fuera la entidad de beneficencia oficial de los Boston Red Sox[5].

Farber pronto reclutó a otro famoso: Ted Williams, un joven jugador de béisbol de cinematográfico encanto que acababa de retornar al país después de combatir en la guerra de Corea. En agosto de 1953 el Jimmy Fund organizó una fiesta de bienvenida para Williams, un festejo masivo para recaudar fondos con una cena de 100 dólares el cubierto y en el que se obtuvieron 150.000 dólares[6]. A finales de ese mismo año, Williams era un visitante habitual de la clínica de Farber, a la que a menudo arrastraba un séquito de *paparazzi* en busca de fotos del gran jugador con un joven paciente de cáncer.

El Jimmy Fund se convirtió en un nombre y una causa muy conocidos. En la acera del Statler Hotel se instaló una gran hucha blanca (con la forma de una enorme pelota de béisbol) para recibir donaciones. Anuncios del Fondo para la Investigación del Cáncer Infantil se pegaron en todas las vallas publicitarias de Boston. Incontables huchas rojas y blancas —las llamadas «latas de Jimmy»— brotaron frente a los cines. El dinero fluía de fuentes grandes y pequeñas: 100.000 dólares del NCI, 5.000 de una cena benéfica de judías en Boston, 111 de un puesto de venta de limonada, unos pocos dólares de un circo de niños en New Hampshire[7].

A comienzos del verano de 1952, el nuevo edificio de Farber, un gran cubo sólido posado al borde de la calle Binney, muy cerca de la avenida Longwood, estaba casi listo. Era despejado, funcional y moderno, deliberadamente distinto de los hospitales con gárgolas

y columnas de mármol que lo rodeaban. En los detalles podía verse la mano obsesiva de Farber. Producto de los años treinta, este
era frugal por instinto («Puedes sacar al niño de la Depresión,
pero no puedes sacar a la Depresión del niño», solía decir Leonard
Lauder acerca de su generación)[8], pero con la Clínica de Jimmy
[Jimmy's Clinic] no escatimó en medios. Los anchos escalones de
cemento que llevaban a la recepción —de apenas dos centímetros
de alto, para que los niños pudieran subir con facilidad— se calen-
taban con vapor contra las violentas tormentas de nieve de Boston
que casi habían paralizado el trabajo de Farber cinco inviernos
atrás.

Arriba, la limpia y bien iluminada sala de espera tenía carruseles
ruidosos y cajones llenos de juguetes. Un tren eléctrico traqueteaba
en las vías sobre una «montaña» de piedra. Frente a esta maqueta de
montaña había un televisor empotrado. «Si una niña se encariñaba
con una muñeca —informaba *Time* en 1952—, podía quedársela; ya
llegarían otras del lugar de donde había venido aquella»[9]. En una
biblioteca había cientos de libros, tres caballitos mecedores y dos
bicicletas. En vez de los habituales retratos de profesores muertos
que llenaban los pasillos de los hospitales vecinos, Farber encargó a
un artista las imágenes a tamaño natural de personajes de cuentos:
Blancanieves, Pinocho y Pepito Grillo. Era Disney World fusionado
con Cancerlandia.

La fanfarria y la pompa podrían haber llevado a un espectador
casual a suponer que Farber casi había encontrado la cura para la
leucemia y que la flamante clínica era su vuelta triunfal. Pero en realidad su meta —curar la leucemia— todavía se le escapaba. Su grupo de Boston había agregado ahora otra droga, un esteroide, a su
régimen antileucémico, y mediante la combinación asidua de esteroides y antifolatos la duración de las remisiones se había alargado
varios meses. Pero a pesar de la terapia más agresiva, a la larga las
células leucémicas se tornaban resistentes y reaparecían, a menudo
con furia. Los niños que jugaban con las muñecas y los trenes en los
luminosos salones del piso de abajo volvían inevitablemente a las taciturnas salas del hospital, delirantes o comatosos y en una agonía
terminal.

Una mujer cuyo hijo fue tratado en la clínica de Farber a comienzos de la década de 1950 escribió:

Una vez que compruebo que casi todos los niños que veo están condenados a morir dentro de pocos meses, nunca deja de asombrarme el clima de alegría que reina en general. Es cierto, cuando se examinan las cosas con más detenimiento los ojos de los padres lucen sospechosamente brillantes por las lágrimas derramadas y no derramadas. Me entero de que la apariencia robusta de los niños se debe en parte a una de las drogas antileucémicas que hace que el cuerpo se hinche. Y hay niños con cicatrices, niños con horribles inflamaciones en diferentes partes del cuerpo, niños a los que les falta un miembro, niños con la cabeza rasurada, pálidos y lánguidos como resultado, sin duda, de una cirugía reciente, niños que cojean o que se desplazan en silla de ruedas, niños que tosen y niños consumidos[10].

En efecto, cuanto más detenido era el examen, más intensamente golpeaba la realidad. Instalado en su nuevo y ventilado edificio, con docenas de asistentes arremolinados a su alrededor, Farber debe de haberse sentido atormentado por ese hecho ineludible. Estaba atrapado en su propia sala de espera, aún a la búsqueda de otra droga que estirara a duras penas unos pocos meses más las remisiones de sus niños. Sus pacientes —después de haber subido por la elegante escalinata con calefacción hasta su consulta, de haber brincado en el carrusel musical y de haberse sumergido en el brillo de una felicidad demasiado parecida a un tebeo— morirían, de manera igualmente inexorable, a causa de los mismos tipos de cáncer que los habían matado en 1947.

Pero él veía otro mensaje en la prolongación y profundización de las remisiones: necesitaba intensificar aún más sus esfuerzos para lanzar una batalla conjunta contra la leucemia. En 1953 escribió:

La leucemia aguda ha respondido en un grado más pronunciado que ninguna otra forma de cáncer [...] a las nuevas drogas que se han desarrollado en los últimos años. El resultado del uso de estos ha sido la prolongación de la vida, la mejora de los síntomas y el retorno a una vida mucho más feliz, y hasta normal, durante semanas y meses[11].

Farber necesitaba un instrumento que permitiera estimular y financiar el esfuerzo para encontrar drogas antileucémicas aún más potentes. «Estamos avanzando tan rápido como nos es posible», escribió en otra carta, pero no tan rápido como él pretendía. El dinero que había recaudado en Boston «se ha reducido a una suma preocupantemente pequeña», señalaba[12]. Necesitaba una campaña más amplia, una plataforma más amplia y, tal vez, una visión más amplia para el cáncer. La casa que Jimmy había construido ya se había quedado pequeña.

SEGUNDA PARTE

UNA GUERRA IMPACIENTE

Tal vez haya un solo pecado capital: la impaciencia.
Debido a la impaciencia fuimos expulsados del Paraíso,
y debido a la impaciencia no podemos regresar a él.
FRANZ KAFKA[1]

Los 325.000 pacientes con cáncer que van a morir este año no pueden
esperar: tampoco es necesario, para hacer un gran progreso en la cura del
cáncer, que hayamos alcanzado la plena solución de todos los problemas de
investigación básica [...] la historia de la medicina está llena de ejemplos
de curas conseguidas años, décadas y hasta siglos antes de que se
entendiera el mecanismo de acción que las permitía.
SIDNEY FARBER[2]

¿Por qué no tratamos de derrotar el cáncer
para el bicentenario de Estados Unidos?
¡Qué fiesta sería!
Anuncio en *The New York Times*, diciembre 1969[3]

«Siempre se asocian»

*Todo esto demuestra por qué son pocos los investigadores científicos que ocupan
cargos públicos vinculados a la formulación de políticas. Su formación en el
detalle genera una visión tubular, y se necesitan hombres de perspectiva más
amplia para la aplicación útil del progreso científico.*

MICHAEL B. SHIMKIN[1]

*Sé que en la comunidad científica hay cierta alarma, en el sentido de que la
elección del cáncer como objeto [...] de una iniciativa presidencial directa
podría de alguna manera llevar al desmantelamiento de los Institutos
Nacionales de Salud. No comparto esos sentimientos. [...] Estamos en guerra
contra un enemigo insidioso y despiadado. Es legítimo exigir medidas
decisivas y claras, no interminables reuniones de comisiones, revisiones
incesantes y gastadas justificaciones del statu quo.*

LISTER HILL[2]

En 1831 el aristócrata francés Alexis de Tocqueville recorrió Estados Unidos y se asombró ante la obsesiva energía organizativa de sus ciudadanos. «Los estadounidenses de todas las edades, de todas condiciones y del más variado ingenio, se unen constantemente y no solo tienen asociaciones comerciales e industriales [...], sino otras mil diferentes: religiosas, morales, graves, fútiles, muy generales y muy particulares —escribió—. Los estadounidenses se asocian para dar fiestas, fundar seminarios, establecer albergues, levantar iglesias, distribuir libros, enviar misioneros a las antípodas [...]. Si se trata, en fin, de sacar a la luz pública una verdad o de alimentar un sentimiento con el apoyo de un gran ejemplo, se asocian»[3].

Más de un siglo después del viaje de Tocqueville a Estados Unidos, Farber, consagrado a su afán de transformar el paisaje del cáncer, captó instintivamente la verdad subyacente en la observación del francés. Si los más aptos para forjar cambios visionarios eran los grupos de ciudadanos particulares que constituían asociaciones, lo que él necesitaba entonces era una coalición de esa naturaleza para lanzar un ataque nacional contra el cáncer. Ese viaje no podía iniciarlo ni terminarlo solo. Debía contar con una fuerza colosal a sus espaldas, una fuerza que excediera en mucho al Jimmy Fund en influencia, organización y dinero. El dinero real, y el poder real de transformación, todavía estaban bajo el control del Congreso. Pero forzar las vastas arcas federales implicaba desplegar la enorme energía de una sociedad de ciudadanos particulares. Y Farber sabía que el ejercicio de una presión de esa magnitud estaba por encima de sus posibilidades.

También sabía que había una persona que tenía la energía, los recursos y la pasión que el proyecto exigía: una beligerante neoyorquina que había declarado que su misión personal era transformar la geografía de la salud estadounidense mediante la creación de grupos, la presión y la acción política. Rica, políticamente espabilada y con buenos contactos, almorzaba con los Rockefeller, bailaba con los Truman, cenaba con los Kennedy y tuteaba a Lady Bird Johnson. Farber se había enterado de su existencia por amigos y donantes de Boston y había dado con ella en sus primeras incursiones políticas en Washington. Su sonrisa cautivadora y su rígido peinado cardado eran tan reconocibles en los círculos políticos de la capital como en los salones de Nueva York. Igualmente reconocible era su nombre: Mary Woodard Lasker.

Mary Woodard nació en Watertown, Wisconsin, en 1900. Su padre, Frank Woodard, era un exitoso banquero de pueblo. Su madre, Sara Johnson, había emigrado de Irlanda en la década de 1880, trabajado como vendedora en los grandes almacenes Carson de Chicago y ascendido con dinamismo en el escalafón profesional hasta llegar a ser una de las vendedoras mejor pagadas de la tienda. Como Lasker escribiría más adelante, la capacidad de vender era un «talento natural» para su madre. Posteriormente, esta había pasado de su trabajo en los grandes almacenes a promover iniciativas filantrópicas y proyectos públicos: a vender ideas en vez de ropa. Era, como dijo una vez su hija, una mujer que «podía vender [...] todo lo que quisiera»[4].

La educación en ventas de la propia Mary Lasker se inició a comienzos de la década de 1920, cuando, graduada del Radcliffe College, empezó a vender pinturas europeas a comisión para una galería de Nueva York; esta era una profesión despiadada que exigía a la vez capacidad para manejarse en sociedad y un agudo sentido comercial. A mediados de los años treinta, Lasker dejó la galería para poner en marcha un proyecto empresarial llamado Hollywood Patterns, que vendía diseños simples de ropa de confección a cadenas de tiendas. Una vez más el instinto certero se cruzaba con el momento propicio. En la década de 1940, la incorporación creciente de las mujeres a la fuerza laboral representaba un amplio mercado para Lasker y su ropa profesional de producción masiva. El final de la Depresión y la guerra la encontraron económicamente rejuvenecida. A finales de los años cuarenta era ya una empresaria extraordinariamente poderosa, una integrante habitual del firmamento de la sociedad neoyorquina, una estrella social en ascenso.

En 1939 Mary Woodard conoció a Albert Lasker, un hombre de sesenta años que era presidente de Lord and Thomas, una agencia de publicidad con sede en Chicago[5]. Como ella, él era considerado un genio intuitivo en su profesión. En su agencia había inventado y perfeccionado una nueva estrategia publicitaria que llamaba «el arte de vender en letra impresa»[6]. Un anuncio exitoso, sostenía Lasker, no era una simple aglomeración de efectos sonoros e imágenes destinados a inducir a los consumidores a comprar un objeto; antes bien, era una obra maestra de redacción que decía al consumidor *por qué* tenía que comprar el producto. La publicidad era meramente una portadora de información y razón, y para que el público captara su impacto la información tenía que destilarse hasta alcanzar su forma elemental esencial. Cada una de las exitosísimas campañas publicitarias de Lasker —para las naranjas Sunkist, el dentífrico Pepsodent y los cigarrillos Lucky Strike, entre muchas otras— ponía de relieve esa estrategia. Con el tiempo, una variante de esta idea, la de la publicidad como un lubricante de la información y la necesidad de destilar esta última en una iconografía elemental, tendría un profundo y duradero impacto en la campaña contra el cáncer.

Mary y Albert tuvieron un brioso romance y un vertiginoso cortejo y se casaron solo quince meses después de haberse conocido: ella por segunda vez, él por tercera[7]. Mary Lasker tenía por entonces cuarenta años. Rica, agraciada y emprendedora, se lanzó entonces a la búsqueda de su propia causa filantrópica, reproduciendo la conversión de su madre de empresaria en activista pública.

La búsqueda no tardó en volverse introspectiva y encauzarse hacia la vida personal. Tres recuerdos de su infancia y adolescencia asediaban a Mary Lasker. En uno, ella se despierta febril y confusa de una aterradora enfermedad —probablemente un ataque casi fatal de disentería bacteriana o neumonía— y oye por casualidad a un amigo de la familia decir a su madre que tal vez no sobreviva: «Sara, no creo que vuelvas a cogerla en brazos nunca más».

En otro, ha acompañado a su madre a visitar a la lavandera de su familia en Watertown, Wisconsin. La mujer está recuperándose de una operación de cáncer de mama: una mastectomía radical en ambos pechos. Lasker entra en una oscura casucha en la que hay un catre bajo y pequeño y siete niños que corretean de un lado a otro y le impresionan la desolación y la miseria de la escena. La idea de cortar los senos para conjurar el cáncer —«¿Amputados?», le pregunta inquisitiva a su madre— la desconcierta y la absorbe. La lavandera sobrevive; «el cáncer —comprende Lasker— puede ser cruel pero no necesariamente fatal».

En el tercer recuerdo es una jovencita universitaria y está confinada en una sala destinada a la gripe durante la epidemia de 1918. Fuera, la letal gripe española diezma pueblos y ciudades en su furor. Lasker sobrevive, pero la gripe matará a 600.000 estadounidenses ese año y arrebatará la vida a casi cincuenta millones de personas en todo el mundo, hasta convertirse en la pandemia más mortal de la historia.

Un hilo conductor une esos recuerdos: la devastación de la enfermedad —siempre tan cercana y amenazadora— y la capacidad ocasional, todavía no concretada, de la medicina para transformar la vida. Lasker concibió la idea de desatar el poder de la investigación médica, un poder que a su juicio aún estaba ampliamente desaprovechado, para combatir las enfermedades. En 1939, el año en que conoció a Albert, su vida volvió a chocar con la enfermedad: en Wisconsin, su madre sufrió un ataque cardiaco y luego un derrame cerebral que la dejó paralítica y discapacitada. Lasker escribió al presidente de la Asociación Médica Estadounidense [American Medical Association] para preguntarle sobre el tratamiento. Le asombraban

—y le enfurecían, otra vez— la falta de conocimiento y el potencial irrealizado de la medicina:

> Me parecía ridículo. Otras enfermedades podían tratarse […], habían aparecido las sulfamidas. Las deficiencias vitamínicas, como el escorbuto y la pelagra, podían corregirse. Y me parecía que no había buenas razones para no hacer nada con el derrame cerebral, porque no todo el mundo moría a causa de él […], debía haber algún otro elemento que tuviera influencia.

En 1940, después de una convalecencia prolongada y sin resultados, su madre murió en Watertown. Esa muerte llevó a su punto culminante la furia y la indignación que habían estado acumulándose en Lasker durante décadas. Gracias a ella encontró su misión. «Me opongo a los ataques cardiacos y al cáncer —diría más adelante a un reportero— del mismo modo en que uno se opone al pecado»[8]. Mary Lasker decidió erradicar las enfermedades como alguien podría querer erradicar el pecado: a través del evangelismo. Si la gente no creía en la importancia de una estrategia nacional contra las enfermedades, ella la *convertiría*, utilizando todos los medios a su alcance.

Su primer converso fue su marido. Al advertir el compromiso de Mary con la idea, Albert Lasker se transformó en su socio, su asesor, su estratega, su cómplice. «Hay fondos ilimitados —le dijo—. Te enseñaré cómo conseguirlos». Esta idea —transformar el paisaje de la investigación médica en Estados Unidos por medio de la presión política y la recaudación de fondos a un nivel sin precedentes— la electrizó. Los Lasker eran profesionales de la alta sociedad, como otros son profesionales de la ciencia o del atletismo; eran extraordinarios relaciones públicas, mediadores, tenían don de gentes, eran buenos conversadores, seductores, escritores de cartas, organizadores de cócteles, negociadores, conocían a quien había que conocer y cerraban tratos. Llevaban la misión de recaudar fondos —y, más importante, *amigos*— en la sangre, y la extensión y amplitud de sus contactos sociales les permitían llegar a lo profundo de la mente —y los bolsillos— de donantes privados y del gobierno.

«Si un dentífrico […] merece publicidad a razón de dos, tres o cuatro millones por año —argumentaba Mary Lasker—, la investigación de las enfermedades que mutilan e incapacitan a los habitantes de Estados Unidos y el resto del mundo merecen cientos de millones»[9]. En el curso de pocos años se transformó, como dijo una vez *Business Week*, en «el hada madrina de la investigación médica»[10].

El «hada madrina» apareció en el mundo de la investigación del cáncer una mañana, con la fuerza de un tifón inesperado. En abril de 1943 Mary Lasker visitó la oficina neoyorquina del doctor Clarence Cook Little, director de la Sociedad Estadounidense para el Control del Cáncer [American Society for the Control of Cancer, ASCC][11]. Estaba interesada en averiguar qué hacía exactamente la organización para promover la investigación oncológica, y cómo podía colaborar su fundación.

La visita la dejó helada[12]. La asociación, una organización profesional de médicos y algunos científicos, estaba encerrada en sí misma y, moribunda, se parecía más a un anquilosado club social de Manhattan que a cualquier otra cosa. De su pequeño presupuesto anual, de unos 250.000 dólares, dedicaba un puñado aún más pequeño a programas de investigación[13]. La recaudación de fondos era responsabilidad de otra organización llamada Ejército Femenino de Operaciones [Women's Field Army], cuyas voluntarias no estaban representadas en la junta directiva de la ASCC. En opinión de los Lasker, que estaban acostumbrados a bombardeos masivos de publicidad y a la saturación de la atención mediática —al «arte de vender en letra impresa»—, todo el esfuerzo era incoherente, ineficaz, obtuso y poco profesional. Mary fue mordaz en su crítica: «Los médicos —escribió— no son administradores de grandes cantidades de dinero. Por lo común son empresarios muy pequeños […], pequeños profesionales», hombres que sin duda carecían de una visión sistemática del cáncer[14]. Tras donar 5.000 dólares a la ASCC, prometió volver.

Se puso de inmediato a trabajar por su cuenta. Su primera prioridad era hacer del cáncer una vasta cuestión pública. Dejando a un lado los principales diarios y las revistas de primera línea, comenzó con el medio que, a su entender, penetraría más profundamente en las trincheras de la psique estadounidense: el *Reader's Digest*. En octubre de 1943 convenció a un amigo que trabajaba en la revista de la conveniencia de publicar una serie de artículos sobre el chequeo y la detección del cáncer[15]. Al cabo de algunas semanas, los artículos provocaron la llegada de un alud de postales, telegramas y notas manuscritas a las oficinas del *Digest*, a menudo acompañados por pequeñas sumas de dinero, historias personales y fotografías. Un soldado que lloraba la muerte de su madre envió una pequeña contribución: «Mi madre murió de cáncer hace unos años. […] Estamos viviendo en trincheras en el teatro de la guerra del Pacífico, pero me gustaría ayudar»[16]. Una colegiala cuyo abuelo había muerto de cáncer adjuntó un billete de un dólar. A lo largo de los meses siguientes el *Digest* recibió miles de cartas y 300.000 dólares en donaciones, suma que superaba el presupuesto anual de la ASCC[17].

Estimulada por la respuesta, Lasker se propuso reorganizar exhaustivamente la endeble ASCC, con la esperanza, más allá de esa iniciativa, de reactivar el vacilante esfuerzo contra el cáncer. En 1949 un amigo le escribió: «Bien podría emprenderse un ataque por dos flancos contra la ignorancia de la nación acerca de los hechos de su salud: un programa a largo plazo de cooperación entre legos y profesionales […] y un grupo de presión a más corto plazo»[18]. Era preciso, por lo tanto, remodelar la ASCC para convertirla en ese «grupo de presión a más corto plazo». Albert Lasker, que se incorporó a la junta directiva de la asociación, reclutó a Emerson Foote, un ejecutivo publicista, para que dinamizara y modernizara su estructura organizativa[19]. Foote, tan espantado como los Lasker ante el enmohecido funcionamiento de la asociación, elaboró un plan de acción inmediata: transformaría el moribundo club social en un grupo de presión muy organizado. El mandato exigía hombres de acción: empresarios, productores cinematográficos, publicistas, ejecutivos de compañías farmacéuticas, abogados —amigos y contactos escogidos de la extensa red de los Lasker—, y no biólogos, epidemiólogos, investigadores y médicos. Hacia 1945 la representación no médica se había incrementado considerablemente en la junta directiva de la ASCC, cuyos miembros anteriores estaban ahora en minoría. El «grupo lego», como se lo llamaba, rebautizó la asociación con el nombre de Sociedad Estadounidense del Cáncer [American Cancer Society, ACS][20].

De manera sutil pero discernible, el tono de la asociación también cambió. Bajo la presidencia de Little la ASCC había gastado sus energías en la redacción de memorandos detallados hasta lo insufrible sobre los parámetros de atención del cáncer para los profesionales médicos. (Como había pocos tratamientos que ofrecer, esos memorandos no resultaban de demasiada utilidad). Bajo la dirección de los Lasker, y como era de prever, las iniciativas publicitarias y de recaudación de fondos comenzaron a dominar su orden del día. En un solo año, la producción de la rebautizada asociación consistió en nueve millones de artículos «educativos», 50.000 carteles, un millón y medio de pegatinas para ventana, 165.000 huchas, 12.000 anuncios en vehículos públicos y 3.000 exposiciones en escaparates[21]. El Ejército Femenino de Operaciones —el «Club de Jardinería de las Señoras», como lo describió mordazmente un asociado de Lasker— pasó poco a poco a un segundo plano, reemplazado por una dinámica y bien engrasada máquina de recaudación de fondos[22]. Las donaciones treparon hasta las nubes: 832.000 dólares en 1944, 4.292.000 en 1945, 12.045.000 en 1947.

El dinero y el cambio de visibilidad pública provocaron inevitables conflictos entre los viejos y los nuevos miembros. Clarence Little, el presidente de la ASCC que había admitido a Lasker en la asociación, se sentía cada vez más marginado por el grupo lego. Se quejaba de que los integrantes de los grupos de presión y los recaudadores de fondos mostraban un proceder «injustificado [y eran] problemáticos y belicosos»[23], pero su protesta llegaba demasiado tarde. En 1945, en la reunión anual de la asociación, y tras un áspero enfrentamiento con los «legos», tuvo que renunciar.

Desplazado Little y reemplazada la junta directiva, no había nada que pudiera detener a Foote y Lasker. Los estatutos y la constitución de la asociación se reformaron con celeridad casi vengativa para dar legitimidad al cambio de dirección, y se hizo hincapié una vez más en sus actividades de presión y recaudación de fondos[24]. En un telegrama enviado a Mary Lasker, Jim Adams, presidente de Standard Corporation (y uno de los principales promotores del grupo lego), expuso las nuevas reglas, un conjunto de provisiones que posiblemente sean de las más insólitas que pueda adoptar una organización científica: «La Comisión no debe incluir más de cuatro miembros profesionales y científicos. El presidente debe ser un lego»[25].

En esas dos frases Adams sintetizaba el extraordinario cambio que había estremecido los cimientos de la ACS. La asociación era ahora una fuerza irrefrenable y de alto voltaje encabezada por una facción de ardorosos activistas «legos», consagrados a acumular dinero y publicidad para una campaña médica. Mary Lasker era el centro de ese colectivo, la fuerza que lo aglutinaba, su abeja reina. En el plano grupal, los medios comenzaron a denominar «laskeritas» a los activistas. Estos adoptaron orgullosos el nombre.

En cinco años Mary Lasker había resucitado a la asociación del cáncer de entre los muertos. Su «grupo de presión a corto plazo» estaba trabajando a toda máquina. Los laskeritas tenían ahora su blanco a largo plazo: el Congreso. Si podían conseguir el respaldo *federal* para una guerra contra el cáncer, la escala y el alcance de su campaña se multiplicarían astronómicamente.

«Usted fue quizá la primera en comprender que la guerra contra el cáncer tiene que librarse ante todo en el recinto del Congreso, a fin de continuar la lucha en laboratorios y hospitales», escribió una vez con tono admirativo Rose Kushner, paciente y activista del cáncer, en una carta a Mary Lasker[26]. Pero Lasker captó, con astucia, una verdad aún más esencial: que la lucha tenía que *empezar* en el laboratorio antes de llevarla al Congreso. Necesitaba otro aliado, alguien del mundo de la ciencia, para poner en marcha un combate por su financiación. La guerra contra el cáncer requería un científico fiable en quien confiaran todos los anunciantes y grupos de presión, un médico de verdad que diera legitimidad a las recetas políticas. La persona en cuestión tendría que entender las prioridades políticas de los laskeritas casi por instinto, para respaldarlas luego con una autoridad científica indiscutible e irreprochable. En términos ideales, debía estar consagrado como un monje a la investigación del cáncer, pero mostrarse dispuesto a salir de su monasterio para ocupar una arena nacional mucho más grande. El hombre más indicado —tal vez el único indicado— para cumplir ese papel era Sidney Farber.

De hecho, sus necesidades eran perfectamente congruentes: Farber necesitaba a alguien con influencia en la política con tanta urgencia como los laskeritas necesitaban un estratega científico. Era como el encuentro de dos viajeros extraviados, cada uno de los cuales llevara una mitad del mapa.

Farber y Mary Lasker se conocieron en Washington a finales de la década de 1940, no mucho después de que los antifolatos hubieran granjeado fama nacional al primero. En el invierno de 1948, apenas unos meses después de la publicación del artículo de Farber sobre esas sustancias, John Heller, director del NCI, escribió a Mary Lasker para ponerla al corriente de la idea de la quimioterapia y presentarle al médico que había forjado el concepto en Boston. La idea de la quimioterapia —un fármaco que pudiera curar el cáncer de manera indiscutible («una penicilina para el cáncer», como solía describirla el oncólogo Dusty Rhoads, del Hospital Memorial)—[27] fascinó a Lasker. A comienzos de la década de los cincuenta esta ya mantenía una correspondencia regular con Farber acerca de esas drogas[28]. Farber le respondía en largas, detalladas y digresivas cartas —«tratados científicos», las llamaba—[29] en las que la instruía sobre su progreso en Boston.

Para él, la floreciente relación con Lasker tenía algo de limpieza y purificación: era «una catarsis», según sus palabras. El médico volcaba en ella su conocimiento científico, pero, más importante, también su ambición científica y política, una ambición que encontraba fácilmente reflejada y hasta amplificada en los ojos de Mary. Hacia mediados de la década de 1950, el alcance de las cartas entre ambos se había ampliado de manera considerable: uno y otra abordaban abiertamente la posibilidad de lanzar un ataque general y coordinado contra el cáncer. «Está perfilándose un esquema organizativo a un ritmo mucho más rápido del que yo podría haber supuesto», escribía Farber[30]. Y hablaba de sus visitas a Washington para tratar de reorganizar el Instituto Nacional del Cáncer y hacer de él una fuerza más potente y concentrada contra la enfermedad.

Lasker ya era una «asidua del Capitolio», como dijo de ella un médico[31]: su rostro, enmarcado por el friso barnizado de su cabello, y su característico traje gris con el collar de perlas, eran omnipresentes en todas las comisiones y grupos focales relacionados con la atención de la salud. También Farber empezaba a ser un «asiduo». Perfectamente vestido, por su parte, con un impecable traje oscuro y las gafas de lectura de aspecto intelectual a menudo posadas en el borde de la nariz, era la viva imagen que un congresista podía tener de un médico y científico. Un observador recordó que consagraba una «pujanza evangelista» a la promoción de la ciencia médica. «Ponga una pandereta en [sus] manos [e irá de inmediato] a trabajar»[32].

A la pandereta evangelista de Farber, Lasker agregaba sus propios redobles de tambor de entusiasmo. Hablaba y escribía con pasión y confianza de su causa y reforzaba sus argumentos con citas y preguntas. De vuelta en Nueva York, utilizaba un séquito de asistentes para rastrear diarios y revistas y recortar los artículos que tuvieran cualquier referencia, aunque fuera de pasada, al cáncer; los leía todos, anotaba en los márgenes con una caligrafía pequeña y precisa y todas las semanas los repartía entre los demás laskeritas.

«Le he escrito muchas veces en lo que empieza a ser una de mis técnicas favoritas, la telepatía —le decía Farber con afecto—, pero nunca despacho esas cartas»[33]. A medida que del conocimiento pasaban a la familiaridad y de la familiaridad a la amistad, ambos forjaban una sociedad sinérgica que se extendería durante varias décadas. En la década de 1950 Farber comenzó a utilizar la palabra *cruzada* para describir su campaña contra el cáncer. El término tenía un profundo simbolismo. Para Sidney Farber, como para Mary Lasker, la campaña del cáncer, en efecto, se estaba convirtiendo en una «cruzada», una batalla científica imbuida de una intensidad fanática tan grande que solo una metáfora religiosa podía aprehender su esencia. Era como si hubieran tropezado con una visión inquebrantable y sólida de la cura, y no se detendrían ante nada con tal de que una nación renuente la hiciera suya.

«ESTOS NUEVOS AMIGOS DE LA QUIMIOTERAPIA»

La muerte de un hombre es como la caída de una nación
poderosa que tuvo valientes ejércitos, capitanes y profetas.
Y ricos puertos y naves en todos los mares,
pero que no socorrerá ahora ninguna ciudad sitiada
ni concertará alianza alguna.
«The Fall», CZESLAW MILOSZ[1]

Hace poco comencé a darme cuenta de que los hechos al margen de la ciencia,
como los cócteles de Mary Lasker o el Jimmy Fund de Sidney Farber,
tienen algo que ver con el establecimiento de una política científica.
ROBERT MORISON[2]

En 1951, mientras Farber y Lasker mantenían comunicaciones de intensidad «telepática» acerca de una campaña contra el cáncer, un hecho esencial modificó drásticamente el tono y la urgencia de sus iniciativas. A Albert Lasker se le había diagnosticado un cáncer de colon. Cirujanos neoyorquinos hicieron un esfuerzo heroico por eliminar el tumor, pero los nódulos linfáticos que rodeaban los intestinos estaban muy afectados y era poco lo que podía hacerse desde un punto de vista quirúrgico. En febrero de 1952 Albert estaba internado en el hospital, paralizado por la conmoción que implicaba el diagnóstico y a la espera de la muerte[3].

Los laskeritas no podían dejar de advertir el sardónico cariz de este suceso. En sus anuncios de fines de la década de 1940 destinados a mejorar el conocimiento público del cáncer habían señalado con frecuencia que uno de cada cuatro estadounidenses sucumbiría al cáncer. Albert era ahora ese «uno de cada cuatro», afectado por la enfermedad misma que había soñado derrotar. «Parece un poco injusto —escribió uno de sus íntimos amigos de Chicago (que se quedaba muy corto con su calificativo)— que alguien que ha hecho tanto como usted para promover el trabajo en este campo tenga que sufrirlo personalmente»[4].

En su voluminosa colección de documentos —contenidos en casi ochocientas cajas llenas de memorias, cartas, notas y entrevistas—, Mary Lasker dejó escasos signos de su reacción ante esta terrible tragedia. Aunque obsesionada con la enfermedad, mantenía un singular silencio acerca de su corporalidad y de la vulgaridad de la muerte. Hay atisbos ocasionales de interioridad y pesar: sus visitas al Harkness Pavilion en Nueva York para ver a Albert deteriorarse hasta el coma, o cartas a diversos oncólogos —incluido Farber— para averiguar, en un último y desesperado intento, si existía alguna otra droga. En los meses previos a la muerte de Albert esas cartas cobraron un tono insistente y maniaco. Su marido tenía una metástasis en el hígado y ella buscaba con discreción, pero también con insistencia, cualquier terapia posible, por descabellada que fuera, que pudiera detener la enfermedad. Pero casi siempre había silencio: impenetrable, denso e insoportablemente solitario. Mary Lasker decidió sumergirse sola en la melancolía.

Albert Lasker murió el 30 de mayo de 1952 a las ocho de la mañana. El funeral, pequeño y privado, se realizó en la residencia neoyorquina de la pareja. En su obituario, *The New York Times* señaló: «Era más que un filántropo, porque no solo se daba en sustancia, sino en experiencia, capacidad y fortaleza»[5].

Tras la muerte de su marido, Mary Lasker volvió poco a poco a la vida pública. Retomó su rutina de eventos para recaudar fondos, bailes y beneficios. Su calendario social se llenó: bailes para varias fundaciones médicas, una despedida para Harry Truman, una reunión de recaudación de fondos para la artritis. Lasker parecía dueña de sí misma, briosa y enérgica, y resplandecía como un meteoro en la enrarecida atmósfera de Nueva York.

Pero la persona que emprendía su regreso a la sociedad neoyorquina en 1953 era fundamentalmente diferente de la mujer que la había dejado un año antes. Algo se había roto y endurecido en ella. A la sombra de la muerte de Albert, la campaña de Mary Lasker contra el cáncer adoptó un tono más urgente e insistente. Ya no buscaba una estrategia para *publicitar* una cruzada contra el cáncer; buscaba una estrategia para *manejarla*. «Estamos en guerra contra un enemigo insidioso y despiadado», como le diría más adelante su amigo, el senador Lister Hill[6], y una guerra de esa magnitud exigía un compromiso inquebrantable, total, indisoluble. La presteza no solo debía inspirar a la ciencia, debía invadirla. Para luchar contra el cáncer, los laskeritas aspiraban a una reestructuración radical del organismo oficial correspondiente, un NCI reconstruido desde los cimientos, liberado de sus excesos burocráticos, con abundantes fondos y una estrecha supervisión: un instituto concentrado en objetivos que se encauzara decisivamente hacia el descubrimiento de una cura para el cáncer. Mary Lasker creía que el esfuerzo nacional contra esta enfermedad había tomado un carácter limitado, difuso y abstracto. Para rejuvenecerlo, hacía falta el legado incorpóreo de Albert Lasker: una estrategia que apuntara a un objetivo preciso, tomada del mundo de los negocios y la publicidad.

La vida de Farber también chocó con el cáncer, un hecho que él tal vez había presagiado durante una década. A finales de los años cuarenta había padecido una misteriosa enfermedad inflamatoria crónica en los intestinos, probablemente una colitis ulcerosa, una dolencia debilitante precancerosa que predispone el colon y el conducto biliar al cáncer. A mediados de la década de 1950 (no conocemos la fecha precisa) Farber pasó por el quirófano del Hospital Mount Auburn de Boston, donde le extirparon el colon inflamado. Es probable que eligiera el pequeño hospital privado de Cambridge, al otro lado del río Charles, para que sus colegas y amigos del campus de Longwood no se enteraran del diagnóstico ni de la operación. También es probable que en esta se descubriera algo más que una lesión precancerosa, porque en años ulteriores Mary Lasker se referiría a él como un «superviviente del cáncer», sin divulgar jamás su naturaleza. Orgulloso, precavido y reservado —renuente a fusionar su batalla contra el cáncer con *la* batalla—, Farber también se negó con firmeza a discutir su caso personal en público. (Thomas Farber, su hijo, tampoco hablaría del tema. «Nunca lo confirmaré ni lo negaré», dijo, aunque admitió que su padre vivió «sus últimos años bajo la sombra de la enfermedad», una ambigüedad que he decidido respetar). El único testimonio de la cirugía de colon era una bolsa de colostomía; Farber la ocultaba hábilmente bajo la camisa de puños blancos y el traje de cuatro botones durante sus rondas hospitalarias.

Aunque envuelto en el secreto y la discreción, su enfrentamiento personal con la enfermedad también acarreó una modificación fundamental en el tono y la urgencia de su campaña. Como en el caso de Lasker, el cáncer ya no era una abstracción para él; había sentido sobrevolar su sombra oscura. «[No] es necesario —escribió— para hacer un gran progreso en la cura del cáncer, que hayamos alcanzado la plena solución de todos los problemas de investigación básica [...] la historia de la medicina está llena de ejemplos de curas conseguidas años, décadas y hasta siglos antes de que se entendiera el mecanismo de acción que las permitía».

«Los pacientes de cáncer que van a morir este año no pueden esperar», insistía Farber. Tampoco podían hacerlo ni él ni Mary Lasker.

Mary Lasker sabía que lo que estaba en juego en ese esfuerzo era enorme: la estrategia propuesta por los laskeritas para el cáncer contrastaba a las claras con el modelo dominante de la investigación biomédica en la década de 1950. El principal arquitecto del modelo imperante era un ingeniero alto y demacrado formado en el Massachusetts Institute of Technology (MIT), Vannevar Bush, que se había desempeñado como director de la Oficina de Investigación y Desarrollo Científicos (OSRD, por sus siglas en inglés). Creada en 1941, la OSRD había tenido un papel crucial durante los años de la guerra, debido en gran parte a que canalizaba el ingenio científico estadounidense hacia la invención de tecnologías militares novedosas para ponerlas al servicio del esfuerzo bélico. Con ese fin, el organismo había reclutado a científicos que se dedicaban a la investigación básica para que trabajaran en proyectos que hacían hincapié en la «investigación programática». La investigación básica —la exploración difusa y abierta de cuestiones fundamentales— era un lujo de tiempos de paz. La guerra exigía algo más urgente y con objetivos bien precisos. Era menester fabricar nuevas armas e inventar nuevas tecnologías que ayudaran a los soldados en el campo de batalla. La tecnología militar inundaba gradualmente esta batalla —una «guerra de hechiceros», como la llamaba un diario—, y para ayudar a Estados Unidos a ganarla era imperioso contar con un equipo de hechiceros científicos.

La magia tecnológica creada por los «hechiceros» era asombrosa. Los físicos habían inventado el sónar, el radar, las bombas radiodirigidas y los tanques anfibios. Los químicos habían producido armas químicas sumamente eficientes y letales, incluidos los infames gases de guerra. Los biólogos habían estudiado los efectos de la supervivencia a elevadas altitudes y de la ingestión de agua de mar. Incluso los matemáticos, arzobispos de lo arcano, habían sido convocados para descifrar códigos secretos para las fuerzas armadas.

La indiscutida joya de la corona de todo este esfuerzo dirigido era, desde luego, la bomba atómica, producto del Proyecto Manhattan, una iniciativa puesta bajo la órbita de la OSRD. El 7 de agosto de 1945, a la mañana siguiente del bombardeo de Hiroshima, *The New York Times* habló efusivamente del éxito del proyecto:

> Los profesores universitarios que se oponen a organizar, planificar y dirigir la investigación a la manera de los laboratorios industriales [...] tienen ahora algo en que pensar. Por encargo del Ejército se realizó una importantísima investigación, precisamente con los instrumentos adoptados en esos laboratorios. El resultado final: en tres años se dio al mundo una invención cuyo desarrollo habría implicado quizá medio siglo si hubiéramos tenido que depender del divismo de los científicos de investigación que trabajan en soledad. [...] Enunciado un problema, se resolvió por medio del trabajo en equipo, la planificación y una dirección competente, y no por el mero deseo de satisfacer la curiosidad[7].

El tono congratulatorio de ese editorial recogía un sentimiento general acerca de la ciencia que había embargado a toda la nación. El Proyecto Manhattan había invalidado el modelo reinante de descubrimiento científico. Como decía con un dejo burlón *The New York Times*, la bomba no había sido ideada por profesores universitarios con chaquetas de *tweed* y aires de «divos» que deambularan a la búsqueda de verdades oscuras (movidos por el «mero deseo de satisfacer la curiosidad»), sino por un resuelto equipo de operaciones especiales compuesto por científicos con una misión concreta que cumplir. Del proyecto surgía un nuevo modelo de gobierno científico, la investigación regida por mandatos, calendarios y objetivos específicos (la ciencia del «ataque frontal», en palabras de un científico), responsable de la notable expansión tecnológica durante la guerra.

Pero Vannevar Bush no estaba convencido. En un informe muy influyente al presidente Truman, titulado *Science the Endless Frontier* y publicado por primera vez en 1945, este funcionario había expuesto una concepción de la investigación de posguerra que ponía cabeza abajo su propio modelo de investigación en tiempos de guerra. Bush escribía:

> La investigación básica se lleva a cabo sin tener en cuenta fines prácticos. Su resultado es un conocimiento general y una comprensión de la naturaleza y sus leyes. Ese conocimiento general brinda los medios de responder a un gran número de importantes problemas prácticos, aunque tal vez no dé una respuesta específica a ninguno de ellos. [...]
> La investigación básica produce nuevos conocimientos. Aporta capital científico. Crea el fondo del cual deben extraerse las aplicaciones prácticas del conocimiento. [...] La investigación básica es el marcapasos del progreso tecnológico. En el siglo XIX el ingenio mecánico yanqui, fundado sobre todo en los descubrimientos básicos de científicos europeos, pudo dar un gran impulso a las artes técnicas. Hoy la situación es diferente. Una nación que dependa de otras para obtener nuevos conocimientos científicos será lenta en su progreso industrial y débil en su posición competitiva dentro del comercio mundial, sea cual fuere su destreza mecánica[8].

La investigación dirigida y con objetivos —la ciencia «programática»—, tema que dio mucho que hablar durante los años de guerra, no era a juicio de Bush un modelo sustentable para el futuro de la ciencia estadounidense. Según su modo de ver, incluso el muy elogiado Proyecto Manhattan sintetizaba las virtudes de la indagación básica. La bomba, es cierto, era el producto del «ingenio mecánico» yanqui. Pero ese ingenio mecánico tenía como fundamento los descubrimientos científicos relacionados con la naturaleza fundamental del átomo y la energía encerrada en él, una investigación realizada, en particular, sin ninguna directriz que impusiera la producción de nada parecido a la bomba atómica. Si bien en el aspecto material la bomba había llegado al mundo en Los Álamos, desde un punto de vista intelectual era el producto de la física y la química de la preguerra, con profundas raíces en Europa. Filosóficamente hablando, al menos, el emblemático producto nacional de Estados Unidos de los años de guerra era una importación.

Bush había extraído una lección de todo esto, a saber, que las estrategias con metas precisas, tan útiles durante la guerra, serían de limitada utilidad en tiempos de paz. Los «ataques frontales» eran provechosos en el frente bélico, pero la ciencia de posguerra no podía producirse por decreto. Apoyado en esa conclusión, Bush propiciaba un modelo de desarrollo científico radicalmente invertido, en el cual se otorgaba a los investigadores plena autonomía en relación con sus exploraciones, y se priorizaba la indagación abierta.

El plan tuvo una profunda y duradera influencia en Washington. La Fundación Científica Nacional [National Science Foundation, NSF], creada en 1950, tenía el propósito explícito de alentar la autonomía científica, y con el tiempo se había convertido, como dijo un historiador, en una verdadera «encarnación del imponente plan [de Bush] para conciliar la financiación estatal y la independencia científica»[9]. Una nueva cultura de la investigación —«investigación científica básica y de largo plazo, y no la búsqueda rigurosamente definida de tratamientos y prevención de las enfermedades»—[10] proliferó con rapidez en la NSF y a posteriori en los Institutos Nacionales de Salud.

Para los laskeritas, esta situación auguraba un intenso conflicto. Sentían que una guerra contra el cáncer exigía precisamente el tipo de concentración y compromiso inquebrantable que se había alcanzado con tanta eficacia en Los Álamos. Era indudable que la Segunda Guerra Mundial había sobrecargado la investigación médica con nuevos problemas y nuevas soluciones; había impulsado el desarrollo de nuevas técnicas de resucitación, el estudio de la sangre y el plasma congelado, el papel de los esteroides suprarrenales en la conmoción y el flujo sanguíneo cerebral y cardiaco. Como dijo Alfred Newton Richards, presidente de la Comisión de Investigación Médica, nunca en la historia de la medicina había habido «una coordinación tan grande de la labor científica médica»[11].

Esta idea de finalidad común y coordinación era un acicate para los laskeritas: querían un Proyecto Manhattan para el cáncer. Estaban cada vez más convencidos de que ya no era necesario esperar la resolución de cuestiones fundamentales acerca del cáncer antes de lanzar un ataque a fondo sobre el problema. Después de todo, Farber había salido adelante con los primeros ensayos sobre la leucemia con poco o ningún conocimiento previo del funcionamiento de la aminopterina, ni siquiera en las células *normales* y menos aún en las cancerosas. Oliver Heaviside, un matemático inglés de la década de 1920, se refirió una vez en tono de broma a las cavilaciones de un científico durante una comida: «¿Debo rechazar mi plato porque no entiendo el sistema digestivo?»[12]. Farber podría haber agregado su propia pregunta a la de Heaviside: ¿debo negarme a atacar el cáncer porque no he resuelto sus mecanismos celulares básicos?

Otros científicos se hicieron eco de esta frustración. Stanley Reimann, un patólogo de Filadelfia sin pelos en la lengua, escribió: «Quienes trabajan en el tema del cáncer deben hacer todos los esfuerzos posibles para organizar su trabajo con objetivos a la vista, no porque estos sean "interesantes", sino porque contribuirán a solucionar el problema de esa enfermedad»[13]. La adhesión de Bush a la exploración abierta y movida por la curiosidad —la ciencia «interesante»— se había anquilosado hasta convertirse en dogma. Para combatir el cáncer, era preciso derribar ese dogma.

El primer paso en esa dirección, y el más esencial, fue la creación de una unidad dedicada al descubrimiento de drogas, específicamente las aptas para combatir el cáncer. En 1954, tras una furiosa ofensiva política de los laskeritas, el Senado autorizó al NCI a establecer un programa para la búsqueda de drogas quimioterapéuticas de una manera más directa y orientada. Hacia 1955, esta iniciativa, denominada Cancer Chemotherapy National Service Center (CCNSC), estaba en pleno desarrollo[14]. Entre 1954 y 1964 la unidad sometería a prueba 82.700 productos químicos sintéticos, 115.000 productos de fermentación y 17.200 derivados vegetales y trataría casi un millón de ratones por año con diversos productos químicos para encontrar una droga ideal.

Farber estaba extático, pero impaciente. «El entusiasmo […] de estos nuevos amigos de la quimioterapia es refrescante y parece tener un genuino fundamento —escribió a Mary Lasker en 1955—. No obstante, lo veo terriblemente lento. A veces resulta monótono ver a más y más hombres incorporados al programa pasar por las alegrías de descubrir América»[15].

Entretanto, Farber había llevado un paso más allá sus propias iniciativas para descubrir una droga en Boston. En la década de 1940 el microbiólogo del suelo Selman Waksman había hecho registros sistemáticos del mundo de las bacterias del suelo y purificado una variada serie de antibióticos. (Como el moho *Penicillium*, que produce penicilina, las bacterias también producen antibióticos para librar la guerra química contra otros microbios). Uno de esos antibióticos provenía de un microbio con forma de varilla llamado *Actinomyces*[16]. Waksman lo llamó actinomicina D. Enorme molécula con el perfil de una estatua griega antigua, con un torso pequeño y sin cabeza y dos alas extendidas, más adelante se comprobó que la actinomicina D se ligaba al ADN y lo dañaba. Era potente para matar células bacterianas, pero por desgracia también eliminaba células humanas, lo cual limitaba su uso como agente antibacteriano.

Pero un veneno celular siempre podía entusiasmar a un oncólogo. En el verano de 1954, Farber persuadió a Waksman de que le enviara unos cuantos antibióticos, incluida la actinomicina D, para readaptarlos como agentes antitumorales mediante la prueba de las drogas en una serie de tumores en ratones. Farber comprobó que la actinomicina D tenía notable efectividad en esos animales. Unas pocas dosis hacían desaparecer muchos de sus cánceres, entre ellos leucemias, linfomas y cáncer de mama. «Uno vacila en llamarlas "curas" —escribió un Farber expectante—, pero cuesta categorizarlas de otra manera»[17].

Revigorizado por las «curas» en animales, en 1955 emprendió una serie de ensayos para evaluar la eficacia de la droga en humanos. La actinomicina D no tenía efecto en las leucemias infantiles. Sin amilanarse, Farber probó la droga en 275 niños que padecían diversos tipos de cánceres: linfomas, sarcomas renales, sarcomas musculares y tumores neuroblásticos. El ensayo fue la pesadilla de un farmacéutico. La actinomicina D era tan tóxica que había que diluirla mucho en solución salina; si una cantidad minúscula se filtraba de las venas, la piel de alrededor de la filtración se necrosaba y se ennegrecía. En niños con venas pequeñas la droga se administraba a menudo a través de un conducto intravenoso introducido en el cuero cabelludo.

La única forma de cáncer que respondió en esos primeros ensayos fue el tumor de Wilms, una variante rara del cáncer de riñón. A menudo detectada en niños muy pequeños, el tratamiento habitual de la enfermedad consistía en la ablación quirúrgica del riñón afectado. La cirugía era seguida por rayos X dirigidos a la base de ese tumor. Pero no en todos los casos era posible tratarlo por medio de terapia local. En algunos, cuando se descubría, el tumor ya había producido metástasis, por lo común en los pulmones. Resistentes al tratamiento en estos casos, los tumores de Wilms solían bombardearse con rayos X y un surtido de drogas, pero con escasas esperanzas de obtener una respuesta sostenida.

Farber advirtió que, administrada en forma intravenosa, la actinomicina D inhibía eficazmente el crecimiento de las metástasis pulmonares y muchas veces producía remisiones de varios meses de duración. Intrigado, fue más lejos. Si los rayos X y la actinomicina D podían atacar las metástasis del tumor de Wilms de manera independiente, ¿qué pasaría si ambos agentes pudieran combinarse? En 1958 puso a trabajar en el proyecto a una joven pareja de radiólogos, Giulio D'Angio y Audrey Evans, y al oncólogo Donald Pinkel. Al cabo de unos meses, el equipo había confirmado la existencia de una notable sinergia entre los rayos X y la actinomicina D: cada uno multiplicaba el efecto tóxico del otro. Los niños con cáncer metastásico tratados con el régimen combinado mostraban a menudo una briosa respuesta. «En alrededor de tres semanas, pulmones antes repletos de metástasis del tumor de Wilms se despejaban por completo —recordó D'Angio—. Imaginad la excitación de esos días, cuando uno podía decir por primera vez con justificable confianza: "Podemos solucionarlo"»[18].

El entusiasmo generado por estos hallazgos fue contagioso. Si bien la combinación de rayos X y quimioterapia no siempre producía curas a largo plazo, el tumor de Wilms era el primer tumor sólido metastásico en responder al tratamiento quimioterapéutico. Farber había dado por fin el salto largamente buscado del mundo de los cánceres líquidos a los tumores sólidos.

Hacia finales de la década de 1950 un exaltado optimismo embargaba a Farber. Sin embargo, quienes hubieran visitado la clínica Jimmy Fund a mediados de esa misma década habrían presenciado una realidad más matizada y compleja. Para Sonja Goldstein, cuyo hijo de dos años, David, estaba en 1956 en tratamiento quimioterapéutico por un tumor de Wilms, la clínica parecía estar en permanente suspensión entre dos polos, ambos «maravillosos y trágicos [...] inefablemente deprimentes e indescriptiblemente esperanzadores». Al entrar en la sala del cáncer, escribiría Goldstein más tarde, «percibo un trasfondo de excitación, la sensación (persistente, a pesar de reiteradas frustraciones) de estar al borde de un descubrimiento, que me hace sentir casi esperanzada». Y prosigue:

Entramos a un amplio corredor decorado con un tren de cartulina a lo largo de una pared. A mitad de camino hay en la sala un semáforo que parece de verdad y que emite señales en verde, rojo y ámbar. Se puede subir a la locomotora del tren y hacer sonar la campana. En el otro extremo de la sala hay una bomba de gasolina de tamaño real, que registra la cantidad vendida y el precio. [...] Mi primera impresión es de una actividad desbordante, casi semejante por su intensidad a un nido de serpientes.

Era un nido de serpientes, solo que de cáncer, una caja rebosante y sumergida, envuelta en la enfermedad, la esperanza y la desesperación. Una niña de unos cuatro años, Jenny, jugaba con un nuevo juego de lápices de colores en un rincón. Su madre, una mujer atractiva y fácilmente irritable, no la perdía de vista y, cuando la niña se agachaba a recoger los lápices, se aferraba a ella con una mirada que tenía la fuerza de una garra. En ese lugar ninguna actividad era inocente; cualquier cosa podía ser un signo, un síntoma, un augurio. Sonja Goldstein se da cuenta de que Jenny «tiene leucemia y está en el hospital porque ha desarrollado una ictericia. Todavía tiene amarillos los globos oculares», el presagio de un fallo hepático fulminante. Ella, como muchos de los ocupantes de la sala, se mostraba relativamente ajena al significado de su enfermedad. Su única preocupación era una tetera de aluminio con la que estaba muy encariñada.

En el corredor, sentada en un cochecito, hay una niña con un ojo negro; al principio supongo que a raíz de un golpe. [...] Lucy, de dos años, sufre una forma de cáncer que se propaga a la zona posterior del ojo, donde provoca hemorragias. No es una niña muy atractiva y ese primer día gime casi sin parar. Otro tanto hace Debbie, una chiquilla de cuatro años de aspecto angelical cuyo rostro está blanco y ceñudo por el sufrimiento. Tiene el mismo tipo de tumor que Lucy, un neuroblastoma. Teddy está solo en una habitación. Tardo muchos días en aventurarme en ella, porque, esquelético y ciego, Teddy tiene una monstruosidad por cara. El tumor, que comenzó detrás de la oreja, le devoró un lado de la cabeza y borró sus rasgos normales. Lo alimentan con una sonda nasal, y está totalmente consciente.

En toda la sala había pequeñas invenciones y artilugios improvisados, a menudo ideados por el propio Farber. Como de ordinario los niños estaban demasiado exhaustos para caminar, dispersos por el lugar había diminutos cochecitos de madera para que los pacientes pudieran moverse con relativa libertad. De los cochecitos colgaban soportes intravenosos que permitían administrar la quimioterapia a los niños en cualquier momento del día. «Una de las cosas más patéticas que he visto», escribía Goldstein, «es el niño en un cochecito, su pierna o brazo ceñido por una venda para sostener la aguja en la vena, y un alto soporte intravenoso con su bureta. El efecto combinado es el de un barco con mástil pero sin vela, solo e indefenso a la deriva en un mar picado e ignoto»[19].

Farber acudía todas las noches a las salas, al timón de su propio barco sin velas, que pilotaba con energía a través de ese mar picado e ignoto. Se detenía en cada cama, tomaba notas, discutía el caso y, con una brusquedad característica, terminaba por ladrar sus instrucciones. Lo seguía toda una comitiva: médicos residentes, enfermeras, trabajadores sociales, psiquiatras, nutricionistas y farmacéuticos. El cáncer, insistía Farber, era una enfermedad total, una afección que se apoderaba de los pacientes no solo física, sino psíquica, social y emocionalmente. Solo un ataque multilateral y multidisciplinario tendría alguna posibilidad de librar una batalla contra ella. El nombre que él daba a este concepto era «atención total».

Pero a pesar de los esfuerzos por brindar una «atención total», la muerte acechaba implacable en las salas. En el verano de 1956, poco después de la consulta de David, la clínica de Farber fue azotada por una retahíla de muertes. Betty, una niña con leucemia, fue la primera en morir. Luego fue el turno de Jenny, la niña de cuatro años de la tetera de aluminio. Teddy, que tenía retinoblastoma, fue el siguiente. Una semana después, Axel, otro niño leucémico, tuvo hemorragias en la boca que le provocaron la muerte. Goldstein señaló:

La muerte asume una figura, una forma y una rutina. Los padres salen de la habitación de su hijo, como tal vez lo hayan hecho a ratos durante días para descansar un poco. Una enfermera los conduce al pequeño consultorio del médico; este entra y cierra la puerta. Más tarde, una enfermera lleva café. Un rato después entrega a los padres una gran bolsa de papel, con un surtido de efectos personales. Algunos minutos más tarde, al volver a hacer nuestro paseo, advertimos otra cama vacía. *Terminado*.

En el invierno de 1956, tras una prolongada y accidentada batalla, el hijo de Sonja, David Goldstein, de tres años, murió a causa de las metástasis de un tumor de Wilms en la clínica Jimmy Fund, tras pasar sus últimas horas de vida en medio de un delirio y lloriqueos bajo la máscara de oxígeno. Sonja Goldstein se marchó del hospital con su propia bolsa de papel y, dentro de ella, lo que quedaba de su hijo.

Pero Farber no se inmutó. Vacío durante siglos, el arsenal quimioterapéutico contra el cáncer se había llenado de nuevas drogas. Las posibilidades abiertas por esos descubrimientos eran enormes: permutaciones y combinaciones de medicamentos, variaciones de las dosis y los programas, ensayos con regímenes de dos, tres y cuatro drogas. Al menos en principio, existía la capacidad de volver a tratar el cáncer con una droga si otra había fracasado, o de probar una combinación y luego otra. Farber seguía diciéndose con convicción hipnótica que nada había *terminado*. Solo se estaba ante el comienzo de un ataque a fondo.

En su cama de hospital del decimocuarto piso, Carla Reed estaba todavía en «aislamiento», encerrada en una habitación fría y estéril donde aun las moléculas de aire llegaban filtradas por docenas de tamices. El olor del jabón antiséptico le impregnaba la ropa. Un televisor parpadeaba intermitentemente. La comida llegaba en una bandeja etiquetada con valientes y optimistas nombres —ensalada campera de patatas o pollo a la Kiev—, pero todo sabía como si hubiese sido hervido y achicharrado casi hasta la desaparición. (Así era; la comida debía esterilizarse para poder llevarla a la habitación). El marido de Carla, un ingeniero informático, iba a visitarla todas las tardes y se sentaba junto a la cama. Ginny, su madre, pasaba los días meciéndose mecánicamente en una silla, del mismo modo en que yo la había visto la primera mañana. Cuando iban sus hijos, cubiertos con máscaras y guantes, Carla lloraba en silencio y volvía la cara hacia la ventana.

Para ella, el aislamiento físico de esos días llegó a ser una metáfora apenas oculta de una soledad mucho más profunda y feroz, una cuarentena psicológica aún más desgarradoramente dolorosa que su confinamiento real. Decía:

En esas primeras dos semanas me retraje en una persona diferente. La que entró en la habitación y la que salió de ella eran dos mujeres distintas. Pensé una y otra vez en mis posibilidades de sobrevivir a todo esto. Treinta por ciento. Me solía repetir ese número por la noche. Ni siquiera un tercio. Me quedaba despierta mirando el techo y pensando: ¿qué *es* un treinta por ciento? ¿Qué pasa el treinta por ciento del tiempo? Tengo treinta años, más o menos el treinta por ciento de noventa. Si alguien me diera treinta por ciento de posibilidades en un juego, ¿aceptaría la apuesta?

La mañana posterior a la llegada de Carla al hospital entré en su habitación con un fajo de papeles. Eran formularios de consentimiento para la quimioterapia, que nos permitirían comenzar, inmediatamente, a introducir venenos en su cuerpo para matar las células cancerosas.

La quimioterapia se realizaría en tres etapas. La primera duraría alrededor de un mes. Esperábamos que las drogas —administradas en rápida sucesión— provocaran una remisión sostenida de la leucemia. Sin duda también matarían los glóbulos blancos normales. El recuento de estos experimentaría una caída libre, hasta llegar a cero. Durante unos cuantos días críticos, Carla viviría en uno de los estados más vulnerables que la medicina moderna puede crear: un cuerpo sin sistema inmunológico, indefenso contra el entorno.

Si la leucemia remitía, «consolidaríamos» e intensificaríamos esa remisión a lo largo de varios meses. Eso significaría más quimioterapia, pero en menores dosis e intervalos más prolongados. Carla podría regresar a su casa y volver al hospital todas las semanas para su sesión de quimioterapia. La consolidación y la intensificación llevarían otras ocho semanas, tal vez un poco más.

Yo reservaba para el final lo que es quizá la peor parte. La leucemia linfoblástica aguda tiene una horrible propensión a esconderse en el cerebro. La quimioterapia intravenosa que aplicaríamos a Carla, por potente que fuera, sencillamente no podía irrumpir en las cisternas y ventrículos que le bañaban el cerebro. En esencia, la barrera hematoencefálica transformaba el cerebro en un «santuario» (una palabra poco afortunada, puesto que da a entender que nuestro propio cuerpo podría amparar el cáncer) para las células leucémicas. Para enviar drogas directamente a ese santuario, sería necesario inyectar los medicamentos en el fluido espinal de Carla por medio de una serie de punciones lumbares. El tratamiento radiológico cerebral completo —rayos X muy penetrantes, directamente dosificados a través del cráneo— también se usaría como prevención contra el desarrollo de la leucemia en el cerebro. Y habría aún más quimioterapia, a lo largo de dos años, para «mantener» la remisión si la lográbamos.

Inducción. Intensificación. Mantenimiento. Cura. Una flecha dibujada con lápiz que conectaba los cuatro puntos en un pedazo de papel en blanco. Carla asintió con la cabeza.

Cuando recité la avalancha de drogas quimioterapéuticas que se utilizarían en los dos años siguientes para tratarla, repitió los nombres suavemente después de mí y entre dientes, como un niño que descubriera un nuevo trabalenguas: «Ciclofosfamida, citarabina, prednisona, asparaginasa, adriamicina, tioguanina, vincristina, 6-mercaptopurina, metotrexato».

«La carnicería»

Los ensayos exploratorios aleatorios son fastidiosos. Se tarda siglos en obtener una respuesta, y es preciso que se trate de proyectos a gran escala para poder dar respuesta a las preguntas. [Pero] no hay otra opción.

H. J. DE KONING,
Annals of Oncology, 2003[1]

Los mejores [médicos] parecen tener un sexto sentido para la enfermedad. Sienten su presencia, saben que está allí, perciben su gravedad antes de que ningún proceso intelectual pueda definirla, catalogarla y ponerla en palabras. Los pacientes también sienten lo mismo con respecto a un médico: que es atento, que está alerta, que está preparado; que le importa. Ningún estudiante de Medicina debería dejar de observar uno de esos encuentros. De todos los momentos de la medicina, este es el más colmado de drama, sentimiento, historia.

MICHAEL LACOMBE,
Annals of Internal Medicine, 1993[2]

Fue en Bethesda, el mismo instituto que en la década de 1940 había sido comparado con un club de golf suburbano, donde el nuevo arsenal de la oncología se desplegó en pacientes vivos.

En abril de 1955, en medio de una húmeda primavera de Maryland, Emil Freireich, un investigador recién reclutado por el Instituto Nacional del Cáncer, subió a su nueva oficina en el Centro Clínico, un edificio de ladrillo rojo, y comprobó, para su exasperación, que habían escrito mal su apellido en la puerta, con las últimas cinco letras cercenadas. La placa decía «Emil Frei, doctor en Medicina». «Lo primero que pensé fue, por supuesto: "¿No es típico del gobierno?"».

No era un error. Cuando Freireich entró en la oficina, se vio frente a un hombre joven, alto y delgado que se identificó como Emil *Frei*. La oficina de Freireich, con el apellido correctamente escrito en la puerta, estaba al lado[3].

Pese a la similitud de sus nombres, los dos Emils eran personajes muy diferentes. Freireich —treinta y cinco años cumplidos poco tiempo atrás y recién salido de una residencia de especialización en hematología en la Universidad de Boston— era extravagante, temperamental e intrépido. Hablaba rápido, a menudo de manera explosiva, con un vozarrón muchas veces seguido por una carcajada aún más expresiva. Había sido médico interno en la agitada sala 55 del hospital del condado de Cook en Chicago, y un incordio tan grande para las autoridades que lo habían liberado de sus obligaciones contractuales antes de lo habitual. En Boston, Freireich había trabajado con Chester Keefer, uno de los colegas de Minot que luego fue la punta de lanza de la producción de penicilina durante la Segunda Guerra Mundial. Los antibióticos, el ácido fólico, las vitaminas y los antifolatos eran el alma de Freireich. Este admiraba intensamente a Farber, no solo al meticuloso científico académico, sino al personaje irreverente, impulsivo y de proporciones épicas que podía fastidiar a sus enemigos tan pronto como seducir a sus benefactores. «Nunca vi a Freireich de un humor moderado», diría más adelante Frei[4].

Si Freireich hubiera sido un personaje cinematográfico, habría necesitado un complemento, un Laurel para su Hardy o un Felix para su Oscar. El hombre alto y delgado frente al cual se vio esa tarde en la puerta del NCI era ese complemento. Así como Freireich era brusco y extravagante, impulsivo en extremo y apasionado por todos los detalles, Frei era frío, sereno y cauto, un negociador aplomado que prefería trabajar entre bambalinas. Emil Frei —a quien la mayor parte de sus colegas conocían por su apodo, Tom— había sido estudiante de arte en Saint Louis en los años treinta. Tardíamente, a finales de la década de 1940, se le había ocurrido matricularse en la Facultad de Medicina; luego cumplió el servicio militar en la Marina durante la guerra de Corea y regresó a Saint Louis como médico residente. Era encantador y cuidadoso: un hombre de voz suave y de pocas y bien elegidas palabras. Observarlo manejar a niños con enfermedades críticas y a sus irritables y nerviosos padres era observar a un campeón de natación deslizarse a través del agua, tan magistral en su arte que hacía desvanecerse toda idea de maestría.

La persona responsable de llevar a los dos Emils a Bethesda era Gordon Zubrod, el nuevo director del Centro Clínico del NCI[5]. Intelectual, reflexivo e imponente, clínico y científico conocido por su regia compostura, Zubrod había llegado al instituto tras dedicar casi una década al desarrollo de drogas contra la malaria durante la Segunda Guerra Mundial, una experiencia que ejercería una profunda influencia sobre su interés inicial en los ensayos clínicos relacionados con el cáncer.

El interés específico de Zubrod era la leucemia infantil, el cáncer que Farber había inscrito en la vanguardia misma de la investigación clínica. Pero Zubrod sabía que enfrentarse a la leucemia era luchar con su ferocidad y su fragilidad, su imprevisibilidad malhumorada y volcánica. Podían probarse drogas, pero lo primero era mantener con vida a los niños. Quintaesencia de la persona capaz de delegar —un «Eisenhower» de la investigación del cáncer, según lo calificó Freireich una vez—, Zubrod reclutó con rapidez a dos jóvenes médicos para ocupar la línea del frente en las salas: Freireich y Frei, recién llegados de sus respectivas residencias de especialización en Boston y Saint Louis. Frei atravesó el país en un viejo y destartalado Studebaker para reunirse con Zubrod. Freireich llegó unas semanas después, en un ruinoso Oldsmobile que contenía todas sus pertenencias, a su esposa embarazada y a su hija de nueve meses[6].

Tenía grandes probabilidades de ser una receta para el desastre, pero funcionó. Desde el comienzo mismo los dos Emils comprobaron que había entre ellos una sinergia única. Su colaboración era el símbolo de una profunda divisoria intelectual que atravesaba las líneas del frente de la oncología: la grieta entre la cautela excesiva y la experimentación audaz. Cada vez que Freireich presionaba con demasiada fuerza un extremo de la palanca experimental —y a menudo se ponía entonces, y ponía a sus pacientes, al borde de la catástrofe—, Frei hacía de contrapeso para asegurarse de que la cautela mitigara las novedosas terapias, quijotescas y con frecuencia profundamente tóxicas. Las batallas de ambos hombres no tardaron en ser un emblema de las contiendas dentro del NCI. «En aquellos días —recordó un investigador—, la tarea de Frei era evitar que Freireich se metiera en líos»[7].

Zubrod tenía sus propios planes para mantener la investigación de la leucemia al margen de problemas. Con la proliferación de nuevas drogas, combinaciones y ensayos, le preocupaba que las instituciones quedaran entrampadas en la rivalidad y se pelearan por pacientes y protocolos cuando su verdadero objetivo era combatir el cáncer. Burchenal en Nueva York, Farber en Boston, James Holland en Roswell Park y los dos Emils en el NCI se morían de impaciencia por lanzar ensayos clínicos. Y como la leucemia linfoblástica aguda era una enfermedad rara, cada paciente era un precioso recurso para llevar a cabo una prueba clínica. A fin de evitar los conflictos, Zubrod propuso la creación de un «consorcio» de investigadores que compartieran pacientes, ensayos, datos y conocimientos[8].

La propuesta modificó el campo. «El modelo de cooperación entre grupos de Zubrod dio impulso a la medicina del cáncer», recuerda Robert Mayer (que más adelante llegaría a estar a la cabeza de uno de esos grupos). «Por primera vez los oncólogos se sentían parte de una comunidad. El médico del cáncer ya no era un paria, el hombre que recetaba venenos desde alguna cámara subterránea del hospital»[9]. La primera reunión de los grupos, presidida por Farber, fue un sonoro éxito. Los investigadores acordaron llevar adelante una serie de ensayos comunes, llamados protocolos, lo más pronto posible.

A continuación Zubrod se propuso organizar el proceso para realizar los ensayos. Los ensayos relacionados con el cáncer, a su entender, habían sido hasta entonces vergonzosamente caóticos y desorganizados. Los oncólogos necesitaban emular los mejores ensayos de la medicina. Y para aprender a efectuar ensayos clínicos objetivos, imparciales y actualizados tenían que estudiar la historia del desarrollo de los antibióticos.

En la década de 1940, con la aparición de nuevos antibióticos en el horizonte, los médicos se habían visto frente a un importante dilema: ¿cómo podría someterse a una prueba objetiva la eficacia de una nueva droga? En el Consejo de Investigación Médica de Gran Bretaña la cuestión había cobrado un tono particularmente urgente y hostil. A comienzos de los años cuarenta, el descubrimiento de la estreptomicina, una nueva droga antimicrobiana, había desatado una oleada de optimismo con respecto a la curación de la tuberculosis. La estreptomicina mataba las micobacterias causantes de esa enfermedad en placas de Petri, pero se desconocía su eficacia en humanos. La provisión de la droga afrontaba una escasez crítica y los médicos procuraban evitar que se usara, aunque solo fueran unos miligramos, para tratar otro tipo de infecciones. Para racionar la estreptomicina era necesario un experimento objetivo que determinara su eficacia en la tuberculosis humana.

Pero ¿qué clase de experimento? Un estadista inglés llamado Bradford Hill (él mismo ex víctima de la enfermedad) propuso una solución extraordinaria. Hill comenzaba por reconocer que los médicos eran los menos indicados de todos para confiarles la realización de ese experimento sin que hubiera desviaciones inherentes. Todo experimento biológico exige un grupo de «control»: sujetos no tratados en comparación con los cuales puede evaluarse la eficacia de un tratamiento. Pero librados a sus propios recursos, era inevitable que los médicos (aunque lo hicieran de manera inconsciente) seleccionaran por adelantado ciertos tipos de pacientes y luego juzgaran los efectos de una droga sobre esta población muy sesgada por medio de criterios subjetivos, lo que significaba acumular parcialidad sobre parcialidad.

La solución propuesta por Hill consistía en eliminar esas parcialidades mediante la asignación *aleatoria* de unos pacientes al tratamiento con estreptomicina y de otros al tratamiento con un placebo. Al «aleatorizar» a los pacientes en uno y otro grupo desaparecería cualquier parcialidad de los médicos en su distribución. Se impondría la neutralidad y de tal modo la hipótesis en cuestión podría someterse a una prueba estricta[10].

El ensayo aleatorio de Hill fue un éxito. El grupo tratado con estreptomicina mostró claramente una mejor respuesta que el grupo del placebo, y ese antibiótico quedó consagrado así como una nueva droga antituberculosa. Pero, acaso más importante, lo que se consagró de manera permanente fue la invención metodológica de Hill. Para los científicos médicos el ensayo aleatorio se convirtió en el medio más riguroso de evaluar la eficacia de una intervención con las menores desviaciones posibles.

Estos primeros ensayos antimicrobianos fueron una inspiración para Zubrod. Él había usado esos principios a finales de la década de 1940 para probar drogas contra la malaria, y propuso utilizarlos para establecer los criterios con los que el NCI verificaría sus nuevos protocolos. Los ensayos del instituto serían sistemáticos: cada ensayo probaría una parte crucial de la lógica o la hipótesis y produciría respuestas positivas o negativas. Los ensayos serían secuenciales: las lecciones de uno llevarían al siguiente y así sucesivamente, en una marcha inexorable hacia el progreso hasta que se alcanzara la curación de la leucemia. Los ensayos serían objetivos, a ser posible aleatorios, con criterios claros e imparciales para distribuir pacientes y medir respuestas.

La metodología de los ensayos no fue la única lección importante que Zubrod, Frei y Freireich aprendieron del mundo antimicrobiano. «Se hizo una profunda reflexión sobre la analogía existente con la resistencia a la droga en el caso de los antibióticos», rememoró Freireich[11]. Como Farber y Burchenal habían descubierto con pesar en Boston y Nueva York, la leucemia tratada con una sola droga terminaba inevitablemente por ser resistente a ella, con el resultado de respuestas vacilantes y transitorias seguidas por recaídas devastadoras.

La situación hacía recordar la tuberculosis. Como las células cancerosas, las micobacterias —los gérmenes causantes de la tuberculosis— también terminaban por ser resistentes a los antibióticos si las drogas se utilizaban por separado. Las bacterias que sobrevivían a un régimen monodroga se dividían, mutaban y adquirían resistencia a ella, con lo cual la tornaban inútil. Para desbaratar esa resistencia los médicos se habían valido de una guerra relámpago de antibióticos: dos o tres usados en conjunto como una densa cobertura farmacéutica destinada a sofocar la división celular y evitar la resistencia bacteriana, y de tal modo eliminar la infección tan definitivamente como fuera posible.

Pero ¿podrían probarse simultáneamente dos o tres drogas contra el cáncer, o su toxicidad sería lo bastante colosal para matar al instante a los pacientes? Mientras estudiaban la creciente lista de drogas antileucémicas, la idea de combinarlas se esbozó cada vez con mayor claridad en Freireich, Frei y Zubrod: pese a la toxicidad, la aniquilación de la leucemia tal vez implicara el uso de una combinación de dos o más drogas.

El primer protocolo se estableció para someter a prueba diferentes dosis del metotrexato de Farber combinado con la 6-MP de Burchenal, las dos drogas antileucémicas más activas[12]. Tres hospitales acordaron participar: el NCI, Roswell Park y el Hospital Infantil de Búfalo, Nueva York. De manera deliberada, se asignaron metas simples al ensayo. Un grupo sería tratado con una dosis intensiva de metotrexato, en tanto que el otro recibiría dosis más moderadas y menos intensivas. Se alistó a ochenta y cuatro pacientes. Cuando llegaban, los padres de los niños recibían sobres blancos sellados con la distribución aleatoria en su interior.

A pesar de los múltiples centros y los muchos egos involucrados, el ensayo se desarrolló con sorprendente fluidez. Las toxicidades se multiplicaron; el régimen de dos drogas apenas resultaba tolerable. Pero el grupo intensivo evolucionó mejor, con respuestas más prolongadas y duraderas. El régimen, empero, distaba de ser una cura: incluso los niños sometidos al tratamiento intensivo recayeron pronto y murieron al cabo de un año, aproximadamente.

El primer protocolo marcó un importante precedente. El modelo de un grupo que trabajara en colaboración contra el cáncer, tan apreciado por Zubrod y Farber, finalmente se había implementado. Docenas de médicos, enfermeras y pacientes de tres hospitales distintos se habían unido para establecer una sola fórmula de tratamiento con un grupo de pacientes, y todos, dejando a un lado su idiosincrasia personal, habían seguido las instrucciones a la perfección. «Este trabajo es uno de los primeros estudios comparativos en la quimioterapia de la enfermedad neoplásica maligna», señaló Frei[13]. En un mundo de estrategias ad hoc y a menudo desesperadas, el consenso había terminado por llegar al cáncer.

En el invierno de 1957 el grupo de la leucemia introdujo una modificación más en el primer experimento. Esta vez un grupo recibía un régimen combinado, mientras que a los otros dos se les daba una droga a cada uno. Y al delimitarse la cuestión de manera aún más nítida, el patrón de respuestas fue todavía más claro. Administradas por separado, las dos drogas tuvieron un escaso efecto, con un índice de respuesta de entre el 15 y el 20 por ciento. Pero cuando el metotrexato y la 6-MP se administraban juntos, el índice de remisión saltaba al 45 por ciento.

El siguiente protocolo quimioterapéutico, lanzado dos años después, en 1959, se aventuró en un territorio aún más arriesgado. Los pacientes fueron tratados con dos drogas para obtener una remisión completa. Luego, la mitad del grupo recibía drogas adicionales durante varios meses, mientras al otro se le administraba un placebo. Una vez más surgió un patrón coherente. El grupo que había recibido el tratamiento más agresivo mostraba respuestas más prolongadas y duraderas.

Ensayo tras ensayo, el grupo avanzó poco a poco, como si desovillara una madeja hasta el final. En apenas seis años cruciales, el afán puesto por el grupo de estudio de la leucemia hizo que, lentamente, pudieran darse a los pacientes no una o dos, sino cuatro drogas quimioterapéuticas, a menudo sucesivamente. En el invierno de 1962 la brújula de la medicina de la leucemia apuntaba indefectiblemente en una dirección. Si dos drogas eran mejores que una, y tres mejores que dos, ¿qué pasaría si cuatro drogas antileucémicas se administraran *juntas*, combinadas, como en el caso de la tuberculosis?

Tanto Frei como Freireich sentían que esa era la culminación inevitable de los ensayos del NCI. Pero aun cuando lo supieran subconscientemente, sopesaron con extrema cautela la idea durante meses. Freireich sabía que «la resistencia sería feroz»[14]. Otros integrantes del NCI ya daban a la sala de la leucemia el apodo de «carnicería»[15]. «La idea de tratar a los niños con tres o cuatro drogas muy citotóxicas era considerada cruel y demencial —dijo Freireich—. Ni siquiera Zubrod pudo convencer al consorcio de que lo intentara. Nadie quería convertir el NCI en un Instituto Nacional de Carnicería».

Una primera victoria

[...] Pero sí suscribo la idea de que las palabras tienen textos y subtextos muy potentes. «Guerra» tiene en verdad un estatus único, un significado muy especial. Implica poner a hombres y mujeres jóvenes en situaciones en las que podrían morir o sufrir heridas de extrema gravedad. Es inadecuado utilizar esa metáfora para una actividad académica en estos tiempos de guerra real. Los Institutos Nacionales de Salud son una comunidad de estudiosos concentrados en la generación de conocimientos para mejorar la salud pública. Esa es una gran actividad. No es una guerra.[1]
Samuel Broder, director del Instituto Nacional del Cáncer[1]

En medio de la tensa deliberación acerca del uso de una terapia que combinara cuatro drogas, Frei y Freireich recibieron una noticia de suma importancia. Algunas puertas más allá de la oficina de Freireich en el NCI, dos investigadores, Min Chiu Li y Roy Hertz, habían estado haciendo experimentos relacionados con el coriocarcinoma, un cáncer de la placenta[2]. Aún más raro que la leucemia, el coriocarcinoma se desarrolla a menudo en el tejido placentario que rodea un embarazo anormal y luego hace una rápida y fatal metástasis en el pulmón y el cerebro. Cuando aparece, el coriocarcinoma es así una doble tragedia: un embarazo anormal agravado por una enfermedad maligna letal, el nacimiento asomado a la muerte.

Si en la década de 1950 los quimioterapeutas del cáncer solían ser considerados intrusos por la comunidad médica, Min Chiu Li era un intruso entre intrusos. Había llegado a Estados Unidos procedente de la Universidad de Mukden, en China, y luego pasó un breve periodo en el Hospital Memorial de Nueva York. En una maniobra para evitar la llamada a filas durante la guerra de Corea, se las había arreglado para conseguir un cargo de dos años de duración como obstetra asistente en el servicio de Hertz. Se interesaba (o al menos fingía interesarse) en la investigación, pero se le consideraba un intelectual fugitivo, incapaz de comprometerse con cuestión o proyecto algunos. Su plan consistía en procurar pasar inadvertido en Bethesda hasta que la guerra amainara.

Pero lo que había comenzado como una residencia de especialización amañada se convirtió para Li, en el curso de una sola noche de agosto de 1956, en una obsesión permanente. Esa noche, mientras estaba de guardia, trató de estabilizar médicamente a una mujer con coriocarcinoma metastásico. El tumor se encontraba en sus etapas avanzadas y sangraba de manera tan abundante que la paciente murió bajo la mirada del médico al cabo de tres horas. Li había oído hablar de los antifolatos de Farber. Casi por instinto hizo una conexión entre las células leucémicas de rápida división en la médula ósea de los niños de Boston y las células placentarias de la mujer de Bethesda, que también se dividían con rapidez. Los antifolatos nunca se habían probado en esa enfermedad, pero si las drogas podían detener el crecimiento de leucemias agresivas —aunque fuera de manera temporal—, ¿no podrían mitigar al menos en parte las erupciones del coriocarcinoma?

Li no tuvo que esperar mucho. Algunas semanas después del primer caso apareció otra paciente, una mujer joven llamada Ethel Longoria, tan extremadamente enferma como la primera[3]. Sus tumores, que le crecían en racimos en los pulmones, habían comenzado a sangrar en la mucosa pulmonar, con tanta velocidad que había sido casi imposible compensar la pérdida de sangre. «Sangraba tan rápidamente —recordó un hematólogo— que consideramos la posibilidad de hacerle una transfusión con su propia sangre. Así que [los médicos] se apresuraron a instalar tubos para recoger la sangre que la paciente había perdido y volver a inyectársela, como una bomba interna»[4]. (La solución era la quintaesencia de los procedimientos del NCI. Transfundir a una persona con la sangre que manaba de su propio tumor habría sido considerado insólito y hasta repulsivo en otros lugares, pero en el NCI esta estrategia —*cualquier* estrategia— era cosa de todos los días). «La estabilizaron y luego comenzaron con los antifolatos. Después de la primera dosis, cuando los médicos se fueron a descansar, no esperaban encontrarla en las rondas de la mañana siguiente. En el NCI uno no tenía expectativas. Sencillamente esperaba, miraba y aceptaba las sorpresas cuando las había».

Ethel Longoria aguantó. En las rondas de la mañana siguiente todavía estaba viva y respiraba lenta pero profundamente. La hemorragia se había reducido hasta tal punto que ahora podían administrarse algunas dosis más. Al cabo de cuatro ciclos de quimioterapia, Li y Hertz esperaban ver cambios menores en el tamaño de los tumores. Lo que encontraron, en contraste, los dejó patitiesos: «Las masas tumorales desaparecieron, la radiografía de pecho mejoró y la paciente tenía un aspecto normal», escribió Freireich. El nivel de gonadotropina coriónica, la hormona secretada por las células cancerosas, se desplomó con rapidez hasta llegar a cero. Los tumores se habían desvanecido. Nadie había visto nunca una respuesta semejante. Como se creía que había una confusión con las radiografías, se la sometió a un nuevo examen. La respuesta era real: un cáncer metastásico sólido se había desvanecido con la quimioterapia. Llenos de júbilo, Li y Hertz se apresuraron a publicar sus hallazgos[5].

En todo esto había, sin embargo, un fallo técnico, una observación tan menor que podría haberse desechado con toda facilidad. Las células del coriocarcinoma secretan un marcador, una hormona llamada gonadotropina coriónica, una proteína que puede medirse con un análisis sanguíneo extremadamente sensible (una variante de este análisis se utiliza para detectar embarazos). En los comienzos de sus experimentos, Li había decidido tomar ese nivel hormonal como indicador para rastrear el curso del cáncer a medida que respondía al metotrexato. El nivel hCG, como se denominaba, sería un sucedáneo del cáncer, su huella digital en la sangre[6].

El inconveniente fue que, al final de la quimioterapia programada, el nivel de hCG había caído hasta un valor casi desdeñable, sin llegar empero, para fastidio de Li, a los valores normales. Li lo midió y volvió a medirlo semanalmente en su laboratorio, pero el valor persistió, como la insignificancia de una cifra que no quería desaparecer.

La cifra obsesionó cada vez más a Li. La hormona en la sangre, pensaba él, era la huella digital del cáncer, y si todavía estaba presente también tenía que estarlo el cáncer, oculto en algún lugar del cuerpo aunque los tumores visibles hubiesen desaparecido. Por eso, a pesar de todas las otras señales de inexistencia del cáncer, Li llegaba a la conclusión de que su paciente no se había curado del todo. Al final, casi parecía tratar una cifra más que a una paciente; ignorando la mayor toxicidad de aplicaciones adicionales de la droga, administró con obstinación una dosis tras otra, hasta que, por fin, el nivel hCG llegó a cero.

Cuando la decisión de Li llegó a oídos de la Junta Institucional del NCI, sus miembros respondieron con furia. Esas pacientes eran mujeres que supuestamente habían sido «curadas» del cáncer. Sus tumores eran invisibles, y administrarles una quimioterapia adicional equivalía a envenenarlas con dosis imprevisibles de drogas muy tóxicas. Li ya tenía fama de renegado e iconoclasta. Esta vez, en opinión del NCI, había ido demasiado lejos. A mediados de julio la junta lo convocó a una reunión y lo despidió sin más trámite[7]. Freireich dijo al respecto:

> Li fue acusado de experimentar con personas. Está claro, empero, que *todos* estábamos experimentando. Tom [Frei], Zubrod y el resto, todos éramos experimentadores. *No* experimentar habría significado atenerse a las viejas reglas, no hacer absolutamente nada. Li no estaba dispuesto a sentarse y mirar sin hacer nada. Así que lo despidieron por actuar sobre la base de sus convicciones, por hacer algo[8].

Freireich y Li habían compartido una residencia médica en Chicago. En el NCI habían entablado la relación que podía haber entre dos parias. Cuando Freireich se enteró del despido, fue de inmediato a la casa de Li para consolarlo, pero no había consuelo posible para él[9]. Al cabo de algunos meses, todavía enfadado, Li se marchó a Nueva York, con destino al Memorial Sloan-Kettering. Nunca volvió al NCI.

Pero la historia tuvo una vuelta de tuerca final. Como Li había predicho, con varias dosis adicionales de metotrexato el nivel hormonal que él había rastreado de manera tan compulsiva se desvanecía por completo. Al terminar sus pacientes los ciclos adicionales de quimioterapia, comenzaba a surgir lentamente un patrón. En tanto que las que habían dejado de recibir la droga en una etapa temprana recaían inevitablemente en el cáncer, las pacientes tratadas según el protocolo de Li se mantenían libres de la enfermedad, incluso meses después de haberse suspendido la administración de metotrexato.

Li había dado con un profundo y fundamental principio de la oncología: era preciso tratar sistemáticamente el cáncer aun mucho tiempo después de que hubieran desaparecido todos los signos visibles de su presencia. El nivel de hCG —la hormona secretada por el coriocarcinoma— había resultado ser su verdadera huella digital, su marcador. En los decenios siguientes un ensayo tras otro confirmarían este principio. Pero en 1960 la oncología no estaba lista para admitir esa propuesta. La junta que había despedido a Li con tanta premura tardó varios años en caer en la cuenta de que las pacientes que él había tratado con la estrategia de mantenimiento prolongado *nunca* sufrirían una recaída. El resultado de esa estrategia —que a Min Chiu Li le costó su empleo— fue la primera cura quimioterapéutica del cáncer en adultos.

RATONES Y HOMBRES

Un modelo es una mentira que nos ayuda a ver la verdad.

HOWARD SKIPPER[1]

La experiencia de Min Chiu Li con el coriocarcinoma representó un estímulo filosófico para Frei y Freireich. «La investigación clínica es un asunto de urgencia», argumentaba Freireich[2]. Para un niño con leucemia, hasta una demora de una semana puede significar la diferencia entre la vida y la muerte. Ahora, la pesadez académica del consorcio de la leucemia —su insistencia en hacer pruebas graduales y sistemáticas de una combinación de drogas tras otra— sacaba gradual y sistemáticamente de sus casillas a Freireich. Para hacer ensayos con tres drogas, el grupo insistía en probar «las tres combinaciones posibles y luego las cuatro combinaciones y hacerlo, *además*, con diferentes dosis y calendarios para cada una»[3]. A la velocidad a la que el consorcio se movía, sostenía Freireich, pasarían docenas de años antes de que pudiera hacerse algún avance significativo en materia de leucemia, y recordaba:

> Esos niños terriblemente enfermos colmaban las salas. Un niño o una niña podían llegar con un recuento de glóbulos blancos de trescientos y morir de la noche a la mañana. Yo era el encargado de hablar al día siguiente con los padres. Trate de explicar la estrategia de Zubrod de ensayos secuenciales, sistemáticos y objetivos a una mujer cuya hija acaba de caer en un coma y morir[4].

Las permutaciones de drogas y dosis posibles aumentaron cuando en 1960 se introdujo en el Centro Clínico otro nuevo agente anticáncer. El recién llegado, la vincristina, era un alcaloide vegetal venenoso procedente de la vincapervinca de Madagascar, una pequeña maleza trepadora con flores violetas y tallo enroscado en espiral. (El nombre *vincristina* viene de *vincire*, 'atar' en latín). La vincristina había sido descubierta en 1958 en la compañía Eli Lilly gracias a un programa de descubrimiento de drogas que implicaba el molido de miles de kilos de material vegetal y la prueba de lo extraído en diversos análisis biológicos[5]. Aunque en un comienzo se previó que fuera un antidiabético, se comprobó luego que en pequeñas dosis la vincristina mataba las células leucémicas. Las células de rápido crecimiento, como las de la leucemia, crean de ordinario un andamiaje esquelético de proteínas (llamadas microtúbulos) que permite a dos células hijas separarse una de otra y completar con ello la división celular. La vincristina actúa uniéndose al extremo de estos microtúbulos y paralizando el citoesqueleto en sus garras, y de ese modo evoca de manera muy literal la palabra latina que se utilizó para bautizarla.

Con el agregado de la vincristina a la farmacopea, los investigadores de la leucemia se vieron frente a la paradoja del exceso: ¿cómo podrían tomarse cuatro drogas activas por separado —el metotrexato, la prednisona, la 6-MP y la vincristina— y enlazarlas en un régimen efectivo? Y dado que cada una de ellas era potencialmente muy tóxica, ¿podría encontrarse alguna vez una combinación que matara la leucemia pero no al niño?

Dos drogas ya habían suscitado docenas de posibilidades; con cuatro, el consorcio de la leucemia tardaría no cincuenta, sino ciento cincuenta años en terminar con los ensayos. David Nathan, por entonces recién incorporado al NCI, rememoró la situación cercana al estancamiento que había provocado la avalancha de nuevos medicamentos: «Frei y Freireich no hacían más que coger las drogas que estaban a su alcance y agregarlas a combinaciones. [...] Las combinaciones, dosis y calendarios posibles de cuatro o cinco drogas eran infinitas. Los investigadores podían trabajar años para encontrar la combinación apropiada de drogas y calendarios»[6]. Los ensayos secuenciales, sistemáticos y objetivos de Zubrod habían tropezado con un callejón sin salida. Lo que se necesitaba era lo contrario de un enfoque sistemático: un acto de fe intuitivo e inspirado que implicara arrojarse al abismo mortal de las drogas letales.

Un científico de Alabama, Howard Skipper —un hombre de apariencia intelectual y voz suave al que le gustaba llamarse a sí mismo «doctor ratón»—, indicó a Frei y Freireich una salida del callejón en que se encontraban[7]. Skipper era ajeno al NCI. Si la leucemia era una forma modélica de cáncer, al estudiar la enfermedad induciéndola artificialmente en animales él había construido en sustancia un modelo a partir de un modelo. El suyo utilizaba una línea celular de ratones denominada L-1210, una leucemia linfoide que podía cultivarse en una placa de Petri. Cuando esas células se inyectaban a ratones de laboratorio, estos contraían la leucemia, un proceso conocido como trasplante porque era similar a la transferencia de un fragmento de tejido normal (un injerto) de un animal a otro.

Para Skipper el cáncer era menos una enfermedad que una entidad matemática abstracta. En los ratones a los que se trasplantaban células L-1210, la división celular era de una fecundidad casi obscena: se producía a menudo dos veces por día, una velocidad pasmosa aun para células cancerosas. Una sola célula leucémica implantada en el ratón podía así generar números aterradores: 1, 4, 16, 64, 256, 1.024, 4.096, 16.384, 65.536, 262.144, 1.048.576… y así sucesivamente, hasta el infinito. En dieciséis o diecisiete días, esa única célula inicial podía producir más de dos mil millones de células hijas, más que el número total de glóbulos sanguíneos del ratón.

Skipper comprendió que podía detener esa profusa división celular si administraba quimioterapia al ratón al que se había implantado la leucemia. Gracias al registro cuidadoso de la vida y la muerte de las células leucémicas según respondieran a las drogas en esos ratones, tuvo la posibilidad de hacer dos descubrimientos cruciales[8]. Primero, comprobó que la quimioterapia mataba por lo común un *porcentaje* fijo de células en cualquier momento dado, cualquiera que fuera la cantidad total de células cancerosas. Este porcentaje era un único número cardinal, específico de cada droga. En otras palabras, si la cantidad inicial de células leucémicas en un ratón era de cien mil y se administraba una droga que en un solo ciclo las mataba en una proporción del 99 por ciento, cada uno de los ciclos las eliminaría de manera fraccionaria, con lo cual habría menos y menos células después de cada uno de ellos: cien mil…, mil…, diez…, y así sucesivamente, hasta que el número fuera cero al cabo de cuatro ciclos. La eliminación de la leucemia era un proceso *iterativo*, algo semejante a cortar en dos mitades el cuerpo de un monstruo, cortar luego en dos cada mitad y reiterar el corte en las mitades resultantes.

Segundo, Skipper descubrió que si agregaba drogas combinadas, podía, a menudo, obtener efectos sinérgicos en la eliminación. Como diferentes drogas generaban diferentes mecanismos de resistencia y producían diferentes toxicidades en las células cancerosas, su uso concertado disminuía de forma espectacular la posibilidad de resistencia e incrementaba la muerte celular. Por lo tanto, normalmente, dos drogas eran mejores que una, y tres mejores que dos. Con varias drogas y varios ciclos reiterados de quimioterapia uno tras otro, Skipper curó la leucemia en su modelo ratonil.

Para Frei y Freireich, las observaciones de Skipper llevaban a una conclusión inevitable, aunque alarmante. Si las leucemias humanas eran como las leucemias de sus ratones, sería necesario tratar a los niños con un régimen compuesto no de una o dos drogas, sino de muchas. Por lo demás, un solo tratamiento no sería suficiente. Sería preciso administrar una quimioterapia «máxima, intermitente, intensiva y directa»[9] con una persistencia casi despiadada e inexorable, dosis tras dosis tras dosis tras dosis, hasta los límites más extremos de lo tolerable. No habría interrupciones, ni siquiera después de que las células leucémicas desaparecieran aparentemente de la sangre y los niños parecieran «curados».

Ahora, Frei y Freireich estaban listos para dar su salto decisivo e intuitivo al abismo. El siguiente régimen que probarían consistiría en una combinación de cuatro drogas: vincristina, ametopterina, mercaptopurina y prednisona. Y se lo conocería por un nuevo acrónimo, en el que cada letra representa una de esas drogas: VAMP.

El nombre tenía muchas resonancias, algunas previstas y otras imprevistas. En inglés, *vamp* significa improvisar y remendar, reparar algo con piezas de deshecho que en el momento menos pensado pueden venirse abajo. Puede aludir a una seductora, una vampiresa que promete pero no cumple. Y se refiere asimismo al empeine de una bota, la parte que soporta toda la fuerza en el momento de dar un puntapié.

VAMP

Los médicos son hombres que recetan medicamentos de los que saben poco, para curar enfermedades de las que saben menos, en seres humanos de quienes no saben nada.

VOLTAIRE

Si no matábamos el tumor, matábamos al paciente.

WILLIAM MOLONEY, sobre los primeros días de la quimioterapia[1]

El régimen VAMP —una terapia para la leucemia consistente en la administración de elevadas dosis de una combinación de cuatro drogas, con riesgo para la vida— bien podía tener un sentido evidente para Skipper, Frei y Freireich, pero para muchos de sus colegas era un concepto aterrador, una abominación. Freireich finalmente acudió a Zubrod con su idea: «Quería tratarlos con dosis completas de vincristina *y* ametopterina, combinadas con la 6-MP *y* la prenidsona»[2]. Los «y» de esta frase estaban en cursiva para llamar la atención de Zubrod.

Este estaba atónito. «La dosis hace el veneno», reza una vieja máxima de la medicina: de una forma u otra, todos los medicamentos son venenos que simplemente se diluyen en las dosis apropiadas. Pero la quimioterapia era un veneno aun en la dosis *correcta**. Un

---

* Como la mayoría de las drogas contra el cáncer eran citotóxicas —eliminaban células—, el margen existente entre una dosis terapéutica (que matara el cáncer) y una dosis tóxica era extremadamente pequeño. Muchas de las drogas debían dosificarse con todo cuidado para evitar la toxicidad no deseada pero ineludiblemente conexa.

niño con leucemia ya estaba cerca de los frágiles límites de la supervivencia, aferrado a la vida por un delgado hilo fisiológico. En sus
charlas informales la gente del NCI solía hablar de la quimioterapia
como «el veneno del mes»[3]. Si cuatro venenos del mes se inyectaban
diariamente y al mismo tiempo en un niño de tres o seis años, no
había virtualmente garantía alguna de que pudiera sobrevivir siquiera a la primera dosis de ese régimen, y ni hablar de que sobrevi-
viera semana tras semana tras semana.

Cuando Frei y Freireich presentaron su plan preliminar sobre el
VAMP en una reunión nacional dedicada a los cánceres de sangre,
la audiencia mostró su rechazo. Farber, por lo pronto, se inclinaba
por dar una droga cada vez y agregar la segunda solo después de
una recaída, y así sucesivamente, de acuerdo con el método, lento
pero seguro, del consorcio de la leucemia de añadir drogas de manera cuidadosa y secuencial[4]. «¡Madre mía! —recordaba Freireich—
fue un enfrentamiento terrible y catastrófico. Se nos rieron en la
cara y luego nos calificaron de locos, incompetentes y crueles»[5]. Con
una cantidad limitada de pacientes y cientos de drogas y combinaciones para someter a prueba, cada nuevo ensayo contra la leucemia
tenía que pasar por un complejo e intrincado proceso para obtener
la aprobación del consorcio. La impresión era que Frei y Freireich
daban un gigantesco salto sin autorización. El grupo se negó a auspiciar el VAMP; no lo haría, al menos, hasta que se hubieran completado muchos otros ensayos.

Pero Frei logró arrancar un compromiso de última hora: el VAMP
se estudiaría en el NCI de manera independiente, al margen de la jurisdicción del Grupo B de Leucemia Aguda [Acute Leukemia Group
B, ALGB]. «La idea era descabellada —recordó Freireich—. Para hacer el ensayo tendríamos que separarnos del ALGB, el grupo mismo a
cuya creación habíamos contribuido tanto». El compromiso no era
del agrado de Zubrod: significaba una ruptura con su querido modelo «cooperativo». Peor aún, si el régimen fracasaba, sería una pesadilla política para él. «Si los niños hubieran muerto, nos habrían acusado de experimentar con personas en las instalaciones federales del
Instituto Nacional del Cáncer», reconoció Freireich. Todo el mundo
sabía que se pisaba terreno arriesgado. Envuelto en la controversia, a
pesar de haberla resuelto lo mejor que había podido, Frei renunció
a la presidencia del ALGB. Años después, Freireich admitió los riesgos existentes: «Podríamos haber matado a todos esos chiquillos».

El ensayo del VAMP se lanzó finalmente en 1961. Casi al instante pareció ser un error abismal, precisamente el tipo de pesadilla que Zubrod había tratado de evitar.

Los primeros niños sometidos al tratamiento «ya estaban terrible, terriblemente mal —recordó Freireich—. Comenzamos con el VAMP y al cabo de una semana muchos de ellos estaban infinitamente peor que antes. Era un desastre». El régimen químico de cuatro drogas irrumpía en el cuerpo y barría con todas las células normales. Algunos niños se hundieron en un estado de cuasi coma y fue necesario conectarlos a respiradores. Freireich, desesperado por salvarlos, visitaba obsesivamente a sus pacientes en sus camas de hospital. «Podrá imaginarse la tensión —escribió—. No podía más que oír a la gente decir: "Se lo dije, esta niña o este niño va a morir"»[6]. Merodeaba por las salas y acosaba al personal con preguntas y sugerencias. Se habían despertado sus instintos paternales y posesivos: «Eran mis chicos. Realmente trataba de cuidarlos»[7].

En tensión, todo el NCI observaba, porque también *su* vida pendía de un hilo. «Yo hacía cosas mínimas —escribió Freireich—. A lo mejor podía hacer que estuvieran más cómodos, darles una aspirina para niños, bajarles la temperatura, ponerles una manta»[8]. Arrojados a la incierta primera línea de la medicina del cáncer, y en sus malabarismos con las más tóxicas y futuristas combinaciones de drogas, los médicos del NCI volvían a sus principios más antiguos. Se preocupaban por la comodidad. Cobijaban. Se concentraban en cuidar y apoyar. Ahuecaban almohadas.

Al cabo de tres semanas desesperantes, algunos de los pacientes de Freireich comenzaron a salir adelante. Luego, inesperadamente —en un momento en que era casi intolerable buscarla—, hubo una recompensa. Las células normales de la médula ósea empezaron a recuperarse gradualmente, y la leucemia remitió. Una tras otra, las biopsias de la médula mostraban el mismo resultado: no había células leucémicas. Surgían glóbulos rojos, glóbulos blancos y plaquetas en una médula que había sido territorio arrasado. Ni una sola célula leucémica era visible en el microscopio. Tras una devastación casi completa, la remisión era tan profunda que superaba las expectativas de todos los integrantes del NCI.

Algunas semanas después, el equipo del NCI reunió el valor suficiente para intentar el régimen VAMP con otra pequeña cohorte de pacientes. Una vez más, tras el catastrófico hundimiento de los recuentos —«como una caída desde un acantilado con un hilo atado a los tobillos», según lo recordó un investigador—[9] la médula ósea se recuperó y la leucemia desapareció. Unos días más tarde la médula comenzó a regenerarse y Freireich realizó una vacilante biopsia para observar las células. La leucemia había vuelto a desvanecerse. Lo que quedaba era muy prometedor: masas normales de glóbulos sanguíneos que se desarrollaban de nuevo en la médula.

Hacia 1962 Frei y Freireich habían tratado a seis pacientes con varias dosis de VAMP. Las remisiones eran fiables y duraderas. El Centro Clínico bullía ahora con la familiar cháchara de niños con pelucas y bufandas que habían sobrevivido a dos o tres ciclos de quimioterapia, un fenómeno sorprendente y completamente anómalo en la historia de la leucemia. Los críticos se transformaban poco a poco en conversos. Otros centros clínicos de la nación incorporaban el régimen experimental de Frei y Freireich. El paciente «está asombrosamente recuperado», escribió en 1964 un hematólogo de Boston que trataba a un niño de once años[10]. Poco a poco, el asombro dejaba paso al optimismo. Hasta William Dameshek, el dogmático hematólogo de Harvard y uno de los más destacados adversarios del VAMP desde el principio, escribía: «Entre los oncólogos pediátricos, el humor cambió virtualmente de la noche a la mañana: quedaba atrás el "fatalismo compasivo", ahora reemplazado por un "optimismo agresivo"»[11].

El optimismo fue intenso, pero efímero. En septiembre de 1963, no mucho después de que Frei y Freireich regresaran de uno de esos congresos triunfales que celebraban el inesperado éxito del VAMP, algunos niños en remisión volvieron a la clínica con dolencias menores: un dolor de cabeza, una convulsión, el hormigueo ocasional de un nervio de la cara[12].

«Al principio, algunos no le dimos demasiada importancia —recordó un hematólogo—[13]. Suponíamos que los síntomas desaparecerían». Pero Freireich, que había estudiado la propagación de las células leucémicas en el cuerpo durante casi un decenio, sabía que esos dolores de cabeza no desaparecerían. En octubre había más niños de regreso en la clínica, esta vez con insensibilidad, hormigueos, dolores de cabeza, convulsiones y parálisis facial[14]. Frei y Freireich empezaban a ponerse nerviosos.

En la década de 1880 Virchow había observado que las células leucémicas podían en ocasiones colonizar el cerebro. Para investigar la posibilidad de una invasión celular de ese órgano, Frei y Freireich examinaron directamente el fluido espinal por medio de una punción lumbar, un método para extraer algunos mililitros de fluido del canal espinal a través de una aguja fina y recta. El fluido, un líquido transparente que circula en conexión directa con el cerebro, es un sucedáneo del examen de este último.

En el folclore de la ciencia hay una historia muchas veces contada sobre el momento del descubrimiento: la aceleración del pulso, la luminosidad espectral que adquieren hechos comunes y corrientes, el segundo de parálisis y arrebato en que las observaciones cristalizan y encajan en patrones, como piezas de un caleidoscopio. La manzana cae del árbol. El hombre sale de un salto de la bañera. La escurridiza ecuación cuadra.

Pero hay otro momento de descubrimiento —su antítesis— que se menciona contadas veces: el descubrimiento de un fracaso. Es un momento que, por lo común, el científico conoce en soledad. El escáner de un paciente muestra la reaparición de un linfoma. Una célula eliminada antaño por una droga vuelve a desarrollarse. Un niño regresa al NCI con dolor de cabeza.

Lo que Frei y Freireich descubrieron en el fluido espinal los dejó helados: por millones, las células leucémicas se desarrollaban explosivamente en él, colonizando el cerebro. Los dolores de cabeza y la insensibilidad eran signos precoces de devastaciones mucho más profundas por venir. En los meses siguientes, todos los niños volvieron al instituto con una gama de afecciones neurológicas —dolores de cabeza, hormigueos, manchas abstractas de luz— y luego cayeron en coma. Las biopsias de la médula ósea estaban limpias. No se encontraba ningún cáncer en el cuerpo. Pero las células de la leucemia habían invadido el sistema nervioso y causado un rápido e inesperado deceso.

Era una consecuencia del propio sistema de defensa del cuerpo que subvertía el tratamiento del cáncer. El cerebro y la médula espinal están aislados por un denso sello celular llamado barrera hematoencefálica que impide que productos químicos extraños lleguen con facilidad al primero. Es un antiguo sistema biológico que ha evolucionado para mantener el cerebro libre de venenos. Pero el mismo sistema, probablemente, había impedido también el acceso del régimen VAMP al sistema nervioso y creado así un «santuario» para el cáncer dentro del cuerpo. La leucemia se había desarrollado en ese santuario, colonizando el único lugar que es esencialmente inalcanzable para la quimioterapia. Los niños murieron uno tras otro, derribados por obra de la adaptación destinada a protegerlos.

Esas recaídas fueron un duro golpe para Frei y Freireich. Para un científico clínico un ensayo es como un hijo, una inversión de energías profundamente personal. Ver esa suerte de intensa e íntima empresa derrumbarse y morir es como sufrir la pérdida de un hijo. Un médico especializado en leucemia escribió: «Conozco a los pacientes, conozco a sus hermanos y hermanas, conozco el nombre de sus perros y sus gatos. [...] Lo doloroso es que muchas historias de amor se terminan»[15].

Tras siete estimulantes e intensivos ensayos, la historia de amor en el NCI, en efecto, había terminado. La reaparición del cáncer en el cerebro después del VAMP pareció llevar la moral del instituto a su nivel mínimo[16]. Frei, que se había consagrado con furia a tratar de mantener con vida el procedimiento a través de sus fases más arduas —doce meses dedicados a manipular, persuadir y adular—, sentía ahora agotadas sus últimas reservas de energía. Hasta el incansable Freireich comenzaba a perder impulso. Percibía una hostilidad creciente en otros miembros del instituto. En la cumbre de su carrera, también él se sentía cansado de las interminables escaramuzas institucionales que antaño le habían infundido vigor.

En el invierno de 1963 Frei se marchó para trabajar en el Centro del Cáncer MD Anderson de Houston, Texas. Los ensayos se suspendieron temporalmente (aunque a la larga volverían a realizarse en Texas). Freireich pronto renunció al NCI para unirse a Frei en Houston. El frágil ecosistema que había sostenido a ambos y a Zubrod se disolvió en pocos meses.

Pero la historia de la leucemia —la historia del cáncer— no es la de los médicos que luchan y sobreviven, pasando de una institución a otra. Es la historia de los pacientes que luchan y sobreviven, pasando de un muro de contención de la enfermedad a otro. La resiliencia, la inventiva y la capacidad de supervivencia —cualidades a menudo atribuidas a los grandes médicos— son cualidades reflejas, que emanan ante todo de quienes luchan con la enfermedad y solo después aparecen, como proyectadas en un espejo, en quienes los tratan. Si la historia de la medicina se cuenta a través de las historias de los médicos, es porque sus contribuciones ocupan el lugar del heroísmo más sustantivo de sus pacientes.

He dicho que todos los niños recayeron y murieron, pero la afirmación no es del todo cierta. Unos pocos, un puñado, por misteriosas razones, nunca padecieron una recaída de la leucemia en el sistema nervioso central[17]. En el NCI y los contados hospitales restantes con el valor suficiente para intentar el VAMP, alrededor del 5 por ciento de los niños tratados llegaron al punto de destino de su largo viaje. Su remisión no duró semanas ni meses, sino años. Volvieron, año tras año, a sentarse nerviosos en las salas de espera de centros de evaluación de todo el país. Sus voces se hicieron más graves. El pelo volvió a crecerles. Y las biopsias, una tras otra, mostraron que no había signos visibles de cáncer.

Una tarde de verano viajé en coche hasta la pequeña población de Waterboro, al oeste de Maine. Enmarcado por un cielo neblinoso y poblado de nubes, el paisaje era espectacular, con centenarios bosques de pinos y abedules que descendían hacia lagos cristalinos. En la linde del pueblo giré por un camino polvoriento que se alejaba del agua. Al final del camino, rodeada por densos bosques de pino, había una diminuta casa de madera. Una mujer de cincuenta y seis años vestida con una camiseta azul abrió la puerta. Yo había necesitado diecisiete meses e innumerables llamadas telefónicas, preguntas, entrevistas y referencias para localizarla. Una tarde, mientras navegaba por Internet en busca de algún dato, encontré una pista. Recuerdo haber marcado el número de teléfono, emocionado hasta casi perder el aliento, y haberme impacientado mientras el aparato sonaba interminablemente; contestó una mujer. Concerté un encuentro con ella esa misma semana y conduje bastante temerariamente hasta Maine para verla. Al llegar, me di cuenta de que faltaban veinte minutos para la hora acordada.

No puedo recordar qué dije o qué me esforcé por decir a modo de presentación. Pero estaba aterrorizado. De pie frente a mí, en la puerta, y sonriendo con nerviosismo, estaba una de las supervivientes de la cohorte inicial de niños leucémicos que habían recibido el tratamiento VAMP.

El sótano estaba inundado y el sofá tenía moho, de modo que nos sentamos fuera, a la sombra de los árboles, en una tienda con mosquitera, mientras tábanos y mosquitos zumbaban en el exterior. La mujer —la llamaré Ella— había reunido numerosos historiales médicos y fotografías para que yo los examinara. Cuando me los entregó sentí que un escalofrío le recorría el cuerpo, como si aún hoy, cuarenta y cinco años después de su infierno, el recuerdo la habitara visceralmente.

A Ella le diagnosticaron leucemia en junio de 1964, unos dieciocho meses después de la primera administración de VAMP en el NCI. Tenía entonces once años. En las fotos tomadas antes del diagnóstico aparece como una típica preadolescente con flequillo y aparato para los dientes. En la fotografía tomada apenas seis meses después (tras la quimioterapia) está transformada: calva, blanca como una sábana a raíz de la anemia y muy por debajo de su peso, derrumbada en una silla de ruedas e incapaz de caminar.

Ella fue tratada con VAMP. (Enterados de las espectaculares respuestas en el NCI, sus oncólogos de Boston habían decidido, con bastante coraje, aplicarle —al margen del programa— el régimen de cuatro drogas). Al principio todo se había asemejado a un cataclismo. Las elevadas dosis de vincristina causaron un daño nervioso colateral tan grave que le quedó una sensación permanente de ardor en las piernas y los dedos de las manos. La prednisona la hundió en el delirio. Las enfermeras, incapaces de controlar a una preadolescente tenaz y perturbada que por la noche deambulaba por los pasillos del hospital en medio de gritos y aullidos, le ataron los brazos a la cama con cuerdas. Confinada en su lecho, a menudo se acurrucaba en posición fetal, mientras los músculos se le atrofiaban y la neuropatía empeoraba. A los doce años se hizo adicta a la morfina, recetada para el dolor. (Se «desintoxicó» simplemente con fuerza de voluntad, me dijo, «aguantando los espasmos de la abstinencia»). Todavía tiene cardenales en el labio inferior, que se mordía constantemente en esos terribles meses mientras esperaba que llegara la hora de la siguiente dosis de morfina.

No obstante, es notable que su principal recuerdo sea la abrumadora sensación de que le perdonaron la vida. «Siento como si me hubiera escabullido», me dijo mientras volvía a poner los papeles en sus sobres. Desvió la mirada, como para tratar de aplastar una mosca imaginaria, y pude ver que los ojos se le llenaban de lágrimas. Había conocido a varios niños con leucemia en las salas del hospital; ninguno había sobrevivido. «No sé, por lo pronto, por qué merecí la enfermedad, pero tampoco sé por qué merecí la curación. La leucemia es así. Nos engaña. Nos cambia la vida». En mi mente destellaron por un instante la momia chiribaya, Atosa, la joven de Halsted a la espera de una mastectomía.

Sidney Farber nunca conoció a Ella, pero sí a otros pacientes como ella, supervivientes a largo plazo del VAMP. En 1964, el año en que ella comenzó con la quimioterapia, Farber, con ánimo triunfal, llevó fotografías de esos pacientes a Washington para hacer una especie de exposición oral en el Congreso: eran una prueba viviente de que la quimioterapia podía curar el cáncer[18]. Ahora, el camino se le dibujaba cada vez con mayor claridad. La investigación del cáncer necesitaba un impulso adicional: más dinero, más investigaciones, más publicidad y una trayectoria dirigida hacia la cura. Así, su presentación ante el Congreso se impregnó de un fervor y una devoción casi mesiánicos. Después de exhibir las fotografías y de aportar su testimonio, recordó un observador, cualquier prueba adicional habría significado «un innecesario anticlímax»[19]. Farber estaba ahora listo para pasar del ámbito de la leucemia a los mucho más comunes cánceres reales. «Intentamos desarrollar fármacos que puedan afectar a tumores que de otro modo son incurables, como los de mama, ovarios, útero, pulmón, riñón, intestino, y tumores extremadamente malignos de la piel, como el cáncer negro o melanoma», escribió[20]. Él sabía que la cura de esos cánceres sólidos, aunque fuera de uno solo, en adultos, implicaría una singular revolución en la oncología. Brindaría la prueba más concreta de que la guerra podía ganarse.

EL TUMOR DE UN ANATOMISTA

En los años sesenta hacía falta sencillamente coraje para ser
quimioterapeuta, y sin duda, el coraje de la convicción de que,
a la larga, el cáncer sucumbiría a las drogas.
VINCENT T. DeVITA, JR.,
investigador del Instituto Nacional del Cáncer
(y más adelante su director)[1]

Una fría mañana de febrero de 2004, un atleta de veinticuatro años, Ben Orman, se descubrió un bulto en el cuello. Estaba en su casa leyendo el periódico cuando, al pasarse distraídamente la mano por la cara, sus dedos tropezaron con una pequeña hinchazón. El bulto tenía más o menos el tamaño de una pequeña uva pasa. Si Ben respiraba hondo, podía volver a hundirlo en la cavidad del pecho. Se desentendió. Era un bulto, razonó, y los atletas estaban acostumbrados a ellos: callosidades, rodillas hinchadas, forúnculos, chichones, cardenales que aparecían y desaparecían sin que pudiera recordarse la causa. Volvió a su periódico y la preocupación se desvaneció. El bulto en el cuello, fuera lo que fuese, también se desvanecería a su debido momento.

Pero no fue así: creció, al principio de manera imperceptible y luego con mayor decisión, y al cabo de un mes su tamaño ya no era el de una uva sino el de una ciruela. Ben podía notarlo en la leve depresión de la clavícula. Preocupado, fue al ambulatorio del hospital, casi como si se disculpara por la molestia. La enfermera de guardia garrapateó en sus notas: «Bulto en el cuello», y agregó un signo de interrogación al final de la frase.

Con esa frase, Orman entró en el desconocido mundo de la oncología: engullido, como su bulto, por el extraño universo cavitario del cáncer. Las puertas del hospital se abrieron y cerraron tras él. Una médica de bata azul corrió la cortina para entrar y le palpó el cuello de arriba abajo. Le hicieron análisis de sangre y radiografías enseguida, además de resonancias magnéticas y otros exámenes. Las resonancias revelaron que el bulto en el cuello no era más que la punta de un iceberg mucho más profundo de bultos. Debajo de esa masa indicadora, otras masas encadenadas se retorcían desde el cuello hasta el pecho y culminaban en un tumor del tamaño de un puño justo detrás del esternón. Como saben los estudiantes de medicina, las grandes masas situadas en el tórax anterior se representan con cuatro letras T, casi como una macabra canción infantil del cáncer: cáncer de tiroides, timoma, teratoma y terrible linfoma. El problema de Orman —dada su edad y el aspecto apelmazado y denso de los bultos— era casi con certeza el último de los mencionados, un linfoma: cáncer de los ganglios linfáticos.

Vi a Ben Orman casi dos meses después de esa consulta en el hospital. Estaba sentado en la sala de espera, leyendo un libro (leía feroz, atlética, casi competitivamente; a menudo terminándose una novela en una semana, como si se tratara de una carrera). En las ocho semanas transcurridas desde su visita a urgencias había pasado por una tomografía por emisión de positrones, una consulta con un cirujano y una biopsia del bulto del cuello. Como se sospechaba, la masa era un linfoma, una variante relativamente poco frecuente de la enfermedad de Hodgkin.

Hubo más noticias: los escáneres revelaron que el cáncer de Orman estaba íntegramente confinado en el torso superior. Y no existía ninguno de los fantasmales síntomas B —pérdida de peso, fiebre, escalofríos o sudores nocturnos— que de vez en cuando acompañan la enfermedad de Hodgkin. En un sistema de fases que va de I a IV (con el añadido de una A o una B para indicar la ausencia o la presencia de los síntomas ocultos), Orman estaba en la fase IIA, una etapa relativamente temprana de la progresión de la enfermedad. Aunque eran noticias pesimistas, de todos los pacientes que esa mañana entraron y salieron de la sala de espera, él era posiblemente el que tenía el pronóstico más benigno. Con un tratamiento intensivo de quimioterapia, era más que probable —una probabilidad del 85 por ciento— que se curara.

«Por intensivo —le dije— me refiero a varios meses, tal vez hasta medio año. Las drogas se darán en ciclos y en el ínterin deberá venir a la consulta para controlar los recuentos sanguíneos». Cada tres semanas, a medida que sus recuentos se recuperaran, todo el ciclo volvería a comenzar. Sísifo en quimioterapia.

El primer ciclo le provocaría la caída del pelo. Casi con certeza quedaría estéril para siempre. Durante los momentos en que su recuento de glóbulos blancos se redujera casi a cero existiría el riesgo de infecciones mortales. Lo más inquietante era que la quimioterapia podía llegar a causar un segundo cáncer en el futuro. Orman asintió con la cabeza. La idea cogió velocidad en su cerebro hasta impactar de pleno.

«Va a ser un largo recorrido. Un maratón —balbucí a modo de disculpa, buscando a tientas una analogía—. Pero llegaremos al final».

Volvió a asentir en silencio, como si ya lo supiera.

Un miércoles por la mañana, no mucho después de mi reunión con Orman, atravesé Boston para ver a mis pacientes del Instituto del Cáncer Dana-Farber. Casi todos lo llamábamos simplemente «el Farber». Ya grande en vida, Sidney Farber había llegado a ser aún más grande tras su muerte: el epónimo Farber era ahora un pujante laberinto de dieciséis plantas de hormigón, lleno hasta el tope de científicos y médicos, una unidad general con laboratorio, clínica, farmacia y unidad de quimioterapia incluidas. Su dotación era de 2.934 empleados y contaba con docenas de salones de conferencias, veintenas de laboratorios, una unidad de lavandería, cuatro áreas de ascensores y varias bibliotecas. El sitio del laboratorio original en el subsuelo había quedado empequeñecido por el macizo complejo de edificios levantados a su alrededor. Como un vasto templo medieval sobredimensionado y alterado, hacía tiempo que el Farber se había tragado su santuario.

Al entrar en el nuevo edificio, un cuadro al óleo del propio Farber —con su característica expresión, a medias ceñuda y a medias sonriente— nos devolvía la mirada en el vestíbulo principal. Pequeños recuerdos de él estaban, al parecer, esparcidos por doquier. En el pasillo que llevaba a la oficina de los residentes de especialización todavía colgaban los «retratos» caricaturescos que Farber había encargado para el Jimmy Fund: Blancanieves, Pinocho, Pepito Grillo, Dumbo. Por su aspecto y al tacto, las agujas para médula ósea con que efectuábamos nuestras biopsias parecían provenir de otra era; tal vez el propio Farber o alguno de sus discípulos las habían afilado cincuenta años atrás. Al deambular por esos laboratorios y clínicas uno sentía a menudo que en cualquier momento tropezaría con la historia del cáncer. Una vez lo hice: salía disparado para llegar al ascensor y me di de bruces con un anciano en silla de ruedas a quien al principio tomé por un paciente. Era Tom Frei, ahora profesor emérito, que iba a su oficina de la decimosexta planta.

Ese miércoles por la mañana mi paciente era una mujer de setenta y seis años llamada Beatrice Sorenson. Bea, como prefería que la llamaran, me recordaba a uno de esos diminutos insectos o animales sobre los que uno lee en los manuales de historia natural, que pueden cargar diez veces su peso o saltar cinco veces su altura. Era minúscula, casi preternaturalmente: alrededor de treinta y ocho kilos de peso y un metro cuarenta de altura, con rasgos de pájaro y huesos delicados que parecían pender juntos como ramitas en invierno. Sin embargo, Bea aportaba a este diminuto marco la feroz fuerza de su personalidad, y la robustez del alma compensaba la liviandad del cuerpo. Había sido marine y había participado en dos guerras. Aunque mi altura la empequeñecía cuando la examinaba en la camilla, me sentía torpe y humilde, como si su espíritu me empequeñeciera a mí.

Sorenson tenía cáncer pancreático. El tumor se había descubierto casi por accidente a finales del verano de 2003, cuando ella había sufrido un ataque de dolor abdominal y diarrea y una tomografía reveló la existencia de un nódulo sólido de cuatro centímetros que colgaba de la cola del páncreas. (Retrospectivamente, es posible que la diarrea no tuviera relación con el problema). Un valiente cirujano había intentado cortarlo, pero los márgenes de la resección todavía contenían algunas células tumorales. Incluso en oncología, una disciplina deprimente donde las haya, esto —un cáncer pancreático no extirpado— se consideraba la personificación de la depresión.

La vida de Bea se trastocó por completo. «Quiero ir hasta el final», me había dicho en un principio. Tratamos de hacerlo. Durante los primeros días del otoño bombardeamos el páncreas con radiación para matar las células tumorales y luego continuamos con quimioterapia, usando la droga 5-fluorouracilo. El tumor siguió creciendo a lo largo de todos los tratamientos. En invierno optamos por una nueva droga llamada gemcitabina, o Gemzar. Las células tumorales hicieron caso omiso de esta y, como si se burlaran, irrumpieron en una lluvia de dolorosas metástasis en el hígado. Por momentos nos parecía que el mejor camino hubiera sido no darle ninguna droga en absoluto.

Esa mañana Sorenson había acudido a la clínica para ver si podíamos proponerle alguna otra cosa. Llevaba una camisa blanca y pantalones del mismo color. La piel, fina como el papel, estaba surcada por arrugas secas. Tal vez había estado llorando, pero su rostro era un enigma que yo no podía leer.

«Probará lo que sea, lo que sea —prometía su esposo—. Es más fuerte de lo que parece».

Pero, fuerte o no, ya no quedaba nada que intentar. Me miré los pies, incapaz de hacer frente a las preguntas obvias. El médico a cargo se removía intranquilo en su silla.

Finalmente, Beatrice rompió el incómodo silencio. «Lo siento. —Se encogió de hombros y posó una mirada vacía más allá de nosotros—. Sé que hemos llegado al final».

Avergonzados, inclinamos la cabeza. Tuve la impresión de que no era la primera vez que un paciente consolaba a un médico por la ineficacia de su disciplina.

Dos bultos vistos en dos mañanas distintas. Dos encarnaciones enormemente diferentes del cáncer: una curable casi con seguridad, la segunda, una inevitable espiral hacia la muerte. Casi 2.500 años después de que Hipócrates hubiera acuñado ingenuamente el término general de *karkinos*, parecía que la oncología moderna no era mucho más sofisticada en su taxonomía del cáncer. Tanto el linfoma de Orman como el cáncer pancreático de Sorenson eran, desde luego, «cánceres», proliferaciones malignas de células. Pero en sus trayectorias y personalidades las dos enfermedades no podrían haber estado más alejadas entre sí. Incluso la referencia a ellas por el mismo nombre, *cáncer*, sonaba a una suerte de anacronismo médico, como la costumbre medieval de usar la palabra *apoplejía* para describir cualquier cosa, desde un derrame cerebral hasta una hemorragia o una convulsión. Igual que Hipócrates, era como si también nosotros hubiéramos amontonado los bultos uno sobre otro, sin distinción.

Sin embargo, ingenuo o no, era ese amontonamiento —esa fe enfática e inconmovible en la *singularidad* subyacente del cáncer, más que en sus pluralidades— lo que había impulsado a los laskeritas en los años sesenta. La oncología era una búsqueda de verdades cohesivas, una «cura universal», como dijo Farber en 1962. Y si los oncólogos de la década de 1960 imaginaban una cura común para todas las formas de cáncer, era porque imaginaban una enfermedad común llamada cáncer. Tenían la convicción de que la cura de una forma llevaría de manera inevitable a la cura de otra y así sucesivamente como una reacción en cadena, hasta que todo el edificio maligno se hubiese desmoronado como piezas de un dominó.

Ese supuesto —que un martillo monolítico terminaría por demoler una enfermedad monolítica— infundió vitalidad y energía a médicos, científicos y grupos de presión del cáncer. Para los laskeritas era un principio organizador, una cuestión de fe, el único faro seguro hacia el cual gravitaban. En rigor, la consolidación *política* del cáncer que ellos buscaban en Washington (un solo instituto, una sola fuente de fondos, dirigidos por un solo médico o científico) se apoyaba en un concepto más profundo de consolidación *médica* del cáncer en una sola enfermedad, un solo relato monolítico central. Sin ese grandioso relato que lo abarcara, ni Mary Lasker ni Sidney Farber podrían haber imaginado una guerra sistemática y con objetivo fijo.

La enfermedad que había llevado a Ben Orman a la clínica bien avanzada la noche, el linfoma de Hodgkin, se anunció en forma tardía al mundo del cáncer. Su descubridor, Thomas Hodgkin, era un anatomista inglés decimonónico, delgado y bajo, con barba en punta y nariz asombrosamente curva: un personaje que parecía salido de un poema de Edward Lear. Hodgkin nació en 1798 en una familia cuáquera afincada en Pentonville, un pequeño caserío de las afueras de Londres[2]. Niño precoz, se transformó rápidamente en un joven aún más precoz, cuyos intereses oscilaban en libertad entre la geología, la matemática y la química. Fue por poco tiempo aprendiz de geólogo, luego de boticario y finalmente se graduó en Medicina en la Universidad de Edimburgo.

Un hecho fortuito impulsó a Hodgkin a ingresar en el mundo de la anatomía patológica y lo condujo hacia la enfermedad que llevaría su nombre. En 1825 una contienda dentro del cuerpo docente del St. Thomas' and Guy's Hospital de Londres fracturó la venerable institución en dos mitades enfrentadas: el hospital de Guy y su nuevo rival, el St. Thomas. Este divorcio, como muchas rencillas conyugales, fue seguido casi de inmediato por una feroz discusión sobre el reparto de los bienes. En este caso los «bienes» eran bastante macabros, la preciosa colección anatómica del hospital: cerebros, corazones, estómagos y esqueletos en frascos de formol que se habían acumulado para utilizar como instrumentos de enseñanza destinados a los estudiantes de Medicina del hospital. El St. Thomas se negó a deshacerse de sus valiosos especímenes, de modo que el Guy se apresuró a montar su propio museo anatómico. Hodgkin acababa de regresar de su segunda visita a París, donde había aprendido a preparar y diseccionar piezas cadavéricas. El Guy no tardó en reclutarlo con el fin de que reuniera muestras para su nuevo museo. El rasgo académico más inventivo de la tarea era, tal vez, su nuevo título: conservador del museo e inspector de muertos.

Hodgkin demostró ser un extraordinario inspector de muertos, un conservador anatómico compulsivo que acumuló cientos de muestras en pocos años. Pero la reunión de especímenes era una tarea bastante rutinaria; el genio particular de Hodgkin consistió en *organizarlos*. Fue un bibliotecario en igual medida que un patólogo; ideó su propia sistemática para la patología. El edificio original que albergaba su colección ya no existe. Pero el nuevo museo, donde todavía se exhiben las muestras de Hodgkin, es un extraño prodigio. Atrio de cuatro cámaras situado en las profundidades de un edificio más grande, es un enorme cofre de maravillas de hierro forjado y cristal. Traspasada una puerta se sube una escalera para llegar al piso superior de una serie de galerías que descienden con un efecto de cascada. A lo largo de las paredes hay hileras de frascos llenos de formol: pulmones en una galería, corazones en otra, cerebros, riñones, huesos, etcétera. Este método de organizar la anatomía patológica —por sistemas de órganos y no por fecha o enfermedad— fue una revelación. Al «habitar» conceptualmente el cuerpo de ese modo —al subir o bajar de él a voluntad y señalar a menudo las correlaciones entre órganos y sistemas—, Hodgkin comprobó que podía reconocer de manera instintiva patrones dentro de patrones, a veces incluso sin registrarlos conscientemente.

A comienzos del invierno de 1832 anunció que había reunido una serie de cadáveres, en su mayor parte de hombres jóvenes, que tenían una extraña enfermedad sistémica. Esta se caracterizaba, según sus palabras, por «una peculiar dilatación de los ganglios linfáticos». Para el ojo no avisado, esa dilatación podía haberse debido sencillamente a la tuberculosis o la sífilis, los orígenes más habituales de la inflamación ganglionar en la época. Pero Hodgkin estaba convencido de que había descubierto una enfermedad completamente nueva, una patología desconocida solo presente en esos jóvenes. Redactó el caso de siete de esos cadáveres e hizo que la ponencia correspondiente, «Sobre algunas apariencias mórbidas de las glándulas absorbentes y el bazo», se presentara en la Sociedad Médica y Quirúrgica[3].

La historia de un joven y compulsivo médico que ponía viejas inflamaciones en nuevos odres patológicos fue recibida sin mucho entusiasmo. Se dice que solo ocho de los miembros de la sociedad asistieron a la conferencia. Y después enfilaron en silencio hacia la salida, sin molestarse siquiera en dejar asentados sus nombres en el polvoriento registro de asistencia.

El propio Hodgkin estaba un poco turbado por su descubrimiento. «Un artículo patológico puede tal vez considerarse de escaso valor si no lo acompañan sugerencias destinadas a contribuir al tratamiento, sea curativo o paliativo», escribió[4]. La mera descripción de una enfermedad, sin proponer ninguna indicación terapéutica, le parecía un ejercicio académico vacío, una suerte de dilapidación intelectual. Poco después de publicar su trabajo comenzó a apartarse por completo de la medicina. En 1837, tras una rencilla política bastante feroz con sus superiores, renunció a su cargo en el Guy[5]. Trabajó durante un breve periodo como conservador en el hospital St. Thomas, en una actitud motivada por el despecho y condenada al fracaso. En 1844 abandonó totalmente la práctica académica. Poco a poco, sus estudios anatómicos se interrumpieron.

En 1898, unos treinta años después de la muerte de Hodgkin, un patólogo austriaco, Carl Sternberg, observaba por el microscopio los ganglios de un paciente cuando encontró una singular serie de células que parecían devolverle la mirada: células gigantes y desorganizadas con núcleos hendidos y bilobulados, «ojos de búho», según su descripción, que fulminaban con su mirada huraña desde los bosques de la linfa[6]. La anatomía de Hodgkin había llegado a su resolución celular final. Estas células como ojos de búho eran linfocitos *malignos*, células linfáticas que se habían vuelto cancerosas. La enfermedad de Hodgkin era un cáncer de los ganglios linfáticos: un linfoma.

Es posible que Hodgkin se sintiera decepcionado por lo que veía como un mero estudio descriptivo de su enfermedad. Pero había subestimado el valor de la observación cuidadosa; gracias al estudio compulsivo de la anatomía, y solo de ella, había dado con la revelación más crítica acerca de esta forma de linfoma: la enfermedad que lleva su nombre tenía una propensión particular a infiltrar *localmente* los nódulos linfáticos, uno por uno. Otros cánceres podían ser más imprevisibles: más «caprichosos», según la expresión de un oncólogo[7]. El cáncer de pulmón, por ejemplo, podía iniciarse como un nódulo espiculado en ese órgano, para luego soltar amarras y deambular inesperadamente hacia el cerebro. El cáncer pancreático era notoriamente conocido por enviar ramilletes de células malignas a sitios tan alejados como los huesos y el hígado. Pero la enfermedad de Hodgkin —el descubrimiento de un anatomista— era anatómicamente deferente: se movía, como si lo hiciera con un ritmo mesurado y ordenado, de un nódulo a otro contiguo, de ganglio en ganglio y de región en región.

Fue esa propensión a difundirse *localmente* de un nódulo al siguiente lo que situó la enfermedad de Hodgkin en una posición única en la historia del cáncer. Esta enfermedad era un híbrido más entre las afecciones malignas. Si la leucemia de Farber había ocupado la brumosa frontera entre los tumores líquidos y sólidos, la enfermedad de Hodgkin habitaba otro extraño territorio fronterizo: una enfermedad local al borde de transformarse en sistémica, la concepción que Halsted tenía del cáncer remitía a la de Galeno.

A principios de la década de 1950, en un cóctel en California, Henry Kaplan, un profesor de radiología de Stanford, oyó por azar una conversación sobre el plan de construir un acelerador lineal destinado a los físicos de esa universidad[8]. Un acelerador lineal es un tubo de rayos X llevado a una forma extrema. El acelerador también dispara electrones contra un blanco para generar rayos X de alta intensidad. Pero, a diferencia de un tubo convencional, el «linac» dota de cantidades masivas de energía a los electrones y los impulsa a adquirir velocidades vertiginosas para luego destrozarlos contra la superficie de metal. Los rayos X que surgen de este proceso tienen la capacidad de penetrar profundamente: son lo bastante poderosos no solo para atravesar los tejidos, sino para escalar las células hasta matarlas.

Kaplan se había formado en el NCI, donde había aprendido a utilizar los rayos X para tratar la leucemia en animales, pero poco a poco su interés se había trasladado a los tumores sólidos en humanos: cáncer de pulmón, cáncer de mama, linfomas. Sabía que los tumores sólidos podían tratarse con radiación, pero era necesario penetrar profundamente bajo la capa exterior del cáncer, como en el caparazón del cangrejo epónimo, para eliminar las células cancerosas. Con su afilado y denso haz que actuaba como un bisturí, un acelerador tal vez le permitiera llegar a las células tumorales enterradas en el fondo de los tejidos. En 1953 convenció a un equipo de físicos e ingenieros de Stanford de que construyeran un acelerador a medida para uso exclusivo del hospital[9]. El aparato se instaló en 1956 en un almacén con forma de bóveda en San Francisco[10]. Para evitar el tráfico entre la calle Fillmore y Mission Hill, Kaplan en persona empujó el colosal bloque de su cubierta de plomo sobre un gato de automóvil prestado por el dueño de un garaje vecino.

A través de un minúsculo agujero en ese bloque de plomo, ahora podía enviar diminutas dosis controladas de un haz de rayos X de furiosa potencia —millones de electronvoltios de energía en ráfagas concentradas— a destrozar cualquier célula cancerosa hasta matarla. Pero ¿qué forma de cáncer? Si había alguna lección que Kaplan hubiera aprendido en el NCI, era que, al concentrarse microscópicamente en una sola enfermedad, uno podía hacer una extrapolación a todo el universo de afecciones. Las características que él buscaba en su objetivo estaban relativamente bien definidas. Como el acelerador solo podía concentrar su haz letal en sitios locales, el cáncer tendría que ser local y no sistémico. La leucemia quedaba descartada. Los cánceres de mama y de pulmón eran objetivos importantes, pero ambos eran enfermedades volátiles e imprevisibles, con propensión a la propagación sistemática y oculta. En su deambular por el mundo de las afecciones malignas, el poderoso óculo del intelecto de Kaplan dio en última instancia con el blanco más natural para su investigación: la enfermedad de Hodgkin.

«Henry Kaplan *era* la enfermedad de Hodgkin», me dijo George Canellos, un ex jefe clínico del NCI, mientras se arrellanaba en su sillón[11]. Sentados ambos en su oficina, él se dedicaba a hurgar en pilas de manuscritos, monografías, artículos, libros, catálogos y papeles y de vez en cuando sacaba fotografías de Kaplan de sus archivos. Allí estaba, con pajarita, mirando fajos de papeles en el NCI. O con una chaqueta blanca, de pie junto al acelerador lineal en Stanford, con su sonda de cinco millones de voltios a centímetros de la nariz.

Kaplan no fue el primer médico en tratar la enfermedad de Hodgkin con rayos X, pero sí fue sin duda el más porfiado, el más metódico y el más resuelto. A mediados de la década de 1930 un radiólogo suizo llamado René Gilbert había demostrado que era posible alcanzar una reducción efectiva y notable de los nódulos linfáticos inflamados de esta enfermedad por medio de radiación[12]. Pero la mayoría de sus pacientes había sufrido recaídas después del tratamiento, a menudo en los nódulos linfáticos inmediatamente contiguos a la zona irradiada en un principio. En el Hospital General de Toronto, Vera Peters, una cirujana canadiense, había profundizado en los estudios de Gilbert ampliando aún más el campo de radiación: bombardeaba con rayos no un único nódulo inflamado, sino todo un grupo de nódulos linfáticos. Peters dio a su estrategia el nombre de «radiación de campo extendido». En 1958, al analizar el conjunto de pacientes que había tratado, advirtió que ese tipo de radiación podía mejorar de manera significativa la supervivencia a largo plazo de quienes se encontraban en las fases iniciales de la enfermedad de Hodgkin[13]. Pero sus datos eran retrospectivos: se basaban en el análisis histórico de pacientes con un tratamiento previo. Lo que Peters necesitaba era un experimento médico más riguroso, un ensayo clínico aleatorio. (Las series históricas pueden tener desviaciones debido a las elecciones muy selectivas de pacientes destinados a la terapia o a la inclusión en los cálculos de solo aquellos que han alcanzado los mejores resultados).

Sin contacto con Peters, Kaplan también había comprendido que la radiación de campo extendido podía mejorar la supervivencia sin recidivas y quizás incluso curar la enfermedad de Hodgkin en su fase inicial. Pero carecía de pruebas formales. En 1962, desafiado por uno de sus alumnos, se propuso demostrar la hipótesis.

Los ensayos diseñados por él todavía se cuentan entre los clásicos del diseño de estudios[14]. En el primer conjunto, los ensayos denominados L 1, Kaplan asignó cantidades iguales de pacientes a la radiación del campo extendido y a la radiación del «campo afectado», más limitada, y trazó curvas de supervivencia libre de recidivas. La respuesta fue definitiva. La radiación de campo extendido —«radioterapia meticulosa», como la describió un médico—[15] disminuía drásticamente la tasa de recurrencia de la enfermedad de Hodgkin.

Kaplan sabía, no obstante, que la disminución de la tasa de recurrencia no significaba una cura[16]. De modo que decidió ahondar en la cuestión. Dos años después, el equipo de Stanford extendió aún más el campo de radiación, para incluir los nódulos en torno de la aorta, el gran vaso sanguíneo en forma de arco que sale del corazón. En este punto introdujeron una innovación que se revelaría crucial para su éxito. Kaplan era consciente de que solo los pacientes que tenían la enfermedad de Hodgkin localizada podían beneficiarse con la radioterapia. En consecuencia, comprendió que, para probar de veras la eficacia de esa terapia, necesitaría una serie estrictamente limitada de pacientes en quienes la enfermedad comprometiera apenas unos pocos nódulos linfáticos contiguos. A fin de excluir a los pacientes con formas más diseminadas de linfoma, Kaplan ideó una intensa batería de pruebas para determinar la fase de desarrollo de la enfermedad. En ella se incluían análisis de sangre, un examen clínico detallado, un procedimiento llamado linfangiografía (un ancestro primitivo de la tomografía computarizada de los nódulos linfáticos) y una biopsia de la médula ósea. Aun así, Kaplan no estaba satisfecho: doblemente cuidadoso, comenzó a realizar cirugías abdominales exploratorias y biopsias de los nódulos internos para asegurarse de que solo los pacientes que tuvieran la variante localizada de la enfermedad participaran en los ensayos.

Las dosis de radiación eran ahora temerariamente altas. Pero tuvieron una recompensa: las respuestas también alcanzaron elevadas cotas. Kaplan documentó intervalos aún más largos sin recaídas, extendidos ahora a docenas de meses, esto es, años. Al cumplirse cinco años sin recidivas en el primer grupo de pacientes, comenzó a conjeturar que algunos tal vez se habían curado gracias a los rayos X de campo extendido. Por fin, su idea experimental había logrado abrirse paso desde un almacén en San Francisco al mundo clínico oficial.

Pero ¿acaso Halsted no había apostado al mismo caballo y perdido? ¿La cirugía radical no se había enredado en la misma lógica —disponer áreas de tratamiento cada vez más amplias—, para luego derrumbarse en una espiral sin fin? ¿Por qué Kaplan tenía éxito donde otros habían fracasado?

En primer lugar, porque limitaba meticulosamente la terapia a los pacientes que estaban en la etapa inicial de la enfermedad. Había hecho esfuerzos exhaustivos para determinar la fase en que se encontraban antes de bombardearlos con radiación. Al restringir rigurosamente el grupo de pacientes tratados, aumentaba de manera pronunciada su probabilidad de éxito.

Y en segundo lugar, tuvo éxito porque eligió la enfermedad adecuada. La de Hodgkin era, en su mayor parte, una enfermedad regional. En un memorable comentario publicado en el *New England Journal of Medicine* en 1968, un crítico señaló que «en todos los intentos de tratamiento curativo de la enfermedad de Hodgkin tiene un papel fundamental el supuesto de que en una proporción significativa de los casos [la enfermedad] está localizada»[17]. Kaplan trató la biología intrínseca de la enfermedad de Hodgkin con la máxima seriedad. Si el linfoma de Hodgkin hubiera sido más caprichoso en su movimiento a través del cuerpo (y más comunes las áreas ocultas de difusión, como en algunas formas de cáncer de mama), su estrategia de determinación de la fase, a pesar de los estudios diagnósticos que contemplaban hasta el más mínimo detalle, habría estado intrínsecamente condenada al fracaso. En vez de tratar de ajustar la enfermedad a su medicina, Kaplan aprendió a ajustar su medicina a la enfermedad adecuada.

Este sencillo principio —la adaptación meticulosa de una terapia particular a una forma y una etapa particulares del cáncer— terminaría por hacerse acreedor del reconocimiento que merecía en la terapia oncológica. Los cánceres locales y en su fase inicial, comprendió Kaplan, eran a menudo inherentemente diferentes a los cánceres metastásicos y de amplia propagación, incluso siendo la misma forma de cáncer. Un centenar de instancias de la enfermedad de Hodgkin, aun cuando se las clasificara patológicamente como la misma entidad, eran un centenar de variaciones sobre un tema común. Los diversos cánceres tenían temperamentos, personalidades: comportamientos. Y la heterogeneidad biológica exigía heterogeneidad terapéutica; no podía aplicarse el mismo tratamiento a todos sin distinción. Pero si bien Kaplan lo comprendió cabalmente en 1963 y lo ejemplificó en sus tratamientos de la enfermedad de Hodgkin, pasarían décadas antes de que una generación de oncólogos llegara a la misma conclusión.

Un ejército en marcha

Ahora somos un ejército en marcha.
SIDNEY FARBER en 1963[1]

El paso siguiente —la cura completa—
se dará casi sin lugar a dudas.
KENNETH ENDICOTT, director del NCI, 1963[2]

El papel de la poliquimioterapia agresiva en la búsqueda
de una supervivencia prolongada [de los enfermos de cáncer] dista de ser claro.
RICHARD C. STEIN, científico, en 1969[3]

Una tarde de finales del verano de 1963, George Canellos, por entonces residente avanzado de especialización en el NCI, vio, al entrar al Centro Clínico, a Tom Frei garrapatear con furia en uno de los pizarrones del instituto. Vestido con su larga bata blanca, Frei hacía listas de fármacos y trazaba flechas. En un lado de la pizarra había una lista de drogas citotóxicas: Cytoxan, vincristina, procarbazina, metotrexato. La lista del otro lado enumeraba los nuevos cánceres en que Zubrod y Frei querían poner la mira: de mama, ovárico, cánceres de pulmón, linfomas. Líneas de tiza conectaban las dos mitades de la pizarra con combinaciones de drogas citotóxicas y cánceres. Por un instante la impresión era que Frei había estado derivando ecuaciones matemáticas: $A + B$ mata C; $E + F$ elimina G[4].

Las drogas de su lista procedían en su mayoría de tres fuentes. Algunas, como la aminopterina o el metotrexato, eran el producto de conjeturas inspiradas de los científicos (Farber había descubierto la aminopterina al imaginar que un antifolato podía bloquear el crecimiento de las células leucémicas). Otras, como la mostaza nitrogenada o la actinomicina D, provenían de incidentes afortunados, como el descubrimiento accidental de que el gas mostaza o las bacterias del suelo mataban células cancerosas. Y un tercer grupo, como la 6-MP, era el fruto de iniciativas de selección de drogas en las que se sometían a prueba millares de moléculas para encontrar un puñado que tuviera una actividad letal para el cáncer.

El rasgo común más destacado que conectaba todas estas drogas era su carácter de inhibidores bastante indiscriminados del desarrollo celular. La mostaza nitrogenada, por ejemplo, daña el ADN y mata casi todas las células que se dividen; si elimina con cierta preferencia las células cancerosas, es porque estas son las que se dividen más activamente. Para elaborar una droga ideal contra el cáncer, sería preciso identificar un objetivo molecular específico en una célula cancerosa y crear un fármaco que lo atacara. Pero había una comprensión tan pobre de la biología fundamental del cáncer que la definición de esos objetivos moleculares era virtualmente inconcebible en la década de 1960. Sin embargo, a pesar de la ausencia de tales dianas Frei y Freireich habían curado la leucemia en algunos niños. Así, incluso los venenos celulares genéricos, dosificados con la determinación adecuada, podían a la larga suprimir el cáncer.

La audacia de esa lógica era sin duda hipnótica. Vincent DeVita, otro residente de especialización del instituto en aquella época, escribió: «En los años sesenta, una nueva generación de investigadores había abordado el interrogante genérico de si la quimioterapia citotóxica era o no capaz de curar a pacientes con algún tipo de enfermedad maligna avanzada»[5]. Para Frei y Zubrod, la única manera de responder a ese «interrogante genérico» era dirigir el creciente arsenal de la quimioterapia de combinación contra otro cáncer —esta vez un tumor sólido— que reprodujera los pasos dados con la leucemia. Si otro tipo más de cáncer respondía a esta estrategia, quedarían pocas dudas de que la oncología había dado con una solución genérica al problema genérico. Se estaría entonces muy cerca de una cura para todos los cánceres.

Pero ¿qué cáncer se utilizaría para probar ese principio? Igual que Kaplan, también Zubrod, DeVita y Canellos se concentraron en la enfermedad de Hodgkin, un cáncer que vivía en el mal definido límite entre lo sólido y lo líquido, un peldaño entre la leucemia y, digamos, el cáncer de pulmón o de mama. En Stanford, Kaplan ya había demostrado que el grado de desarrollo del linfoma de Hodgkin podía determinarse con precisión exquisita y que la enfermedad local podía curarse con dosis elevadas de radiación de campo extendido. Kaplan había resuelto la mitad de la ecuación: había utilizado terapia local con radiación para curar las formas localizadas de la enfermedad de Hodgkin. Si la versión metastásica de esta enfermedad podía curarse mediante una quimioterapia de combinación sistémica y agresiva, la «solución genérica» de Zubrod comenzaría a parecer verosímil. La ecuación tendría su cabal resolución.

Sin pelos en la lengua, agresivo y atrevido, Vincent DeVita, un producto de la turbulenta zona de Yonkers en el estado de Nueva York que se había abierto camino sin miramientos durante toda la carrera de Medicina, llegó al NCI en 1963 y cayó en la órbita hipnótica de Zubrod, Frei y Freireich. La heterodoxia del enfoque de estos —los «maniáticos que hacían investigación del cáncer», como él los llamaba—[6] le fascinó al instante. Los tres eran los temerarios de la investigación médica, acróbatas que ideaban drogas casi letales para los pacientes, hombres que desafiaban a la muerte a ser más valiente que ellos. En opinión de DeVita, «alguien tenía que mostrarles a los escépticos que en realidad era posible curar el cáncer con las drogas apropiadas». En los primeros meses de 1964, él se propuso demostrar a los escépticos que estaban equivocados.

La primera prueba de quimioterapia intensiva de combinación para una fase avanzada de la enfermedad de Hodgkin, conducida por DeVita, reunía cuatro drogas: metotrexato, vincristina (también llamada Oncovin), mostaza nitrogenada y prednisona, un cóctel sumamente tóxico denominado MOMP. Solo se trató a catorce pacientes. Todos sufrieron las consecuencias previsibles de la quimioterapia de combinación, y todos fueron internados y confinados en cámaras de aislamiento para impedir las infecciones con riesgo vital durante las caídas de los recuentos sanguíneos. Y como se esperaba, el régimen fue objeto de agudas críticas en el NCI; este procedimiento era, otra vez, un salto espectacular al mundo letal de la mezcla de venenos[7]. Pero Frei intervino para silenciar a los críticos y permitir que el programa continuara.

En 1964 DeVita modificó aún más el régimen. Se sustituyó el metotrexato por un agente más potente, la procarbazina, y la duración del tratamiento pasó de dos meses y medio a seis. Con un equipo de residentes de especialización del NCI, jóvenes y de ideas afines a las suyas, DeVita comenzó a reclutar pacientes con enfermedad de Hodgkin avanzada para hacer un ensayo con el nuevo cóctel, llamado MOPP[8]. Al igual que la leucemia linfoblástica, la enfermedad de Hodgkin es una afección rara, pero los investigadores no necesitaron buscar mucho para encontrar pacientes. La enfermedad de Hodgkin avanzada, a menudo acompañada por los espectrales síntomas B, era indefectiblemente fatal. Con frecuencia se derivaba al NCI a hombres y mujeres jóvenes (la dolencia suele afectar a veinteañeros y treintañeros de ambos sexos) como casos desesperados, y por lo tanto sujetos experimentales ideales. Así, en apenas tres años DeVita y Canellos acumularon casos a un ritmo furioso, cuarenta y tres pacientes en total. Nueve habían sido bombardeados con campos crecientes de radiación, a la manera de Kaplan, sin que hubiera podido detenerse el progreso inexorable de una enfermedad cada vez más diseminada y con grandes metástasis. Otros habían recibido una mezcla ad hoc de agentes individuales. Ninguno había mostrado una respuesta duradera a las drogas previas.

De modo que, como el grupo más joven de leucémicos que había participado antes, la nueva cohorte se presentaba cada dos semanas en el instituto, se sentaba en las sillas de plástico del Centro Clínico, hacía cola para recibir las galletas del gobierno y esperaba el aterrador asalto de las drogas experimentales. La menor tenía doce años, y sin ser aún una adolescente tenía ya células de linfoma que le abarrotaban el hígado y los pulmones. Un varón de trece años tenía Hodgkin en la cavidad pleural; el fluido maligno se había acumulado en el espacio entre la pared torácica y el pulmón y le dificultaba la respiración. La mayor de las pacientes era una mujer de sesenta y nueve años con una obstrucción en la entrada del intestino debida a la enfermedad de Hodgkin.

Si el terror del VAMP era la muerte por infección —niños postrados en respiradores, sin glóbulos blancos en cantidad significativa y bacterias que circulaban por la sangre—, el terror del MOPP era más visceral: la muerte por náusea. Las náuseas que acompañaban a la terapia eran devastadoras. Aparecían de improviso, menguaban de manera igualmente repentina y, por su intensidad, eran casi capaces de partir la cabeza de un golpe. Muchos de los pacientes participantes en el protocolo llegaban en avión desde ciudades cercanas cada quince días. El viaje de regreso, mientras las drogas se agitaban en la sangre y el avión se sacudía en el aire, era para muchos una pesadilla peor que su enfermedad.

Las náuseas no eran más que un presagio. Mientras DeVita arremetía con la quimioterapia de combinación, se revelaban nuevos y más complejos estragos. La quimioterapia causaba una esterilidad permanente en los hombres y en algunas mujeres. La aniquilación del sistema inmunológico por obra de las drogas citotóxicas permitía que surgieran infecciones peculiares: el primer caso adulto de una rara forma de neumonía, causada por un organismo, *Pneumocystis carinii* (PCP es la sigla en inglés de la enfermedad), se observó en un paciente que recibía MOPP (la misma neumonía, aparecida espontáneamente en 1981 en varones homosexuales con el sistema inmunológico comprometido, auguraría el estallido de la epidemia de VIH en Estados Unidos). El efecto secundario tal vez más perturbador de la quimioterapia se dejaría ver casi diez años después. Varios hombres y mujeres jóvenes, curados de la enfermedad de Hodgkin, padecerían un segundo cáncer —de ordinario una leucemia agresiva y resistente a las drogas— causado por el tratamiento previo con MOPP. Así, como en el caso de la radiación, la quimioterapia citotóxica resultaría ser un arma de doble filo: curaba el cáncer por un lado y lo causaba por otro.

Pero a pesar de la letanía evidentemente lúgubre de efectos secundarios, había, aun en las etapas iniciales del tratamiento, una recompensa. En muchos de los jóvenes los nódulos linfáticos inflamados y palpables se disolvían al cabo de algunas semanas. Un niño de doce años de Illinois había sufrido tales estragos a causa de la enfermedad de Hodgkin que llegó a pesar menos de siete kilos; después de tres meses de tratamiento recuperó casi la mitad de su peso corporal y creció sesenta centímetros[9]. En otros se aflojó la estrangulación a la que la enfermedad sometía a los órganos. Los derrames pleurales se disiparon gradualmente y los nódulos en el intestino desaparecieron. Con el paso de los meses empezó a resultar evidente que la quimioterapia de combinación era otra vez oro en polvo. Al cabo de seis meses, treinta y cinco de los cuarenta y tres pacientes habían conseguido una remisión completa. El ensayo con

MOPP no tenía un grupo de control, pero este no hacía falta para discernir el efecto. Los índices de respuesta y remisión carecían de precedentes para la enfermedad de Hodgkin avanzada. Los resultados no se modificarían a largo plazo: más de la mitad del conjunto inicial de pacientes se curaría.

Incluso Kaplan, que no era de los primeros creyentes en la quimioterapia, estaba atónito. «Algunos de los pacientes en un estadio avanzado de la enfermedad han sobrevivido sin recurrencias —escribió—. La aparición de la poliquimioterapia ha significado un cambio dramático en el pronóstico de pacientes con enfermedad de Hodgkin en fase III o IV sin tratamiento previo»[10].

En mayo de 1968, mientras la prueba del MOPP vivía su inesperado *crescendo*, hubo noticias igualmente inesperadas en el mundo de la leucemia linfoblástica.

El régimen VAMP de Frei y Freireich se había ido apagando hasta llegar a un punto extraño y gris. La quimioterapia de combinación había eliminado la leucemia en la sangre y la médula ósea de la mayor parte de los niños, pero el cáncer había reaparecido de manera explosiva en el cerebro. En 1962, en los meses posteriores al tratamiento, casi todos esos niños habían vuelto a la clínica con dolencias neurológicas aparentemente inocuas, para caer luego en una furiosa espiral descendente que los llevó a la muerte al cabo de apenas una o dos semanas. El VAMP, antaño promocionado como un triunfo del instituto, poco a poco se había convertido en su pesadilla. De los quince pacientes tratados con el protocolo inicial solo dos estaban aún vivos. En el NCI, la ambición y la audacia que habían servido de acicate a los estudios originales decaían rápidamente ante una realidad más fría. Tal vez los críticos de Farber habían tenido razón. Tal vez la leucemia linfoblástica era una enfermedad en la que, a lo sumo, podía alcanzarse una remisión vacilante, pero nunca una curación. Tal vez los cuidados paliativos fueran, después de todo, la mejor opción.

Sin embargo, tras haber saboreado el éxito con la quimioterapia de altas dosis, muchos oncólogos no eran capaces de renunciar a su optimismo: ¿y si el VAMP no había sido lo bastante intensivo? ¿Y si el régimen quimioterapéutico pudiera hacerse aún más potente y acercarlo al límite de lo tolerable?

El líder de este campo gladiatorio era un protegido de Farber, Donald Pinkel, un oncólogo de treinta y seis años que había dejado

Boston para poner en marcha un programa contra la leuccmia en Memphis, Tennessee*. En muchos aspectos, Memphis estaba en las antípodas de Boston. Convulsa por ásperas tensiones raciales y el auge del *rock and roll* —y escindida entre el dorado y el rosa de la mansión de Graceland en el sur y los muy segregados barrios negros del norte—, la ciudad era turbulenta, impredecible, colorida, siempre cálida y, desde un punto de vista médico, virtualmente una tierra de nadie. El nuevo hospital de Pinkel, llamado St. Jude (de manera muy apropiada, por el santo patrono de las causas perdidas, san Judas), se elevaba como una estrella de mar de hormigón aislada en medio de un aparcamiento, también de hormigón, situado en un terreno baldío. En 1961, cuando Pinkel llegó a él, el hospital era apenas funcional; «carecía de antecedentes, las finanzas eran inciertas, el edificio no estaba terminado y no había empleados ni cuerpo docente»[11].

Aun así, Pinkel, logró montar una sala de quimioterapia y ponerla en funcionamiento, con enfermeras, residentes y médicos que hacían su especialización, capacitados para la administración de las tóxicas y veleidosas drogas. Y alejado de los epicentros de la investigación de la leucemia que eran Nueva York y Boston, el equipo de Pinkel, como una periferia con la ambición de dejar atrás al centro, estaba resuelto a hacer una apuesta más alta que todos los demás ensayos leucémicos, para llevar la lógica de la quimioterapia de combinación de dosis elevadas a su punto extremo. De modo que Pinkel insistió con un ensayo tras otro, cada vez más cerca del límite de lo tolerable. Y junto con sus colaboradores destacó por cuatro innovaciones cruciales a los regímenes anteriores**.

En primer lugar, el razonamiento de Pinkel era que las combinaciones de drogas, aunque necesarias para provocar las remisiones, eran insuficientes en sí mismas. Tal vez se necesitara una *combinación de combinaciones*, seis, siete y hasta ocho venenos químicos diferentes, mezclados y armonizados para conseguir un efecto máximo.

En segundo lugar, como las recurrencias en el sistema nervioso habían sucedido probablemente debido a que ni siquiera esos po-

---

* Aunque formado en Boston con Farber, Pinkel había trabajado durante varios años en el Instituto del Cáncer Roswell Park de Búfalo, Nueva York, antes de mudarse a Memphis en 1961.

** El grupo de Roswell Park, encabezado por James Holland, y Joseph Burchenal en el Memorial Hospital de Nueva York, siguieron colaborando con Pinkel en el desarrollo de los protocolos de la leucemia.

tentísimos fármacos podían romper la barrera hematoencefálica, quizá fuera necesario inyectar la quimioterapia en el fluido que baña la médula espinal, para tener un acceso directo al cerebro.

En tercer lugar, es probable que no bastara siquiera con esa administración directa. Como los rayos X podían penetrar en el cerebro haciendo caso omiso de la barrera hematoencefálica, tal vez fuera preciso sumar altas dosis de radiación en el cráneo para eliminar las células residuales ocultas en él.

Y para terminar, como Min Chiu Li había constatado con el coriocarcinoma, quizá fuera necesario continuar con la quimioterapia no durante semanas y meses, como habían hecho Frei y Freireich, sino mes tras mes hasta llegar a dos e incluso tres años.

El protocolo de tratamiento surgido de estos principios rectores solo puede describirse como «un combate hasta el final», como lo llamó uno de los colegas de Pinkel[12]. Para empezar, las drogas antileucémicas convencionales se administraban en rápida sucesión. Luego, a intervalos definidos, se inyectaba metotrexato en el canal espinal por medio de una punción lumbar. Se irradiaba el cerebro con altas dosis de rayos X. Tras ello, se reforzaba la quimioterapia con dosis más elevadas de drogas y la alternancia de los intervalos, «en las máximas dosis tolerables»[13]. En general, era preciso apelar a antibióticos y transfusiones, a menudo consecutivas y a lo largo de varias semanas, sin descanso. El tratamiento se extendía hasta dos años y medio; implicaba numerosas exposiciones a la radiación, una multitud de análisis sanguíneos, docenas de punciones lumbares y múltiples drogas intravenosas, una estrategia tan precisa y exigente que una revista se negó a publicarla, con el argumento de que ni siquiera era posible dosificarla y monitorizarla correctamente sin matar a unos cuantos pacientes en los ensayos[14]. Incluso en el St. Jude el régimen era considerado de una toxicidad tan abrumadora que la realización del ensayo se asignó a médicos relativamente noveles bajo la supervisión de Pinkel, porque los investigadores más veteranos, sabedores de sus riesgos, no querían llevarlo a cabo[15]. Pinkel lo llamaba «terapia total».

Como residentes de especialización, nosotros lo calificábamos de «infierno total».

Carla Reed ingresó en esa especie de infierno en el verano de 2004. La quimioterapia y la radiación se aplicaban de manera consecutiva, una marea oscura tras otra. Algunos días volvía a su casa por la noche (sus hijos ya dormían y su marido la esperaba con la cena) solo para darse una vuelta, y a la mañana siguiente regresaba al hospital. Perdió el sueño, el pelo y el apetito, y luego algo más importante e inefable: el ánimo, el impulso, la voluntad. Recorría el hospital como un zombi, arrastrando los pies desde el sofá de vinilo azul de la sala de quimioterapia hasta la fuente del pasillo central, para volver luego al sofá con pasos uniformemente acompasados. «El tratamiento de radiación era el colmo —recordó—. Tendida en la camilla tan quieta como un muerto, con la máscara sobre la cara, muchas veces me preguntaba si lograría siquiera abrir los ojos». Hasta su madre, que había volado regularmente a Boston durante el primer mes de tratamiento, se enclaustró en su casa de Florida, exhausta y con los ojos enrojecidos.

Carla se aisló aún más profundamente en su propio mundo. Su melancolía se endureció hasta convertirse en algo impenetrable, un caparazón bajo el que ella se encerraba por instinto, dejando fuera todo lo demás. Perdió a sus amigos. Durante sus primeras consultas solía venir acompañada por una joven entusiasta. Una mañana advertí que su amiga no estaba.

«¿Hoy no tiene compañía?», le pregunté.

Carla apartó la mirada y se encogió de hombros. «Reñimos. —En la voz había algo acerado, mecánico—. Ella necesitaba que la necesitaran y yo no podía satisfacer esa exigencia. Ahora no».

Bastante avergonzado, me identifiqué con la amiga ausente. Como médico de Carla también necesitaba que me necesitara y me reconociera, aunque fuese como un participante periférico en su batalla. Pero Carla apenas tenía energía emocional para su propia recuperación, y sin duda ninguna para atender las necesidades de los otros. Para ella, la lucha contra la leucemia se había convertido en algo tan profundamente personalizado, tan interiorizado, que los demás no éramos más que espectadores fantasmales en la periferia: los zombis que caminaban fuera de su mente éramos *nosotros*. Sus citas clínicas empezaban y terminaban con pausas torpes. Mientras atravesaba el hospital por la mañana para hacer una biopsia más de la médula ósea, con la luz invernal que sombreaba los cuartos, sentía que me invadía cierto pavor, una pesadez que bordeaba la compasión sin tocarla nunca del todo.

Los análisis se realizaban uno tras otro. Al cabo de siete meses de tratamiento, Carla ya había venido a la clínica sesenta y seis veces y se había sometido a cincuenta y ocho análisis de sangre, siete punciones lumbares y varias biopsias de médula. Una escritora, ex enfermera, describió la trayectoria habitual de la «terapia total» en función de los análisis que implicaba:

> Desde el momento del diagnóstico habían transcurrido para Eric 628 días de enfermedad. Había pasado la cuarta parte de esos días en una cama de hospital o en consultas con los médicos. Le habían hecho más de 800 análisis de sangre, numerosas punciones lumbares y de médula ósea, 30 sesiones de rayos X, 120 análisis bioquímicos y más de 200 transfusiones. No menos de veinte médicos —hematólogos, neumólogos, neurólogos, cirujanos, y otros especialistas— intervenían en su tratamiento, por no mencionar a la psicóloga y a una docena de enfermeras[16].

Cómo hicieron Pinkel y su equipo para convencer a niños de cuatro y seis años de Memphis de que se sometieran a esa rutina sigue siendo de por sí un misterio. Pero lo hicieron. En julio de 1968 el equipo del St. Jude publicó sus datos preliminares sobre los resultados de la versión más avanzada de la terapia total[17]. (El equipo de Pinkel realizaría ocho ensayos consecutivos entre 1968 y 1979, cada uno de los cuales sumaría una modificación al régimen). Este ensayo en particular, una de las primeras variantes, era pequeño y no aleatorio, la experiencia de un solo hospital con una sola serie de pacientes. Pero a pesar de todas las salvedades, el resultado fue electrizante. El equipo de Memphis había tratado en total a treinta y un pacientes. Veintisiete de ellos habían alcanzado una remisión completa. El tiempo medio de recaída (el tiempo transcurrido entre el diagnóstico y la recaída, una medida de la eficacia del tratamiento) se había extendido a casi cinco años, más de veinte veces más que las remisiones más prolongadas de la mayoría de los primeros pacientes de Farber.

Pero lo más importante era que trece pacientes, alrededor de un tercio del grupo original, *nunca* habían tenido recaídas. Todavía vivían, sin quimioterapia. Los niños tenían que volver a la clínica todos los meses. La remisión más larga estaba ahora en su sexto año, la mitad del tiempo de vida del niño en cuestión[18].

En 1979 el equipo de Pinkel reexaminó a todos los pacientes tratados a lo largo de varios años con la terapia total[19]. En conjunto,

278 pacientes participantes en ocho ensayos consecutivos habían completado su tratamiento farmacológico y terminado con la quimioterapia. De ellos, alrededor de una quinta parte había tenido recaídas. El resto —el 80 por ciento— se mantenía libre de la enfermedad tras la quimioterapia: cualquiera podría decir que estaban «curados». «La leucemia linfoblástica aguda en niños no puede considerarse una enfermedad incurable —escribió Pinkel en un artículo de revisión—. Los cuidados paliativos ya no son un enfoque aceptable del tratamiento inicial»[20].

Escribía para el futuro, desde luego, pero en un sentido más místico escribía al pasado, a los médicos que habían sido profundamente nihilistas con respecto a la terapia de la leucemia y que alguna vez habían discutido con Farber dejar que los niños «murieran tranquilamente en paz».

El carro y el caballo

No me opongo al optimismo, pero sí me inquieta el que proviene del autoengaño.
MARVIN DAVIS, en el *New England Journal of Medicine*,
sobre la «cura» para el cáncer[1]

El hierro está caliente y es hora de machacar sin cesar.
SIDNEY FARBER, a Mary Lasker, en septiembre de 1965[2]

Una golondrina no hace verano, pero dos sí. Hacia el otoño de 1968, mientras los ensayos de Bethesda y Memphis anunciaban su notable éxito, el paisaje del cáncer era testigo de un cambio sísmico. A finales de la década de 1950, como recordaba DeVita, «hacía falta sencillamente coraje para ser quimioterapeuta, y sin duda el coraje de la convicción de que, a la larga, el cáncer sucumbiría a los fármacos. Era evidente la necesidad de pruebas»[3].

Justo diez años antes, el peso de la prueba había empezado a cambiar de manera espectacular. La cura de la leucemia linfoblástica con quimioterapia de altas dosis podría haberse desestimado como un azar biológico, pero el éxito de la misma estrategia con la enfermedad de Hodgkin le daba la apariencia de un principio general. «Se ha puesto en marcha una revolución», escribió DeVita[4]. Kenneth Endicott, director del NCI, era de la misma opinión: «El paso siguiente —la cura completa— se dará casi sin lugar a dudas»[5].

En Boston, Farber saludó la noticia con la celebración que mejor conocía: la organización de una fiesta pública masiva. No fue difícil dar con la fecha simbólica del festejo. En septiembre de 1968 el Jimmy Fund iniciaba su vigesimoprimer año de vida*. Farber reformuló la ocasión como el cumpleaños simbólico de Jimmy, el momento de la mayoría de edad para su «niño con cáncer». El Salón de Baile Imperial del Statler Hotel, frente al cual el Variety Club había colocado en los años cincuenta su hucha con forma de pelota de béisbol para recibir donaciones destinadas a Jimmy, se preparó para una colosal celebración. La lista de invitados incluía la glamurosa comitiva habitual de Farber, compuesta de médicos, científicos, filántropos y políticos. Mary Lasker no pudo asistir, pero envió como representante a Elmer Bobst, de la Sociedad Estadounidense del Cáncer. Zubrod se trasladó en avión desde el NCI. Kenneth Endicott viajó desde Bethesda.

Una notoria ausencia en la lista era la del propio Jimmy, Einar Gustafson. Farber conocía su paradero (estaba sano y salvo, declaró de manera un tanto críptica a la prensa), pero decidió mantenerlo en el anonimato deliberadamente. Jimmy, insistió Farber, era un icono, una abstracción. El verdadero Jimmy había vuelto a una vida privada y enclaustrada en una granja de la campiña de Maine, donde ahora vivía con su mujer y sus tres hijos: su *normalidad* restablecida era un signo de victoria contra el cáncer. Tenía treinta y dos años. Nadie lo había visto ni fotografiado durante casi dos decenios.

Al término de la velada, mientras se retiraban las tazas de café, Farber subió al escenario, completamente iluminado. La clínica de Jimmy, dijo, representaba ahora «la época más afortunada en la historia de la ciencia y la medicina». Instituciones e individuos de toda la nación —«el Variety Club, la industria cinematográfica, los Boston Braves […], los Red Sox, el mundo de los deportes, la prensa, la televisión, la radio»— se habían reunido en torno al problema del cáncer. Lo que se celebraba esa velada en el salón de baile, anunció, no era el cumpleaños de un individuo, sino el nacimiento de una comunidad antaño atribulada que se había agrupado alrededor de una enfermedad.

Esa comunidad se sentía hoy al borde de un gran avance. En opinión de DeVita, se había descubierto «la pieza que faltaba en el rompecabezas terapéutico, la quimioterapia eficaz para los cánce-

---

* El Jimmy Fund se puso en marcha en mayo de 1948. En septiembre de 1968 entraba en sus veintiún años. Farber asignó de manera arbitraria la fecha del «cumpleaños» de Jimmy.

res sistémicos». La quimioterapia de combinación de altas dosis curaría *todos* los cánceres, una vez que se encontraran las combinaciones apropiadas. «El arsenal químico que hoy tienen los médicos en sus manos para recetar —señaló una autora— les da el mismo poder que a comienzos de siglo tenía el heroico cirujano que esgrimía su bisturí»[6].

La perspectiva de una solución sistemática para la cura embriagaba a los oncólogos. Hacía otro tanto con las fuerzas políticas que habían convergido en torno al cáncer. Potente, voraz y expansiva, la palabra *guerra* captaba la esencia de la campaña anticáncer. Las guerras exigen combatientes, armas, soldados, heridos, supervivientes, espectadores, colaboradores, estrategas, centinelas, victorias, y no era difícil encontrar un análogo metafórico para cada una de estas palabras también en esa guerra.

Las guerras demandan asimismo una definición clara del enemigo. Dan forma incluso a los adversarios informes. De modo que el cáncer, una enfermedad polimorfa de colosal diversidad, se reformuló como una única entidad monolítica. Era *una* enfermedad. Tal como lo describió sucintamente Isaiah Fidler, un oncólogo de Houston, se consideraba que el cáncer tenía «una causa, un mecanismo y una cura»[7].

Si los oncólogos clínicos tenían para ofrecer su poliquimioterapia citotóxica como solución unificadora contra el cáncer —«una cura»—, los científicos que se ocupaban de la enfermedad propusieron su propia teoría con referencia a su causa unificadora: los virus. El abuelo de esta teoría era Peyton Rous, el encorvado y canoso virólogo de aves que la había empollado silenciosamente en el Instituto Rockefeller de Nueva York hasta que se le sacó de un relativo olvido en la década de 1960[8].

En 1909 (adviértase la fecha: Halsted acababa de concluir su estudio de la mastectomía; Neely aún tenía que anunciar su «recompensa» para la cura del cáncer), cuando tenía treinta años y acababa de poner en marcha su laboratorio en el Instituto Rockefeller, Rous se interesó en el tumor que crecía en el lomo de una gallina de una raza blanca y negra llamada Plymouth Rock. Un tumor raro en una gallina podía no impresionar a otros, pero el infatigable Rous obtuvo una subvención de doscientos dólares para estudiar ese tipo de cáncer. Pronto clasificó el tumor como un sarcoma, un cáncer del tejido conjuntivo, en el que capa tras capa de células romboidales y alargadas invaden los tendones y los músculos.

En un principio se estimó que el trabajo inicial de Rous sobre el sarcoma de la gallina era de escasa relevancia para el cáncer en humanos[9]. En la década de 1920 las únicas causas conocidas del cáncer humano eran los carcinógenos ambientales como el radio (recuérdese la leucemia de Marie Curie) o los compuestos químicos orgánicos, como la parafina y los subproductos de los colorantes, que según se sabía generaban tumores sólidos. A finales del siglo XVIII, un cirujano inglés llamado Percivall Pott había sostenido que el cáncer del escroto, endémico entre los deshollinadores, era causado por la exposición crónica al hollín y al humo de las chimeneas. (En páginas posteriores volveremos a encontrar a Pott).

Estas observaciones habían llevado a la formulación de una teoría a la que se dio el nombre de hipótesis de la mutación somática del cáncer. La teoría somática del cáncer argumentaba que carcinógenos ambientales como el hollín o el radio provocaban de alguna manera alteraciones permanentes en la estructura de la célula, y de ese modo causaban el cáncer. Pero la naturaleza exacta de la alteración se desconocía. Era evidente que el hollín, la parafina y el radio tenían la capacidad de provocar una modificación fundamental en la célula y dar así origen a una célula maligna. Pero ¿cómo podía una gama tan diversa de injurias converger en el mismo agravio patológico? Tal vez faltaba una explicación más sistemática, una teoría más profunda y fundamental de la carcinogénesis.

En 1910, y de manera inadvertida, Rous tendió una grave sombra de duda sobre la teoría somática. En sus experimentos con el sarcoma de las células fusiformes, inyectó el tumor de una gallina en otra y comprobó que el cáncer podía transmitirse de un ave a otra. «He propagado un sarcoma de las células fusiformes de las aves de corral comunes hasta su cuarta generación —escribió—. El neoplasma crece con rapidez, se infiltra, produce metástasis y se mantiene fiel al tipo»[10].

Aunque curioso, esto era, pese a todo, entendible: el cáncer era una enfermedad de origen celular, y bien podía esperarse que la transferencia de células de un organismo a otro lo transmitiera. Pero luego Rous dio con un resultado aún más singular. Al transferir tumores de un ave a otra, comenzó a pasar las células a través de un conjunto de filtros, una serie de tamices celulares cada vez más finos, hasta que las células desaparecieron de la mezcla y no quedó más que el filtrado derivado de ellas. Rous suponía que la transmisión tumoral se interrumpiría pero, en cambio, los tumores siguieron propagándose con una eficacia fantasmal, y a veces su transmisibilidad incluso se incrementaba a medida que las células se desvanecían gradualmente.

Su conclusión fue que el agente responsable de transportar el cáncer no era una célula ni un carcinógeno ambiental, sino alguna partícula diminuta que acechaba *dentro* de la célula. La partícula era tan pequeña que podía pasar con facilidad por la mayoría de los filtros y seguir produciendo el cáncer en animales. La única partícula biológica que tenía esas propiedades era un virus. Más adelante este recibió el nombre de virus del sarcoma de Rous o, para abreviar, VSR.

El descubrimiento del VSR, el primer virus causante de cáncer, asestó un durísimo golpe a la teoría de la mutación somática y desencadenó una búsqueda frenética de otros virus cancerígenos. Al parecer, se había encontrado el agente causal del cáncer. En 1935 un colega de Rous, Richard Shope, informó de la existencia de un papilomavirus que causaba tumores verrugosos en conejos de cola blanca[11]. Diez años después, a mediados de la década de los cuarenta, aparecieron noticias de un virus que causaba leucemia en ratones y luego en gatos, pero aún no había señales de un genuino virus cancerígeno en humanos.

En 1958, tras un esfuerzo de casi treinta años, la cacería finalmente redundó en una pieza importante. Denis Burkitt, un cirujano irlandés, descubrió una forma agresiva de linfoma —hoy llamado linfoma de Burkitt— que aparecía de manera endémica en los niños del cinturón del África subsahariana azotado por la malaria[12]. El patrón de distribución sugería una causa infecciosa. Cuando dos virólogos británicos analizaron las células linfoides africanas, descubrieron un agente infeccioso dentro de ellas: no parásitos de la malaria, sino un virus de cáncer humano, al que se dio el nombre de virus de Epstein-Barr, o VEB. (Estamos más familiarizados con él como el causante de la mononucleosis infecciosa).

La suma total de virus causantes de cáncer en humanos ascendía ahora a uno. Pero al margen de la modestia del número, la teoría viral del cáncer estaba en plena discusión entonces, en parte porque los virus eran el nuevo furor en toda la medicina. Tras considerárselas incurables durante siglos, las enfermedades virales eran ahora potencialmente prevenibles: la vacuna de la polio, presentada en el verano de 1952, había sido un fenomenal éxito, y la idea de que a la larga el cáncer y las enfermedades infecciosas podrían fundirse en una sola entidad patológica era sencillamente demasiado seductora para rechazarla.

«El cáncer tal vez sea infeccioso», afirmaba una portada de *Life* en 1962[13]. Rous recibió centenares de cartas de angustiados hombres y mujeres que le hacían preguntas sobre la exposición a bacterias o virus cancerígenos. Centímetro a centímetro, la especulación no tardó en desembocar en la histeria y el miedo. Si el cáncer era infeccioso, se preguntaban algunos, ¿por qué no someter a cuarentena a los pacientes para impedir su propagación? ¿Por qué no enviar a los pacientes cancerosos a pabellones sanitarios o instalaciones de aislamiento, donde se había confinado antaño a víctimas de la tuberculosis y la viruela? Una mujer que creía haber estado expuesta a la tos de un paciente con cáncer de pulmón escribió: «¿Puedo hacer algo para eliminar el germen del cáncer? ¿Se pueden fumigar las habitaciones? […] ¿Debo rescindir el contrato de alquiler y mudarme?»[14].

Si había un espacio infectado con mayor agudeza por el «germen del cáncer», era la imaginación del público, pero no solo la de este sino también la de los investigadores. Farber se convirtió en un creyente especialmente fervoroso. A principios de la década de 1960, aguijoneado por su insistencia, el NCI inauguró un Programa Especial de Virus del Cáncer, una búsqueda sistemática de virus de cánceres humanos que tenía como modelo explícito el programa de descubrimiento de la quimioterapia[15]. El proyecto creció como una bola de nieve hasta alcanzar un gran relieve público, y cosechó un enorme apoyo. Se inocularon tumores humanos a centenares de monos de los laboratorios patrocinados por el NCI, con la esperanza de convertirlos en incubadoras virales para el desarrollo de vacunas. Por desgracia, los monos no produjeron ni un solo virus cancerígeno, pero nada atenuaba el optimismo. A lo largo del decenio siguiente el programa de virus del cáncer absorbió más del 10 por ciento del presupuesto para contratos del NCI, casi quinientos millones de dólares[16]. (En contraste, el programa de nutrición contra el cáncer del instituto, destinado a evaluar el papel de la dieta en la enfermedad —una cuestión de, al menos, igual importancia—, recibió una vigésima parte de esa cifra).

Rehabilitado, Peyton Rous volvió al territorio de la ciencia oficial y fue elevado a la santidad científica permanente. En 1966, tras un olvido de casi cincuenta años, se le otorgó el premio Nobel de Fisiología y Medicina. La noche del 10 de diciembre, en la ceremonia de Estocolmo, Rous subió al estrado como un mesías resucitado. En su discurso reconoció que la teoría viral del cáncer aún necesitaba mucho trabajo y mayor claridad. «Son relativamente pocos los virus que tienen alguna conexión con la producción de neoplasmas», afirmó[17]. Pero, obstinado hasta la médula y nada dispuesto a capitular, arremetió contra la idea de que el cáncer pudiera ser causado por algo inherente a las células, como una mutación genética. «Una explicación que goza de popularidad sostiene que los oncogenes causan alteraciones en los genes de las células del cuerpo, mutaciones somáticas, tal y como se las denomina. Pero numerosos hechos, cuando se los toma en conjunto, son un mentís decisivo a esta suposición».

En otro lugar refunfuñó: «¿Cuáles han sido [los frutos] de esta hipótesis de la mutación somática? […] Entre todos los resultados de dicha hipótesis, el más serio ha sido el efecto sobre los investigadores. La hipótesis actúa como un tranquilizante en quienes creen en ella»[18].

Rous tenía un tranquilizante de su propia cosecha para ofrecer: una hipótesis unificadora según la cual los virus causaban el cáncer. Y gran parte de su audiencia, con escaso ánimo para salvedades y complejidades, estaba desesperada por tragar su medicina. La teoría de la mutación somática estaba muerta. Los científicos que habían estudiado la carcinogénesis ambiental necesitaban pensar en otros argumentos para explicar por qué el radio y el hollín podían causar cáncer. (Tal vez, razonaban los teóricos virales, esos agravios activaban virus endógenos).

Así, dos teorías se suturaron de manera audaz —y prematura— para formar una totalidad exhaustiva. Una proponía una causa: *los virus causaban el cáncer* (aunque en su enorme mayoría estaban aún por descubrirse). La segunda ofrecía una cura: *combinaciones particulares de venenos citotóxicos curarían el cáncer* (aunque las combinaciones específicas para la enorme mayoría de los cánceres estaban aún por descubrirse).

La carcinogénesis viral exigía sin lugar a dudas una explicación más profunda: ¿cómo podían los virus —microbios elementales que flotaban de célula a célula— causar un cambio en la fisiología celular de magnitud tan radical que creaba una célula maligna? El éxito de la quimioterapia citotóxica suscitaba interrogantes igualmente fundamentales: ¿por qué una serie de venenos bastante inespecíficos había curado algunas formas de cáncer y había dejado otras completamente indemnes?

Como es obvio, por debajo de todos estos interrogantes merodeaba una explicación más fundamental, una explicación que aspiraba a *conectar* causa y cura. De modo que algunos investigadores instaron a la paciencia y la diligencia y pidieron tiempo. «El programa dirigido por el Instituto Nacional del Cáncer ha sido ridiculizado por poner el carro delante del caballo, ya que en apariencia busca una cura antes de conocer la causa», admitió en 1963 Kenneth Endicott, director del NCI.

> Es indudable que no hemos encontrado una cura para el cáncer. Tenemos una docena de fármacos que en cierto aspecto son mejores que los conocidos antes del inicio del programa, pero ninguno de ellos es espectacularmente mejor. Prolongan de alguna manera la vida del paciente y lo hacen sentirse más cómodo, pero eso es todo[19].

Los laskeritas, sin embargo, tenían poco tiempo para descripciones tan matizadas del progreso; este carro tendría que tirar del caballo. «El hierro está caliente y es hora de machacar sin cesar», dijo Farber en una carta a Mary Lasker[20]. Ya se habían sentado las bases para una batalla hasta el final. No había más que ejercer presión sobre el Congreso para que liberara los fondos. «Nunca se ha organizado una gran misión o una iniciativa con metas precisas [contra el cáncer] que tuviera el respaldo de fondos adecuados», anunció Mary Lasker en una carta abierta al Congreso en 1969[21].

Sus ideas tuvieron eco en Solomon Garb, un profesor poco conocido de farmacología de la Universidad de Misuri que había ganado reputación nacional en 1968 con la publicación del libro *Cure for Cancer: A National Goal*[22]. Decía Garb:

> El tema de este libro es que ha llegado la hora de mirar más detenidamente la investigación del cáncer y consolidar los esfuerzos que

aspiran a su cura o a su control. [...] Uno de los grandes obstáculos de las iniciativas contra el cáncer ha sido la crónica y grave escasez de fondos, una situación que en general no es reconocida. Sin embargo, no basta con señalarlo o repetirlo; también es necesario explicar cómo se usarían los fondos adicionales, qué proyectos solventarían, por qué esos proyectos merecen ser apoyados y de dónde vendrían los científicos y técnicos calificados para ponerse manos a la obra[23].

El libro de Garb fue calificado de «trampolín al progreso», y los laskeritas, en efecto, saltaron. Como en el caso de Farber, la palabra de un médico era la receta definitiva. El hecho de que Garb hubiera recetado precisamente la estrategia promovida por los laskeritas lo transformó al instante, a juicio de estos, en una figura mesiánica. El libro de uno se convirtió en la biblia de los otros.

Los movimientos y cultos religiosos suelen fundarse en una tétrada de elementos: un profeta, una profecía, un libro y una revelación. Hacia el verano de 1969 la cruzada contra el cáncer contaba ya con tres de esos cuatro elementos esenciales. Su profetisa era Mary Lasker, la mujer que había sacado el tema de las oscuras tierras vírgenes de la década de 1950 para llevarlo a un lugar de prominencia nacional apenas veinte años después. Su profecía era la cura de la leucemia infantil, inaugurada por los experimentos de Farber en Boston y terminada con los asombrosos éxitos de Pinkel en Memphis. Su libro era *Cure for Cancer*, de Garb. El único elemento que le faltaba era una revelación: un signo que augurara el futuro y cautivara la imaginación del público. Acorde con todas las grandes revelaciones, esta también aparecería de manera inesperada y mística. Y lo haría, literalmente, desde los cielos.

A las 4:17 de la tarde (hora del este de Estados Unidos) del 20 de julio de 1969, una cápsula espacial de quince toneladas de peso atravesó silenciosamente la fría y tenue atmósfera de la Luna y se posó sobre un rocoso cráter de basalto de la superficie de nuestro satélite[24]. Un vasto paisaje yermo —una «magnífica desolación»—[25] se extendía en torno a la cápsula. «De repente fui consciente —rememoraría más adelante uno de sus dos tripulantes— de que ese guisante diminuto, bonito y azul era la Tierra. Levanté el pulgar y cerré un ojo y el pulgar ocultó el planeta»[26].

En ese planeta azul del tamaño de un guisante que se vislumbraba en el horizonte, el momento movía a la reflexión. *Time* señaló, pocos días después:

> Fue un asombroso logro científico e intelectual para una criatura que, en el transcurso de algunos millones de años —un instante en la cronología de la evolución— surgió de los bosques primigenios para lanzarse hacia las estrellas. [...] Fue, en todo caso, una deslumbrante reafirmación de la premisa optimista de que el hombre puede hacer que suceda todo lo que imagina[27].

Los cruzados del cáncer no podrían haber pedido una reivindicación más exuberante para su propio proyecto. Aquí había otro esfuerzo «programático» —previsto, planificado, orientado a un objetivo y extremadamente concentrado— que había producido resultados en tiempo récord. Cuando más adelante se pidió a Max Faget, el ingeniero del programa Apollo célebre por su carácter taciturno, que se refiriera al principal desafío científico que planteaba el alunizaje, solo pudo dar con dos palabras: «La propulsión»[28]. La impresión era que la caminata lunar había resultado ser pan comido desde un punto de vista tecnológico, algo no más complicado que construir un avión a reacción más potente, agrandarlo varias docenas de veces y apuntarlo verticalmente hacia la Luna.

Los laskeritas, paralizados frente a sus parpadeantes televisores en Boston, Washington y Nueva York la noche del alunizaje, se aprestaron a recoger todas esas analogías. Como Faget, creían que el elemento que faltaba en la cruzada contra el cáncer era algún tipo de propulsión, un simple empuje vertical interno que transformara la escala y el alcance de sus esfuerzos y los catapultara hacia la cura.

De hecho, creían que por fin se había encontrado la propulsión que faltaba. El éxito obtenido en la lucha contra la leucemia infantil —y en época más reciente contra la enfermedad de Hodgkin— se destacaba como una demostración preliminar, la primera y vacilante exploración de un vasto espacio inexplorado. El cáncer, como la Luna, también era un paisaje de magnífica desolación, pero un paisaje al borde del descubrimiento. En sus cartas, Mary Lasker empezó a aludir a una guerra programática contra el cáncer como la conquista del «espacio interior» (ya no del «espacio exterior»), lo cual implicaba una unificación inmediata de los dos proyectos[29].

El alunizaje marcó así un punto de inflexión en el ciclo vital de la cruzada contra el cáncer. En el pasado los laskeritas habían concentrado gran parte de sus energías en ejercer presión *política* en Washington. Cuando los anuncios o los carteles tenían al público como destinatario directo, eran sobre todo de carácter educativo. Los laskeritas habían preferido maniobrar entre bambalinas: preferían la intervención política a la intervención pública.

Pero hacia 1969 la política había cambiado. Lister Hill, el senador de Alabama y uno de los apoyos más fuertes de Mary Lasker, se retiraba tras varias décadas en el Senado[30]. El senador Edward Kennedy, aliado de Farber en Boston, estaba tan enredado en el escándalo de Chappaquiddick (en julio de 1969, un automóvil en el que viajaba con una colaboradora de sus campañas políticas cayó al agua desde un puente de Martha's Vineyard y se hundió; la pasajera se ahogó. Kennedy se declaró culpable de abandonar la escena del delito y fue condenado a libertad condicional) que casi se había hundido en el olvido legislativo[31]. Los laskeritas se sentían ahora dos veces huérfanos. «Estábamos en la peor de las situaciones —recordó Mary Lasker—. Habíamos vuelto a la etapa en la que nos encontrábamos a comienzos de la década de 1950, cuando [...] carecíamos de amigos en el Senado. Íbamos una y otra vez, pero no nos daban un apoyo concreto»[32].

Enmudecidas ahora sus voces en Washington, con escaso respaldo en la Cámara de Representantes y sin amigos en el Senado, los laskeritas se vieron obligados a reformular la estrategia de su cruzada: de las maniobras políticas entre bambalinas tuvieron que pasar al primer plano de la movilización pública. Retrospectivamente, ese viraje en su trayectoria se dio en el momento oportuno. El éxito del *Apollo 11* quizás afectara dramáticamente la visión que ellos tenían de su propio proyecto, pero lo más importante fue quizá que generó un cambio de proporciones también extraordinarias en la percepción pública de la ciencia. Apenas podía dudarse de que habría una conquista del cáncer, así como la había habido de la Luna. Los laskeritas acuñaron una frase para describir la analogía. Comenzaron a hablar de un «lanzamiento espacial contra el cáncer».

«UN LANZAMIENTO ESPACIAL CONTRA EL CÁNCER»

La relación del gobierno con la ciencia en los años de posguerra es un ejemplo que viene al caso. Sin mucha deliberación visible, pero con gran solemnidad, en poco más de un decenio hemos llevado la ciencia a un nivel de extraordinaria influencia en la política nacional; y ahora que está allí, no estamos muy seguros de qué hacer con ella.
WILLIAM CAREY, en 1963[1]

¿Qué nos ha traído Santa Nixon últimamente?
New York Times, 1971[2]

El 9 de diciembre de 1969, una fría mañana de martes, apareció un anuncio a toda página en *The New York Times*[*]:

Señor Nixon: Usted puede curar el cáncer.
Si en el Cielo se escuchan nuestras plegarias, esta es la más escuchada: «Dios bendito, por favor, cáncer no».
Aun así, más de 318.000 estadounidenses murieron de cáncer el año pasado.
Este año, señor presidente, está en sus manos comenzar a poner fin a esta maldición.
Mientras usted agoniza por el tema del presupuesto, le rogamos que recuerde la agonía de esos 318.000 estadounidenses. Y de sus familias.
[…] Pedimos una perspectiva más adecuada, una manera más adecua-

---

[*] También se publicó en *The Washington Post*.

da de asignar nuestro dinero para salvar centenares de miles de vidas al año.

[...] El doctor Sidney Farber, ex presidente de la Sociedad Estadounidense del Cáncer, tiene esta convicción: «Estamos tan cerca de una cura para el cáncer. Solo nos faltan la voluntad, el dinero y la planificación general que se invirtieron en llevar a un hombre a la Luna».

[...] Si usted nos falla, señor presidente, esto es lo que sucederá:

Uno de cada seis estadounidenses hoy vivos, 34.000.000 de personas, morirá de cáncer a menos que se encuentren nuevas curas.

Uno de cada cuatro estadounidenses hoy vivos, 51.000.000 de personas, tendrá cáncer en el futuro.

Sencillamente, no podemos permitírnoslo[3].

Una vigorosa imagen acompañaba el texto. En la parte inferior de la página, un racimo de células cancerosas formaba una masa no muy densa. Algunas de las células se separaban de ella y enviaban una abundante prole metastásica a todo el texto. Las letras *e* y *r* de la palabra «cáncer» habían sido devoradas por esas células, y parecían agujeros perforados en el hueso por el cáncer de mama.

Es una imagen inolvidable, una confrontación. Las células se mueven a través de la página, casi como si en su frenesí tropezaran unas con otras. Se dividen con hipnótica intensidad; hacen metástasis en la imaginación. Esto es cáncer en su forma más elemental: desnudo, macabro y ampliado.

El anuncio del *Times* marcó una intersección fundamental en la historia del cáncer. Con él, este proclamaba su salida definitiva de los sombríos interiores de la medicina para situarse bajo la plena luz del escrutinio público, transformado en una enfermedad de relevancia nacional e internacional. La generación actual ya no hablaba del cáncer en un murmullo. Había cáncer en los periódicos y los libros, cáncer en el teatro y en el cine: en 450 artículos del *New York Times* a lo largo de 1971; en *El pabellón del cáncer* de Aleksandr Solzhenitsyn, una devastadora descripción de un hospital para cancerosos en la Unión Soviética[4]; en *Love Story*, una película de 1970 sobre una mujer de veinticuatro años que muere de leucemia[5]; en *Bang the Drum Slowly* [*Muerte de un jugador*], una película de 1973 acerca de un receptor de béisbol a quien le diagnostican la enfermedad de Hodgkin[6], y en *Brian's Song* [*La canción de Brian*], la historia de Brian Piccolo, estrella de los Chicago Bears que murió de cáncer testicular[7]. Un torrente de artículos de opinión y cartas aparecían en diarios y revistas. Un hombre escribió al *Wall Street Journal* para decir que su familia se había «hundido en una aterida agonía» cuando le comunicaron que su hijo tenía cáncer[8]. «El cáncer cambia nuestra vida —escribió una paciente después de su mastectomía—. Modifica nuestros hábitos. [...] Todo se amplifica»[9].

En retrospectiva, hay algo prefabricado en esa amplificación, una resonancia más profunda, como si el cáncer hubiera tocado las crudas cuerdas de la angustia que ya vibraban en la psique pública. Cuando una enfermedad se introduce de manera tan potente en la imaginación de una era, suele ser porque afecta a una angustia latente en ella. En parte, el sida tuvo tanta relevancia en la década de 1980 porque evocaba la experiencia de una generación intrínsecamente atormentada por su sexualidad y su libertad; el síndrome respiratorio agudo severo desató el pánico por su posible propagación y contagio globales en una época en que la globalización y el contagio social eran problemas que fermentaban nerviosamente en Occidente. Cada época da forma a la enfermedad a su propia imagen. La sociedad, como el más consumado de los pacientes psicosomáticos, adapta sus aflicciones médicas a sus crisis psicológicas; cuando una enfermedad toca una cuerda tan visceral, a menudo es porque esa cuerda ya estaba resonando.

Así sucedió con el cáncer. Según lo describió la escritora y filósofa Renata Salecl: «Un cambio radical se produjo en la percepción del objeto de horror» en la década de 1970, una progresión de lo externo a lo interno[10]. Durante los años cincuenta, sumidos en la guerra fría, los estadounidenses se inquietaban por el temor a la aniquilación desde fuera: bombas y cabezas nucleares, reservas de agua envenenadas, ejércitos comunistas e invasores del espacio exterior. En la percepción general, la amenaza a la sociedad era externa. Las películas de terror —termómetros de la angustia en la cultura popular— mostraban invasiones alienígenas, ocupaciones parasitarias del cerebro y usurpaciones de cuerpos: *It Came from Outer Space [Llegó del más allá*, 1953] o *The Man from Planet X [El ser del planeta X*, 1951].

Pero a comienzos de la década de los setenta el lugar de la angustia —el «objeto de horror», como lo describe Salecl— experimentó un dramático cambio y pasó de fuera adentro. La putrefacción, el horror —la descomposición biológica y la descomposición espiritual concomitante— se resituaban ahora *dentro* del corpus de la sociedad y, por extensión, dentro del cuerpo del hombre. La sociedad estadounidense seguía amenazada, pero esta vez la amenaza venía de dentro. Los títulos de las películas de terror reflejaban el cambio: *The Exorcist* [*El exorcista*, 1973] o *They Came from Within* [*Vinieron de dentro de...*, 1975].

El cáncer era el epítome de ese horror interno. Era el resurgimiento final del enemigo interior, una célula merodeadora que se movía furtiva por nuestro propio cuerpo y lo ocupaba desde dentro, un alienígena interno. La «gran Bomba», escribió una columnista, era reemplazada por la «gran C»:

Cuando yo me hacía mayor, en los años cincuenta, era La Bomba. Eso, La Bomba, pertenecía a la generación nacida durante la guerra. [...] Pero somos veleidosos aun con el miedo. Al parecer, hemos dejado de lado nuestra bombafobia sin haber reducido en modo alguno las razones para temerla. El cáncer encabeza hoy este macabro desfile de éxitos. Los niños no muy grandes que conozco parecen creer que la muerte viene, no con una explosión, sino con un tumor. [...] El cáncer es la obsesión de personas que sienten que el desastre tal vez no sea un instrumento deliberado de las políticas públicas sino una cuestión de negligencia accidental y azarosa[11].

Estos cambios metafóricos eran más poderosos, ubicuos e influyentes de lo que podían imaginar los laskeritas. El anuncio del *Times* representaba un alineamiento estratégico de poder. Al dirigir su carta al presidente en nombre de «millones de estadounidenses», los laskeritas efectuaban una voltereta tácticamente brillante. En el pasado habían suplicado *a* la nación fondos para la lucha contra el cáncer. Ahora, cuando pedían *por* la nación un ataque más coordinado contra la enfermedad, la imaginación pública les confería un colosal poder. La cura para el cáncer se incorporaba al tejido mismo del sueño americano. «Oponerse a hacer grandes inversiones contra el cáncer —señaló un observador al historiador James Patterson— era oponerse a mamá, al pastel de manzana y a la bandera»[12]. En Estados Unidos, este triunvirato era demasiado poderoso y ni siquiera el presidente podía ignorarlo.

Impaciente, enérgico y empecinado en cumplir objetivos, el presidente Richard Milhous Nixon mostraba una parcialidad intrínsecamente favorable a los proyectos impacientes, enérgicos y empecinados en cumplir objetivos. La idea de la ciencia como una búsqueda abierta de verdades oscuras le molestaba y le ofuscaba. Nixon solía quejarse de que los científicos no «sabían un carajo» de la administración de la ciencia. Tampoco sentía particular simpatía por la financiación científica sin metas definidas. Cebados como ganado con subvenciones federales cada vez más generosas, se creía que los científicos (a menudo calificados de «chalados» o «bastardos» por miembros de su gobierno) tenían una actitud arrogante y cerrada. Nixon quería «espabilarlos»[13].

Para él, ese «espabilamiento» implicaba arrancar el control de la ciencia a los «chiflados» para ponerlo en manos de un nuevo equipo de burócratas científicos: gerentes de la ciencia que aportaran disciplina y rindieran cuentas. El reemplazo del asesor científico del presidente, Lee DuBridge, un físico atómico de Caltech, erudito y de la vieja escuela, por Ed David, un impulsivo y acelerado ingeniero devenido administrador y procedente de los laboratorios de investigación de Bell, pretendía ser una señal para que la comunidad científica tomara nota. David era el primer asesor presidencial salido de un laboratorio industrial y sin contacto directo con una universidad. Su misión consistía en lograr un eficaz funcionamiento científico que reorientara las energías de la ciencia hacia la concreción de objetivos nacionales definidos. Lo que necesitaban los científicos —y lo que exigía el público— no era una «frontera sin fin» (a la manera de Vannevar Bush), sino una disciplina con fronteras pragmáticas y fines bien precisos.

El trabajo de Mary Lasker, entonces, era convertir a los ya convertidos. En 1969, en una muestra de su típico genio estratégico, propuso que se creara un comité «neutral» de expertos, al que se daría el nombre de Comisión para la Conquista del Cáncer, encargada de asesorar al presidente acerca de la estrategia más eficaz para dar una respuesta sistemática a esa enfermedad[14]. La comisión, escribió Lasker, debía «incluir científicos espaciales, industriales, administradores, planificadores y especialistas en investigación del cáncer […], a quienes se encomendará esbozar las posibilidades de derrotar al cáncer al coste que sea necesario, a fin de que el Congreso de Estados Unidos las estudie»[15].

Como es obvio, Lasker se aseguró de que la comisión (finalmente denominada Comisión de Consultores) no tuviera nada de neutral. Todos sus integrantes, escogidos con exquisita deliberación, eran amigos, asociados y simpatizantes de ella, hombres y mujeres ya convencidos de la necesidad de la guerra contra el cáncer. Se eligió como copresidente a Sidney Farber, acompañado por el senador texano Ralph Yarborough (que, como Lister Hill, era uno de los aliados más antiguos de Mary Lasker en el Congreso)[16]. Solomon Garb fue incluido gracias a su libro. Joseph Burchenal procedía del Hospital Memorial; James Holland, de Roswell Park, y Henry Kaplan, de Stanford. Benno Schmidt, socio de una importante compañía de inversiones de Nueva York y uno de los principales donantes del Hospital Memorial, también se incorporó al grupo. (Enérgico organizador, a la larga se le pidió que reemplazara a Farber y Yarborough a la cabeza de la comisión; el hecho de que fuera republicano e íntimo confidente del presidente Nixon era un notorio plus). De ese modo, política, ciencia, medicina y finanzas se fusionaban para elaborar una respuesta nacional. A efectos de reforzar la fachada de neutralidad, Yarborough escribió a Mary Lasker en el verano de 1970 para «pedirle» que se les uniera (aunque al pie del mensaje garrapateó: «Su carta debería haber sido la primera en enviarse. Ayudar fue su genio, su energía y su voluntad»)[17].

El informe final de la comisión, titulado *National Program for the Conquest of Cancer*, se presentó en el invierno de 1970, y sus conclusiones eran previsibles: «En el pasado, cuando el gobierno federal quiso dar la máxima prioridad a un importante proyecto científico de la magnitud del que implica la conquista del cáncer, atribuyó ocasionalmente, con considerable éxito, la responsabilidad de llevarlo adelante a un organismo independiente»[18]. Aunque lo hiciera casi a hurtadillas, lo que la comisión proponía con la idea de un organismo independiente era una NASA para el cáncer.

El presupuesto inicial del organismo sería de cuatrocientos millones de dólares, pero luego la dotación de fondos se incrementaría entre cien y ciento cincuenta millones por año hasta llegar, a mediados de la década de 1970, a los mil millones. Cuando se preguntó a Schmidt si a su juicio el país podía «permitirse un programa semejante», su réplica no dejó lugar a dudas: «No solo podemos permitirnos el esfuerzo, sino que no podemos *no* permitirnos hacerlo»[19].

El 9 de marzo de 1971, sobre la base de las recomendaciones de la comisión, Ted Kennedy y Jacob Javits presentaron un proyecto de ley en el Senado —S 1828, ley para la conquista del cáncer— para crear una Autoridad Nacional del Cáncer, una agencia independiente y autónoma dedicada a la investigación oncológica[20]. El director del organismo sería designado por el presidente y ratificado por el Senado, una prueba más del extraordinario grado de autonomía. (Normalmente, los organismos dedicados a enfermedades específicas, como el Instituto Nacional del Corazón, estaban bajo la supervisión de los Institutos Nacionales de Salud). Una junta asesora de dieciocho miembros informaría al Congreso de los progresos hechos en la lucha contra el cáncer. La comisión estaría compuesta de científicos, administradores, políticos, médicos y —la cuestión más polémica de todas— «legos» como Lasker, Foote y Bobst, cuya única tarea consistiría en propiciar que el público estuviera muy bien informado acerca de la guerra. El grado de dotación de fondos, escrutinio público y autonomía no tendría precedentes en la historia de los Institutos Nacionales de Salud ni, posiblemente, en la historia de la ciencia estadounidense.

Mary Lasker se movía afanosa entre bambalinas con el objeto de concitar apoyo para el proyecto de ley de Kennedy y Javits. En enero de 1971 disparó una serie de cartas a sus diversos amigos en busca de respaldo para el organismo independiente del cáncer. En febrero dio con otro tesoro táctico: persuadió a su íntima amiga Ann Landers (cuyo verdadero nombre era Eppie Lederer), que escribía en Chicago una columna de consejos muy leída, de que publicara un artículo sobre el cáncer y el proyecto de ley de Kennedy, en el preciso momento en que la votación fermentaba en el Senado[21].

El artículo de Landers se publicó el 20 de abril de 1971. El comienzo era solemne:

Estimados lectores: si hoy buscáis reíros, lo mejor es que paséis de largo a Ann Landers. Si queréis participar en una iniciativa que podría salvar millones de vidas —tal vez la vuestra—, os ruego que sigáis leyendo. [...] Somos sin duda muchos los que nos hemos preguntado: «Si este gran país nuestro puede poner a un hombre en la Luna, ¿por qué no podemos encontrar una cura para el cáncer?».

Haciendo eco a los laskeritas, su respuesta a esa pregunta era que el cáncer no carecía solo de una cura médica, sino de una cura política. «Si un número suficiente de ciudadanos hacen saber a sus senadores que quieren que el proyecto de ley S-34 se apruebe, se aprobará. […] Votad por el S-34», rogaba. «Y firmad con vuestro nombre, por favor»[22].

Hasta Landers y Lasker se impresionaron ante la «tormenta» resultante de mensajes. «He visto camiones llegar al Senado», recordó la periodista Barbara Walters[23]. Camiones de cartas —alrededor de un millón en total— pusieron en situación de crisis el área de mensajería del Senado. Un senador confesó haber recibido sesenta mil cartas. Una exasperada secretaria, encargada de clasificar la correspondencia, puso en su escritorio un cartel que rezaba: «Juicio político a Ann Landers»[24]. Stuart Symington, senador de Misuri, rogó a Landers que en otra de sus columnas aconsejara a la gente dejar de escribir. «Por favor, Eppie —imploró— ya he entendido el mensaje»[25].

El Senado también lo entendió. En junio de 1971 se inició en el hemiciclo la discusión de una versión modificada del proyecto de ley de Kennedy y Javits. El miércoles 7 de julio por la tarde, después de docenas de testimonios de científicos y médicos, la moción se sometió finalmente a votación. A las cinco y media de la tarde se hizo el escrutinio: 79 votos a favor y 1 en contra.

La rápida y decisiva victoria en el Senado resultó tal y como los laskeritas la habían planeado. El proyecto de ley del cáncer pasaba ahora a la Cámara de Representantes, pero su sanción prometía ser allí mucho más difícil. Los laskeritas tenían pocos aliados y escasa influencia en la Cámara baja. Esta quería más testimonios, y no solo de los integrantes de la comisión cuidadosamente seleccionados por aquellos. Solicitó entonces la opinión de médicos, científicos, administradores y responsables de la formulación de políticas, y comprobó que esas opiniones mostraban una marcada divergencia con las expuestas en el Senado. Philip Lee, ex subsecretario de Salud, se quejaba:

El cáncer no es una simple isla aislada a la espera de un programa de choque que barra con ella. No puede compararse de ninguna manera con un lanzamiento espacial —con un programa Gemini o Apollo— que requiere, sobre todo, la movilización de dinero, hombres e instalaciones para reunir en un paquete imponente el conocimiento científico que ya poseemos[26].

La misión Apollo y el Proyecto Manhattan, los dos modelos que motorizaban esta guerra contra el cáncer, eran logros *tecnológicos* apoyados sobre extensos y profundos descubrimientos científicos (en materia de física atómica, mecánica de los fluidos y termodinámica). En contraste, ni siquiera existía aún una comprensión somera del proceso que transformaba en malignas las células. Sobre la base de la metáfora predilecta de los laskeritas, Sol Spiegelman, el científico del cáncer de la Universidad de Columbia, sostuvo: «En estos momentos, hacer un esfuerzo a fondo sería como tratar de posar a un hombre en la Luna sin conocer las leyes de la gravedad de Newton»[27]. James Watson, que había descubierto la estructura del ADN, desató un alboroto verbal contra el proyecto de ley del Senado[28]. «Hacer investigación "relevante" no es necesariamente hacer "buena" investigación», escribiría más adelante. «En particular, debemos rechazar la idea de que seremos afortunados. [...] Antes bien, seremos testigos de una expansión masiva de la mediocridad bienintencionada»[29].

Otros argumentaron que la idea de una guerra apuntada a una enfermedad en particular distraía inevitablemente de las sinergias con otros ámbitos de investigación, lo cual obligaría a los investigadores del cáncer a pensar «con anteojeras». Un administrador de los Institutos Nacionales de Salud se quejó: «En pocas palabras, [la ley] enuncia que todos los institutos de los NIH son iguales, pero uno [el NCI] es más igual que los otros»[30]. Hubo quienes adujeron que la metáfora de la guerra se convertiría de manera inevitable en una distracción. Generaría una espuma de bombo publicitario y esperanza y el chasco sería catastrófico. «Sospecho que la investigación del cáncer tiene problemas a la vista», escribió Irvine Page, jefe de redacción de una destacada revista científica. «La gente se ha impacientado con lo que toma por una falta de progreso. Tras ver lo que puede conseguirse mediante el análisis de sistemas, la investigación dirigida y grandes logros coordinados como el paseo lunar, se apresuran demasiado en trasladar la misma idea a la conquista del cáncer»[31]. Si el proyecto del cáncer se estancaba o fracasaba, esa burbuja estallaría ineluctablemente.

Nixon, entretanto, había llegado al límite de su paciencia. Las elecciones de 1972 se acercaban con rapidez. Ese mismo año, comentaristas como Bob Wiedrich, del *Chicago Tribune*, habían expuesto lo que estaba en juego: «Si Richard Milhous Nixon [...] puede alcanzar estos dos objetivos gigantescos —poner fin a la guerra en Vietnam y a los estragos del cáncer—, se habrá labrado en la historia un nicho de proporciones dignas de un Lincoln, porque habrá hecho algo más que poner a un hombre en la Luna»[32].

El final de la guerra de Vietnam no estaba a la vista, pero una campaña contra el cáncer parecía mucho más abordable, y Nixon estaba dispuesto a hacer que el Congreso aprobara como fuera un proyecto de ley —*cualquier* proyecto de ley— sobre la enfermedad. Cuando el siempre inventivo Schmidt fue a visitarlo al Despacho Oval en el otoño de 1971 (en parte, para proponerle un compromiso), Nixon lo tranquilizó diciéndole que se las arreglaría para encontrar —o forzar— una solución: «No se preocupe. Me encargaré de eso»[33].

En noviembre del mismo año, Paul Rogers, un representante demócrata de Florida, elaboró un proyecto de ley de compromiso. En armonía con la concepción de los laskeritas, proponía un gran incremento del presupuesto para la investigación del cáncer. Pero, en contraste con el proyecto de Kennedy y Javits, se inclinaba por restringir notablemente la autonomía del Instituto Nacional del Cáncer[34]. No habría una «NASA para el cáncer». Sin embargo, habida cuenta del gran incremento en la asignación de dinero, la directiva federal bien enfocada y el pasmoso crecimiento de la esperanza y la energía, la retórica de una «guerra» contra el cáncer aún estaría plenamente justificada. Todos: los laskeritas, sus críticos y Nixon se irían contentos a casa.

Finalmente, en diciembre de 1971 la Cámara de Representantes sometió a votación una versión modificada del proyecto de ley de Rogers. El veredicto fue casi unánime: 350 votos a favor y 5 en contra. Una semana después, una reunión entre representantes y senadores resolvió diferencias menores de sus proyectos y la redacción final de la ley se envió para que la firmara el presidente[35].

El 23 de diciembre, en una fría tarde azotada por el viento de Washington, Nixon firmó la ley nacional del cáncer en una pequeña ceremonia realizada en la Casa Blanca[36]. Las puertas del State Dining Room [Salón Comedor Estatal] se abrieron de par en par y el propio presidente se sentó en un pequeño escritorio de madera. Los fotógrafos se disputaron los lugares en el suelo alrededor del escritorio. Nixon se inclinó y firmó la ley con una rápida rúbrica. Obsequió la estilográfica a Benno Schmidt, presidente de la Comisión de Consultores. Sentada, Mary Lasker mostraba una radiante sonrisa. Farber había decidido no acudir.

Para los laskeritas la fecha marcaba una agridulce vindicación. El flujo de dinero autorizado para la investigación del cáncer —400 millones para 1972; 500 millones para 1973, y 600 millones para 1974 (un total de 1.500 millones para los primeros tres años)— era una conquista monumental[37]. Si el dinero era «energía congelada», como solía decir Mary Lasker, ese fondo era, por fin, un recipiente de energía que había que llevar a plena ebullición[38].

Pero la sanción del proyecto de ley también había sido un baño de realidad. La opinión abrumadoramente mayoritaria entre los científicos (con exclusión de quienes integraban la Comisión de Consultores) era que este ataque contra el cáncer era prematuro. Mary Lasker fue mordaz en sus críticas contra el resultado final. La nueva ley, dijo a un reportero, «no contenía nada de utilidad que diera fuerza al proyecto del Senado»[39].

Humillados por la derrota, poco después de la votación de la Cámara de Representantes, Lasker y Sidney Farber se retiraron del mundo político del cáncer[40]. Farber volvió a Boston y se lamió las heridas en privado. Mary Lasker se retiró a su museístico piso de Beekman Place, en Nueva York —una caja blanca llena de muebles blancos—, y sus afanes se transfirieron del cáncer a los proyectos de embellecimiento urbano. Seguiría siendo una activa participante en las campañas que en Washington promovían la sanción de leyes relacionadas con la salud y organizaría el premio Lasker, un galardón anual otorgado a investigadores que hicieran grandes avances en el campo de la medicina y las ciencias biológicas. Pero el vigor insistente y urgente del que se había armado durante la campaña de dos décadas por una guerra contra el cáncer, la energía casi líquida capaz de encauzarse hacia cualquier organismo federal y aniquilar la resistencia a su paso, se disipó poco a poco. En abril de 1974 una joven periodista fue a su casa para hablar sobre una de sus muchas propuestas de plantación de tulipanes en Nueva York. Al final de la entrevista, la reportera le preguntó cómo veía su propio poder: ¿no era ella una de las mujeres más poderosas del país? Mary Lasker la interrumpió: «¿Poderosa? No sé. No. Si fuera verdaderamente poderosa, habría logrado hacer más cosas»[41].

También los científicos se retiraron de la guerra, en parte porque tenían poco que aportar. La retórica de esa guerra daba a entender que sus herramientas, sus armas, su ejército, su blanco y su estrategia ya existían. La ciencia, el descubrimiento de lo desconocido, quedaba desplazada a la periferia de esa contienda. Tendrían prioridad casi absoluta los ensayos clínicos masivos y respaldados por grandes sumas de dinero que probaran combinaciones de drogas capaces de eliminar células. La búsqueda de causas universales y soluciones universales —entre ellas los virus cancerígenos— disfrutaría de abundantes fondos. «En relativamente poco tiempo haremos vastas incursiones en el problema del cáncer», había anunciado Farber al Congreso en 1970. Su ejército estaba ahora «en marcha», aun cuando Mary Lasker y él se hubieran apartado de su vanguardia.

La ley, entonces, era una anomalía, explícitamente destinada a complacer a todos sus clientes, pero incapaz de satisfacer a ninguno de ellos. Los Institutos Nacionales de Salud, los laskeritas, los científicos, los grupos de presión, los administradores y los políticos —cada uno por sus propias razones— sentían que lo que se había tramado era o bien demasiado o bien demasiado poco. La evaluación más ominosa se planteó en las páginas editoriales del *Chicago Tribune*: «Un programa de choque puede producir un único resultado: un choque»[42].

El 30 de marzo de 1973, al anochecer, una llamada cifrada, una señal que anunciaba la mayor de las emergencias médicas, sonó en todos los pisos del Jimmy Fund Building[43]. Resonó con insistencia a través de las puertas abiertas de la clínica infantil, a lo largo de los pasillos con dibujos pintados en las paredes y en las camas de sábanas blancas de las salas, donde descansaban niños con cánulas intravenosas, hasta hacerse oír en el Brigham and Women's, donde Farber se había formado como residente; en cierto sentido, la señal volvía a delinear su trayectoria vital.

Un grupo de médicos y enfermeras enfundados en batas se precipitó hacia las escaleras. El trayecto fue un poco más largo de lo habitual porque su destino estaba en el extremo más lejano del hospital, en la octava planta. Al entrar a aquella habitación de amplios y altos ventanales encontraron a Farber con la cara apoyada sobre el escritorio. Un paro cardiaco le había provocado la muerte. Sus últimas horas habían transcurrido en medio de conversaciones sobre el futuro del Jimmy Fund y la dirección de la guerra contra el cáncer. Sus papeles estaban esmeradamente ordenados en los anaqueles que lo rodeaban, desde el primer libro sobre la autopsia hasta el artículo más reciente dedicado a los avances en la terapia de la leucemia, que había llegado esa semana.

Desde todos los rincones del mundo llovieron los obituarios. El de Mary Lasker fue posiblemente el más sucinto y sentido, porque ella había perdido no solo a su amigo, sino una parte de sí misma. «Sin duda, el mundo —escribió— nunca será el mismo»[44].

Desde las oficinas de sus colegas del Instituto del Cáncer Dana-Farber, no muy lejos de la calle donde Farber se había derrumbado en su despacho, llamé a Carla Reed. Era una cálida y bochornosa mañana de agosto de 2005 en Boston. Una voz infantil respondió y me dijo que esperara. Al fondo podía oír el ruido de una casa en pleno funcionamiento: vajilla, timbres, despertadores, la radio que atronaba con las noticias matutinas. Carla cogió el teléfono y la voz se le tensó bruscamente al reconocer la mía.

«Tengo noticias —y añadí rápidamente—: Buenas noticias».

Acababan de llegar los resultados de su examen de médula ósea. Algunos nódulos de glóbulos sanguíneos normales volvían a crecer intercalados con masas de células óseas y adiposas: el signo de una médula que se regeneraba y recuperaba su espacio. Pero no había huellas de leucemia en ninguna parte. Bajo el microscopio, lo que se había perdido a manos del cáncer volvía poco a poco a la normalidad. Este era el primero de los muchos momentos decisivos que atravesaríamos juntos, un momento de celebración.

«Felicidades, Carla —le dije—. Está en plena remisión».

TERCERA PARTE

«¿ME ECHARÁN A LA CALLE SI NO MEJORO?»

*Falla a menudo la esperanza, y más lo hace
cuanto más promete; y a menudo se realiza
cuanto más fría, y más arraigado el desespero.*
A buen fin no hay mal principio, WILLIAM SHAKESPEARE[1]

*He visto flaquear el momento de mi grandeza
y he visto al eterno lacayo sostener mi abrigo y reír por lo bajo
Y, en suma, tuve miedo.*
T. S. ELIOT[2]

*Tiene usted toda la razón, desde luego, cuando dice que no podemos
seguir pidiéndole dinero al presidente a menos que mostremos algún progreso.*
FRANK RAUSCHER, director del Programa
Nacional del Cáncer, a Mary Lasker, en 1974[3]

«En Dios confiamos. Todos los demás [deben] traer referencias»

En la ciencia, la ideología tiende a corromper;
la ideología absoluta [a corromper] absolutamente.
ROBERT NISBET[1]

La ortodoxia en cirugía es como la ortodoxia en otros ámbitos de la mente:
[...] comienza casi a reclamar una comparación con la religión.
GEOFFREY KEYNES[2]

¿Quiere decir que me hicieron una mastectomía para nada?
ROSE KUSHNER[3]

Farber tuvo la fortuna de vivir en el momento oportuno, pero fue tal vez aún más afortunado de morir en el momento oportuno. El año de su muerte, 1973, marcó el comienzo de un periodo de profundas fracturas y conflictos en la historia del cáncer. Las teorías se caían a pedazos; el descubrimiento de drogas se estancaba; los ensayos languidecían, y las reuniones académicas degeneraban en reyertas generales. Radiólogos, quimioterapeutas y cirujanos peleaban brutalmente por el poder y la información. Por momentos, la guerra contra el cáncer parecía haber involucionado hasta convertirse en una guerra *dentro* del cáncer.

El desgaste comenzó en el centro mismo de la oncología. La cirugía radical, el preciado legado de Halsted, había vivido un asombroso auge en las décadas de 1950 y 1960. En congresos quirúrgicos de todo el mundo, los descendientes de Halsted —cirujanos vigorosos y sin pelos en la lengua como Cushman Haagensen y Jerome Urban— se habían puesto en pie para anunciar que en su radicalismo habían superado al propio maestro. «En mi ataque quirúrgico del carcinoma de mama —escribió Haagensen en 1956— he seguido el principio fundamental de que la enfermedad, aun en su fase inicial, es un enemigo tan formidable que mi deber es realizar una operación tan radical como la [...] anatomía lo permita»[4].

Así, la mastectomía radical había pasado a ser poco a poco «superradical» y luego «ultrarradical», una intervención extraordinariamente mórbida y desfigurante en la cual los cirujanos extirpaban la mama, los músculos pectorales, los nódulos axilares, la pared torácica y, llegado el caso, las costillas, partes del esternón, la clavícula y los nódulos linfáticos del pecho.

Entretanto, Halsted se convertía en el santo patrono de la cirugía oncológica, una deidad cuyo bastón de mando era su «teoría» general del cáncer. Con su oído shakespeariano para la construcción de frases, la había llamado «teoría centrífuga»: la idea de que el cáncer, como un malévolo molinete, tendía a propagarse en arcos cada vez más grandes desde un único foco central en el cuerpo[5]. El cáncer de mama, afirmaba, se extiende desde el seno hasta los nódulos linfáticos de debajo del brazo (a los que, en otro rapto de inspiración poética, llamaba «centinelas») y luego es lúgubremente transportado por la sangre hacia el hígado, los pulmones y los huesos. La tarea del cirujano consistía en detener esa propagación centrífuga, para lo cual debía eliminar del cuerpo todos sus elementos, como si detuviera y rompiera la rueda en mitad del giro. Esto significaba tratar la fase inicial del cáncer de mama de manera enérgica y definitiva. Cuanto más cortaba un cirujano, más curaba.

También para las pacientes, esa diligencia maniaca se había convertido en una forma de terapia. Las mujeres escribían a sus cirujanos con admiración y reverencia y les rogaban no escatimar en sus ablaciones quirúrgicas, como si la cirugía fuera un ritual místico que las liberara del cáncer y a la vez las elevara a la salud. Haagensen se transformaba de cirujano en chamán: «Hasta cierto punto —decía de sus pacientes—, es indudable que me trasladan el peso [de su enfermedad]»[6]. Otro cirujano escribía —da escalofríos leerlo— que a veces «operaba el cáncer de mama exclusivamente por su efecto sobre la moral»[7]. Y agregaba a modo de confidencia: «No desespero de que el carcinoma se cure en algún momento futuro, pero creo que ese logro bendito jamás será obra del bisturí del cirujano»[8].

Es posible que Halsted hubiera inducido a toda una generación de médicos de Estados Unidos a creer en el «logro bendito» de su bisturí quirúrgico. Sin embargo, cuanto más se alejaba uno de Baltimore, menor parecía ser la fuerza de su teoría centrífuga; en el St. Bartholomew's Hospital de Londres, un joven médico llamado Geoffrey Keynes no estaba tan convencido[9].

En agosto de 1924 Keynes examinó a una paciente con cáncer de mama, una mujer delgada y consumida de cuarenta y siete años que tenía un bulto maligno ulcerado en el seno[10]. En Baltimore o Nueva York, una paciente de esas características habría sido destinada de inmediato a una cirugía radical. Pero a Keynes le preocupaba la fragilidad constitucional de la mujer. En vez de inclinarse sin pensarlo por una intervención radical (que probablemente habría matado a la paciente en la mesa de operaciones), optó por una estrategia mucho más conservadora. Conocedor de que radiólogos como Emil Grubbe habían demostrado la eficacia de los rayos X en el tratamiento del cáncer de mama, Keynes inyectó cincuenta miligramos de radio en el seno de la paciente para irradiar el tumor y la monitorizó para observar el efecto, con la esperanza, a lo sumo, de paliar sus síntomas. Para su sorpresa, se topó con una pronunciada mejoría. «La úlcera sanó rápidamente —escribió— y toda la masa se empequeñeció, se ablandó y perdió rigidez»[11]. Debido a esa reducción tan rápida de la masa, Keynes se creyó capaz de someter a la mujer a una cirugía no radical bastante mínima, para extirparla por completo.

Alentado por su éxito, entre 1924 y 1928 intentó otras variaciones sobre la misma estrategia. Al hacerlo comprobó que la más eficaz de las permutaciones implicaba una cuidadosa mezcla de cirugía y radiación, ambas en dosis relativamente pequeñas. Extirpaba los bultos malignos localmente por medio de una operación menor (es decir, sin recurrir a la cirugía radical o ultrarradical). Y tras la cirugía apelaba a la radiación del seno. No había eliminación de nódulos, ni fracturas o perforaciones de la clavícula, ni extirpaciones que se extendían a lo largo de seis u ocho horas. Y aunque nada era radical, Keynes y sus colegas comprobaban, caso tras caso, que sus índices de recurrencia del cáncer eran al menos comparables con los alcanzados en Nueva York o Baltimore, pero se lograban sin hacer pasar a las pacientes por el terrible calvario de la cirugía radical.

En 1927, en un informe bastante técnico dirigido a su departamento, Keynes repasó su experiencia de combinación de cirugía local y radiación. En algunos casos de cáncer, escribía con característica mesura, la «extensión de la operación más allá de una ablación local podría ser a veces innecesaria»[12]. En esta frase todo estaba cuidadoso, estratégico, casi quirúrgicamente calculado. Y sus implicaciones eran enormes. Si la cirugía local daba los mismos resultados que la cirugía radical, era necesario reconsiderar la teoría centrífuga. Solapadamente, Keynes declaraba la guerra a la cirugía radical, si bien lo hacía pinchándola con una lanceta del tamaño de un alfiler.

Pero los seguidores de Halsted en Estados Unidos se rieron de sus esfuerzos. Y como represalia bautizaron su operación con un apodo: lumpectomía[13]. El nombre daba a entender algo así como una broma vil, una cirugía de caricatura en la que un médico de bata blanca extirpa una parte del cuerpo y la denomina «bulto» *[lump]*. Los cirujanos estadounidenses ignoraron en su mayoría la teoría y la operación de Keynes. Este tuvo un breve momento de fama en Europa como pionero de las transfusiones de sangre durante la Primera Guerra Mundial, pero su cuestionamiento de la cirugía radical se enterró en el silencio.

Los cirujanos estadounidenses habrían seguido manteniendo a Keynes convenientemente sumido en el olvido de no haber sido por una fatídica serie de acontecimientos. En 1953, uno de sus colegas del St. Bartholomew's que disfrutaba de un año sabático en la Cleveland Clinic de Ohio dictó una conferencia sobre la historia del cáncer de mama, centrada en las observaciones de Keynes acerca de una cirugía mínima en el seno. Entre el público estaba esa noche un joven cirujano llamado George Barney Crile. Aunque no se conocían, Crile y Keynes compartían viejas deudas intelectuales[14]. El padre del primero, George Crile Sr., había sido un precursor en el uso de transfusiones de sangre en Estados Unidos y había escrito un manual muy leído sobre el tema. Durante la Primera Guerra Mundial Keynes había aprendido a transfundir sangre en recipientes de vidrio cónicos y esterilizados, ideados en parte por el mayor de los Crile[15].

Las revoluciones políticas, sostiene el escritor Amitav Ghosh, ocurren con frecuencia en jardines palaciegos u otros espacios situados en la linde del poder, que no están ni dentro ni fuera[16]. Las revoluciones científicas, por el contrario, suelen darse en sótanos y subsuelos remotos, alejados de los pasillos oficiales del pensamiento. Pero una revolución quirúrgica debe surgir de *dentro* del sancta-sanctórum de la cirugía, porque esta es una profesión intrínsecamente hermética para los de fuera. Para entrar siquiera en un quirófano, uno debe empaparse en agua, jabón y tradición quirúrgica. Para cambiar la cirugía, uno debe *ser* cirujano.

Los Crile eran una pieza fundamental en el ámbito quirúrgico. El padre, uno de los primeros partidarios de la cirugía radical, era contemporáneo de Halsted. El hijo había estudiado la mastectomía radical con discípulos de este. Ambos estaban impregnados de tradición halstediana y fueron durante mucho tiempo los portaestandartes mismos de la cirugía radical. Pero como Keynes en Londres, Crile hijo empezaba a tener sus dudas sobre la mastectomía radical[17]. Los estudios realizados en ratones (por Skipper en Alabama, entre otros) habían revelado que los tumores implantados en animales no se comportaban como Halsted podría haber imaginado. Cuando un tumor grande se desarrollaba en un sitio, acúmulos metastásicos microscópicos pertenecientes a él saltaban a menudo los nódulos locales y aparecían en lugares tan distantes como el hígado y el bazo. El cáncer no se movía de manera centrífuga como si lo hiciera en ordenadas espirales cada vez más amplias; su propagación era más errática e imprevisible. Al sumergirse en los datos de Keynes, los viejos patrones comenzaron de repente a tener sentido para Crile: ¿no había señalado el propio Halsted que las pacientes morían cuatro o cinco años después de la cirugía radical a causa de metástasis «ocultas»? ¿No era posible que el cáncer de mama de esas pacientes hubiera hecho metástasis en órganos lejanos *antes* de la cirugía radical?

El fallo en la lógica comenzaba a cristalizar. Para empezar, argumentaba Crile, si el tumor estaba confinado en un solo sitio era posible eliminarlo adecuadamente mediante cirugía y radiación locales, y la extirpación obsesiva de otros nódulos y músculos no podía, en modo alguno, aportar beneficios. En contraste, si el cáncer de mama ya se había propagado más allá del seno, la cirugía era inútil de todas maneras, y una cirugía más agresiva no era sino más agresivamente inútil. El cáncer mamario, comprendió Crile, era o bien una enfermedad inherentemente localizada —y, por lo tanto, curable mediante una mastectomía más reducida— o bien una enfermedad inherentemente sistémica, y por lo tanto incurable por más que se recurriera a la más exhaustiva de las cirugías.

Crile no tardó en abandonar por completo la mastectomía radical y en comenzar a operar de una manera similar a la de Keynes, con un enfoque quirúrgico limitado (que él llamó «mastectomía simple»)[18]. A lo largo de unos seis años, pudo comprobar que su operación «simple» tenía, en sus efectos, notables similitudes con la combinación de lumpectomía más radiación de Keynes: la tasa de supervivencia de las pacientes tratadas con una u otra forma de cirugía local no mostraba en general diferencias con respecto al tratamiento histórico con la mastectomía radical. Separados por un océano y cuarenta años de práctica clínica, tanto Keynes como Crile habían dado, al parecer, con la misma verdad clínica.

Pero ¿era una verdad? Keynes no tenía manera de probarla. Hasta la década de 1930 los ensayos clínicos se habían diseñado para demostrar resultados *positivos:* el tratamiento A era mejor que el tratamiento B o la droga X superior a la droga Y. En cambio, para probar un resultado *negativo* era necesario contar con una nueva serie de mediciones estadísticas.

La invención de esas mediciones tendría extrema influencia en la historia de la oncología, una rama de la medicina particularmente impregnada de esperanza (y, en consecuencia, particularmente propensa a aducir éxitos con escasos fundamentos). En 1928, cuatro años después de que Keynes hubiera comenzado con sus lumpectomías en Londres, dos estadísticos, Jerzy Neyman y Egon Pearson, propusieron un método sistemático para evaluar una alegación estadística negativa. Para medir la confianza en una alegación negativa recurrieron a un concepto estadístico llamado poder. En términos simples, el «poder» es una medida de la aptitud de una prueba o un ensayo para rechazar una hipótesis. Neyman y Pearson hacían el razonamiento intuitivo de que la capacidad de un científico de rechazar una hipótesis depende de manera crucial de la intensidad con que la haya sometido a prueba y, por ende, del *número* de muestras que se hayan evaluado en forma independiente[19]. Si comparamos cinco mastectomías radicales con cinco mastectomías convencionales y no encontramos diferencias en sus efectos, es difícil sacar una conclusión significativa acerca del resultado. Pero si un millar de casos de cada tipo de intervención producen resultados idénticos, es posible hacer una alegación sólida sobre la falta de beneficios.

Allí mismo, enterrada en esa dependencia, se encuentra una de las trampas más extrañas de la medicina. Cualquier ensayo, para que su «poder» sea el buscado, tiene que reclutar la cantidad apropiada de pacientes. Pero, para reclutar pacientes, el encargado de realizar el ensayo debe convencer a los médicos de participar en él:

debe convencer precisamente a los mismos médicos que, con frecuencia, no tienen interés alguno en que una teoría sea rechazada o desaprobada. En el caso del cáncer de mama, una cuestión inmersa en el legado de la cirugía radical, esos conflictos tenían una carga especial. Por ejemplo, ningún ensayo relacionado con ese tipo de cáncer podía seguir adelante sin la bendición explícita y la participación de cirujanos de proporciones épicas como Haagensen y Urban. Sin embargo, estos cirujanos, todos ellos arrobados descendientes intelectuales de Halsted, eran los que, probablemente, *menos* auspiciarían un ensayo que pusiera en tela de juicio la teoría que habían sostenido con tanta pasión durante décadas. Cuando los críticos se preguntaban si Haagensen se había mostrado parcial en la evaluación al seleccionar solo sus mejores casos, él desafiaba a los cirujanos a reproducir su asombroso éxito por medio de sus propios métodos alternativos: «Ve, y haz tú lo mismo»[20].

Así, ni siquiera Crile —unos buenos cuarenta años después del descubrimiento de Keynes— podía realizar un ensayo para cuestionar la mastectomía de Halsted. El ejercicio jerárquico de la medicina, su cultura interna, sus rituales de práctica («El Evangelio de la Profesión Quirúrgica», como los calificaba Crile con tono burlón), estaban idealmente organizados para resistir el cambio y perpetuar la ortodoxia. Crile se vio enfrentado con su propio departamento, sus amigos y colegas. Los mismos médicos a quienes iba a necesitar reclutar para realizar aquel ensayo se oponían con fervor y a veces con crueldad a él. De tal modo, el «poder», en el sentido coloquial de la palabra, chocaba con el «poder» en el sentido estadístico. Los cirujanos que habían puesto tanto afán en la creación del mundo de la cirugía radical no tenían absolutamente ningún incentivo para revolucionarlo.

Tocaría a un cirujano de Pensilvania, Bernard Fisher, cortar ese nudo de la tradición quirúrgica[21]. Fisher era desagradable, ambicioso, obstinado y luchador: un hombre construido a imagen de Halsted. Había estudiado en la Universidad de Pittsburgh, un lugar tan impregnado de la gloriosa tradición halstediana de la cirugía radical como los hospitales de Nueva York y Baltimore. Pero formaba parte de una generación más joven de cirujanos, una generación con la suficiente distancia crítica con respecto a Halsted para poder cuestionar la disciplina sin debilitar su propia sensación de credibilidad. Al igual que Crile y Keynes, también él había perdido la fe en la teoría centrífuga del cáncer. Cuanto más volvía a los datos aportados por ambos médicos, más se convencía de que la mastectomía radical carecía de fundamentos en la realidad biológica. La verdad, sospechaba, era exactamente la contraria. «Ha salido a la luz —escribió— que la enmarañada red de hilos del revés del tapiz representa en realidad un bello diseño cuando se examina como corresponde, un modelo significativo, una hipótesis [...] diametralmente opuesta a las consideradas "halstedianas"»[22].

La única manera de poner del derecho el revés del tapiz de la teoría halstediana era realizar un ensayo clínico controlado para comparar la mastectomía radical con la mastectomía simple y la combinación de lumpectomía y radiación. Pero Fisher también sabía que cualquier ensayo de ese tipo despertaría una feroz resistencia. Parapetados en sus quirófanos y con sus pies protegidos dentro de sus fundas desechables, bien asentados en las bases de la cirugía radical, era muy improbable que la mayoría de los cirujanos académicos cooperaran.

Pero otra persona presente en ese quirófano comenzaba a despertar: el cuerpo anestesiado, y durante mucho tiempo silencioso, que yacía al alcance del escalpelo, el *paciente* de cáncer. A finales de los años sesenta la relación entre médicos y enfermos había empezado a cambiar drásticamente. La medicina, considerada antaño virtualmente infalible en su juicio, revelaba ahora tener una profunda falibilidad, defectos que parecían acumularse sobre todo alrededor de los problemas de salud de las mujeres. La talidomida, muy recetada para controlar las náuseas y la «angustia» asociadas con el embarazo, se retiró precipitadamente del mercado en 1961 debido a su propensión a causar graves malformaciones fetales[23]. En Texas, Jane Roe (un seudónimo) demandó al Estado por impedirle ejercer su capacidad de abortar en una clínica; esa demanda lanzó el caso Roe contra Wade sobre el aborto y puso de relieve el complejo nexo entre el Estado, la autoridad médica y el cuerpo de las mujeres[24]. El feminismo político, en suma, daba a luz al feminismo médico, y el hecho de que una de las operaciones más comunes y desfigurantes realizadas en el cuerpo femenino nunca hubiera sido objeto de una prueba formal en un ensayo era todavía más descarnadamente perturbador para una nueva generación de mujeres. «Negaos a someteros a una mastectomía radical», exhortó Crile a sus pacientes en 1973[25].

Y ellas se negaron. Rachel Carson, la autora de *Primavera silenciosa* e íntima amiga de Crile, rechazó una mastectomía radical (en retrospectiva, tenía razón: el cáncer ya se había propagado a los huesos y una cirugía radical no habría tenido sentido)[26]. Betty Rollin y Rose Kushner también la rehusaron y pronto se unieron a Carson en su impugnación de los cirujanos radicales[27]. Rollin y Kushner —ambas maravillosas escritoras: provocativas, realistas, sensatas, ingeniosas— mostraron una particular afición a poner en tela de juicio la abotargada ortodoxia de la cirugía. Inundaron diarios y revistas con editoriales y cartas, y se presentaron (muchas veces sin ser invitadas) en congresos médicos y quirúrgicos, donde eran lo bastante intrépidas para interrumpir a los cirujanos con preguntas sobre sus datos y sobre el hecho de que la mastectomía radical nunca hubiera sido sometida a prueba. «Por fortuna para las mujeres — escribió Kushner— la costumbre quirúrgica está cambiando»[28]. Era como si la joven del famoso grabado de Halsted —la paciente a quien él se «resistía a desfigurar»— se hubiera levantado de la camilla y hubiese comenzado a preguntar por qué, a pesar de su «resistencia», el cirujano del cáncer la desfiguraba con tanta dedicación.

En 1967, fortalecido por el activismo de las pacientes y la intensa atención pública que concitaba el cáncer de mama, Fisher llegó a la presidencia del Proyecto Nacional de Cirugía Adyuvante de Mama e Intestino [National Surgical Adjuvant Breast and Bowel Project, NSABP], un consorcio de hospitales universitarios que, deliberadamente conformado a imagen del grupo de la leucemia de Zubrod, se encargaría de realizar ensayos a gran escala sobre el cáncer de mama[29]. Cuatro años después, el NSABP propuso evaluar la operación a través de un ensayo aleatorio sistemático. Se cumplía entonces, por coincidencia, el octogésimo «aniversario» de la descripción original de la mastectomía radical de Halsted. La fe implícita y casi devota en una teoría del cáncer se ponía finalmente a prueba. «El médico, por venerable que sea, debe aceptar el hecho de que la experiencia, aunque sea voluminosa, no puede utilizarse como un indicador sensible de validez científica», escribió Fisher en un artículo[30]. Estaba dispuesto a tener fe en la sabiduría divina, pero no en Halsted *como* sabiduría divina. «En Dios confiamos —dijo sin rodeos a un periodista—. Todos los demás [deben] traer referencias»[31].

Fisher tardó diez años en reunir esas referencias. El reclutamiento de pacientes para su estudio fue una tarea cuesta arriba. «Conseguir que una mujer participara en un ensayo clínico en el que iban a quitarle o no quitarle el pecho era bastante difícil. No era como probar la droga A en comparación con la droga B», rememoró[32].

Si las pacientes eran reacias, los cirujanos lo eran de manera casi increíble. Inmersos en las tradiciones de la cirugía radical, muchos cirujanos estadounidenses levantaron barreras tan grandes contra el reclutamiento de pacientes que hubo que acudir a cirujanos canadienses y sus pacientes para completar el estudio. El ensayo contó con 1.765 mujeres de 34 centros de Estados Unidos y Canadá. Se las distribuyó de manera aleatoria en tres grupos: uno que iba a ser tratado con la mastectomía radical, el segundo con mastectomía simple y el tercero con cirugía seguida de radiación. Aun con todas las fuerzas movilizadas, se necesitaron varios años para reunir un número suficiente. Debilitado por la acción de fuerzas del propio ámbito quirúrgico, el ensayo NSABP-04 apenas pudo llegar a su término[33].

Finalmente, en 1981 se hicieron públicos sus resultados. Los índices de recidiva, recaída, muerte y metástasis distantes del cáncer de mama eran estadísticamente idénticos en los tres grupos. El grupo tratado con la mastectomía radical había pagado un alto precio en materia de morbilidad, pero no exhibía beneficios en lo tocante a la supervivencia, la recidiva o la mortalidad.

Entre 1891 y 1981, en los casi cien años de vigencia de la mastectomía radical, se estima que quinientas mil mujeres sobrellevaron la intervención para «extirpar» el cáncer. Muchas la eligieron. Muchas se vieron obligadas a someterse a ella. Muchas otras ni siquiera se dieron cuenta de que *era* una elección. Muchas quedaron permanentemente desfiguradas; muchas percibieron la cirugía como una bendición; muchas soportaron con valentía el castigo que significaba sus consecuencias, con la esperanza de haber tratado el cáncer de la manera más agresiva y definitiva posible. El «almacén del cáncer» de Halsted había crecido más allá de sus muros originales en Hopkins. Sus ideas penetraron en la oncología y luego impregnaron su vocabulario, su psicología, su *ethos* y su propia imagen. Cuando cayó la cirugía radical, toda una cultura quirúrgica se derrumbó con ella. En nuestros días los cirujanos recurren muy pocas veces, si es que lo hacen, a la mastectomía radical.

«EL ONCÓLOGO SONRIENTE»

Pocos médicos de este país parecen ocuparse de los efectos secundarios sin riesgo para la vida de la terapia del cáncer. [...] En Estados Unidos, la calvicie, las náuseas y los vómitos, la diarrea, las venas obstruidas, los problemas económicos, los matrimonios destruidos, los hijos perturbados, el derrumbe de la libido, la pérdida de la autoestima y la imagen del cuerpo pertenecen al terreno de las enfermeras.

ROSE KUSHNER[1]

Y solo arriesgando la vida se alcanza la libertad.

HEGEL[2]

La ominosa caída de la cirugía radical de su pedestal tal vez diera a los quimioterapeutas una pausa para reflexionar. Pero tenían su propia fantasía de radicalismo que cumplir y su propio arsenal radical para lanzar contra el cáncer. La cirugía, la tradicional hacha de combate contra esta enfermedad, se consideraba demasiado primitiva, demasiado indiscriminada y demasiado farragosa. Para borrar el cáncer se necesitaba, como dijo un médico, un «ataque quimioterapéutico en gran escala»[3].

Todo combate requiere su campo de batalla emblemático, y si hubo un lugar físico que resumiera las guerras contra el cáncer de finales de la década de 1970, ese fue la sala de quimioterapia. Esta era «nuestra trinchera y nuestro búnker», recuerda un quimioterapeuta[4], un espacio indeleblemente marcado en la historia del cáncer. Entrar en la sala era adquirir de inmediato, como podría haber dicho Susan Sontag, la ciudadanía del reino de los enfermos.

En 1973 el periodista Stewart Alsop estuvo confinado en una de esas salas de los Institutos Nacionales de Salud para recibir tratamiento por una rara e inidentificable enfermedad de la sangre. Al atravesar el umbral se encontró con una versión aséptica del infierno. «Cuando se deambula por el centro clínico de los NIH, en los pasillos o en el ascensor, uno se topa de vez en cuando con un monstruo humano, una pesadilla viviente, un rostro o una cara espantosamente deformados», escribió[5]. Los pacientes, incluso disfrazados con ropa de «civil», podían ser identificados por el tinte anaranjado que la quimioterapia les dejaba en la piel, debajo del cual acechaba la palidez singular de la anemia relacionada con el cáncer. El espacio era como un limbo, sin facilidades para marcharse: sin salida. En el sanatorio, revestido con paneles de cristal, donde los pacientes caminaban como una forma de esparcimiento, recordaba Alsop, las ventanas estaban cubiertas con una tupida malla metálica para impedir que los hombres y mujeres allí confinados saltaran por encima de la barandilla con la intención de suicidarse.

En esas salas prevalecía una amnesia colectiva. Si recordar era un requisito esencial para la supervivencia, también lo era olvidar. «Aunque esta era una sala de cancerosos —escribió una antropóloga— el personal y los pacientes se empeñaban en evitar la palabra "cáncer"»[6]. Los pacientes vivían en función de las normas: «roles aceptados, una rutina predeterminada, estímulos constantes»[7]. El artificio del entusiasmo prefabricado (una necesidad para los soldados en combate) hacía que la desolación imperante en las salas fuera aún más conmovedora: en un ala, donde una mujer agonizaba con un cáncer de mama, había «paredes amarillas y anaranjadas en los pasillos; franjas beis y blancas en las habitaciones de los pacientes»[8]. Con la intención de comunicar optimismo a las salas de los Institutos Nacionales de Salud, las enfermeras llevaban en sus uniformes botones de plástico amarillo con el perfil dibujado de una cara sonriente[9].

Esas salas creaban no solo una cámara de aislamiento psicológica, sino también un microambiente físico, una burbuja estéril donde la teoría central de la quimioterapia oncológica —erradicar el cáncer con un bombardeo de drogas que desafiaba a la muerte— pudiera probarse de manera adecuada. En los NIH, señalaba Alsop con agudeza, «la misión esencial no es salvar a un paciente específico. Se hacen enormes esfuerzos para lograrlo, o al menos para prolongar la vida del paciente hasta el último momento posible. Pero la finalidad fundamental no es salvarle la vida a ese paciente en particular, sino encontrar la manera de salvar la vida a otros»[10].

En algunos casos el experimento funcionaba. En 1976, año en que el ensayo NSABP-04 llegaba laboriosamente a la mitad de su desarrollo, apareció en las salas del cáncer una nueva droga, el cisplatino. Esta, cuyo nombre procedía de *cis-platinum*, era una nueva droga elaborada a partir de una anterior. Su estructura molecular, un átomo de platino central y plano con cuatro «brazos» extendidos hacia afuera, había sido descrita en la década de 1890. Pero los químicos nunca habían encontrado una aplicación para el cisplatino: la estructura química, bella y convenientemente simétrica, no tenía un uso humano evidente. En consecuencia, había quedado guardado en un anaquel del laboratorio, oculto bajo una relativa oscuridad. Nadie se había molestado en verificar sus efectos biológicos.

En 1965, un biofísico de la Universidad del Estado de Míchigan, Barnett Rosenberg, comenzó a explorar la posibilidad de que las corrientes eléctricas estimularan la división celular bacteriana[11]. Para ello ideó una redoma bacteriana a través de la cual podía circular corriente eléctrica mediante el uso de dos electrodos de platino. Cuando Rosenberg activó la electricidad, comprobó asombrado que las células bacterianas dejaban de dividirse por completo. En un primer momento el biofísico supuso que la corriente eléctrica era el agente activo en la inhibición de la división celular. Pero pronto constató que la electricidad era un mero espectador. El electrodo de platino había reaccionado con la sal de la solución bacteriana y había generado una nueva molécula que, al difundirse por el líquido, tenía la capacidad de detener el crecimiento. Ese fármaco era el cisplatino. Como todas las células, las bacterias necesitan replicar el ADN para dividirse. El cisplatino había atacado químicamente el ADN con sus brazos moleculares reactivos, entrelazando y dañando la molécula de manera irreparable y forzando a las células a interrumpir la división.

Para pacientes como John Cleland, el cisplatino llegó a ser el epítome de la nueva generación de quimioterapias agresivas de la década de 1970. En 1973 Cleland tenía veintidós años y estudiaba Veterinaria en Indiana. En agosto de ese año, dos meses después de casarse, se descubrió un bulto en rápida expansión en el testículo derecho. Un martes de noviembre, por la tarde, consultó a un urólogo. El jueves lo operaron urgentemente; salió con una cicatriz que se extendía desde el abdomen hasta el esternón. El diagnóstico era cáncer testicular metastásico: cáncer de los testículos que había migrado difusamente a los nódulos linfáticos y los pulmones[12].

En 1973, el índice de supervivencia del cáncer testicular metastásico era de menos del 5 por ciento. Cleland ingresó en la sala de cancerosos de la Universidad de Indiana y comenzó el tratamiento con un joven oncólogo llamado Larry Einhorn. El régimen, un curtido y tóxico cóctel de tres drogas denominado ABO que tenía su origen en los estudios realizados por el NCI en los años sesenta, solo tuvo un efecto marginal. Cleland entraba y salía del hospital. Su peso se redujo de setenta y dos a cuarenta y ocho kilos. Un día de 1974, mientras todavía le administraban quimioterapia, su esposa le sugirió que se sentaran fuera para disfrutar de la tarde. Muy turbado, Cleland se dio cuenta de que estaba demasiado débil para levantarse. Lo llevaron a la cama como un bebé, llorando avergonzado.

En el otoño de 1974 se puso fin al régimen ABO, reemplazado por otra droga que resultó igualmente ineficaz. Einhorn sugirió un último recurso: un nuevo fármaco llamado cisplatino. Otros investigadores habían constatado algunas respuestas, aunque no duraderas, en pacientes con cáncer testicular tratados con esa droga como único agente. Einhorn quería combinar el cisplatino con otras dos drogas para ver si podía incrementar el índice de respuesta.

Había una incertidumbre, la de la nueva combinación, y una certeza, la de la muerte. El 7 de octubre de 1974 Cleland decidió correr el riesgo: se alistó como «paciente cero» del BVP, sigla de un nuevo régimen que contenía bleomicina, vinblastina y cisplatino (abreviado como P por «platino»). Diez días después, al regresar para realizarse los exámenes de rutina, los tumores de los pulmones habían desaparecido. Extático y perplejo, llamó a su mujer desde un teléfono del hospital. «No puedo recordar qué dije, pero se lo conté»[13].

La experiencia de Cleland se reiteró en otros. Hacia 1975 Einhorn había tratado a otros veinte pacientes con el régimen y había comprobado respuestas espectaculares y sostenidas, virtualmente inéditas en la historia de la enfermedad[14]. El médico presentó sus datos en la reunión anual de oncólogos realizada en el invierno de 1975 en Toronto. «Subir a ese estrado fue como mi propio paseo por la Luna», rememoró[15]. A finales del invierno de 1976 resultaba cada vez más evidente que algunos de los pacientes no tendrían ninguna recidiva. Einhorn había curado un cáncer sólido mediante quimioterapia. «Era inolvidable. En mi ingenuidad, pensaba que esa era la fórmula que nos había faltado desde el principio»[16].

El cisplatino era inolvidable en más de un sentido. La droga provocaba unas náuseas sin tregua, un mareo de una fuerza y una cualidad tan penetrantes como pocas veces se había visto en la historia de la medicina: de *promedio*, los pacientes tratados con ella vomitaban doce veces por día. (En la década de 1970 había pocas drogas antinauseosas eficaces. La mayoría de los pacientes debían recibir fluidos intravenosos para capear las náuseas; para sobrevivir, algunos llevaban de contrabando marihuana, un antiemético suave, a las salas de quimioterapia). En *Wit*, la obra de Margaret Edson[17] que es la cáustica descripción de la batalla de una mujer contra el cáncer de ovario, una profesora de inglés sometida a quimioterapia se aferra a una bacinilla para las náuseas en el suelo de su habitación de hospital, en medio de las arcadas de una agonía gutural (que da ocasión a su inolvidable aparte: «Tal vez penséis que mi vocabulario esté virando al anglosajón»)[18]. El culpable farmacológico que acecha anónimo entre bambalinas es el cisplatino. Aún hoy, las enfermeras de las plantas de oncología que atendían a pacientes a comienzos de la década de 1980 (antes de la aparición de nuevos antieméticos que aliviarían algo el efecto de la droga) pueden recordar de manera vívida las violentas sacudidas de náuseas que de improviso afectaban a los pacientes y los tiraban al suelo con la fuerza de las arcadas. En la jerga de las enfermeras la droga llegó a conocerse como «cisvomitino» [*cisflatten*].

Estos efectos secundarios, por repugnantes que fueran, se consideraban un inconveniente menor de lo que, en otros aspectos, era una droga milagrosa. El cisplatino se promocionó como el producto quimioterapéutico legendario de la década de 1970, el ejemplo arquetípico del hecho de que la cura del cáncer implicaba llevar a los pacientes casi al borde de la muerte. Hacia 1978 la quimioterapia basada en el cisplatino era la nueva moda en la farmacología oncológica; todas las combinaciones concebibles se probaban en millares de pacientes a lo largo y ancho de Estados Unidos. El goteo del fármaco de color amarillo limón por las cánulas intravenosas era tan ubicuo en las salas del cáncer como los pacientes que tras su administración se aferraban a sus bacinillas para las náuseas.

Entretanto, el NCI se transformaba en una fábrica de toxinas. La llegada de fondos a raíz de la sanción de la ley nacional del cáncer había representado un vigoroso estímulo para el programa de descubrimiento de drogas del instituto, que había implementado iniciativas de proporciones aún más colosales y evaluaba cientos de miles de fármacos por año para descubrir nuevas drogas citotóxicas. La estrategia de descubrimiento era empírica —añadir fármacos sobre células cancerosas en tubos de ensayo para identificar los que las eliminaban—, pero ahora también reivindicada de manera franca y desafiante. Aun así, la comprensión de la biología del cáncer era escasa. De todos modos, la idea de que incluso agentes citotóxicos relativamente indiscriminados y descubiertos en su mayor parte por accidente curarían el cáncer había cautivado a la oncología. «Queremos, necesitamos y buscamos una mejor orientación, y la estamos consiguiendo —admitía Howard Skipper (colaborador de Frei y Freireich en los primeros estudios sobre la leucemia) en 1971— pero no podemos permitirnos el lujo de sentarnos y esperar la promesa de mañana mientras podamos hacer progresos paso a paso con las herramientas de que disponemos hoy»[19]. Al parecer, la seductora expresión de Ehrlich, la «bala mágica», se había abreviado. Lo que esta guerra necesitaba era simplemente «balas», mágicas o no, para aniquilar el cáncer.

De tal modo, los fármacos salían a raudales de los calderos del NCI, cada uno de ellos dotado de una personalidad única. Estaba el Taxol, un gramo purificado de la corteza de un centenar de tejos del Pacífico, cuya estructura molecular se asemejaba a un insecto alado[20]. La adriamicina, descubierta en 1969[21], era de color rojo sangre (y producía en la piel el matiz rojizo anaranjado que Alsop había visto en el pabellón del cáncer del NCI); aun en dosis terapéuticas, podía provocar un daño irreversible en el corazón[22]. El etopósido provenía del fruto de la mandrágora americana venenosa[23]. La bleomicina, que podía dejar marcas en los pulmones sin aviso, era un antibiótico derivado de un moho[24].

George Canellos se preguntaba:

¿Creíamos que íbamos a curar el cáncer con esos fármacos? Desde luego que sí. El NCI era un lugar intenso. El jefe [Zubrod] quería que los chicos comenzaran a ocuparse de los tumores sólidos. Yo propuse el cáncer de ovario. Otros propusieron el cáncer de mama. Queríamos empezar de una vez con los problemas clínicos más generales. Hablábamos de la curación del cáncer casi como si la diéramos por sentada[25].

A mediados de los años setenta la quimioterapia de combinación con altas dosis consiguió otra victoria inesperada[26]. El linfoma de Burkitt, el tumor descubierto en África Oriental (y que se había encontrado muy pocas veces en niños y adolescentes de América y Europa), se curó con un cóctel de varias drogas, incluyendo un primo molecular de la mostaza nitrogenada: el régimen había sido preparado en el NCI por Ian Magrath y John Ziegler[*]. La supresión de otro tumor agresivo mediante la quimioterapia de combinación elevó aún más la confianza del instituto, ya que volvía a destacar la probabilidad de encontrar la «solución genérica» al cáncer.

Los acontecimientos que se producían al margen del mundo de la medicina también afectaban a la oncología e inyectaban sangre fresca y nuevos bríos al instituto. A comienzos de la década de 1970 llegaron a este médicos jóvenes contrarios a la guerra de Vietnam. (Debido a una oscura cláusula legal, la participación en un programa federal de investigaciones, como los de los Institutos Nacionales de Salud, eximía a algunos del servicio militar). Así, los soldados no reclutados para una batalla se dirigían a otra. «Las solicitudes de ingreso se dispararon. Estos nuevos tipos del instituto eran brillantes y estaban llenos de energía —dijo Canellos—. Querían hacer nuevos ensayos, probar nuevas permutaciones de drogas. Estábamos en un lugar cargado de electricidad»[27]. En el NCI y sus destacamentos académicos por todo el mundo, los nombres de los regímenes se desarrollaron hasta adquirir las características de un lenguaje propio: ABVD, BEP, C-MOPP, ChlaVIP, CHOP, ACT.

En un congreso realizado en 1979, un quimioterapeuta especializado en cáncer de ovario declaró a los medios, muy seguro de sí mismo: «No hay cáncer que no sea potencialmente curable —dijo—. En algunos casos las posibilidades son infinitesimales, pero el poten-

---

[*] Muchos de estos ensayos auspiciados por el NCI se llevaron a cabo en Uganda, donde el linfoma de Burkitt es endémico entre los niños.

cial está ahí. En buena medida, esto es todo lo que los pacientes necesitan saber y todo lo que quieren saber»[28].

Las mucho más nutridas arcas del NCI también alentaron enormes y costosos ensayos multiinstitucionales, que permitieron a los centros académicos sacar a relucir permutaciones cada vez más potentes de drogas citotóxicas. Los hospitales oncológicos, también impulsados por las subvenciones del NCI, se organizaron como eficaces y ruidosas máquinas de realizar ensayos. Hacia 1979 el NCI había reconocido veinte de los llamados Centros Generales del Cáncer —hospitales con grandes salas exclusivamente dedicadas a esta enfermedad—, diseminados por toda la nación y conducidos por equipos especializados de cirujanos y quimioterapeutas, con la asistencia de psiquiatras, patólogos, radiólogos, trabajadores sociales y personal auxiliar. Los comités hospitalarios de evaluación que aprobaban y coordinaban la experimentación humana fueron reorganizados para permitir que los investigadores se movieran con toda celeridad y sin demoras institucionales.

Era una prueba de ensayo y error a una escala humana gigantesca, y por momentos parecía que el énfasis recaía claramente en el error. Un ensayo auspiciado por el NCI procuró superar a Einhorn duplicando la dosis de cisplatino en los casos de cáncer testicular. La toxicidad también se duplicó, sin que hubiera un efecto terapéutico adicional. En otro ensayo particularmente tenaz, conocido como «estudio ocho en uno», se administraron ocho drogas en un solo día a niños con tumores cerebrales[29]. Como era de prever, se produjeron horrorosas complicaciones. El 15 por ciento de los pacientes necesitó transfusiones de sangre. El 6 por ciento fue internado con infecciones que hacían peligrar su vida. El 14 por ciento de los niños sufrió daño renal; tres perdieron la audición. Un paciente murió de choque séptico. Sin embargo, a pesar de la extenuante escalada de drogas y dosis, la eficacia del régimen administrado siguió siendo mínima. La mayoría de los niños participantes en el «estudio ocho en uno» murieron poco después, tras haber respondido a la quimioterapia solo ligeramente.

Este patrón se repetía con agobiante regularidad en muchas formas de cáncer. En el cáncer metastásico de pulmón, por ejemplo, se comprobó que la quimioterapia de combinación aumentaba la supervivencia entre tres y cuatro meses; en el cáncer de colon, menos de seis meses, y en el de mama, alrededor de doce. (No pretendo empequeñecer el impacto de doce o trece meses de supervivencia. Un año extra puede significar toda una vida para un hombre o una mujer condenados a morir de cáncer. Pero hacía falta una forma particularmente fanática de entusiasmo para negarse a reconocer que esto distaba mucho de ser una «cura»). Entre 1984 y 1985, en el punto medio de la más enérgica expansión de la quimioterapia, se publicaron casi seis mil artículos sobre el tema en revistas médicas. Ni uno solo informaba de una nueva estrategia para la cura definitiva de un tumor sólido avanzado por medio del uso exclusivo de la quimioterapia de combinación.

Como cartógrafos lunáticos, los quimioterapeutas elaboraban y reelaboraban con frenesí sus estrategias para aniquilar el cáncer. El MOPP, la combinación que había demostrado su eficacia en la enfermedad de Hodgkin, pasó por todas las permutaciones imaginables para aplicarlo a los cánceres de mama, pulmón y ovario. Se sometieron a prueba más combinaciones, cada una de ellas más agresiva que su precursora y rotulada con su propio nombre, críptico y casi indescifrable. Rose Kushner (que por entonces integraba la Junta Asesora Nacional del Cáncer) alertaba acerca de la creciente desconexión entre los médicos y sus pacientes. «Cuando los médicos dicen que los efectos secundarios son tolerables o aceptables, hablan de cosas que ponen en riesgo la vida —escribió—. Pero si uno vomita tanto que se le rompen los vasos sanguíneos de los ojos [...], ni siquiera consideran que haga falta mencionarlo. Y no les importa, ni siquiera, si uno se queda calvo»[30]. Y en otro lugar agregaba, con sarcasmo: «El oncólogo sonriente no sabe si sus pacientes vomitan o no»[31].

El lenguaje del sufrimiento había dividido las aguas, con el «oncólogo sonriente» de un lado y sus pacientes de otro. En la ya mencionada *Wit*, una obra nada benevolente con la profesión médica, un joven oncólogo, embriagado con la arrogancia del poder, personifica esa divisoria en una perorata en que enumera drogas y combinaciones insensatas, mientras su paciente, la profesora de inglés, lo observa con terror y furia mudos: «Hexametofosfacil con Vinplatin para potenciar. Hexa a trescientos miligramos por metro cuadrado. Vin a cien. Hoy es el segundo ciclo, día tres. Ambos ciclos a *dosis plena*»[32].

Conocer al enemigo

Se dice que si conoces a tus enemigos y te conoces a ti mismo no correrás peligro ni en cien batallas; si no conoces a tus enemigos pero te conoces a ti mismo, ganarás una y perderás otra; si no conoces a tus enemigos ni te conoces a ti mismo, estarás en peligro en todas y cada una de las batallas.

SUNZI[1]

Mientras la armada de la terapia citotóxica se aprestaba para librar batallas aún más agresivas contra el cáncer, en su periferia comenzaron a oírse algunas voces disonantes. Dos temas comunes las conectaban.

Primero, los disidentes sostenían que la quimioterapia indiscriminada, la descarga de una serie tras otra de drogas venenosas, no podía ser la única estrategia para atacar el cáncer. En contra del dogma imperante, las células cancerosas exhibían vulnerabilidades singulares y específicas que las hacían particularmente sensibles a ciertos fármacos con escaso impacto sobre las células normales.

Segundo, esos fármacos solo podrían descubrirse si se sacaba a la luz la biología profunda de todas las células cancerosas. Había terapias para cánceres específicos, pero estos solo podían conocerse de abajo arriba, es decir si se resolvían los enigmas biológicos fundamentales de cada forma de cáncer, y no de arriba abajo, mediante la intensificación de la quimioterapia citotóxica o el descubrimiento empírico de venenos celulares. Para atacar una célula cancerosa específica, era necesario empezar por identificar su comportamiento biológico, su constitución genética y sus vulnerabilidades características. La búsqueda de balas mágicas tenía que comenzar con una comprensión de los *blancos* mágicos del cáncer.

La más vigorosa de esas voces disidentes provenía del más improbable de los orígenes: se trataba de un cirujano urológico, Charles Huggins, que no era biólogo celular y ni siquiera biólogo oncológico, sino más bien un fisiólogo interesado en las secreciones glandulares. Nacido en Nueva Escocia en 1901, Huggins asistió a la Facultad de Medicina de Harvard a comienzos de la década de 1920 (donde tuvo un breve contacto con Farber) y se formó como cirujano general en Míchigan. En 1927, a los veintiséis años, fue designado miembro del cuerpo docente de la Universidad de Chicago como cirujano urológico, especialista en enfermedades de la vejiga, los riñones, los genitales y la próstata[2].

Esa designación era una muestra cabal de la confianza (y la arrogancia) de la cirugía: Huggins no tenía ninguna educación formal en urología ni formación como cirujano oncológico. En la época, la especialización todavía era un concepto incierto; la filosofía rezaba que, si un hombre podía extirpar un apéndice o un nódulo linfático, sin duda podía aprender a hacer otro tanto con un riñón. Así, Huggins hizo un estudio improvisado y rápido de la urología, empollándose un manual en unas seis semanas. Llegó con optimismo a Chicago, donde esperaba hallar abundante trabajo y prosperar. Pero su nueva clínica, situada en una torre neogótica de piedra, permaneció vacía a lo largo de todo el invierno. (La incertidumbre de la especialización quirúrgica tal vez no era tan tranquilizadora para los pacientes). Cansado de memorizar libros y revistas en una sala de espera desierta y atravesada por corrientes de aire, Huggins decidió cambiar de camino e instalar un laboratorio para estudiar las enfermedades urológicas mientras esperaba que los pacientes acudieran a su consultorio.

Escoger una especialidad médica también es escoger su líquido corporal cardinal. Los hematólogos tienen la sangre. Los hepatólogos tienen la bilis. Huggins tenía el líquido prostático: una mezcla acuosa y de color pajizo de sal y azúcar que lubrica y nutre el semen[3]. Su origen, la próstata, es una pequeña glándula situada en lo profundo del perineo, que envuelve la salida del tracto urinario en los hombres. (Vesalio fue el primero en identificarla y dibujarla en la anatomía humana). Con forma de nuez, y a pesar de tener también su tamaño, es un lugar feroz para el cáncer. El cáncer de próstata representa una sólida tercera parte de la incidencia de todos los cánceres en el hombre, seis veces más que la leucemia y el linfoma. En las autopsias de hombres de más de sesenta años, casi uno de cada tres tendrá algún rastro de tumores malignos prostáticos.

Pero si bien es una forma cancerosa asombrosamente común, el curso del cáncer de próstata también es muy variable. La mayoría de los casos son indolentes —los hombres ancianos suelen morir *con* cáncer de próstata y no *de* cáncer de próstata—, pero en otros pacientes la enfermedad puede ser agresiva e invasiva, capaz de provocar, en su forma avanzada y metastásica, dolorosas lesiones en los huesos y los nódulos linfáticos.

Huggins, empero, estaba mucho menos interesado en el cáncer que en la fisiología del líquido prostático. Se sabía que las hormonas femeninas, como el estrógeno, controlaban el crecimiento del tejido de la mama. ¿Controlaban las hormonas masculinas, por analogía, el crecimiento de la próstata normal, para regular con ello la secreción de su principal producto, el líquido prostático? Hacia finales de la década de 1920 Huggins ideó un aparato para recoger preciosas gotas del líquido prostático de perros. (Desviaba la orina mediante la inserción de un catéter en la vejiga y suturaba un tubo de recogida a la salida de la glándula prostática). Esa fue la única innovación quirúrgica que concibió en su vida.

Con ese aparato tenía ahora una herramienta para medir la función prostática; podía cuantificar el líquido producido por la glándula. Comprobó que si extirpaba con cirugía los testículos de sus perros —y de ese modo los privaba de la hormona testosterona—, la glándula prostática involucionaba y se marchitaba y la secreción de fluido se interrumpía casi al instante. Si inyectaba al perro castrado testosterona purificada, la hormona exógena impedía que la próstata se agostara. Así que, para crecer y actuar, las células prostáticas tenían una aguda dependencia de la testosterona. Las hormonas sexuales femeninas mantenían vivas las células de la mama; las hormonas masculinas tenían un efecto similar sobre las células de la próstata.

Huggins quería estudiar con mayor profundidad el metabolismo de la testosterona y la célula prostática, pero sus experimentos tropezaron con un problema singular. Según se sabe, los perros, los humanos y los leones son los únicos animales que desarrollan cáncer de próstata, y a lo largo de las investigaciones no dejaban de aparecer en el laboratorio del urólogo perros con tumores prostáticos de tamaño considerable. «Era irritante toparse con un perro con un tumor prostático durante un estudio metabólico», escribió Huggins[4]. Su primer impulso fue eliminar de su estudio a los perros afectados de cáncer y concentrarse en la recolección de líquido, pero entonces comenzó a asomar en su mente un interrogante. Si la privación de testosterona podía encoger las células prostáticas normales, ¿qué haría con las células *cancerosas?*

La respuesta, como podría haberle informado cualquier biólogo del cáncer que se preciara, era casi indudable: muy poco. Después de todo, las células cancerosas eran células perturbadas, desinhibidas y alteradas y solo respondían a las combinaciones más venenosas de drogas. Las señales y hormonas que regulaban las células normales habían sido desechadas mucho tiempo atrás: lo que quedaba era una célula movida a dividirse con una fecundidad tan patológica y autónoma que borraba hasta el más mínimo recuerdo de normalidad.

Pero Huggins sabía que ciertas formas de cáncer no obedecían a ese principio. Algunas variantes del cáncer de tiroides, por ejemplo, seguían produciendo la hormona tiroidea, la molécula estimulante del crecimiento secretada por la glándula tiroides normal; aunque fueran cancerosas, esas células recordaban su ser anterior. Huggins comprobó que las células prostáticas cancerosas también conservaban una «memoria» fisiológica de su origen. Cuando extirpaba los testículos de perros con cáncer de próstata, y con ello ponía a las células cancerosas en una situación de intensa privación de testosterona, los tumores también involucionaban al cabo de unos días. De hecho, si las células prostáticas normales dependían de la testosterona para sobrevivir, las células malignas eran casi adictas a la hormona, hasta tal punto que la abstinencia aguda actuaba como la más potente droga terapéutica que pudiese concebirse. «El cáncer no es necesariamente autónomo ni intrínsecamente autoperpetuante —escribió Huggins—[5]. La función hormonal en el anfitrión puede sostener y propagar su crecimiento»[6]. El vínculo entre los nutrientes que hacían crecer las células normales y las cancerosas era mucho más estrecho de lo que antes se había imaginado: nuestro propio cuerpo podía alimentar y nutrir el cáncer.

Por fortuna, la castración quirúrgica no era la única manera de privar de comida a las células cancerosas de la próstata. Si las hormonas masculinas motorizaban el crecimiento de esas células del cáncer, razonó Huggins, ¿qué pasaría si, en vez de eliminar esas hormonas, se inducía a la enfermedad a creer que el cuerpo era «femenino», a través de la supresión del efecto de la testosterona?

En 1929 Edward Doisy, un bioquímico, había intentado identificar los factores hormonales en el ciclo estrogénico femenino[7]. Para ello había recolectado centenares de litros de orina de mujeres embarazadas en enormes cubas de cobre, y luego había extraído algunos miligramos de una hormona llamada estrógeno. Ese resultado había desatado una carrera para producir estrógeno o su análogo en grandes cantidades. Hacia mediados de la década de 1940 varios laboratorios y compañías farmacéuticas, en la porfía por apoderarse del mercado de la «esencia de la feminidad», se apresuraron a sintetizar análogos del estrógeno o a encontrar nuevos métodos para purificarlo de manera efectiva. Las dos versiones de mayor uso de la droga fueron el dietilestilbestrol (o DES), un estrógeno artificial obtenido por bioquímicos de Londres mediante síntesis química[8], y el Premarin, estrógeno natural purificado de la orina de yeguas en Montreal[9]. (El análogo sintético, DES, retornará en una forma más siniestra en páginas posteriores).

Tanto el Premarin (cuyo nombre se forma con las palabras *pregnant mare urine* [orina de yegua preñada]) como el DES se comercializaron en un inicio como elixires para curar la menopausia. Pero para Huggins la existencia de estrógenos sintéticos sugería un uso muy diferente: podía inyectarlos para «feminizar» el cuerpo masculino y detener la producción de testosterona en pacientes con cáncer de próstata[10]. Dio a su método el nombre de «castración química». Y una vez más, encontró respuestas sorprendentes. Como en el caso de la castración quirúrgica, los pacientes con cáncer prostático agresivo que eran objeto de una castración química con hormonas feminizantes respondían vivamente a la terapia, y los efectos secundarios solían ser mínimos. (La queja más frecuente entre los hombres era la aparición de oleadas de calor como en la menopausia). Estos esteroides no curaban el cáncer de próstata; en los pacientes había recurrencias inevitables de subtipos de cáncer que habían adquirido resistencia a la terapia hormonal. Pero las remisiones, que a menudo se prolongaban durante varios meses, probaban que las manipulaciones hormonales podían sofocar el crecimiento de un cáncer dependiente de las hormonas. Para generar una remisión del cáncer no se necesitaba un veneno celular indiscriminado (como el cisplatino o la mostaza nitrogenada).

Si era posible hacer pasar hambre al cáncer de próstata hasta casi matarlo mediante la supresión de la testosterona, ¿podía la privación hormonal aplicarse para hacer lo mismo con otro cáncer dependiente de las hormonas? Había al menos un candidato obvio para intentarlo: el cáncer de mama. A finales de la década de 1890, mientras procuraba concebir nuevos métodos quirúrgicos para tratar ese tipo de cáncer, un intrépido cirujano escocés llamado George Beatson había sabido por pastores de las Tierras Altas de Escocia que la extirpación de los ovarios de las vacas alteraba su capacidad de producir leche y modificaba la calidad de sus ubres[11]. Beatson no comprendía el fundamento de este fenómeno (Doisy todavía no había descubierto la hormona ovárica, el estrógeno), pero, intrigado por el inexplicable vínculo entre ovarios y senos, extirpó con cirugía los ovarios de tres mujeres con cáncer de mama.

En una época en que los circuitos hormonales entre el ovario y el seno ni siquiera estaban remotamente establecidos, este procedimiento desafiaba por su heterodoxia cualquier calificativo: era como si se extirpara el pulmón para curar una lesión cerebral. Pero para asombro de Beatson, sus tres casos revelaron respuestas pronunciadas a la supresión ovárica: los tumores mamarios se encogieron de manera espectacular. Sin embargo, cuando cirujanos londinenses intentaron repetir el experimento en un grupo más grande de mujeres, el resultado de la operación no fue tan concluyente: solo unos dos tercios de las pacientes de cáncer de mama respondieron[12].

El carácter aleatorio de ese beneficio desconcertó a los fisiólogos decimonónicos. «Es imposible decir de antemano si la operación resultará o no beneficiosa, pues sus efectos son muy inciertos», escribió un cirujano en 1902[13]. ¿Cómo podría la ablación quirúrgica de un órgano distante afectar el crecimiento del cáncer? ¿Y por qué, para mayor tormento de aquellos fisiólogos, solo una fracción de los casos respondía? El fenómeno casi despertaba los recuerdos de un misterioso factor humoral que circulaba por el cuerpo: la bilis negra de Galeno. Pero ¿por qué ese factor humoral solo se mostraba activo en algunas mujeres con cáncer de mama?

Casi treinta años después, Doisy dio una respuesta parcial a la primera pregunta con el descubrimiento del estrógeno, la principal hormona secretada por los ovarios. Como en el caso de la testosterona para la próstata normal, pronto se demostró que el estrógeno era una hormona vital para el mantenimiento y crecimiento del tejido mamario normal. ¿El cáncer de mama también era alimentado por el estrógeno de los ovarios? Si era así, ¿qué pasaba con el enigma de Beatson: por qué en algunas circunstancias ese cáncer se reducía con la extirpación ovárica, mientras que en otras no exhibía ninguna respuesta a la intervención?

A mediados de la década de 1960, mientras trabajaba en estrecha colaboración con Huggins, un joven químico de Chicago, Elwood Jensen, estuvo cerca de resolver el enigma de Beatson[14]. Jensen comenzó sus estudios no con células cancerosas sino con la fisiología normal del estrógeno. Sabía que el comportamiento típico de las hormonas consiste en unirse a un receptor en una célula diana, pero el receptor del estrógeno, una hormona esteroide, había sido elusivo. Mediante el uso de una versión radiactivamente marcada de la hormona como cebo, en 1968 Jensen encontró el receptor del estrógeno, la molécula responsable de unirse a él y transmitir su señal a la célula.

Jensen se preguntó ahora si las células mamarias *cancerosas* también poseían ese receptor de manera uniforme. Inesperadamente, algunas lo tenían y otras no. En rigor, los casos de cáncer de mama podía dividirse con claridad en dos tipos: unos cuyas células cancerosas expresaban altos niveles del receptor y otros que expresaban niveles bajos, tumores «RE positivos» y «RE negativos» respectivamente.

Las observaciones de Jensen sugerían una posible solución al enigma de Beatson. Quizá la pronunciada variación de la respuesta de las células mamarias cancerosas a la ablación de los ovarios dependiera de su capacidad de expresar o no el receptor de estrógeno. Los tumores RE positivos, que poseían el receptor, conservaban su «hambre» de estrógeno. Los tumores RE negativos se habían liberado de la dependencia tanto del receptor como de la hormona. Así, Jensen planteó la hipótesis de que los primeros respondían a la cirugía de Beatson, mientras que los segundos no mostraban respuesta alguna.

La manera más simple de probar esta teoría era llevar a cabo un experimento: realizar la cirugía de Beatson en mujeres con tumores RE positivos y RE negativos y determinar si el estatus del receptor de las células cancerosas era predictivo de la respuesta. Pero el procedimiento quirúrgico había pasado de moda. (La ablación ovárica producía muchos otros graves efectos secundarios, como la osteoporosis)[15]. Una alternativa consistía en usar medios *farmacológicos* para inhibir la función del estrógeno, una versión femenina de la castración química al modo de Huggins.

Pero Jensen no tenía la droga que necesitaba para eso. La testosterona no funcionaba y no había en desarrollo ningún «antiestrógeno» sintético. En su obstinada búsqueda de curas para la menopausia y nuevos agentes anticonceptivos (con el uso de estrógenos sintéticos), las compañías farmacéuticas habían abandonado mucho tiempo atrás el desarrollo de un antiestrógeno, y no había interés en desarrollar un fármaco de esas características para el cáncer. En una época embargada por la promesa hipnótica de la quimioterapia citotóxica, como decía Jensen, «el desarrollo de terapias endocrinas [hormonales] para tratar el cáncer suscitaba poco entusiasmo. [Se estimaba que] la quimioterapia de combinación tenía mayores probabilidades de éxito en la cura no solo del cáncer de mama sino también de otros tumores sólidos»[16]. La opinión general era que el desarrollo de un antiestrógeno, un antagonista del legendario elixir de la juventud femenina, era un derroche de energías, tiempo y dinero.

Prácticamente nadie tomó nota, entonces, cuando el 13 de septiembre de 1962 un equipo de talentosos químicos británicos de las Imperial Chemical Industries (ICI) presentó una solicitud de patente para el fármaco denominado ICI 46474, o tamoxifeno[17]. Inventado en su origen como una píldora para el control de la natalidad[18], el tamoxifeno había sido sintetizado por un equipo encabezado por el biólogo hormonal Arthur Walpole y una química sintética, Dora Richardson, ambos miembros del «programa de control de la fertilidad» de las ICI. Pero aun cuando su diseño estructural lo destinaba a ser un potente estimulador del estrógeno —su esqueleto alado y con apariencia de pájaro podía encajar a la perfección entre los brazos abiertos del receptor de estrógeno—, el tamoxifeno había resultado tener justo el efecto opuesto: en vez de activar la señal estrogénica, requisito de una droga anticonceptiva, para sorpresa de todos la había desactivado en muchos tejidos[19]. Era un *antagonista* del estrógeno, considerado, por lo tanto, una droga virtualmente inútil.

Sin embargo, la conexión entre las drogas para la fertilidad y el cáncer preocupaba a Walpole. Este conocía los experimentos de Huggins con la castración quirúrgica para detener el cáncer de próstata. Y también estaba al corriente del enigma de Beatson, casi resuelto por Jensen. Las propiedades antiestrogénicas de su nueva droga planteaban una desconcertante posibilidad. El ICI 46474 podía ser inútil como anticonceptivo, pero tal vez, conjeturaba Walpole, fuera útil contra el cáncer de mama sensible al estrógeno[20].

Para verificar la idea, Walpole y Richardson buscaron un colaborador clínico. El sitio natural para realizar el ensayo resultó evidente de inmediato: el pujante Hospital Christie de Mánchester, un centro oncológico de renombre mundial al que, a través de las onduladas colinas de Cheshire, podía llegarse en poco tiempo desde el campus de investigación de las ICI en Alderley Park. Y también había una colaboradora natural: Mary Cole, una oncóloga y radioterapeuta manchesteriana con especial interés en el cáncer de mama. Conocida cariñosamente como Moya por sus pacientes y colegas, Cole tenía la fama de ser una médica luchadora y meticulosa, totalmente consagrada a sus enfermas. Dirigía una sala llena de mujeres con cáncer de mama avanzado y metastásico, muchas de ellas en un rumbo acelerado e inexorable hacia la muerte. Moya Cole estaba dispuesta a probar cualquier cosa —incluso un anticonceptivo abandonado— para salvar la vida de esas mujeres[21].

Su ensayo se inició en Christie a finales del verano de 1969. Cuarenta y seis mujeres con cáncer de mama fueron tratadas con tabletas del ICI 46474. Cole esperaba poco de la droga: a lo sumo, una respuesta parcial. Pero en diez de sus pacientes la respuesta fue evidente casi de inmediato. Los tumores se encogieron de manera visible en el seno. Las metástasis pulmonares se redujeron. El dolor en los huesos se disipó y los nódulos linfáticos se ablandaron.

Como los pacientes de Huggins con cáncer prostático, muchas de las mujeres que respondieron a la droga experimentaron a la larga una recidiva. Pero el éxito del ensayo era indiscutible, y la demostración preliminar, histórica. Una droga elaborada para apuntar a una vía específica en una célula cancerosa —no un veneno celular descubierto empíricamente por ensayo y error— había logrado que tumores metastásicos entraran en remisión.

La trayectoria del tamoxifeno cerró su círculo en un laboratorio farmacéutico poco conocido de Shrewsbury, Massachusetts. En 1973,

V. Craig Jordan, un bioquímico que trabajaba en el laboratorio de la Fundación Worcester (un instituto de investigación dedicado al desarrollo de nuevos anticonceptivos), se consagró a investigar el patrón subyacente en los cánceres que respondían o no a la terapia con tamoxifeno[22]. Utilizó para ello una sencilla técnica molecular a fin de teñir en las células mamarias cancerosas el receptor estrogénico descubierto por Elwood Jensen en Chicago, y la respuesta al enigma de Beatson salió finalmente a la luz gracias al experimento. Las células cancerosas que expresaban ese receptor exhibían una intensa respuesta al tamoxifeno, mientras que las que carecían del receptor no respondían. Ahora estaba clara la razón de las respuestas azarosas y poco fiables en las mujeres con cáncer de mama observadas en Inglaterra casi un siglo antes. Las células que expresaban el receptor estrogénico podían unirse al tamoxifeno, y la droga, un antagonista del estrógeno, desactivaba la capacidad de responder a este y, de ese modo, sofocaba el crecimiento de la célula. Pero las células RE negativas carecían del receptor para la droga y por eso eran insensibles a ella. El esquema tenía una satisfactoria simplicidad. Por primera vez en la historia del cáncer una lógica molecular central conjugaba una droga, su diana y una célula cancerosa.

Las cenizas de Halsted

Preferiría ser cenizas y no polvo.
JACK LONDON[1]

¿Me echarán a la calle si no mejoro?
Una paciente de cáncer a su médico[2]

En un comienzo, el ensayo de Moya Cole con el tamoxifeno apuntaba al tratamiento de mujeres con cáncer de mama avanzado y metastásico. Pero una vez puesto en marcha, Cole empezó a preguntarse si no había una estrategia alternativa. De ordinario, los ensayos clínicos de nuevas drogas contra el cáncer tienden a atraer inexorablemente a pacientes cada vez más enfermos (cuando se difunde la noticia de la existencia de una nueva droga, más y más pacientes desesperados buscan tambaleándose un esfuerzo final que pueda salvarles la vida). Pero Cole se inclinaba a encaminarse en el sentido contrario. ¿Y si se tratara con tamoxifeno a mujeres con tumores *en fases anteriores*? Si una droga podía detener el progreso de cánceres metastásicos y agresivos de fase IV, ¿no actuaría aún mejor en cánceres más localizados de fase II, solo propagados hasta los nódulos linfáticos regionales?

Sin saberlo, Cole cerraba el círculo de la lógica de Halsted. Este había inventado la mastectomía radical sobre la base de la premisa de que el cáncer de mama inicial debía atacarse de manera exhaustiva y definitiva mediante la «limpieza» quirúrgica de todas las reservas imaginables de la enfermedad, aun cuando no hubiera trazas de un cáncer visible. El resultado había sido la grotesca mastectomía desfigurante, realizada de forma indiscriminada aun en mujeres con pequeños tumores localizados en un solo sitio, con el fin de impedir recaídas y metástasis en órganos distantes. Pero Cole se preguntaba ahora si Halsted no había tratado de limpiar los establos de Augías del cáncer con las intenciones apropiadas pero con las herramientas erróneas. La cirugía no podía eliminar los reservorios invisibles de la enfermedad. Pero lo que se necesitaba era tal vez un fármaco potente: una terapia sistémica, el «postratamiento» con que soñaba Willy Meyer desde 1932.

Una variante de esta idea ya había cautivado a un grupo de investigadores renegados del NCI, aun antes de que el tamoxifeno apareciera en el horizonte. En 1963, casi una década antes de que Moya Cole completara sus experimentos en Mánchester, un oncólogo del Instituto Nacional del Cáncer, Paul Carbone, por entonces de treinta y tres años, había puesto en marcha un ensayo para ver si la quimioterapia podía ser eficaz cuando se administraba a mujeres después de la ablación quirúrgica total de un tumor primario en la fase inicial, esto es, mujeres que no tenían ningún otro tumor visible en el cuerpo[3]. La inspiración de Carbone provenía del santo patrono de los renegados del NCI: Min Chiu Li, el investigador a quien habían expulsado del instituto por tratar con metotrexato a mujeres afectadas por tumores placentarios, mucho después de que estos hubiesen desaparecido de la vista.

Li había sufrido un ignominioso despido, pero la estrategia que provocó su ruina —el uso de la quimioterapia para «limpiar» el cuerpo de tumores residuales— era cada vez más respetada en el instituto. En su reducido ensayo, Carbone comprobó que la quimioterapia administrada después de la cirugía disminuía el índice de recidivas del cáncer de mama. Para describir esta forma de tratamiento, él y su equipo utilizaron la palabra *adyuvante*, tomada del término latino que significa 'ayudar'. La quimioterapia adyuvante, conjeturaba Carbone, podía ser la asistente del cirujano. Su papel en el cáncer de mama sería erradicar los depósitos cancerosos microscópicos que quedaran después de la cirugía, para extirpar así todos los reservorios restantes de neoplasia maligna en el cuerpo: debería, en sustancia, completar la hercúlea tarea de limpieza del cáncer que Halsted se había asignado.

Pero los cirujanos no estaban interesados en recibir ayuda de nadie, y aún menos de los quimioterapeutas. A mediados de los años sesenta, cuando la cirugía radical era cada vez más combatida, la mayoría de los cirujanos de mama comenzaron a ver a los quimioterapeutas como rivales desavenidos a quienes no podía confiarse ninguna tarea, y desde luego no la de mejorar los resultados quirúrgicos. Y como los cirujanos dominaban ampliamente el campo del cáncer de mama (y veían a todos los pacientes tras el diagnóstico), Carbone no pudo incrementar las dimensiones de su ensayo por las dificultades para reclutar pacientes. «Con la excepción ocasional de una mujer sometida a una mastectomía en el NCI […], el estudio nunca pudo levantar vuelo», rememoró Carbone[4].

Pero al final encontró una alternativa. Evitado por los cirujanos, acudió al cirujano que había evitado a sus propios compatriotas, Bernie Fisher, el hombre atrapado en la vertiginosa polémica suscitada por la intención de evaluar la cirugía mamaria radical. La idea de Carbone despertó el interés inmediato de Fisher. A decir verdad, este había intentado realizar un ensayo de planteamientos similares: combinar la quimioterapia con la mastectomía radical. Pero ni siquiera él podía involucrarse en más de una pelea a la vez. Como su propio ensayo, el NSABP-04 (una comparación de los resultados de la cirugía radical y la cirugía no radical), apenas avanzaba a trompicones, no estaba en condiciones de convencer a los cirujanos de que participaran en un ensayo para combinar quimioterapia y cirugía en el cáncer de mama[5].

Un equipo italiano acudió al rescate. En 1972, cuando el NCI buscaba por todo el país un lugar donde la «quimioterapia adyuvante» después de cirugía pudiera someterse a prueba, el oncólogo Gianni Bonadonna llegó a Bethesda para visitar el instituto[6]. Zalamero, afable y sofisticado, impecablemente vestido con trajes hechos a medida en Milán, Bonadonna causó de inmediato una buena impresión a en el NCI. DeVita, Canellos y Carbone le hicieron saber que habían estado evaluando combinaciones de drogas para tratar el cáncer de mama avanzado y habían encontrado una preparación con probabilidades de funcionar: Cytoxan (un primo de la mostaza nitrogenada), metotrexato (una variante de la aminopterina de Farber) y fluorouracilo (un inhibidor de la síntesis del ADN). El régimen, llamado CMF, podía ser tolerado con efectos secundarios relativamente reducidos, no obstante lo cual era lo bastante activo en combinación para desbaratar tumores microscópicos: una mezcla ideal para utilizarlo como adyuvante en el cáncer mamario.

Bonadonna trabajaba en un gran centro oncológico de Milán, el Istituto Tumori, donde había entablado una estrecha amistad con el cirujano jefe del área mamaria, Umberto Veronesi. Convencidos por Carbone (que todavía se esforzaba por realizar un ensayo similar en Estados Unidos), los italianos, que parecían ser el único ejemplo de un cirujano y un quimioterapeuta que hacían buenas migas, propusieron un gran ensayo aleatorio para estudiar la quimioterapia después de cirugía mamaria en el caso del cáncer de mama en su fase inicial. El NCI les otorgó de inmediato el contrato para realizarlo.

Los investigadores del instituto no podían dejar de ver lo irónico de esa contratación. En Estados Unidos, el paisaje de la medicina del cáncer estaba tan profundamente fracturado por rencillas internas que el ensayo más importante de la quimioterapia citotóxica, que el NCI auspiciaría tras el anuncio de la guerra contra el cáncer, tenía que llevarse a cabo en un país extranjero.

Bonadonna comenzó el ensayo en el verano de 1973. A principios del invierno de ese mismo año había hecho el reparto aleatorio de casi cuatrocientas mujeres para el estudio, una mitad destinadas a no recibir tratamiento y la otra a ser tratadas con el régimen CMF. Veronesi brindaba un respaldo crucial, pero todavía había escaso interés en los demás cirujanos mamarios. Bonadonna recordaría:

Los cirujanos no solo eran escépticos. Eran hostiles. No querían saber. En la época había muy pocos quimioterapeutas y no estaban muy bien considerados, y entre los cirujanos imperaba la opinión de que «los quimioterapeutas administran drogas cuando la enfermedad está avanzada [mientras que] los cirujanos operamos y conseguimos una remisión completa que se mantiene durante toda la vida de la paciente». […] Los cirujanos volvían a ver contadas veces a sus pacientes, y creo que no querían enterarse de la cantidad de fracasos que había en quienes solo pasaban por la cirugía. Era una cuestión de prestigio[7].

Una nublada mañana del invierno de 1975 Bonadonna voló a Bruselas para presentar sus resultados en un congreso de oncólogos europeos. Acababa de finalizar el segundo año del ensayo. Pero los dos grupos, informó el oncólogo, habían tomado caminos claramente separados. Casi la mitad de las mujeres no tratadas con ninguna terapia habían sufrido recidivas. En contraste, solo una tercera parte de las tratadas con el régimen adyuvante las habían experimentado. La quimioterapia adyuvante había impedido las recidivas del cáncer de mama en alrededor de una de cada seis mujeres participantes.

La noticia era tan inesperada que el auditorio la recibió con un silencio atónito. La presentación de Bonadonna estremecía la *terra firma* de la quimioterapia del cáncer. Ya en el vuelo de regreso a Milán, a diez mil pies de altura, otros investigadores que viajaban con él acosaron a Bonadonna con preguntas sobre su ensayo.

El notable ensayo milanés de Gianni Bonadonna dejó pendiente un interrogante que casi imploraba una respuesta. Si la quimioterapia adyuvante con CMF podía disminuir las recurrencias en mujeres con cáncer de mama en su fase inicial, ¿podría el tamoxifeno adyuvante —la otra droga activa contra ese tipo de cáncer identificada por el grupo de Cole— reducirlas también en pacientes con cáncer mamario RE positivo después de la cirugía? ¿Había acertado Moya Cole con su intuición de tratar la fase inicial del cáncer de mama con una terapia antiestrogénica?

Aunque involucrado en varios estudios más, Bernie Fisher no podía resistirse a tratar de responder a esa pregunta. En enero de 1977, cinco años después de que Cole hubiera publicado sus resultados sobre la acción del tamoxifeno en el cáncer metastásico, Fisher reclutó a 1.891 mujeres afectadas de cáncer de mama con receptor estrogénico positivo (RE positivo) que solo se había propagado a los nódulos axilares. Trató a la mitad con tamoxifeno adyuvante y a la otra mitad sin esta droga. Hacia 1981 ambos grupos exhibían una marcada divergencia. El tratamiento con tamoxifeno después de la cirugía reducía los índices de recurrencia del cáncer en casi el 50 por ciento. El efecto era particularmente pronunciado en las mujeres de más de cincuenta años, un grupo muy resistente a los regímenes quimioterapéuticos convencionales y con grandes probabilidades de recaída en un cáncer de mama agresivo y metastásico[8].

Cuatro años después, en 1985, cuando Fisher volvió a analizar las curvas de desviación de la recurrencia y la supervivencia, el efecto del tratamiento con tamoxifeno se reveló aún más espectacular. Entre las algo más de 500 mujeres mayores de cincuenta años asignadas a cada grupo, la droga había impedido 55 recurrencias y muertes. Fisher había modificado la biología del cáncer de mama después de la cirugía usando una droga hormonal con una diana específica que apenas tenía efectos secundarios significativos.

Así, hacia comienzos de la década de 1980 habían surgido nuevos y atrevidos paradigmas de las cenizas de los antiguos. La fantasía de Halsted de atacar el cáncer en su fase inicial renacía con el nombre de terapia adyuvante. La «bala mágica» de Ehrlich se reencarnaba en una terapia antihormonal para el cáncer de mama y de próstata.

Ni uno ni otro método de tratamiento pretendían ser una cura completa. Por lo común, la terapia adyuvante y la terapia hormonal no borraban el cáncer. La segunda producía remisiones prolongadas que podían extenderse años e incluso décadas. La primera era sin duda un método de limpieza para purgar al cuerpo de células cancerosas residuales; alargaba la supervivencia, pero con el paso del tiempo muchos pacientes recaían. En definitiva, a menudo tras décadas de remisión, se desarrollaban cánceres resistentes a la quimioterapia y las hormonas, a pesar de las intervenciones previas, que daban al traste con el equilibrio alcanzado durante el tratamiento.

Pero aunque estas alternativas no ofrecieran una cura definitiva, con aquellos convincentes ensayos quedaron firmemente establecidos varios importantes principios de la biología y la terapia del cáncer. Primero, como Kaplan había comprobado en el caso de la enfermedad de Hodgkin, los ensayos volvían a dejar grabado con claridad el mensaje de que el cáncer tenía una enorme heterogeneidad. Los cánceres de mama o de próstata se daban en una diversidad de formas, cada una de ellas con un comportamiento biológico único. La heterogeneidad era genética: en el cáncer de mama, por ejemplo, algunas variantes respondían al tratamiento hormonal, en tanto que otras no mostraban respuesta alguna. Y era anatómica: algunos cánceres, al ser detectados, estaban localizados en el seno, mientras que otros tenían una propensión a difundirse a órganos distantes.

Segundo, la comprensión de esa heterogeneidad tenía profundas consecuencias. «Conoce a tu enemigo», reza la sentencia, y los ensayos de Fisher y Bonadonna habían demostrado que era esencial «conocer» el cáncer de la manera más íntima posible antes de apresurarse a tratarlo. La separación meticulosa del cáncer de mama en fases distintas, por ejemplo, era un prerrequisito decisivo para el éxito del estudio de Bonadonna: en su fase inicial no podía tratarse del mismo modo que en su fase final. La separación meticulosa de los cánceres RE positivos y RE negativos era crucial en el estudio de Fisher: si el tamoxifeno se hubiera probado de manera indiscriminada en el cáncer de mama RE negativo, se habría desechado por no aportar beneficios.

La concepción matizada del cáncer que esos ensayos ponían de relieve tuvo un efecto aleccionador sobre la medicina oncológica. Como dijo en 1985 Frank Rauscher, director del NCI:

> Hace diez años todos éramos más ingenuos. Esperábamos que una sola aplicación de drogas tuviera como resultado un beneficio espectacular. Ahora comprendemos que las cosas son mucho más complicadas. La gente es optimista, pero no creemos que vayamos a echar las campanas al vuelo. Ahora, en este mismo instante, la gente estaría contenta con uno o dos repiques[9].

No obstante, la potencia metafórica del combate y el aplastamiento del cáncer de manera relativamente indiscriminada («una causa, una cura») todavía cautivaba a la oncología. La quimioterapia adyuvante y la terapia hormonal se asemejaban a treguas declaradas en la batalla: meros signos de la necesidad de un ataque más agresivo. El atractivo que despertaba el despliegue de todo un arsenal de drogas citotóxicas —llevar al cuerpo al borde de la muerte para liberarlo de sus entrañas malignas— aún era irresistible. De modo que la medicina del cáncer volvió a la carga, aun cuando eso implicara renunciar a la santidad, la sanidad o la seguridad. Henchidos de confianza en sí mismos, exaltados por la presunción e hipnotizados por la potencia de la medicina, los oncólogos llevaban a sus pacientes —y su disciplina— al filo del desastre. «Envenenaremos la atmósfera del primer acto hasta tal punto —alertó el biólogo James Watson sobre el futuro del cáncer en 1975— que nadie con un mínimo de decencia querrá ver la obra hasta el final»[10].

Para muchos pacientes de cáncer atrapados en el primer acto, no había muchas opciones salvo la de ver la venenosa obra hasta su final.

«Más es más», me dijo de manera cortante la hija de una paciente. (Yo le había sugerido con delicadeza que para algunos pacientes con cáncer «menos podría ser más»). Su madre era una anciana italiana con un cáncer de hígado que había hecho metástasis en todo el abdomen. Habían venido al Hospital General de Massachusetts en busca de quimioterapia, cirugía o rayos: a ser posible, las tres cosas. La madre hablaba un inglés vacilante y con fuerte acento y a menudo hacía una pausa entre las palabras para recobrar el aliento. La piel tenía un tono gris amarillento, un tono, me temía, que florecería en una intensa ictericia si el tumor le obstruía por completo el conducto biliar y la sangre comenzaba a llenarse de pigmentos biliares. Exhausta, entraba y salía del sueño incluso mientras yo la revisaba. Le pedí que mantuviera derechas y hacia arriba las palmas de las manos, como si fuera a detener el tráfico, en la búsqueda de signos de un sutil aleteo que con frecuencia antecede al fallo hepático. Por suerte el temblor no existía, pero el abdomen emitía un sonido sordo y compacto por la acumulación de líquido en su interior, probablemente lleno de células malignas.

La hija era médica, y cuando terminé la revisión fijó en mí una mirada intensa y aguda. Estaba consagrada a su madre con el instinto maternal invertido —y dos veces más feroz— que marca el conmovedor momento de la mediana edad en el que los papeles de madre e hija empiezan a intercambiarse. La hija quería la mejor atención posible para su madre: los mejores médicos, la mejor habitación con la mejor vista de Beacon Hill y la mejor medicina, la más fuerte y dura que el privilegio y el dinero pudieran comprar.

La anciana, entretanto, difícilmente sería capaz de tolerar la droga más suave. Todavía no había sufrido un fallo hepático, pero estaba al borde de hacerlo, y sutiles señales indicaban que los riñones apenas funcionaban. Sugerí que lo intentáramos con drogas paliativas, tal vez un solo agente quimioterapéutico que mejorara sus síntomas, en vez de propiciar un régimen más fuerte para tratar de curar una enfermedad incurable.

La hija me miró como si yo estuviera loco. «He venido aquí a buscar un tratamiento, no consuelos para enfermos terminales», me dijo finalmente, rebosante de furia.

Le prometí reconsiderar el caso y pedir la opinión de médicos más experimentados. Tal vez mi cautela había sido demasiado apresurada. Pero al cabo de unas semanas me enteré de que la enferma y su hija habían encontrado a otro médico, presuntamente alguien más dispuesto a satisfacer sus exigencias. No sé si la anciana murió de cáncer o de su cura.

Una tercera voz disidente apareció en la oncología en los años ochenta, aunque había rondado por las periferias del cáncer durante varios siglos. A medida que un ensayo tras otro de quimioterapia y cirugía fracasaban en su intento de rebajar el índice de mortalidad de los cánceres avanzados, una generación de cirujanos y quimioterapeutas, incapaz de curar a los pacientes, comenzó a aprender (o reaprender) el arte de *cuidarlos*.

Era una lección errática e incómoda. Los cuidados paliativos, la rama de la medicina que se concentra en el alivio de los síntomas y el confort, había sido vista como la antimateria de la terapia del cáncer, la negatividad frente a su positividad, una admisión de fracaso ante su retórica de éxito. La palabra *paliar* viene del latín *palliare*, 'cubrir', y el hecho de prestar alivio al dolor se percibía como si se encubriera la esencia de la enfermedad y se suavizaran los síntomas en vez de atacar el mal. En la década de 1950, un cirujano de Boston razonaba del siguiente modo acerca del alivio del dolor: «Si hay un dolor persistente que no puede aliviarse mediante el ataque quirúrgico directo de la propia lesión patológica [...], el alivio solo puede lograrse por medio de la interrupción quirúrgica de las vías sensitivas». La única alternativa a la cirugía era más cirugía: fuego para combatir el fuego. Se negaba deliberadamente la administración de drogas opiáceas que aliviaran el dolor, como la morfina o el fentanilo. «Si no se opta por la cirugía —proseguía el cirujano de Boston— el enfermo está condenado a la adicción opiácea, el deterioro físico y hasta el suicidio»[11], una consideración paradójica, dado que el propio Halsted, mientras concebía su teoría de la cirugía radical, había oscilado entre las adicciones gemelas a la cocaína y la morfina.

El movimiento para restablecer la sanidad y la santidad de los cuidados terminales de pacientes con cáncer surgió, como era de prever, no de un país obsesionado con la cura —Estados Unidos—, sino de Europa. Su fundadora fue Cecily Saunders, una ex enfermera inglesa que había llegado a ser médica. A finales de la década de 1940 Saunders había atendido a un refugiado judío de Varsovia que agonizaba de cáncer en Londres. El hombre le dejó los ahorros de toda su vida, quinientas libras, con el deseo de ser «una ventana en su casa»[12]. En los años cincuenta, al entrar y explorar las olvidadas salas de cancerosos del East End londinense, Saunders comenzó a descifrar ese críptico pedido en un sentido más visceral: fue testigo de que a los pacientes terminales se les negaba la dignidad, el alivio del dolor y a menudo hasta la atención médica básica; vivían una vida confinada, a veces literalmente, en habitaciones sin ventanas. Esos casos «desesperados», comprobó Saunders, se habían convertido en los parias de la oncología, incapaces de encontrar un lugar en su retórica de batallas y victorias y por eso, como soldados inútiles y heridos, puestos fuera de la vista y el pensamiento.

La respuesta de Saunders consistió en inventar o, mejor, resucitar una contradisciplina, la medicina paliativa. (Evitó la expresión *cuidados paliativos* porque a su juicio *cuidado* era «una palabra blanda» que nunca se granjearía respetabilidad en el mundo médico)[13]. Si los oncólogos no podían decidirse a cuidar a sus pacientes terminales, ella incitaría a otros especialistas —psiquiatras, anestesistas, geriatras, fisioterapeutas y neurólogos— a ayudar a esos enfermos a morir sin dolor y con dignidad. Y sacaría a los agonizantes de las salas oncológicas: en 1967 fundó en Londres un centro consagrado al cuidado específico de enfermos terminales y moribundos y le dio el sugestivo nombre de St. Christopher [San Cristóbal], no por el santo patrono de la muerte sino por el de los viajeros.

El movimiento de Saunders tardaría una década en llegar a Estados Unidos y penetrar en sus pabellones oncológicos fortificados por el optimismo. Una enfermera de sala rememora:

> La resistencia a prestar cuidados paliativos a los pacientes era tan grande que los médicos ni siquiera nos miraban a los ojos cuando les recomendábamos que dejaran de esforzarse por salvar vidas y comenzaran a salvar la dignidad [...] los médicos eran alérgicos al olor de la muerte. La muerte significaba fracaso, derrota: era la muerte *de ellos*, la muerte de la medicina, la muerte de la oncología[14].

Suministrar esos cuidados terminales exigía un colosal acto de reimaginación y reinvención. Los ensayos sobre el dolor y su alivio —realizados con no menos rigor o precisión que los llevados a cabo para evaluar nuevas drogas y protocolos quirúrgicos— derribaron varios dogmas sobre el tema y revelaron nuevos e inesperados principios fundacionales. Los opiáceos, utilizados con liberalidad y compasión en pacientes cancerosos, no eran causa de adicción, deterioro y suicidio; al contrario, mitigaban el extenuante ciclo de angustia, dolor y desesperación. Se lanzaron nuevas drogas antinauseosas que mejoraron en gran medida la vida de los pacientes sometidos a quimioterapia. La primera residencia para enfermos terminales de Estados Unidos se creó en el Hospital Yale-New Haven en 1974. A comienzos de los años ochenta habían surgido en todo el mundo residencias para pacientes con cáncer organizadas según el modelo de Saunders, sobre todo en Gran Bretaña, donde a finales de la década funcionaban casi doscientos centros de ese tipo.

Saunders se negaba a pensar que esta inicativa iba «contra» el cáncer. Escribió:

> La prestación de [...] cuidados terminales no debe concebirse como una parte independiente y esencialmente negativa del ataque al cáncer. No se trata de la etapa de la derrota, difícil de contemplar y poco grata de atravesar. En muchos aspectos sus principios son fundamentalmente los mismos que subyacen a todas las otras etapas de la atención y el tratamiento, aunque sus recompensas son diferentes[15].

Esto también era, pues, conocer al enemigo.

Cuantificar el cáncer

Debemos aprender a contar a los vivos con la misma particular
atención que ponemos para numerar a los muertos.
Audre Lorde[1]

Contar es la religión de esta generación.
Es su esperanza y su salvación.
Gertrude Stein[2]

En noviembre de 1985, mientras la oncología estaba atrapada en una encrucijada decisiva entre las aleccionadoras realidades del presente y el bombo de las promesas pasadas, un biólogo de Harvard llamado John Cairns resucitó la tarea de medir el progreso en la guerra contra el cáncer.

La palabra *resurrección* implica una sepultura, y desde el artículo de *Fortune* de 1937 las evaluaciones mesuradas de aquella guerra habían quedado virtualmente sepultadas, por extraño que parezca, en un abrumador exceso de información. Los medios informaban de manera tan obsesiva acerca de cada paso menor y cada movimiento infinitesimal que resultaba casi imposible discernir la trayectoria del campo en su conjunto. Cairns reaccionaba en parte ante la *granulación excesiva* de la visión de la década anterior. Quería dejar a un lado los detalles y ofrecer una vista a vuelo de pájaro. ¿Los pacientes con cáncer sobrevivían más tiempo en general? ¿Las enormes inversiones destinadas desde 1971 a la guerra contra el cáncer se habían traducido en logros clínicos tangibles?

Para cuantificar el «progreso», un concepto de brumosa métrica, había que admitirlo, Cairns comenzó por revitalizar una rancia y vieja base de datos que existía desde la Segunda Guerra Mundial, el registro del cáncer, una estadística de las muertes relacionadas con esa enfermedad en cada estado de la nación, subclasificadas según el tipo de cáncer en cuestión. «Estos registros —escribió Cairns en un artículo publicado por *Scientific American*— nos permiten hacernos una imagen bastante precisa de la historia natural del cáncer, un punto de partida necesario para cualquier análisis del tratamiento»[3]. Esperaba así, con un estudio minucioso del registro, poder elaborar un retrato del cáncer en el transcurso del tiempo, no a lo largo de días o semanas sino de décadas.

Cairns comenzó por usar el registro del cáncer para calcular la cantidad de vidas salvadas por los avances terapéuticos de la oncología desde la década de 1950. (Como la cirugía y la radioterapia eran anteriores a esa década, quedaron excluidas; Cairns estaba más interesado en los avances que se habían producido a partir de la vigorosa expansión de la investigación biomédica en los años cincuenta). Dividió esos avances terapéuticos en varias categorías y luego hizo conjeturas numéricas acerca de sus efectos relativos sobre la mortalidad del cáncer.

La primera de esas categorías era la quimioterapia «curativa», el enfoque por el que abogaban Frei y Freireich en el NCI y Einhorn y sus colegas en Indiana. Con el supuesto bastante generoso de índices de cura de alrededor del 80 o 90 por ciento para los subtipos de cáncer curables mediante la quimioterapia, Cairns estimó que se salvaban en total entre 2.000 y 3.000 vidas al año: 700 niños con leucemia linfoblástica aguda, unos 1.000 hombres y mujeres con enfermedad de Hodgkin, 300 hombres con cáncer testicular avanzado y de 20 a 30 mujeres con coriocarcinoma. (Las variantes de los linfomas no Hodgkin, que hacia 1986 eran curables con poliquimioterapia, habrían agregado otras 2.000 vidas, con lo cual el total hubiera ascendido a 5.000, pero Cairns no incluyó esas curas en su cálculo inicial).

La quimioterapia «adyuvante» —la administrada con posterioridad a la cirugía, como en los ensayos de cáncer de mama realizados por Bonadonna y Fisher— contribuía con entre 10.000 y 20.000 vidas más salvadas anualmente. Para terminar, Cairns tomó en consideración estrategias de chequeo como los frotis de Papanicolau y las mamografías, que detectaban el cáncer en sus etapas iniciales. Estas estrategias, según su cálculo aproximado, evitaban al año otras diez mil o quince mil muertes relacionadas con el cáncer. El gran total, estimado con generosidad, ascendía a alrededor de 35.000 o 40.000 vidas anuales.

Ese número debía contrastarse con la incidencia anual del cáncer en 1985 —448 casos diagnosticados por cada 100.000 estadounidenses, o aproximadamente un millón al año— y con la mortalidad atribuida a la enfermedad ese mismo año, que era de 211 muertes por 100.000, o sea 500.000 en un año. En síntesis, aun con estimaciones relativamente liberales sobre las vidas salvadas, menos de uno de cada veinte pacientes con diagnóstico de cáncer en Estados Unidos, y menos de uno de cada diez del número total que moriría a causa de la enfermedad, se habían beneficiado de los avances en la terapia y los chequeos.

La modestia de ese número no sorprendió a Cairns; de hecho, sostuvo que no debía ser una sorpresa para ningún epidemiólogo que se preciara. En la historia de la medicina jamás se había erradicado ninguna enfermedad de importancia por la sola acción de un programa relacionado con los tratamientos. Si se determinaba la reducción en el número de muertes provocadas por la tuberculosis, por ejemplo, se advertía que antecedía varias décadas a la aparición de nuevos antibióticos. De manera mucho más vigorosa que ningún medicamento milagroso, cambios relativamente poco celebrados en el ordenamiento cívico —mejoras en la nutrición, la vivienda, la sanidad y los sistemas de aguas residuales y ventilación— habían reducido su mortalidad en Europa y Estados Unidos. La poliomielitis y la viruela también habían menguado como resultado de las campañas de vacunación. Cairns escribía:

> Los índices de mortalidad de la malaria, el cólera, el tifus, la tuberculosis, el escorbuto, la pelagra y otros azotes del pasado han disminuido en Estados Unidos gracias a que el género humano ha aprendido a *prevenir* estas enfermedades. [...] Dedicar la mayor parte del esfuerzo al tratamiento significa negar todos los precedentes.

El artículo de Cairns tuvo gran influencia en los círculos políticos, pero seguía careciendo de una conclusión estadística de peso. Lo que se necesitaba era alguna medición de las tendencias *comparativas* de la mortalidad del cáncer a lo largo de los años: si en 1985 morían más o menos personas debido a la enfermedad que en 1975. En mayo de 1986, menos de un año después de la publicación del artículo de Cairns, dos de sus colegas de Harvard, John Bailar y Elaine Smith, presentaron justamente ese análisis en el *New England Journal of Medicine*[4].

Para entender el análisis de Bailar y Smith es preciso comenzar por entender lo que no era. Desde el comienzo mismo, Bailar rechazó la unidad de medida más conocida por los pacientes: los cambios en las tasas de supervivencia a lo largo del tiempo. Un índice de cinco años es una medida de la proporción de pacientes diagnosticados con un tipo particular de cáncer que están vivos cinco años después del diagnóstico. Pero el análisis de ese índice tiene un defecto crucial, y es que puede ser sensible a las desviaciones.

A fin de comprender estas desviaciones, imaginemos dos aldeas vecinas que tienen la misma población e idénticos índices de muerte por cáncer. De promedio, la enfermedad se diagnostica a los setenta años en ambas aldeas. Los pacientes sobreviven un decenio después del diagnóstico y mueren a los ochenta años.

Imaginemos ahora que en una de esas aldeas se implementa un nuevo y muy específico análisis del cáncer: digamos, el nivel en la sangre de una proteína que llamaremos «preventina» como marcador de la enfermedad. Supongamos que la preventina es un indicador perfecto para detectarla. Así, los hombres y mujeres que dan «positivo» en ese análisis se incluyen de inmediato entre las personas con cáncer.

Sigamos suponiendo: la prueba de la preventina es de una sensibilidad exquisita y detecta cánceres muy precoces. Poco después de su implementación, la edad promedio del *diagnóstico* del cáncer en la aldea 1 baja de setenta a sesenta años, porque este increíble nuevo análisis descubre la enfermedad en fases cada vez más tempranas. Sin embargo, como aun después de la introducción de los análisis de preventina no hay disponible ninguna intervención terapéutica, la edad promedio de la muerte sigue siendo idéntica en las dos aldeas.

Para un observador ingenuo la situación imaginada podría producir un extraño efecto. En la aldea 1, donde se realiza el chequeo de la preventina, el cáncer se detecta ahora a los sesenta años y los pacientes mueren a los ochenta, esto es, hay una supervivencia de veinte años. En la aldea 2, que no cuenta con ese chequeo, el cáncer se detecta a los setenta años y los pacientes mueren a los ochenta, es decir que sobreviven un decenio. Sin embargo, el «aumento» de ese tiempo no puede ser real. ¿Cómo es posible que la mera existencia de la preventina la haya incrementado sin ninguna intervención terapéutica?

La respuesta salta a la vista de inmediato: el incremento de la supervivencia es, desde luego, un artificio. Sus índices parecen aumentar, aunque lo que en realidad ha aumentado es el *tiempo transcurrido entre el diagnóstico y la muerte*, debido a un examen de detección.

Una manera sencilla de evitar esta desviación es no medir los índices de supervivencia sino la mortalidad total. (En el ejemplo anterior la mortalidad no sufre cambios, ni siquiera después de la introducción del examen para obtener un diagnóstico más precoz).

Pero en este caso también hay profundos problemas metodológicos. El número de «muertes relacionadas con el cáncer» es un valor sin procesar en un registro del cáncer, una estadística que surge del diagnóstico asentado por un médico al declarar muerto a un paciente. El inconveniente de comparar ese valor sin procesar a lo largo de periodos extensos es que la población estadounidense en general (como cualquier otra) es cada vez más vieja, y como es natural el índice de mortalidad relacionada con el cáncer aumenta. La vejez trae inevitablemente consigo el cáncer, como restos arrastrados por la marea. Un país con una proporción mayor de ancianos parecerá más afectado por el cáncer que otro con ciudadanos más jóvenes, aun cuando el índice de mortalidad real relacionada con la enfermedad no se haya modificado.

Para comparar muestras a lo largo del tiempo es necesario contar con algún medio de *normalizar* dos poblaciones para ajustarlas al mismo parámetro: en sustancia, «encoger» estadísticamente a una en otra. Esto nos lleva al quid de la innovación en el análisis de Bailar: para obtener esa reducción de escala, él utilizó una forma particularmente eficaz de normalización denominada ajuste por edad.

A fin de entender el ajuste por edad será conveniente imaginar dos poblaciones muy diferentes. Una de ellas está muy marcada por la presencia de hombres y mujeres jóvenes. En la otra, en cambio, predominan los hombres y las mujeres de más edad. Si medimos «en bruto» las muertes debidas al cáncer, habrá más en la segunda población, como es obvio.

Imaginemos ahora que esta segunda población se normaliza a fin de eliminar el sesgo de edad. La primera población se mantiene como referencia. Y la segunda se ajusta: eliminado el sesgo de edad, también se reduce de manera proporcional el índice de muertes. Ahora, ambas poblaciones tienen poblaciones ajustadas por edad que son idénticas en su número de ancianos y jóvenes, y el índice de mortalidad, ajustado en correspondencia con ello, da números idénticos en lo referido a las muertes específicamente debidas al cáncer. Bailar llevó a cabo este ejercicio repetidas veces a lo largo de docenas de años: dividió la población de cada año en sectores de edad —de veinte a veintinueve años, de treinta a treinta y nueve, de cuarenta a cuarenta y nueve, etcétera— y luego utilizó la distribución demográfica de 1980 (tomada de forma arbitraria como parámetro) para convertir las correspondientes a los demás años en la misma distribución. Los índices del cáncer se ajustaron consecuentemente. Una vez que todas las distribuciones encajaron en el mismo patrón demográfico, fue posible estudiar y comparar las poblaciones en el transcurso del tiempo.

Bailar y Smith publicaron su artículo en mayo de 1986, y con él estremecieron el mundo de la oncología hasta sus raíces. Incluso Cairns, a pesar de su moderado pesimismo, había esperado al menos una pequeña caída de la mortalidad relacionada con el cáncer a lo largo del tiempo. Bailar y Smith comprobaron que incluso él había sido excesivamente generoso: entre 1962 y 1985 las muertes relacionadas con el cáncer se habían *incrementado* un 8,7 por ciento. Ese incremento reflejaba muchos factores, muy en especial la mayor difusión del hábito de fumar en la década de 1950, cuya consecuencia era un aumento del cáncer pulmonar.

Había algo que era alarmantemente obvio: en Estados Unidos, la mortalidad del cáncer no estaba en declive[5]. Bailar y Smith escribían en tono sombrío:

No hay pruebas de que unos treinta y cinco años de intensos y crecientes esfuerzos para mejorar el tratamiento del cáncer hayan tenido un efecto global importante sobre la medida más fundamental de los resultados clínicos: la muerte. Estamos perdiendo la guerra contra el cáncer a pesar de los progresos alcanzados en varias formas poco comunes de la enfermedad [como la leucemia infantil y la enfermedad de Hodgkin], las mejoras en los cuidados paliativos y la prolongación de los años productivos de vida. [...] Unos treinta y cinco años de intensos esfuerzos especialmente orientados a mejorar el tratamiento deben juzgarse como un fracaso con atenuantes[6].

Esa expresión, «fracaso con atenuantes», con su remilgada resonancia académica, era una elección deliberada. Al utilizarla, Bailar declaraba su propia guerra: contra el *establishment* del cáncer, contra el NCI, contra la multimillonaria industria del tratamiento oncológico. Un periodista lo describió como «una espina clavada en el Instituto Nacional del Cáncer»[7]. Los médicos clamaron contra su análisis y calificaron a su autor de negativo, bravucón, nihilista, derrotista, estrambótico.

Como era de prever, en las revistas médicas apareció un torrente de respuestas. Una parte de los críticos sostenían que el análisis de Bailar y Smith parecía desalentador no porque el tratamiento del cáncer fuera ineficaz, sino porque no se aplicaba con la agresividad suficiente. La administración de quimioterapia, argumentaban estos críticos, era un proceso muchísimo más complejo de lo que Bailar y Smith conjeturaban: lo era hasta tal punto que la mayoría de los oncólogos palidecían ante la perspectiva de una terapia a dosis plenas. Como prueba, se referían a una investigación de 1985 que había estimado que solo un tercio de los médicos especialistas en cáncer utilizaban el régimen de combinación más eficaz para el cáncer de mama. «Considero que mediante el uso agresivo precoz de poliquimioterapia en el cáncer de mama podrían salvarse 10.000 vidas, en comparación con la cantidad desdeñable, tal vez algunos miles, que hoy se salvan», escribió un prominente crítico[8].

En principio, esto podía ser correcto. Como sugería la investigación de 1985, muchos médicos, en efecto, utilizaban la quimioterapia en dosis más bajas que las requeridas, al menos según los criterios propiciados por la mayoría de los oncólogos, e incluso por el NCI. Pero la idea inversa —que la *maximización* de la quimioterapia maximizaría los beneficios en materia de supervivencia— tampoco había sido objeto de prueba alguna. En algunas formas de cáncer (por ejemplo, algunos subtipos del cáncer de mama) el aumento de la intensidad de la dosis derivaría a la larga en una mayor eficacia. Pero en una enorme mayoría de los cánceres, regímenes más intensivos de drogas quimioterapéuticas convencionales no significarían necesariamente una supervivencia más prolongada. «Golpear duro y golpear pronto», un dogma tomado de la experiencia del NCI con la leucemia infantil, no era una solución general para todas las formas de cáncer.

No es sorprendente que Lester Breslow, el epidemiólogo de la Universidad de California en Los Ángeles, hiciera a Bailar y Smith una crítica más matizada. A su entender, si bien la mortalidad ajustada por edad era un método para evaluar la guerra contra el cáncer, no se trataba en modo alguno de la única medida de progreso o fracaso. En realidad, al poner de relieve una sola medida, Bailar y Smith habían creado una falacia de su propia cosecha: simplificaban en exceso la medición del progreso. «El inconveniente de apelar a una sola medida de progreso —escribía Breslow— es que la impresión transmitida puede variar de manera extraordinaria cuando se toma en cuenta una medida distinta»[9].

Para ilustrar su argumento Breslow proponía una medición alternativa. Si la quimioterapia curaba a un niño de cinco años afectado de leucemia linfoblástica aguda, sostenía, salvaba unos sesenta y cinco años de vida potencial (dada una expectativa de vida general de alrededor de setenta años). En contraste, la cura quimioterapéutica en un hombre de sesenta y cinco años solo aportaba un lustro adicional, sobre la base de esa misma expectativa de vida. Pero la unidad de medida elegida por Bailar y Smith —la mortalidad ajustada por edad— no podía detectar ninguna diferencia en los dos casos. Una joven curada de linfoma, con cincuenta años más de vida, se juzgaba de conformidad con los mismos parámetros que una mujer mayor curada de cáncer de mama, que tal vez sucumbiera a alguna otra causa de muerte al año siguiente. Si los «años de vida salvados» se usaban como medida del progreso contra el cáncer, los números resultaban mucho más aceptables. Entonces, en vez de perder la guerra contra el cáncer, parecía que la estábamos ganando.

Breslow tenía la astucia de no recomendar una forma de cálculo en detrimento de otra; lo que quería era mostrar que la medición misma era subjetiva. Así, escribió:

Nuestro objetivo al hacer estos cálculos es indicar lo sensibles que son las conclusiones que cada uno saque sobre la elección de la unidad de medida. En 1980 el cáncer era responsable de la pérdida de 1.824 millones de años de vida potencial en Estados Unidos hasta la edad de sesenta y cinco. Sin embargo, de haber prevalecido los índices de mortalidad del cáncer de 1950, la pérdida de vida potencial habría ascendido a 2.093 millones de años[10].

La medición de la enfermedad, argumentaba Breslow, es una actividad inherentemente subjetiva: termina por ser, sin que sea posible evitarlo, una medida de nosotros mismos. Las decisiones objetivas se apoyan en las decisiones normativas. Cairns y Bailar podían decirnos en términos absolutos cuántas vidas se salvaban o se perdían por obra de la terapéutica oncológica. Pero para decidir si la inversión en la investigación del cáncer «valía la pena», era necesario empezar por cuestionar la idea misma de «valor»: ¿«valía» más la extensión de la vida de un niño de cinco años que la de una persona de sesenta? Incluso «la medida más fundamental de los resultados clínicos» —la muerte, según decían Bailar y Smith— distaba de ser fundamental. La muerte (o al menos su significado social) podía contarse y recontarse con otros indicadores, y como resultado se llegaba a menudo a conclusiones enormemente diferentes. La evaluación de las enfermedades depende, aducía Breslow, de nuestra *auto*evaluación. La sociedad y la enfermedad suelen encontrarse en espejos paralelos, y cada una muestra a la otra una lámina del test de Rorschach.

Bailar tal vez habría estado dispuesto a aceptar esos argumentos filosóficos, pero tenía una agenda más pragmática. Utilizaba los números para demostrar un principio. Como Cairns ya había señalado, la única intervención conocida para reducir la mortalidad global de una enfermedad —*cualquier* enfermedad— en un nivel de población era la prevención. Aun cuando se escogieran otras medidas para evaluar nuestros progresos contra el cáncer, Bailar sostenía que era indudablemente cierto que el NCI, en su búsqueda siempre maniaca de curas, había hecho caso omiso de la prevención.

Una gran parte de las subvenciones del instituto, el 80 por ciento, se destinaba a las estrategias de tratamiento del cáncer; la investigación en materia de prevención recibía alrededor del 20 por ciento[11]. (Hacia 1992 la cifra se incrementó a un 30 por ciento; del presupuesto total del NCI para investigación, que ascendía a 2.000 millones de dólares, 600 se invertían en temas de prevención)[12]. En 1974, para describir en una carta a Mary Lasker las actividades generales del instituto, su director, Frank Rauscher, se refería efusivamente a los tres flancos de su abordaje del cáncer: «Tratamiento, rehabilitación y cuidados continuados»[13]. El hecho de que no mencionara ni la prevención ni la detección precoz era sintomático: el instituto ni siquiera consideraba que la prevención del cáncer fuera un valor central.

En las instituciones de investigación privadas imperaba un desequilibrio similar. En el Memorial Sloan-Kettering de Nueva York, por ejemplo, solo un laboratorio del casi centenar existente, decía tener en la década de 1970 un programa de investigación dedicado a la prevención[14]. Cuando un investigador encuestó a un amplio número de médicos a comienzos de los años sesenta, le sorprendió notar que «ni uno solo» era capaz de referirse a una «idea, pista o teoría sobre la prevención del cáncer»[15]. Esta era, señalaba con sequedad, una actividad «a tiempo parcial»[16]*.

Según Bailar, este sesgo en las prioridades era el subproducto calculado de la ciencia de los años cincuenta; de libros, como *Cure for Cancer* de Garb, que habían previsto metas increíblemente encumbradas; de la convicción casi hipnótica de los laskeritas de que el cáncer podría curarse en un plazo de diez años, y del entusiasmo insistente y férreo de investigadores como Farber. Esa visión podía remontarse hasta Ehrlich y verse oculta en la brujería semiótica de su expresión favorita: «bala mágica». Había que admitir que esta concepción —la visión de balas y curas milagrosas—, con su carácter progresista, optimista y racionalista, había barrido el pesimismo que rodeaba al cáncer y había transformado de manera radical la historia de la oncología. Pero la noción de la «cura» como la solución singular para el cáncer había degenerado en un dogma esclerosado. Bailar y Smith señalaban:

Parece necesario cambiar de énfasis y pasar de la investigación sobre los tratamientos a la investigación sobre la prevención si se aspira a que en lo venidero haya un progreso sustancial contra el cáncer. [...] Es necesario confrontar de manera objetiva, directa y general las decepciones pasadas antes de seguir mucho más allá en la búsqueda de una cura que siempre parece fuera de nuestro alcance[17].

---

* Hay que decir, no obstante, que un cuestionamiento de esta índole puede ser intrínsecamente defectuoso por no reconocer la interrelación de la investigación preventiva y la investigación terapéutica.

Cuarta parte

La prevención es la cura

Lo primero que debería señalarse, sin embargo, es que las décadas de 1960 y 1970 no fueron tanto testigos de un difícil nacimiento de los enfoques de la prevención que se concentraban en las causas ambientales y de estilo de vida del cáncer, como de la difícil reinvención de una tradición más antigua de interés en esas posibles causas.

David Cantor[1]

La idea de la medicina preventiva es, hasta cierto punto, poco estadounidense. Implica, en primer lugar, reconocer que el enemigo somos nosotros.

Chicago Tribune, 1975[2]

Podría trazarse la misma correlación con la ingesta de leche. [...] Ningún tipo de entrevista [puede] obtener resultados satisfactorios de los pacientes. [...] Como no se ha probado nada, no hay razones para emprender un trabajo experimental en ese sentido.

Leonard Scheele, secretario de Salud Pública de Estados Unidos, sobre el vínculo entre el hábito de fumar y el cáncer[3]

«Ataúdes negros»

En 1775, más de un siglo antes de que Ehrlich imaginara la quimioterapia o Virchow propugnara su teoría de las células cancerosas, un cirujano del Saint Bartholomew's Hospital llamado Percivall Pott advirtió un marcado crecimiento de los casos de cáncer de escroto en su clínica. Pott era un hombre metódico, compulsivo y solitario, y su primer impulso, como era de prever, fue idear una elegante operación para amputar los tumores. Pero cuando los casos fueron ya una corriente que se desbordaba sin pausa en su clínica londinense, pudo discernir una tendencia más general. Sus pacientes eran, de manera casi invariable, deshollinadores o «críos trepachimeneas», huérfanos pobres obligados a trabajar como aprendices de deshollinador y enviados a lo alto de las chimeneas a limpiar los tiros de cenizas, a menudo casi desnudos y embadurnados de aceite. Pott consideró llamativa la correlación. Era una enfermedad, a la que describió como:

característica de cierto tipo de gente [...]; me refiero al cáncer de los deshollinadores. Esta enfermedad siempre lanza su ataque inicial contra [...] la parte inferior del escroto, donde produce una úlcera superficial, dolorosa, irregular y de mal aspecto, con bordes duros y elevados. [...] Nunca la he visto antes de la pubertad, una de las razones por las cuales, supongo, tanto pacientes como cirujanos la toman en general por venérea; y al ser tratada con mercuriatos se irrita pronto y mucho[2].

Pott podría haber aceptado con facilidad esta explicación intrascendente. En la Inglaterra georgiana los deshollinadores y críos trepachimeneas eran vistos como estercoleros de enfermedades —sucios, tísicos, sifilíticos, infectados—, y una «úlcera irregular y de mal aspecto», de cómoda atribución a alguna enfermedad de transmisión sexual, se trataba de ordinario con un tóxico químico basado en el mercurio y, por lo demás, se ignoraba. (Como rezaba el dicho, «la sífilis era una noche con Venus seguida por mil noches con mercurio»)[3]. Pero Pott buscaba una explicación más profunda y sistemática. Si la enfermedad era venérea, se preguntaba, ¿por qué, entre tantos oficios, la predilección por uno solo? Si era una «úlcera» sexual, ¿por qué, entonces, se «irritaría» con las drogas emolientes convencionales?

Frustrado, el cirujano asumió de mala gana el papel de epidemiólogo. En vez de concebir nuevos métodos para operar esos tumores escrotales, comenzó a buscar la causa de esta enfermedad poco común. Advirtió que los deshollinadores pasaban horas en contacto corporal con la mugre y las cenizas. Dejó asentado que partículas diminutas e invisibles de hollín podían alojarse debajo de la piel durante días, y que, generalmente, el cáncer de escroto surgía de una herida superficial en la epidermis que la gente del oficio llamaba verruga de hollín. Al ahondar en estas observaciones, Pott terminó por fijar su sospecha en el hollín de las chimeneas crónicamente alojado en la piel como la causa más probable del cáncer de escroto.

Sus observaciones ampliaban la obra de Bernardino Ramazzini, un médico de Padua. En 1713, este había publicado una obra monumental, *De Morbis Artificum Diatriba*, que documentaba docenas de enfermedades concentradas en determinadas ocupaciones[4]. Ramazzini dio a estas afecciones el nombre de *morbis artificum*, enfermedades de los trabajadores. El cáncer del hollín, afirmaba Pott, era uno de esos *morbis artificum*, con la salvedad de que en este caso se trataba de una enfermedad de los trabajadores cuyo agente incitador podía identificarse. Si bien el cirujano del Saint Bartholomew's carecía del vocabulario para describirlo como tal, lo cierto es que había descubierto un carcinógeno*.

Las implicaciones de la obra de Pott eran de gran alcance. Si el causante del cáncer escrotal era el hollín y no un humor numinoso y místico (a la manera de Galeno), cabía deducir dos hechos ciertos. Primero, agentes externos, y no desequilibrios de fluidos internos, tenían que estar en la raíz de la carcinogénesis; la teoría era tan radical para la época que aun Pott vacilaba en darle crédito. «Todo esto hace de él (a primera vista) un caso muy diferente al de un cáncer que aparezca en un hombre mayor, cuyos fluidos comienzan a ponerse cáusticos por el paso de los años», escribió (en lo que significaba rendir un solapado homenaje a Galeno, sin dejar de socavar su teoría)[5].

Segundo, si la verdadera causa era una sustancia extraña, el cáncer era potencialmente prevenible. No hacía falta purgar el cuerpo de fluidos. Dado que la enfermedad era obra del hombre, su solución también podía serlo. Si se eliminaba el carcinógeno, el cáncer dejaría de aparecer.

Pero la eliminación del carcinógeno, que parecía de lo más simple, era tal vez lo más difícil de conseguir. La Inglaterra del siglo XVIII era un país de fábricas, carbón y chimeneas y, por extensión, de trabajo infantil y deshollinadores que se ocupaban de esas fábricas y chimeneas[6]. Aunque se trataba todavía de una ocupación relativamente infrecuente en los niños —hacia 1851 había en Gran Bretaña alrededor de 1.100 deshollinadores de menos de quince años—, la limpieza de chimeneas era emblemática de una economía muy dependiente del trabajo infantil. Los huérfanos, a menudo de apenas cuatro o cinco años, eran entregados a bajo precio como «aprendices» a los maestros deshollinadores. («Quiero un aprendiz y estoy dispuesto a tomarlo», dice el señor Gamfield, el oscuro y malévolo deshollinador de *Oliver Twist*, la novela de Dickens[7]. Un golpe de suerte salva a Oliver de ser vendido a Gamfield, que ya ha enviado a otros dos aprendices a la muerte por asfixia en las chimeneas).

---

* El hollín es una mezcla de sustancias químicas que, como terminaría por comprobarse, contiene varios carcinógenos.

Pero los vientos políticos comenzaron a cambiar. Hacia finales del siglo XVIII se denunció públicamente la vergonzosa situación de los niños trepachimeneas y los reformadores ingleses promovieron la sanción de leyes para regular la actividad. En 1788 se aprobó en el Parlamento la ley de deshollinadores, que prohibía a los maestros del oficio emplear a niños menores de ocho años (quienes superaban esa edad podían ser aprendices)[8]. En 1834 se elevó a catorce años el límite de edad, que en 1840 se estableció en dieciséis. Hacia 1875 el uso de críos trepachimeneas estaba completamente prohibido y la profesión era objeto de intensas inspecciones para impedir la comisión de infracciones. Pott no vivió para ver los cambios —contrajo neumonía y murió en 1788—, pero la epidemia de cáncer de escroto entre los deshollinadores, producto de la ocupación misma, se desvaneció con el paso de las décadas.

Si el hollín podía provocar cáncer, ¿había causas prevenibles como esa —y sus *artificia* carcinógenos— diseminadas por el mundo?

En 1761, más de un decenio antes de que Pott publicara su estudio sobre el cáncer del hollín, un científico aficionado y boticario de Londres, John Hill, adujo haber encontrado un carcinógeno oculto en otra sustancia de apariencia inocua. En un panfleto titulado *Cautions against the Immoderate Use of Snuff* [Precauciones contra el uso excesivo del rapé], Hill argumentaba que el rapé —tabaco consumido por vía oral— podía causar cáncer de labios, boca y garganta[9].

Sus pruebas no eran ni más débiles ni más fuertes que las de Pott. También él trazaba una conexión conjetural entre un hábito (el consumo de rapé), una exposición (al tabaco) y una forma particular de cáncer. Su sustancia culpable, a menudo tanto fumada como mascada, incluso *se parecía* al hollín. Pero Hill —que se autocalificaba de «botánico, boticario, poeta, dramaturgo o cualquier otra cosa que complazca a vuestras mercedes»—[10] era considerado el bufón de la Corte de la medicina inglesa, un aficionado diletante dado a la autopromoción, en parte erudito y en parte histrión. En tanto que la augusta monografía de Pott sobre el cáncer del hollín circulaba en los anales médicos de Inglaterra y despertaba admiración y alabanzas, el panfleto de Hill, anterior a ella, escrito en un lenguaje colorido y coloquial y publicado sin el respaldo de autoridad médica alguna, era visto como una farsa.

En Inglaterra, entretanto, el tabaco adquiría con rapidez el carácter de una adicción nacional. En tabernas, fumaderos y cafés —en «habitaciones cerradas, enrarecidas, calientes y narcóticas»—[11], hombres con peluca, medias y gorguera de encaje se reunían día y noche para fumar pipas y cigarros o tomar rapé de cajas adornadas. El potencial comercial de este hábito no pasó inadvertido para la Corona o sus colonias. Del otro lado del Atlántico, donde se había descubierto el tabaco y las condiciones para cultivarlo eran casi providencialmente óptimas, la producción aumentó de manera exponencial década tras década. Hacia mediados del siglo XVIII los estados de Virginia y Maryland producían miles de toneladas anuales[12]. En Inglaterra, la importación de tabaco creció espectacularmente entre 1700 y 1770 hasta casi triplicarse, de 38 millones de libras a más de 100 millones por año[13].

Una innovación relativamente menor —el agregado de un pedazo de papel traslúcido y combustible a un puñado de tabaco— incrementó aún más el consumo. Cuenta la leyenda que en 1855, durante la guerra de Crimea, un soldado turco que había terminado su provisión de pipas de arcilla enrolló tabaco en un pedazo de papel de periódico para fumarlo[14]. La historia es probablemente apócrifa, y la idea de envolver tabaco en papel sin duda no era novedosa. (El *papirosi* o *papelito* había viajado de Turquía a Italia, España y Brasil). Pero el contexto era crucial: la guerra había apretujado a soldados de tres continentes en una estrecha y condenada península, y los hábitos y peculiaridades no podían sino difundirse con rapidez, como virus, a través de las trincheras. Hacia 1855, los soldados ingleses, rusos y franceses daban caladas a sus raciones de tabaco enrolladas en papel. Cuando esos soldados regresaron de la guerra, llevaron sus hábitos —como virus, otra vez— a sus respectivas patrias.

La metáfora de la infección es particularmente pertinente, dado que el hábito de fumar cigarrillos no tardó en propagarse como un feroz contagio a través de todas esas naciones, para luego saltar el Atlántico y llegar a América. En 1870 el consumo per cápita en Estados Unidos era de menos de un cigarrillo por año[15]. Apenas treinta años después los estadounidenses consumían 3.500 millones de cigarrillos y 6.000 millones de puros anuales[16]. Hacia 1953 el consumo promedio anual de cigarrillos había llegado a la cifra de 3.500 por persona. Por término medio, un estadounidense adulto fumaba diez cigarrillos por día; un inglés, doce, y un escocés, casi veinte[17].

Al igual que un virus —la metáfora se reitera—, el cigarrillo mutaba y se adaptaba a diversos contextos. En los gulags soviéticos se convirtió en una moneda informal; entre las sufragistas inglesas, en un símbolo de rebelión; entre los residentes de los suburbios estadounidenses, el símbolo tenía que ver con un machismo arisco, y entre los jóvenes desencantados, con un abismo generacional. En la turbulenta centuria transcurrida entre 1850 y 1950 el mundo reunió conflicto, atomización y desorientación. El cigarrillo ofrecía un bálsamo para todo ello: camaradería, sentido de pertenencia y la familiaridad de los hábitos. Si el cáncer es un producto arquetípico de la modernidad, también lo es su principal causa prevenible: el tabaco.

Fue justamente ese acelerado ascendiente viral del tabaco el que hizo que sus riesgos médicos fueran virtualmente invisibles. Nuestra agudeza intuitiva en materia de correlaciones estadísticas, como la agudeza del ojo humano, funciona mejor en los márgenes. Cuando unos acontecimientos excepcionales se superponen a otros acontecimientos, la asociación entre ellos puede ser llamativa. Pott, por ejemplo, descubrió el vínculo entre el cáncer de escroto y la limpieza de chimeneas porque ambos, la limpieza de chimeneas (el oficio) y el cáncer de escroto (la enfermedad), eran lo bastante poco comunes para que su yuxtaposición se destacara con la claridad de un eclipse lunar: dos sucesos inusuales en perfecta superposición.

Pero a medida que el consumo de cigarrillos crecía hasta convertirse en una adicción nacional, resultaba cada vez más arduo discernir una asociación con el cáncer. A comienzos del siglo XX cuatro de cada cinco hombres —y en algunas partes del mundo, casi nueve de cada diez— fumaban cigarrillos (las mujeres no tardarían mucho en seguirlos)[18]. Y cuando un factor de riesgo de una enfermedad alcanza una prevalencia tan alta en una población, comienza paradójicamente a desaparecer en el ruido de fondo. Como dice Richard Peto, un epidemiólogo de Oxford: «A principios de los años cuarenta, indagar acerca de una conexión entre el tabaco y el cáncer era como indagar acerca de una asociación entre estar sentado y tener cáncer»[19]. Si casi todos los hombres fumaban y solo algunos desarrollaban un cáncer, ¿cómo iba a poder desentrañarse el vínculo estadístico entre una cosa y otra?

Ni siquiera los cirujanos, que eran quienes se topaban con mayor frecuencia con el cáncer de pulmón, podían ya percibir ese vínculo. En la década de 1920, cuando le preguntaron a Evarts Graham, el afamado cirujano de Saint Louis que había sido pionero en la neumonectomía (la resección del pulmón para eliminar tumores), si el hábito de fumar tabaco había sido responsable del aumento de la incidencia del cáncer pulmonar, su respuesta fue desdeñosa: «También lo ha sido el uso de medias de nailon»[20].

El tabaco, como las medias de nailon de la epidemiología del cáncer, se desvaneció así de la vista de la medicina preventiva. Y como sus riesgos médicos quedaron prácticamente ocultos, el consumo de cigarrillos creció cada vez con mayor brío, hasta alcanzar una velocidad de vértigo en todo el hemisferio occidental. Cuando el cigarrillo volvió a aparecer como el portador de carcinógenos posiblemente más letal del mundo, ya era demasiado tarde. La epidemia de cáncer de pulmón era una avalancha y el mundo, como lo caracterizó una vez el historiador Allan Brandt, estaba profunda e ineludiblemente instalado en «el siglo del cigarrillo»[21].

LAS MEDIAS DE NAILON DEL EMPERADOR

*Tal vez pueda cuestionarse que, por sí sola, la epidemiología pueda alguna vez,
en estricta lógica, probar la causalidad, aun en este sentido moderno, pero
también debe decirse lo mismo de los experimentos de laboratorio con animales.*

RICHARD DOLL[1]

A comienzos del invierno de 1947, estadísticos gubernamentales
de Gran Bretaña alertaron al Ministerio de Salud acerca de una
«epidemia» inesperada que aparecía poco a poco en el Reino Unido: la morbilidad del cáncer de pulmón había crecido casi quince
veces en los últimos veinte años[2]. Es una «cuestión que debería estu-
diarse», escribió el subjefe del Registro General[3]. La frase, aunque
redactada con la característica mesura inglesa, era lo bastante fuerte
como para suscitar una respuesta. En febrero del mismo año, en
medio de un invierno de frío cortante, el ministro solicitó al Consejo de Investigación Médica la organización de una conferencia de
expertos a las afueras de Londres para estudiar ese inexplicable incremento de los índices del cáncer pulmonar y buscar una causa[4].

La conferencia fue una comedia lunática. Un experto, tras señalar entre paréntesis que las grandes concentraciones urbanas (donde el consumo de cigarrillos alcanzaba sus mayores niveles) tenían
índices de cáncer de pulmón mucho más elevados que los pueblos
(donde el consumo exhibía su nivel más bajo), llegó a la conclusión
de que «la única explicación adecuada» era «la fumosidad o contaminación de la atmósfera»[5]. Otros culpaban a la gripe, la niebla, la
falta de luz solar, los rayos X, el alquitrán de las calles, el resfriado

común, los fuegos de carbón, la contaminación industrial, las refinerías de gas, los tubos de escape de los automóviles; en síntesis, todas las formas respirables de toxinas, excepto el humo de los cigarrillos.

Hecho un lío por tamaña variedad de opiniones, el consejo encargó a Austin Bradford Hill, el eminente bioestadístico que había ideado los ensayos aleatorios unos años antes, el diseño de un estudio más sistemático para identificar el factor de riesgo del cáncer pulmonar. Sin embargo, los recursos destinados al estudio fueron mínimos, casi cómicos: el 1 de enero de 1948 el consejo autorizó un salario a tiempo parcial de 600 libras para un estudiante, 350 libras para cada trabajador social (había dos) y 300 libras para gastos imprevistos y suministros[6]. Hill reclutó a un investigador médico de treinta y seis años, Richard Doll, que nunca había realizado un estudio de escala o significación comparables.

También al otro lado del Atlántico, al parecer, el vínculo entre el hábito de fumar y el cáncer solo era visible para los neófitos, jóvenes internos y residentes «poco instruidos» en cirugía y medicina que parecían establecer una conexión intuitiva entre ambas cosas. En el verano de 1948, Ernst Wynder, un estudiante de Medicina en rotación quirúrgica en Nueva York, se topó con un caso inolvidable: un hombre de cuarenta y dos años que había muerto de carcinoma broncogénico, cáncer de las vías aéreas del pulmón[7]. El hombre había sido fumador y, como en la mayoría de las autopsias a fumadores, su cuerpo estaba marcado con los estigmas del hábito crónico: bronquios manchados de alquitrán y pulmones ennegrecidos por el hollín. El cirujano encargado del caso no hizo alusión a esas circunstancias. (Como para la mayor parte de los cirujanos, es probable que la asociación se hubiera tornado invisible para él). Pero para Wynder, que nunca se había visto frente a un caso parecido, la imagen del cáncer que crecía en ese pulmón manchado de hollín era imborrable; el vínculo lo miraba prácticamente a la cara.

Wynder regresó a Saint Louis, en cuya Facultad de Medicina estudiaba, y solicitó una beca para analizar la asociación entre el hábito de fumar y el cáncer de pulmón. Le dijeron sin rodeos que el esfuerzo sería «fútil». Escribió entonces al secretario de Salud Pública, citando estudios previos que habían formulado la hipótesis de esa asociación, pero la respuesta fue que no podría probar nada. «Podría trazarse la misma correlación con la ingesta de leche. [...] Ningún tipo de entrevista [puede] obtener resultados satisfactorios de los pacientes. [...] Como no se ha probado nada, no hay razones para emprender un trabajo experimental en ese sentido»[8].

Frustrado en sus intentos de convencer al secretario de Salud Pública, Wynder consiguió un insólito pero poderoso mentor en Saint Louis: Evarts Graham, el de las famosas «medias de nailon». Graham tampoco creía en la conexión entre el fumar y el cáncer. Gran cirujano pulmonar que operaba docenas de casos de cáncer de pulmón por semana, rara vez se lo veía sin un cigarrillo en los labios. Pero aceptó ayudar a Wynder en la realización del estudio, en parte con la expectativa de que el vínculo quedara *descartado* de manera concluyente y el asunto pudiera enterrarse de una vez. Graham también suponía que el ensayo instruiría a Wynder sobre las complejidades y matices del diseño de estudios y le permitiría en el futuro elaborar un ensayo para descubrir el verdadero factor de riesgo del cáncer de pulmón.

El ensayo de Wynder y Graham empleó una metodología simple. Se preguntó a los pacientes de cáncer pulmonar y a los pacientes de un grupo de control sin cáncer cuál era su relación con el hábito de fumar. Con esas respuestas se calculó la proporción entre fumadores y no fumadores en ambos grupos para ver si los primeros estaban sobrerrepresentados entre los pacientes de cáncer pulmonar en comparación con otros pacientes[9]. La metodología de esta configuración (denominada estudio caso-control) se consideró novedosa, pero el ensayo mismo despertó en general escaso interés. Cuando Wynder expuso sus ideas preliminares en un congreso de biología pulmonar celebrado en Memphis, no hubo ni una sola pregunta o comentario de la audiencia, que en su mayoría, al parecer, había dormitado a lo largo de la charla o se preocupaba muy poco por el tema para sentir algún entusiasmo[10]. En contraste, la exposición que siguió a la de Wynder, sobre una oscura enfermedad llamada adenomatosis pulmonar en ovejas, generó un vivaz debate de media hora.

Como Wynder y Graham en Saint Louis, Doll y Hill, en Londres, tampoco lograron despertar mucho interés en su estudio[11]. El departamento de Hill, llamado Unidad Estadística, tenía su sede en una estrecha casa de ladrillo del barrio londinense de Bloomsbury.

Robustas calculadoras Brunsviga, precursoras de los ordenadores modernos, tableteaban y repicaban en las habitaciones, para sonar luego como relojes cada vez que terminaban de hacer una larga división. Epidemiólogos de Europa, América y Australia abarrotaban los seminarios estadísticos. A pocos pasos de distancia, en los dorados enrejados de la Facultad de Medicina Tropical de Londres, se celebraban con placas e inscripciones los descubrimientos seminales del siglo XIX: el mosquito como portador de la malaria, el flebotomo como portador de la fiebre negra.

Pero muchos epidemiólogos sostenían que las relaciones de causa y efecto solo podían establecerse para enfermedades infecciosas, en las cuales se conocía el agente patógeno y también el portador (llamado vector): el mosquito para la malaria o la mosca tsé-tsé para la enfermedad del sueño. Las enfermedades crónicas no infecciosas, como el cáncer y la diabetes, eran demasiado complejas y variables para asociarlas con vectores o causas únicas, y menos aún con causas «prevenibles». La idea de que una enfermedad crónica como el cáncer de pulmón pudiese tener un «portador» propio, digno de bañarse en oro y colgarse a modo de trofeo epidemiológico en uno de esos enrejados, se consideraba un sinsentido.

En ese clima cargado y tenso, Hill y Doll se lanzaron a trabajar. Formaban una extraña pareja: Doll, el menor, formal, desapasionado y frío, y Hill, el mayor, vivaz, extravagante y gracioso; un inglés de pura cepa y su pícara contrapartida. La economía de posguerra era frágil y el Tesoro se encontraba al borde de una crisis. Cuando el precio de los cigarrillos se incrementó en un chelín para mejorar la recaudación impositiva, se emitieron «vales de tabaco» destinadas a quienes se declaraban «consumidores habituales»[12]. Durante las pausas en las largas horas y los ajetreados días, Doll, él mismo un «consumidor habitual», salía del edificio para fumarse un rápido pitillo.

En un inicio, el estudio de Doll y Hill se diseñó principalmente como un ejercicio metodológico. Los pacientes con cáncer de pulmón («casos») y los internados por otras enfermedades («controles») se seleccionaron en veinte hospitales de Londres y sus alrededores, y fueron entrevistados por un trabajador social en su hospital. Y puesto que incluso Doll creía improbable que el tabaco fuera el verdadero culpable, la red de asociaciones propuestas era muy extensa. La encuesta incluía preguntas sobre la proximidad de refinerías de gas a las casas de los pacientes, la frecuencia con que consumían pescado frito y si en las comidas preferían tocino frito, salchicha o jamón. En algún lugar de ese almiar de preguntas, Doll había enterrado una, como al descuido, sobre el hábito de fumar.

El 1 de mayo de 1948 se habían recibido 156 entrevistas[13]. Y cuando Doll y Hill pasaron por el tamiz el lote preliminar de respuestas, salió a la luz una sola asociación estadística sólida e indiscutible con el cáncer de pulmón: el hábito de fumar cigarrillos. Semana tras semana, a medida que llegaban más entrevistas, la asociación se fortaleció. Ni siquiera Doll, que se inclinaba personalmente por la exposición al alquitrán de las calles como causa del cáncer pulmonar, pudo ya rebatir sus propios datos. En medio de la encuesta, bastante alarmado, dejó de fumar.

En Saint Louis, mientras tanto, el equipo de Wynder y Graham había llegado a resultados similares. (Los dos estudios, llevados a cabo en dos poblaciones de dos continentes distintos, habían coincidido casi exactamente en la misma magnitud de riesgo, lo cual era un testimonio de la solidez de la asociación). Doll y Hill se apresuraron a escribir un artículo para enviarlo a una revista. En septiembre de 1950 el *British Medical Journal* publicó su estudio fundacional, «Smoking and Carcinoma of the Lung». Wynder y Graham ya habían publicado el suyo unos meses antes en el *Journal of the American Medical Association*.

Es tentador sugerir que Doll, Hill, Wynder y Graham habían probado casi sin esfuerzos el vínculo entre el cáncer de pulmón y el hábito de fumar. Pero lo que habían probado era, en realidad, algo bastante diferente. Para entender esa diferencia —que es crucial— es preciso volver a la metodología del estudio caso-control.

En un estudio caso-control el riesgo se calcula *post hoc*; en el caso de Doll y Wynder, se preguntaba a los pacientes con cáncer pulmonar si habían fumado. Según una analogía estadística mencionada con frecuencia, este proceder es similar a preguntar a las víctimas de un accidente automovilístico si conducían bajo la influencia del alcohol, pero hacerlo *después* del accidente. Los números que recogemos de un experimento de esas características nos informan sin duda de un vínculo potencial entre los accidentes y el alcohol. Pero no le dicen a un bebedor sus posibilidades reales de verse implicado en un accidente. Es como si el riesgo se viera desde un espejo retrovisor: como si se calculara hacia atrás. Y como sucede con todas las distorsiones, en esos cálculos pueden deslizarse sutiles desviaciones. ¿Qué ocurre si los conductores tienden a sobrestimar (o subestimar) su embriaguez en el momento del accidente? ¿O, para volver al caso de Doll y Hill, si los entrevistadores emplearon, sin ser conscientes de ello, más energía en sondear a las víctimas de cáncer pulmonar acerca de sus hábitos de fumadores, mientras que hacían caso omiso de la cuestión en el grupo de control?

Hill conocía el método más sencillo de contrarrestar esas desviaciones: él mismo lo había inventado. Si una serie de personas pudiera repartirse *aleatoriamente* en dos grupos, y obligar a uno a fumar cigarrillos y al otro a no fumar, se podría seguir a ambos a lo largo del tiempo y determinar si el cáncer de pulmón se desarrolla a mayor velocidad en el grupo de fumadores. Eso probaría la causalidad, pero un experimento humano tan macabro no podría siquiera concebirse, y menos aún llevarse a cabo con personas vivas, sin violar principios fundamentales de la ética médica.

Sin embargo, ¿qué pasaría si, reconociendo la imposibilidad de ese experimento, uno pudiera conformarse con la mejor alternativa posible, un experimento perfecto a medias? Al margen de la distribución aleatoria, el inconveniente del estudio de Doll y Hill era hasta aquí que había calculado el riesgo de manera retrospectiva. Pero ¿y si pudieran atrasar el reloj y poner en marcha su estudio *antes* de que ninguno de los sujetos desarrollara un cáncer? ¿Podría un epidemiólogo observar el desarrollo de una enfermedad como el cáncer pulmonar desde el momento mismo de su inicio, así como un embriólogo puede ser testigo de la incubación de un huevo?

A comienzos de la década de 1940 una idea similar había cautivado al excéntrico genetista de Oxford Edmund Ford[14]. Firme creyente en la evolución darwiniana, Ford sabía, no obstante, que la teoría de Darwin tenía una importante limitación: hasta entonces, la progresión evolutiva se había inferido de manera indirecta del registro fósil, pero nunca demostrado directamente en una población de organismos. El inconveniente de los fósiles es, por supuesto, que están fosilizados: estáticos e inmóviles en el tiempo. La existencia de tres fósiles A, B y C, que representen tres etapas distintas y progresivas de la evolución, podría hacer pensar que el fósil A *dio origen* al B y que el B *dio origen* al C. Pero esta prueba es retrospectiva e indirecta; el hecho de que existan tres etapas evolutivas sugiere, pero no puede probar, que un fósil ha *causado* la génesis del siguiente.

El único método formal para probar que las poblaciones experimentan cambios genéticos definidos a lo largo del tiempo implica captar ese cambio en el mundo real y en tiempo real: *prospectivamente*. La obsesión de idear ese experimento prospectivo y observar los engranajes de Darwin en acción se apoderó de Ford. Con ese fin, persuadió a varios estudiantes para que recorrieran los húmedos marjales de los alrededores de Oxford y recolectaran mariposas nocturnas. Cada vez que atrapaban una mariposa, la marcaban con un bolígrafo de celulosa y volvían a liberarla. Año tras año, los estudiantes de Ford regresaban a los marjales con sus galochas y sus redes y recapturaban y estudiaban a las mariposas nocturnas que habían marcado en años anteriores, así como a sus descendientes no marcados; creaban así, en sustancia, un «censo» de mariposas silvestres sobre el terreno. Y año tras registraron con gran meticulosidad cambios minúsculos en esa selección de mariposas, como modificaciones en las marcas de las alas o variaciones de tamaño, forma y color. Al trazar un mapa de esos cambios a lo largo de casi un decenio, Ford pudo comenzar a observar la evolución en acción. Documentó cambios graduales en el color del manto de las mariposas (y con ello, cambios en los genes), grandes fluctuaciones en las poblaciones y signos de selección natural por la acción de sus predadores: un macrocosmos encerrado en un marjal*.

Tanto Doll como Hill habían seguido este trabajo con profundo interés. Y en el invierno de 1951 Hill tuvo la idea de hacer algo similar con seres humanos; al parecer, como la mayoría de las grandes ideas científicas, se le ocurrió en el baño[15]. Supongamos que un gran grupo de hombres pudiesen ser marcados, a la manera de Ford, con un fantástico bolígrafo de celulosa, y seguidos durante décadas. El grupo contendría una mezcla natural de fumadores y no fumadores. Si el hábito de fumar verdaderamente predisponía a los sujetos al cáncer de pulmón (así como los colores brillantes podían predisponer a las mariposas nocturnas a ser cazadas por los preda-

---

* Uno de los alumnos de Ford, Henry B. D. Kettlewell, utilizó esa técnica de rotulado de las mariposas nocturnas para demostrar que los ejemplares de color oscuro —que se camuflaban mejor en árboles oscurecidos por la contaminación— no eran habitualmente el blanco de los ataques de las aves predadoras, con lo cual se demostraba la «selección natural» en acción.

dores), los fumadores comenzarían a sucumbir más rápidamente. Si seguía a ese grupo a lo largo del tiempo —si curioseaba en el marjal natural de la patología humana—, un epidemiólogo podría calcular el riesgo relativo preciso de cáncer pulmonar entre los fumadores en comparación con los no fumadores.

Pero ¿cómo podía encontrarse un grupo lo bastante grande? Una vez más, las coincidencias salieron a la superficie. En Gran Bretaña, debido a las iniciativas para nacionalizar la atención sanitaria, se había elaborado un registro centralizado de todos los médicos, con más de 60.000 nombres. Cada vez que un médico inscrito en el registro moría, se notificaba al funcionario a cargo de este, a menudo con una descripción más o menos detallada de la causa del fallecimiento. El resultado, según lo describió Richard Peto, colaborador y alumno de Doll, fue la creación de un «laboratorio fortuito» para el estudio de grupos. El 31 de octubre de 1951 Doll y Hill despacharon cartas con la encuesta a unos 59.600 médicos. Las preguntas eran intencionalmente breves: se preguntaba a los participantes acerca de sus hábitos de fumador, un cálculo de la cantidad de cigarrillos consumidos, y poco más. La mayoría de los médicos podían contestar en menos de cinco minutos[16].

Hubo un número asombroso de respuestas: 41.024. En Londres, Doll y Hill crearon una lista general de la selección de médicos, dividida entre fumadores y no fumadores. Cada vez que se informaba de una muerte en el grupo, se ponían en contacto con el funcionario del Registro Civil para determinar su causa exacta. Las muertes causadas por el cáncer de pulmón se discriminaban entre fumadores y no fumadores. Ahora, Doll y Hill podían sentarse y ver el despliegue del cáncer en tiempo real.

En los veintinueve meses transcurridos entre octubre de 1951 y marzo de 1954 se registraron 789 muertes en la selección original de Doll y Hill. 36 de ellas se atribuían al cáncer pulmonar. Una vez establecido cuántas correspondían a fumadores y cuántas a no fumadores, la correlación saltó virtualmente a la vista: todas eran de fumadores. La diferencia entre ambos grupos era tan significativa que Doll y Hill ni siquiera tuvieron que apelar a complejas mediciones estadísticas para discernirla. El ensayo diseñado para aplicar el análisis estadístico más riguroso a la causa del cáncer de pulmón requería apenas una matemática elemental para demostrar su tesis.

«Un ladrón en la noche»

Por cierto, [mi cáncer] es un carcinoma de células escamosas, al parecer
como todos los otros cánceres de pulmón de los fumadores. No creo que nadie
pueda traer a colación un argumento muy contundente contra la idea de
una conexión causal con el hábito de fumar, porque, después de todo, yo
fumé unos cincuenta años antes de dejarlo.
EVARTS GRAHAM, a Ernst Wynder, en 1957[1]

Creemos que los productos que hacemos no son nocivos para la salud.
Siempre hemos cooperado y siempre cooperaremos estrechamente con
quienes tienen a su cargo la tarea de velar por la salud pública.
«A Frank Statement to Cigarette Smokers», anuncio a página entera
de la industria tabacalera, en 1954[2]

Richard Doll y Bradford Hill publicaron su estudio prospectivo
sobre el cáncer de pulmón en 1956, el año mismo en que la proporción de fumadores en la población estadounidense adulta alcanzaba su nivel más alto de la historia, con un 45 por ciento. La década
transcurrida había marcado una época para la epidemiología del
cáncer, pero también para el tabaco. En general, las guerras estimulan dos industrias, la de municiones y la de cigarrillos, y, en efecto,
ambas guerras mundiales habían estimulado vigorosamente la ya
fornida industria tabacalera. Las ventas de cigarrillos habían alcanzado cotas estratosféricas a mediados de la década de 1940 y siguieron subiendo en los años cincuenta[3]. En una reedición de lo ocurrido en 1864, pero ahora a una escala gigantesca, cuando los soldados

adictos al tabaco regresaron a la vida civil, dieron aún más visibilidad pública a su adicción.

Para alimentar su crecimiento explosivo en el periodo de la posguerra, la industria del cigarrillo invirtió decenas, y luego cientos, de millones de dólares en publicidad[4]. Y si la publicidad había transformado la industria tabacalera en el pasado, ahora la industria tabacalera transformaba la publicidad. La innovación más llamativa en esta materia fue la orientación de los anuncios de cigarrillos hacia consumidores muy estratificados, en la búsqueda de una extrema especificidad. En el pasado, dichos anuncios se dirigían de manera muy general a todos los fumadores. A principios de la década de 1950, sin embargo, los anuncios —y las marcas— comenzaron a «diseñarse» para grupos segmentados: trabajadores urbanos, amas de casa, mujeres, inmigrantes, afroamericanos y —por si acaso, había que ponerle el cascabel al gato médico— los propios médicos. «Cada vez más médicos fuman Camel», recordaba un anuncio a los consumidores, y tranquilizaba así a los pacientes acerca de la seguridad de *su* hábito[5]. La publicidad de cigarrillos era habitual en las revistas médicas. En los congresos anuales de la Asociación Médica Estadounidense de comienzos de los años cincuenta se entregaban cigarrillos gratis a los asistentes, que hacían cola frente a las cabinas de las compañías productoras[6]. En 1955, cuando Philip Morris presentó al «Hombre Marlboro», su icono fumador más exitoso hasta la fecha, las ventas de la marca crecieron un asombroso 5.000 por ciento en ocho meses[7]. Marlboro prometía una celebración casi erótica del tabaco y el machismo, envueltos en un único y seductor paquete: «El sabor masculino del tabaco de verdad se percibe con intensidad. El filtro se ajusta con suavidad a su boca. Funciona a la perfección pero sin que lo notemos»[8]. Hacia comienzos de la década de 1960 la venta anual bruta de cigarrillos en Estados Unidos ascendía a casi 5.000 millones de dólares, un número sin precedentes en la historia del tabaco[9]. De media, los estadounidenses consumían cerca de cuatro mil cigarrillos por año, u once por día: casi uno por cada hora de vigilia[10].

En su mayor parte, las organizaciones estadounidenses de salud pública no mostraban a mediados de los años cincuenta ninguna inquietud ante el vínculo entre el tabaco y el cáncer señalado por los estudios de Doll y Hill. Al principio, muy pocas entidades, si es que hubo alguna, destacaron el estudio como parte esencial de una campaña contra el cáncer (aunque esta situación no tardaría en cambiar). Pero la industria tabacalera distaba de tener una actitud displicente. Preocupados por la posibilidad de que el lazo cada vez más estrecho entre el alquitrán, el tabaco y el cáncer terminara por ahuyentar a los consumidores, los fabricantes comenzaron a promover de manera proactiva los beneficios de los filtros añadidos a la punta de sus cigarrillos como medida de «seguridad». (El icónico Hombre Marlboro, con los lazos y tatuajes que le prestaban esa pinta hipermasculina, era un elaborado señuelo, montado para demostrar que en el hecho de fumar cigarrillos con filtro no había nada de afeminado o mariquita).

El 28 de diciembre de 1953, tres años antes de la presentación en público del estudio prospectivo de Doll, los presidentes de varias compañías tabacaleras se reunieron con fines preventivos en el Hotel Plaza de Nueva York[11]. La mala publicidad asomaba con claridad en el horizonte. Para neutralizar el ataque científico era necesario un contraataque de igual magnitud y finalidades opuestas.

La pieza central de ese contraataque fue un anuncio titulado «Una declaración franca», que saturó los medios en 1954 con su aparición simultánea en más de 400 diarios a lo largo de unas pocas semanas[12]. Escrita como una carta abierta de los tabacaleros al público, la finalidad de la declaración era abordar los temores y rumores acerca del posible vínculo entre el cáncer de pulmón y el tabaco. En poco más de seiscientas palabras, el texto casi reescribiría la investigación sobre el tabaco y el cáncer.

Si algo no había en «Una declaración franca» era franqueza. El engaño saltaba a la vista ya en las primeras líneas: «Informes recientes sobre experimentos con ratones han dado amplia publicidad a la teoría de que, en algún aspecto, el hábito de fumar cigarrillos está vinculado con el cáncer de pulmón». En realidad, nada podía estar más lejos de la verdad. Los más nocivos de esos «experimentos recientes» (y sin duda los que habían recibido la más «amplia publicidad») eran los estudios retrospectivos de Doll / Hill y Wynder / Graham, ambos realizados no en ratones, sino en seres humanos. Al hacer que la ciencia pareciera oscura y arcana, esas frases procuraban que también lo fueran sus resultados. La distancia evolutiva impondría una distancia emocional: después de todo, ¿quién va a preocuparse de veras por el cáncer de pulmón en ratones? (La épica perversidad de toda esta maniobra solo se revelaría un decenio después, cuando, enfrentados a un número creciente de superlativos estudios *humanos,* los grupos de presión del tabaco replicarían que nunca se había demostrado de manera efectiva que el fumar causara cáncer de pulmón en los ratones, nada menos).

Sin embargo, la ocultación de los hechos no era más que la primera línea de defensa. La forma más ingeniosa de manipulación consistía en carcomer a la ciencia con sus propias dudas: «Las estadísticas que pretenden vincular el hábito de fumar con la enfermedad podrían aplicarse con igual entidad a muchos otros aspectos de la vida moderna. A decir verdad, numerosos científicos cuestionan la validez de esas estadísticas». En su juego de revelaciones y ocultamientos, siempre a medias, de las reales discrepancias entre los científicos, el anuncio ejecutaba una compleja danza de los siete velos. Quedaba por entero a la imaginación del lector determinar qué era exactamente lo que cuestionaban «numerosos científicos» (o qué vinculo se alegaba entre el cáncer de pulmón y otros rasgos de la «vida moderna»).

La ocultación de los hechos y el reflejo de las dudas vigentes —la proverbial combinación de humo y espejos— tal vez habrían bastado para cualquier campaña común y corriente de relaciones públicas. Pero la genialidad del ardid final no tenía rivales. En vez de desalentar la realización de más investigaciones sobre el vínculo entre el tabaco y el cáncer, las compañías tabacaleras proponían dejar que los científicos insistieran con ellas: «Comprometemos nuestra ayuda y asistencia al esfuerzo de investigación de todas las etapas del consumo de tabaco y la salud […], además de las aportaciones que ya hayan hecho las compañías por decisión individual». Lo que se daba a entender era que si se necesitaban más investigaciones significaba que el problema todavía estaba empantanado en la duda y, por lo tanto, irresoluto. Dejemos que el público disfrute de su adicción, y los investigadores de la suya.

Para que esta triple estrategia diera frutos, los grupos de presión de las tabacaleras ya habían constituido un «comité de investigación» al que llamaron Comité de Investigación de la Industria del Tabaco [Tobacco Industry Research Committee, TIRC]. En apariencia, el comité actuaría como intermediario entre un mundo académico cada vez más hostil, una industria tabacalera cada vez más asediada y un público cada vez más confundido. En enero de 1954, tras una prolongada búsqueda, el TIRC anunció finalmente la designación de un director, que —como la entidad nunca dejó de recordar al público— provenía de los más profundos ámbitos de la ciencia[13]. Su elegido, como si con ello se cerrara el círculo de ironías, era Clarence Cook Little, el ambicioso contestatario a quien los laskeritas habían destituido antaño de su cargo de presidente de la Sociedad Estadounidense para el Control del Cáncer (ASCC).

Si los grupos de presión del tabaco no hubieran descubierto a Clarence Little en 1954, quizás habrían tenido que inventarlo: el personaje respondía al dedillo a sus precisos requerimientos. Dogmático, enérgico y voluble, Little tenía formación de genetista. Había instalado un gran laboratorio de investigación animal en Bay Harbor, Maine, que hacía las veces de almacén de cepas de ratones de pura raza para experimentos médicos. La pureza y la genética eran sus preocupaciones. Era un firme partidario de la teoría de que todas las enfermedades, incluido el cáncer, eran en esencia hereditarias, y que, en una especie de limpieza étnica médica, se llevarían en definitiva a todas las personas con predisposición a padecerlas, para dejar como remanente una población genéticamente enriquecida y resistente a las enfermedades. Esta concepción —llamémosla eugenesia «*light*»— se aplicaba asimismo al cáncer de pulmón, que Little también consideraba, en lo fundamental, como producto de una aberración genética. El hábito de fumar, a su juicio, no hacía más que poner al descubierto esa aberración inherente, al provocar el surgimiento del mal germen y su despliegue en el cuerpo humano. En consecuencia, culpar a los cigarrillos del cáncer de pulmón era como culpar a los paraguas de traer la lluvia. El TIRC y los grupos de presión tabacaleros recibieron enérgicamente y con los brazos abiertos esa postura. Doll y Hill, y Wynder y Graham habían correlacionado sin duda el hábito de fumar y el cáncer. Pero correlación, insistía Little, no podía equipararse a causa. En un editorial que le invitó a escribir la revista *Cancer Research* en 1956, argumentaba que si se culpaba de deshonestidad científica a la industria del tabaco, había que censurar a los activistas antitabaco por su insinceridad científica. ¿Cómo podían los científicos combinar con tanta facilidad una mera confluencia de dos hechos —el fumar y el cáncer de pulmón— en una relación causal?[14].

Graham, que conocía a Little de los días de la ASCC, estaba furioso. En una punzante refutación dirigida al editor de la revista, se quejó: «Una relación causal entre el consumo abundante de cigarrillos y el cáncer de pulmón es más contundente que la eficacia de la vacuna contra la viruela, que es solo estadística»[15].

En rigor, como muchos de sus coetáneos de la epidemiología, Graham comenzaba a irritarse con el exagerado escrutinio de la palabra *causa*. Ese término, creía, había perdido su razón de ser original para convertirse en un lastre. El microbiólogo Robert Koch había estipulado en 1884 que, para definirlo como «causa» de una enfermedad, un agente debía cumplir al menos tres criterios. Tenía que estar presente en los animales enfermos; tenía que aislarse en ellos y, al implantarlo en un anfitrión secundario, debía ser capaz de transmitir la enfermedad. Pero lo crucial de los postulados de Koch era el ámbito en que habían surgido, el estudio de las enfermedades y los agentes infecciosos; no había, lisa y llanamente, manera de «readaptarlos» para que rigieran en muchas enfermedades no infecciosas. En el cáncer pulmonar, por ejemplo, sería absurdo imaginar el aislamiento de un carcinógeno de un pulmón canceroso transcurridos meses o años desde la exposición original. Era inevitable que los estudios de la transmisión en ratones fueran igualmente frustrantes. Como sostuvo Bradford Hill:

> Tal vez logremos someter a los ratones, o a otros animales de laboratorio, a una atmósfera de humo de tabaco tal que —como el viejo del cuento de hadas— no puedan dormir ni echar una cabezada, y no sean capaces de alimentarse ni de comer. Y tal vez el cáncer de pulmón se desarrolle o no en una magnitud significativa. ¿Y con eso qué?[16].

En efecto, ¿y con eso qué? Con Wynder y otros colaboradores, Graham *había* tratado de exponer a los ratones a una «atmósfera tóxica de humo de tabaco», o al menos al equivalente más cercano que pudiera concebirse. Como era evidente, resultaba muy improbable que se lograra convencerlos de fumar como un murciélago. De modo que, en un inspirado experimento llevado a cabo en su laboratorio de Saint Louis, Graham había inventado una «máquina de fumar», un aparato que inhalaba a lo largo de todo el día el equivalente a cientos de cigarrillos (la marca elegida fue Lucky Strike) y depositaba el negro residuo alquitranado, a través de un laberinto de cámaras de succión, en un matraz de destilación de acetona[17]. Mediante el pintado en serie de la piel de los ratones con alquitrán,

Graham y Wynder habían comprobado que podían generar tumores en el lomo de los animales. Pero esos estudios habían suscitado, si cabía, aún más controversias. La revista *Forbes* se mofó de la investigación con una célebre pregunta dirigida a Graham: «¿Cuántos hombres destilan el alquitrán del tabaco que consumen y se pintan la espalda con él?»[18]. Y críticos como Little bien podrían haber argumentado que ese experimento era semejante a destilar una naranja hasta una millonésima de una parte en un millón y luego inferir, absurdamente, que el fruto era demasiado venenoso para comerlo.

Así, la epidemiología, como el viejo del cuento de hadas de Hill, resoplaba contra la asfixiante economía de los postulados de Koch. La tríada clásica —asociación, aislamiento, retransmisión— sencillamente no bastaba; lo que la medicina preventiva necesitaba era una concepción propia de la «causa».

Una vez más, Bradford Hill, la eminencia gris de la epidemiología, propuso una solución a ese callejón sin salida. A su entender, era preciso ampliar y revisar la concepción tradicional de la causa cuando se trataba de estudios de enfermedades humanas crónicas y complejas como el cáncer. Si el cáncer de pulmón no entraba en la camisa de fuerza de Koch, había que aflojar la camisa. Hill reconocía la infernal lucha metodológica de la epidemiología con la causalidad —en su núcleo, aquella no era una disciplina experimental—, pero se elevaba por encima de ella. En el caso del cáncer pulmonar y el hábito de fumar, al menos, la asociación tenía a su modo de ver varios rasgos adicionales:

Era fuerte: el riesgo de cáncer aumentaba entre cinco y diez veces en los fumadores.

Era consistente: el estudio de Doll y Hill, y el de Wynder y Graham, realizados en contextos muy diferentes y sobre poblaciones muy diferentes, habían dado con el mismo vínculo.

Era específica: el tabaco se vinculaba al cáncer de pulmón, justamente el lugar donde el humo de aquel entra en el cuerpo.

Era temporal: Doll y Hill habían comprobado que cuanto más tiempo fumaba una persona, más aumentaba el riesgo.

Tenía un «gradiente biológico»: cuanta más cantidad se fumaba, mayor era el riesgo de cáncer de pulmón.

Era verosímil: un vínculo mecánico entre un carcinógeno inhalado y un cambio maligno en el pulmón no era inverosímil.

Era coherente.

Contaba con el respaldo de pruebas experimentales: los descubrimientos epidemiológicos y de laboratorio, como los experimentos de Graham con los ratones pintados con alquitrán, eran concordantes.

Actuaba de manera similar en situaciones análogas: el hábito de fumar se había correlacionado con el cáncer de pulmón y también con los de labios, garganta, lengua y esófago[19].

Hill se valía de estos criterios para hacer una propuesta radical. Los epidemiólogos, argumentaba, podían *inferir* la causalidad si utilizaban esta lista de nueve criterios. Por sí solo, ninguno de los apartados enumerados probaba una relación causal. Antes bien, la lista de Hill funcionaba como una especie de menú a la carta en el cual los científicos podían elegir criterios para fortalecer (o debilitar) la idea de una relación causal. Para los puristas científicos, esto parecía rococó y, como todas las cosas rococó, era muy fácil tomarlo a broma: ¿cómo imaginar a un matemático o un físico escogiendo algunos criterios de un «menú» de nueve para inferir la causalidad? Sin embargo, la lista podía aportar claridad pragmática a la investigación epidemiológica. En vez de ir de aquí para allá con la idea metafísica de la causalidad (¿en qué se basa una «causa», en su sentido más puro?), Hill trasladaba el acento a una idea funcional u operacional. La causa es lo que la causa *hace*, afirmaba. A menudo, como el peso de la prueba en una investigación policial, la preponderancia de pequeños elementos probatorios, y no un único experimento definitivo, confirmaba la causa.

En medio de esta intensa e histórica reorganización de la epidemiología, en el invierno de 1956, Evarts Graham cayó enfermo de repente: gripe, pensó. Cirujano cabal, estaba en la cima de su carrera. Su legado era de vasto alcance: había revolucionado la cirugía del cáncer de pulmón al fusionar procedimientos quirúrgicos desarrollados en las salas de tuberculosis del siglo XIX. Había investigado los mecanismos que hacían surgir las células cancerosas, con el tabaco como carcinógeno de elección. Y con Wynder, había establecido sólidamente el vínculo epidemiológico entre los cigarrillos y el cáncer pulmonar.

Al final, sin embargo, lo que lo derrumbó fue su anterior aversión a la teoría que él mismo había probado. En enero de 1957, como la «gripe» se negaba a remitir, Graham se sometió a una batería de exámenes en el Hospital Barnes. Una radiografía reveló la causa de sus problemas: la gruesa capa exterior de un tumor le obstruía los bronquiolos superiores y ambos pulmones estaban llenos de cientos de depósitos metastásicos de cáncer. Graham mostró las radiografías a un colega, sin decirle a quién pertenecían. El cirujano las examinó y consideró que el tumor era inoperable y no tenía remedio. Entonces, Graham le informó con calma: «[El tumor] es mío».

El 14 de febrero, mientras su estado se deterioraba semana a semana, Graham escribió a su amigo y colaborador, el cirujano Alton Ochsner:

> Tal vez te hayas enterado de que hace poco estuve como paciente en el Hospital Barnes a raíz de un carcinoma broncogénico bilateral que se infiltró sigilosamente en mí como un ladrón en la noche. [...] Sabes que dejé de fumar hace más de cinco años, pero el problema es que fumé durante cinco décadas[20].

Dos semanas después, mientras se afeitaba, Graham se sintió mareado, con náuseas y confuso. Volvieron a llevarlo al Barnes, a una habitación algunas plantas por encima de los quirófanos que tanto amaba. Le administraron quimioterapia intravenosa con mostaza nitrogenada, pero sirvió de poco. El «ladrón» se había infiltrado en todas partes; el cáncer crecía en los pulmones, los nódulos linfáticos, las glándulas suprarrenales, el hígado y el cerebro. El 26 de febrero, confuso, letárgico e incoherente, Graham entró en coma y murió en su habitación. Tenía setenta y cuatro años. Por petición propia, su cuerpo fue donado al Departamento de Anatomía como material de trabajo para que otros estudiosos realizaran la autopsia.

En el invierno de 1954, tres años antes de su prematura muerte, Evarts Graham escribió un prólogo sorprendentemente profético para un libro titulado *Smoking and Cancer*[21]. Al final de su texto, se preguntaba cómo podría combatirse en el futuro la difusión del tabaco en la sociedad. La medicina, concluía, no era lo bastante poderosa para limitar esa difusión. Los investigadores podían suministrar datos sobre los riesgos y discutir sin fin sobre la prueba y la causalidad, pero la solución tenía que ser política. Así, escribía:

> La obstinación [de los encargados de decidir las políticas] nos obliga a concluir que lo que los ciega [...] es su propia adicción. Tienen ojos

para ver, pero no ven debido a su incapacidad o a su falta de voluntad para dejar de fumar. Todo esto lleva a preguntarnos [...] ¿debe permitirse que la radio y la televisión sigan anunciando los materiales publicitarios de la industria del cigarrillo? ¿No es hora de que el custodio oficial de la salud del pueblo, el Servicio de Salud Pública de Estados Unidos, haga al menos una declaración de advertencia?

«Una declaración de advertencia»

A decir verdad, nuestra credulidad sería violentada por el supuesto de que podría haberse producido un caso fatal de cáncer de pulmón [...] a raíz del presunto hábito de Cooper de fumar cigarrillos Camel como consecuencia de las representaciones expuestas por el acusado en las diversas formas de publicidad.
Veredicto del jurado en el caso Cooper, 1956[1]

Sin lugar a dudas, como habitante de Estados Unidos durante la segunda mitad del siglo XX, uno tendría que estar sordo, mudo y ciego para no conocer los peligros alegados, reales o imaginarios, del hábito de fumar cigarrillos. Sin embargo, la decisión personal de fumar es [...] el mismo tipo de decisión tomada por el conductor que, después de beber unas cervezas, derriba un poste de teléfono.
Carta abierta de la industria tabacalera, 1988[2]

En el verano de 1963, siete años después de la muerte de Graham, un grupo de tres hombres viajó a East Orange, Nueva Jersey, para visitar el laboratorio de Oscar Auerbach[3]. Cauteloso y de pocas palabras, Auerbach era un patólogo pulmonar muy respetado que acababa de terminar un monumental estudio en el que se comparaban muestras de pulmón de 1.522 autopsias de fumadores y no fumadores.

El trabajo en el que Auerbach describía las lesiones que había encontrado fue un hito en la comprensión de la carcinogénesis[4]. En vez de iniciar sus estudios con la forma plenamente desarrollada del cáncer, el patólogo había procurado entender la *génesis* de este. Razón por la cual no había tomado como punto de partida el cáncer sino su encarnación pasada, su lesión precursora: el *precáncer*. Mucho antes de que el cáncer se desarrollara abierta y sistemáticamente en el pulmón de un fumador, comprobó Auerbach, el órgano contenía capas y capas de lesiones precancerosas en varios estados de evolución, como un esquisto prehistórico de la carcinogénesis. Los cambios comenzaban en las vías aéreas bronquiales. Cuando el humo recorría el pulmón, las capas externas, expuestas a las concentraciones más elevadas de alquitrán, empezaban a engrosarse e hincharse. Dentro de esas capas engrosadas Auerbach encontró la siguiente etapa de la evolución de la neoplasia maligna: células atípicas con núcleos alterados u oscuros en parches irregulares. En una fracción aún más pequeña de los pacientes, esas células atípicas comenzaban a mostrar los cambios citológicos característicos del cáncer, con núcleos hinchados y anormales a menudo en medio de un proceso de furiosa división. En la etapa final, esos racimos de células atravesaban la delgada cubierta de las membranas basales y se transformaban en un carcinoma francamente invasivo. El cáncer, sostenía Auerbach, era una enfermedad que se desenvolvía con lentitud a lo largo del tiempo. No corría, sino que se movía con indolencia hacia su nacimiento.

La mañana de marras, los tres visitantes de Auerbach se encontraban en un viaje de trabajo para entender esa marcha indolente de la carcinogénesis de la manera más amplia posible[5]. William Cochran era un exigente estadístico de Harvard; Peter Hamill, un médico especialista en pulmón del Servicio de Salud Pública, y Emmanuel Farber[*], un patólogo. Su viaje al laboratorio de Auerbach marcaba el comienzo de una larga odisea científica. Cochran, Hamill y Farber formaban parte de un comité asesor de diez miembros designados por el secretario de Salud Pública de Estados Unidos. (Hamill era el coordinador médico del cuerpo). La tarea del comité era revisar las pruebas que conectaban el hábito de fumar con el cáncer de pulmón, a fin de que las autoridades de salud pública pudiesen presentar un informe oficial sobre la cuestión: la muy demorada «declaración de advertencia» que Graham había instado a elaborar a la nación.

---

[*] Sin relación con Sidney Farber.

En 1961, la Sociedad Estadounidense del Cáncer, la Asociación Estadounidense del Corazón y la Asociación Nacional de la Tuberculosis enviaron una carta conjunta al presidente Kennedy para solicitarle la formación de una comisión nacional encargada de investigar el vínculo entre el hábito de fumar y la salud. Según recomendaba la carta, el organismo debería buscar «a ese problema de salud la solución que menos interfiera en la libertad de la industria o la felicidad de los individuos»[6]. Aunque parezca inconcebible, se pretendía que la «solución» fuera a la vez enérgica y conciliadora: que hiciera público con claridad el vínculo entre el cáncer, la enfermedad pulmonar, la enfermedad cardiaca y el fumar, sin plantear, no obstante, ninguna amenaza evidente a la libertad de la industria tabacalera. Con la sospecha de que la misión era imposible, Kennedy (cuya propia base política en el sur tabacalero era endeble) se apresuró a endosársela a su secretario de Salud Pública, Luther Terry.

De voz queda, conciliador y rara vez combativo, Terry era natural de Alabama y había recogido tabaco de niño. Cautivado desde su primera infancia por la perspectiva de estudiar Medicina, se había diplomado por la Universidad de Tulane en 1935 y luego fue interino en Saint Louis, donde conoció al imponente Evarts Graham en lo mejor de su carrera quirúrgica. Tras su graduación ingresó en el Servicio de Salud Pública y en 1953 pasó a los Institutos Nacionales de Salud, donde su laboratorio en el Centro Clínico era vecino de los edificios en que Zubrod, Frei y Freireich habían librado su batalla contra la leucemia. Así, Terry había pasado su infancia bajo la sombra del tabaco y su vida académica bajo la sombra del cáncer.

La misión encomendada por Kennedy le dejaba tres opciones. Podía eludir la cuestión y granjearse así la ira de las tres principales organizaciones médicas del país. Podía emitir una declaración unilateral de la Secretaría de Salud Pública acerca de los riesgos que el tabaco planteaba a la salud, a sabiendas de que poderosas fuerzas políticas se apresurarían a aliarse para neutralizar el informe. (A comienzos de la década de 1960, la Secretaría de Salud Pública era un organismo poco conocido y casi impotente; los estados tabacaleros y las compañías que vendían tabaco, en contraste, tenían un enorme poder, dinero e influencia). O podía usar la ciencia como punto de apoyo para volver a despertar el interés público acerca del vínculo entre el tabaco y el cáncer.

De manera vacilante al principio, pero luego con creciente confianza —era «un dragón renuente», según lo caracterizaría Kenneth Endicott, el director del NCI—[7], Terry se decantó por la tercera vía. Con una estrategia que a primera vista parecía reaccionaria, anunció que designaría un comité asesor para resumir las pruebas sobre los vínculos entre el hábito de fumar y el cáncer[8]. Sabía que el informe del comité sería prescindible desde un punto de vista científico: habían pasado casi quince años desde los estudios de Doll y Wynder y decenas de investigaciones habían validado, confirmado y vuelto a confirmar sus resultados. En los círculos médicos el vínculo entre el tabaco y el cáncer era una noticia tan vieja que la mayoría de los investigadores habían empezado a concentrarse en el fumar *pasivo* como factor de riesgo del cáncer. Pero al «reexaminar» las pruebas, la comisión de Terry les infundiría nueva vida. Crearía intencionalmente, a partir de juicios reales, un proceso con fines propagandísticos, y de ese modo volvería a poner la tragedia del tabaco a la vista del público.

Terry nombró a diez personas para integrar su comité. Charles LeMaistre, de la Universidad de Texas, fue elegido por ser una autoridad en fisiología pulmonar. Stanhope Bayne-Jones, el integrante más veterano del cuerpo, era un bacteriólogo canoso y de barba que había moderado varios comités anteriores para los Institutos Nacionales de Salud. Louis Fieser, químico orgánico de Harvard, era experto en carcinogénesis química. Jacob Furth, un patólogo de Columbia, era una autoridad en genética del cáncer; John Hickam era un especialista clínico con particular interés en la fisiología del corazón y el pulmón; Walter Burdette era un cirujano de Utah; Leonard Schuman, un epidemiólogo muy respetado; Maurive Seevers era farmacólogo; William Cochran, estadístico de Harvard, y Emmanuel Farber, por último, un patólogo especializado en la proliferación celular.

En nueve ocasiones repartidas a lo largo de trece meses, el equipo se reunió en un salón de la Biblioteca Nacional de Medicina escasamente amueblado e iluminado con luces de neón, un moderno edificio de hormigón en el campus de los Institutos Nacionales de Salud. Ceniceros llenos de colillas de cigarrillos cubrían las mesas. (El comité estaba dividido a partes iguales, cinco a cinco, entre no fumadores y fumadores; la adicción de estos últimos era tan grande que no vacilaba ni siquiera cuando deliberaban sobre la carcinogénesis del humo). Los integrantes de la comisión visitaron decenas de laboratorios. Se recogieron datos, entrevistas, opiniones y testimonios de unos 6.000 artículos, 1.200 revistas y 155 biólogos, químicos, médicos, matemáticos y epidemiólogos[9]. En total, los ensayos utilizados para la redacción del informe abarcaban estudios de alrededor de 1.123.000 hombres y mujeres, una de las selecciones más grandes jamás analizada en un informe epidemiológico.

Cada miembro del comité aportó elementos para esclarecer una dimensión específica del rompecabezas[10]. El preciso y meticuloso Cochran ideó un nuevo método matemático para evaluar los ensayos. En vez de privilegiar algún estudio en particular, conjeturó, tal vez podría usarse un método para calcular el riesgo relativo como un número compuesto en función de *todos* los ensayos del agregado. (Este método, denominado metaanálisis, ejercería en el futuro una profunda influencia sobre la epidemiología). El químico orgánico que habitaba en Fieser reaccionó de manera similar: su examen de los compuestos químicos presentes en el humo sigue siendo uno de los textos más autorizados sobre el tema. Se seleccionaron pruebas obtenidas en experimentos con animales, series de autopsias, treinta y seis estudios clínicos y, lo más crucial, siete ensayos prospectivos independientes.

Pieza a pieza, surgió un cuadro indiscutible y muy coherente. La relación entre el hábito de fumar y el cáncer de pulmón, confirmó el comité, era una de las más fuertes en la historia de la epidemiología del cáncer: notablemente significativa, notablemente conservada entre poblaciones diversas, notablemente duradera a lo largo del tiempo y notablemente reproducible en un ensayo tras otro. Los experimentos animales que demostraban un vínculo causal entre el fumar y el cáncer pulmonar eran, a lo sumo, no concluyentes. Pero no hacía falta un experimento; al menos, no un experimento de laboratorio en el sentido tradicional de la palabra. El informe, apoyado en gran medida en el trabajo anterior de Hill, rezaba así:

La palabra «causa» puede transmitir la idea de una relación significativa y obligatoria entre un agente y un trastorno o enfermedad asociados en el anfitrión. […] Habida cuenta de que estas complejidades han sido reconocidas, debe señalarse con claridad que la decisión meditada del comité [fue] utilizar las palabras «una causa» o «una causa importante» […] en determinadas conclusiones acerca del hábito de fumar y la salud[11].

Con esa única e inequívoca frase el informe ponía fin a tres siglos de dudas y debates.

El informe de Luther Terry, una «bomba» (como él lo calificó) de 387 páginas encuadernada en cuero, se dio a conocer el 11 de enero de 1964 en un salón atestado de periodistas[12]. Era una fresca mañana de sábado en Washington, deliberadamente elegida para que la bolsa estuviera cerrada (y protegida así del pandemonio financiero que se esperaba como acompañamiento del informe). Para contener la bomba, las puertas del auditorio del Departamento de Estado se cerraron con llave una vez que se presentaron los reporteros. Terry subió al estrado. Los miembros del comité asesor, con trajes oscuros y credenciales con sus nombres, se sentaron detrás de él. Mientras Terry hablaba, con frases cautelosas y medidas, el único sonido en el salón era el del garrapateo sordo de las notas que los periodistas tomaban con frenesí. A la mañana siguiente, según recordó Terry, el informe «era noticia de primera plana y tema principal en todas las estaciones de radio y televisión de Estados Unidos, y de muchas del extranjero».

En un país obsesionado por el cáncer, podría haberse esperado que la atribución de la gran preponderancia de uno de los tipos de cáncer más importantes a una única causa prevenible provocara una respuesta vigorosa e inmediata. Pero pese a las primeras planas, Washington reaccionó con extraordinaria apatía. George Weissman, un ejecutivo de relaciones públicas, envió a Joseph Cullman, el presidente de Philip Morris, un memorando donde decía, con aires de suficiencia:

> Si bien el golpe propagandístico fue tremendo, tengo la sensación de que la *reacción* pública no fue tan severa y tampoco tuvo la profundidad emocional que yo habría temido. Sin duda, no es de naturaleza tal que lleve a los prohibicionistas a salir con hachas y destruir tabernas[13].

Aun cuando el informe hubiera ahondado temporalmente el debate científico, hacía tiempo que las «hachas» legislativas de los prohibicionistas estaban desafiladas. Desde el espectacular fracaso de los intentos de regular la venta de alcohol durante la Ley Seca, era notorio que el Congreso había coartado la capacidad de los organismos federales de regular una industria. Pocos organismos ejercían un control directo sobre las actividades industriales. (La Administración de Alimentos y Drogas [Food and Drugs Administration, FDA] era la excepción más significativa a esta regla. La FDA imponía una estricta regulación de las drogas, pero el cigarrillo había eludido por poco su definición como tal). Así, aun cuando el informe del secretario de Salud Pública proporcionara una justificación perfecta para controlar la industria tabacalera, era poco lo que Washington iba a hacer —o, más importante, *podía* hacer— para lograr ese objetivo.

Tocaría a uno de los organismos más recónditos de Washington la tarea de improvisar la recusación de los cigarrillos. La Comisión Federal de Comercio [Federal Trade Commission, FTC] tenía en su origen la responsabilidad de regular los anuncios publicitarios y comprobar la veracidad de lo que se decía sobre diversos productos: si las píldoras de Carter para el hígado realmente contenían hígado o si un producto contra la calvicie realmente hacía crecer el pelo. En términos generales, se consideraba que la FTC era una entidad moribunda y letárgica, cada vez menos dotada de autoridad y más avejentada. En 1950, por ejemplo, año en que los informes de Doll / Hill y Wynder / Graham emitieron ondas de choque que estremecerían la medicina académica, la joya legislativa más brillante de la comisión consistió en vigilar el uso apropiado de las diversas palabras empleadas en la descripción de los tónicos para la salud, o (acaso más urgente) la utilización adecuada de las expresiones «antideslizante» o «resistente a los deslizamientos» en contraposición con «reductora de deslizamientos» para describir una cera para suelos[14].

El destino de la FTC cambió en el verano de 1957. A mediados de los años cincuenta el vínculo entre el hábito de fumar y el cáncer había despertado tanta alarma entre los fabricantes tabacaleros que muchos de ellos habían comenzado a publicitar nuevos filtros, que supuestamente no dejaban pasar los carcinógenos y hacían «seguros» los cigarrillos. En 1957, John Blatnik, un profesor de Química de Minnesota convertido en congresista, pidió cuentas a la FTC por no investigar la veracidad de esa afirmación[15]. Si bien Blatnik reconocía que las agencias federales no podía regular directamente el tabaco, la FTC, toda vez que su papel era regular las *publicidades* de este, tenía sin duda autoridad para investigar si los cigarrillos «filtrados» eran en efecto tan seguros como se anunciaba. Era un valeroso e innovador intento de ponerle el cascabel al gato, pero como en el caso de muchas de las regulaciones del tabaco, las audiencias resultantes fueron algo así como un circo semiótico. Convocado a prestar testimonio, Clarence Little, con el descaro típico de su audacia, argumentó que la cuestión de someter a prueba la eficacia de los filtros era inmaterial porque, después de todo, no había nada nocivo que fuera necesario filtrar.

Las audiencias solicitadas por Blatnik produjeron, en consecuencia, pocos resultados inmediatos a finales de la década de 1950. Pero, tras seis años de incubación, su efecto fue vigoroso. La publicación del informe del secretario de Salud Pública en 1964 reanimó el argumento de Blatnik. La FTC había sido objeto de una reorganización para convertirla en un organismo más lozano y dinámico y, pocos días después de la aparición del informe, un equipo de jóvenes legisladores comenzó a reunirse en Washington para reconsiderar la idea de regular la publicidad de tabaco[16]. Una semana después, en ese mismo enero de 1964, la FTC anunció que seguiría el ejemplo[17]. Habida cuenta del vínculo entre los cigarrillos y el cáncer —un vínculo causal, como había admitido recientemente el informe del secretario de Salud Pública—, los fabricantes tendrían que reconocer sin rodeos ese riesgo en las publicidades de sus productos. Según la comisión, la manera más eficaz de alertar a los consumidores acerca de dicho riesgo consistía en imprimir el mensaje en el propio producto. De tal modo, las cajetillas de cigarrillos debían llevar la siguiente leyenda: «Advertencia: fumar cigarrillos es peligroso para la salud. Puede causar la muerte por cáncer y otras enfermedades». La misma advertencia habría de incluirse en todos los anuncios publicados en medios impresos.

Cuando la noticia de la medida propuesta por la FTC circuló por Washington, el pánico embargó a la industria tabacalera. La presión y la campaña de los fabricantes de cigarrillos para impedir la inclusión de esa etiqueta de advertencia adquirieron un tono febril. Desesperada por detener el engendro de la Comisión Federal de Comercio, la industria acudió a Abe Fortas, amigo y asesor jurídico del presidente Johnson (y pronto juez de la Corte Suprema), y Earle Clements, ex gobernador de Kentucky que había reemplazado a Little a la cabeza del TIRC en 1959. Con la guía de ambos, los fabricantes tabacaleros urdieron una estrategia que, a primera vista, parecía ilógica: en vez de ser regulados por la FTC, solicitaban por voluntad propia que los regulara el Congreso[18].

La táctica tenía una lógica profundamente calculada. Como era sabido, el Congreso se mostraría más comprensivo con los intereses de los fabricantes tabacaleros. El tabaco era el alma económica de los estados sureños, y la industria había sobornado a políticos y financiado campañas de manera tan vasta a lo largo de los años que una medida política negativa era inconcebible. A la inversa, el activismo unilateral de la FTC contra el tabaco había resultado ser un incordio tan agraviante para los políticos que se esperaba que, al menos en el plano simbólico, el Congreso le torciera el brazo a la vigilante comisión, lo que implicaba, en parte, aligerar su golpe a la industria. El efecto sería un doble beneficio. Al promover voluntariamente el control parlamentario, la industria tabacalera realizaría una proeza de acrobacia política, un salto del fuego hostil de la comisión a la mucho más suave sartén del Congreso.

Y así fue. En el Congreso, la recomendación de la FTC se diluyó una y otra vez mientras pasaba de mano en mano, de audiencia en audiencia y de las comisiones a las subcomisiones, lo que convirtió el proyecto en una sombra lánguida y atenuada de lo que era. La legislación resultante, titulada Ley federal para el etiquetado y la publicidad de cigarrillos [Federal Cigarette Labeling and Advertising Act, FCLAA], de 1965, modificó el texto de advertencia de la FTC, que ahora rezaba: «Advertencia: fumar cigarrillos puede ser peligroso para su salud»[19]. Se expurgaba así el lenguaje serio y vigoroso de la etiqueta original, y muy en particular las palabras *cáncer, causa* y *muerte.* Para garantizar la uniformidad, las leyes estatales quedaron subordinadas a la FCLAA; de hecho, se contaba así con la seguridad de que ningún estado del país habría de imponer una advertencia más contundente. El resultado, como señaló la periodista Elizabeth Drew en el *Atlantic Monthly*, era «una ley para proteger desenfadadamente a la industria privada de la regulación gubernamental». Los políticos se mostraban mucho más protectores de los estrechos intereses del tabaco que del interés general de la salud pública. Los fabricantes de cigarrillos no necesitaban molestarse en inventar filtros de protección, escribió Drew con sequedad: el Congreso había resultado ser «el mejor filtro hasta la fecha».

La FCLAA fue una decepción, pero galvanizó a las fuerzas antitabaco. La transformación de una desconocida norma comercial en una ley regulatoria que metía las narices en el mundo del tabaco tenía un valor simbólico y estratégico a la vez: una industria inmune a las regulaciones había tenido que entrar en vereda, aunque solo fuera en parte. En 1966, un joven fiscal recién salido de la Facultad de Derecho, John Banzhaf, llevó esa estrategia aún más allá. Desenvuelto, seguro de sí mismo e iconoclasta, Banzhaf holgazaneaba en su casa durante la festividad del Día de Acción de Gracias de 1966 (viendo los omnipresentes anuncios de cigarrillos) cuando recordó, de repente, una oscura cláusula legal. En 1949 el Congreso había promulgado la «doctrina de la imparcialidad», según la cual la radio y la televisión públicas tenían que otorgar un tiempo «equitativo» de emisión a los puntos de vista antagónicos en cuestiones polémicas. (El razonamiento de los parlamentarios era que, como esos medios utilizaban un recurso público, debían corresponder ejerciendo una función pública, la de suministrar información equilibrada sobre asuntos controvertidos). La doctrina era poco conocida y poco utilizada. Pero Banzhaf comenzó a preguntarse si no podría aplicarse a la publicidad de cigarrillos. La FTC había atacado la insinceridad de las iniciativas publicitarias de la industria del tabaco. ¿Podría utilizarse una estrategia paralela para atacar el carácter desproporcionado de su presencia mediática?

A principios del verano de 1967, Banzhaf redactó apresuradamente una carta dirigida a la Comisión Federal de Comunicaciones (organismo responsable de hacer cumplir la doctrina de la imparcialidad), en la que se quejaba de que un canal de televisión de Nueva York dedicaba un tiempo de emisión desproporcionado a los anuncios de tabaco, sin que hubiera anuncios que se opusieran a sus contenidos[20]. La queja era tan inusual que Banzhaf, por entonces en un crucero de cuatro semanas por las Bahamas, no esperaba una respuesta sustancial. Pero su carta, sorprendentemente, había llegado a manos amigas. El director jurídico de la Comisión de Comunicaciones, Henry Geller, un ambicioso reformador que desde hacía mucho se interesaba en la radioteledifusión pública, había investigado por su cuenta la posibilidad de atacar la publicidad del tabaco. Cuando Banzhaf volvió de las Bahamas, encontró una carta de Geller:

Los anuncios en cuestión promueven a todas luces el consumo de un cigarrillo determinado como algo atractivo y placentero. En rigor, y como es comprensible, ese es su único fin. Creemos que una estación que presenta esos anuncios tiene el deber de informar a su audiencia de la otra cara de esta polémica cuestión de importancia pública, a saber, que, por placentero que sea, el hábito de fumar puede ser un riesgo para la salud del fumador[21].

Con el consentimiento de Geller, Banzhaf presentó su demanda contra el canal de televisión en los tribunales. Como era de prever, las compañías tabacaleras pusieron el grito en el cielo, con el argumento de que las acciones legales de ese tipo tendrían un efecto disuasivo sobre la libertad de expresión, y se comprometieron a combatir la demanda hasta las últimas consecuencias. Enfrentado a la perspectiva de una prolongada batalla judicial, Banzhaf acudió a la Sociedad Estadounidense del Cáncer, la Asociación Estadounidense del Pulmón y varias otras organizaciones de salud pública en busca de apoyo. Todas lo rechazaron.

Pese a ello, decidió ir a juicio. Llevado al tribunal en 1968, debió trabarse en lucha contra «un escuadrón de los abogados mejor pagados del país, fila tras fila, con sus trajes de rayas diplomáticas y sus gemelos»[22] y, para completo escándalo de la industria del tabaco, ganó el pleito. El tribunal sostuvo que debía darse un «tiempo de emisión proporcional» a las publicidades a favor y en contra del tabaco. La Comisión Federal de Comunicaciones y Geller volvieron al ruedo. En febrero de 1969 la comisión anunció al público que ejercería un riguroso control sobre la cláusula del «tiempo de emisión proporcional» y, dado el peligro para la salud pública que representaba el tabaco, procuraría que se impusiera una prohibición total a los anuncios de tabaco por televisión. Los fabricantes de cigarrillos apelaron una y otra vez el fallo favorable a Banzhaf, pero la Corte Suprema se negó a oír el caso y permitió así que la decisión se mantuviera.

La industria trató de montar una enérgica contracampaña. Un informe interno inédito, redactado en 1969 para responder a la inminente amenaza de la prohibición de la publicidad por parte de la Comisión Federal de Comunicaciones, llegaba a la siguiente conclusión: «Nuestro producto es la duda, ya que es la mejor manera de competir con el "cuerpo del delito"»[23]. Pero los abogados antitabaco también habían aprendido las mañas del oficio; si los vendedores de tabaco tenían «dudas» que sembrar en la mente del público, sus adversarios contaban con algo igualmente visceral: el miedo, y en particular el miedo a una enfermedad definitiva. Un aluvión de anuncios contra el hábito de fumar se emitieron en televisión. En 1968, un consumido y esquelético William Talman, veterano actor y ex fumador, anunció en una publicidad emitida en horario de máxima audiencia que estaba muriendo de cáncer de pulmón. Narcotizado por los analgésicos y arrastrando las palabras, Talman, no obstante, dirigió un mensaje claro al público: «Si fuma, déjelo. No sea un perdedor»[24].

A finales de 1970, frente a la carga diaria de publicidad negativa, los fabricantes de cigarrillos retiraron por voluntad propia la publicidad que hacían en radio y televisión (y evitaron así la necesidad de una representación proporcional de anuncios antitabaco). El último anuncio de cigarrillos se emitió por televisión el 1 de enero de 1971. A las 11.59 de la noche, la primera del Año Nuevo, el eslogan de Virginia Slims, «Has recorrido un largo camino, muchacha», apareció brevemente en las pantallas de los televisores y luego se desvaneció para siempre[25].

Talman no alcanzó a ver ese último anuncio. Había muerto en 1968 de un cáncer de pulmón con metástasis en el hígado, los huesos y el cerebro[26].

La década de 1970 marcó así, en sus años centrales, el principio del fin de una era extraordinaria para la industria tabacalera. El informe del secretario de Salud Pública, la etiqueta con la advertencia de la FCLAA y el ataque a la publicidad de cigarrillos fueron asaltos secuenciales y de alto impacto contra una industria que antaño se consideraba virtualmente inexpugnable. Es difícil cuantificar el impacto preciso de cualquiera de esas estrategias por sí sola, pero los ataques coincidieron con un notable cambio en la trayectoria del consumo de tabaco: tras aumentar sin descanso durante casi seis decenios, el consumo anual de cigarrillos llegó en Estados Unidos a una meseta de unas 4.000 unidades per cápita[27].

La campaña contra el tabaco necesitaba ahora una última estrategia para consolidar esas victorias y hacerlas calar hondo en el público. «Las estadísticas —escribió una vez el periodista Paul Brodeur— son seres humanos que se han enjugado las lágrimas»[28], y hasta ese momento la campaña antitabaco había mostrado multitud de estadísticas, en las que las víctimas del tabaco estaban, de alguna manera, borradas. Al parecer, los litigios y la regulación habían sucedido en abstracto; la medida de la etiqueta con la advertencia dispuesta por la FCLAA y el caso de la doctrina de la imparcialidad habían tenido lugar *en nombre* de las «víctimas» del tabaco, pero estas carecían de rostro y de identidad. El rondó final de asaltos legales contra el tabaco mostraría por fin al público estadounidense a sus víctimas reales, hombres y mujeres que sucumbían en silencio al cáncer de pulmón mientras el Congreso deliberaba sobre los pros y los contras de poner una frase de nueve palabras en una cajetilla de cigarrillos.

Rose Cipollone, nacida en Nueva York con el nombre de Rose De-Francesco, probó su primer cigarrillo en 1942, cuando era una adolescente. Ella representaba el punto medio de una curva en empinado ascenso: entre 1940 y 1944 la proporción de fumadoras en Estados Unidos aumentó más del doble, del 15 al 36 por ciento[29]. Ese asombroso crecimiento fue el producto de la campaña con blanco fijo posiblemente más exitosa en la historia de la publicidad estadounidense: persuadir a las mujeres de que fumaran. En este aspecto, el tabaco aprovechó un cambio social mucho más profundo: en un mundo cada vez más inestable para ellas —que hacían malabarismos con la identidad personal, la atención de los hijos, el manejo de la casa y el trabajo—, aquel se promocionaba como una fuerza normalizadora, estabilizadora y hasta liberadora. «[Es] un juego solo para nervios firmes —decía el anuncio—. Pero, bueno, cuál no lo es en estos días, en que todos combatimos, trabajamos, vivimos a un ritmo que no se ha visto en años»[30]. Rosie *la Remachadora* [Rosie the Riveter], el símbolo arquetípico de la feminidad en tiempos de guerra, reaparecía ahora en el papel de Rosie *la Fumadora*, retratada en los anuncios de Chesterfield con un cigarrillo en la mano. Fumar era una forma de servicio nacional, y, tal vez, incluso la compostura permanente de Rosie frente a las intensas presiones («nunca nerviosa, inquieta o temblorosa», como decía la canción del anuncio)[31] podía adjudicarse a la influencia tranquilizadora de su cigarrillo.

Como su tocaya Rosie, que se erguía amenazante sobre ella, en proporciones gigantescas, en las vallas publicitarias de seis metros de alto, también Cipollone decidió calmarse con Chesterfield. Comenzó a hacerlo de colegiala, cuando, como signo de rebeldía, consumía a escondidas algunos cigarrillos después de las clases. Pero con el deterioro y el derrumbe de la economía en los años treinta, abandonó la escuela y empezó a trabajar como empacadora en una fábrica de bufandas y luego como facturadora, y su hábito se intensificó. Al cabo de pocos años, su consumo había subido a docenas de cigarrillos al día.

Si Rose Cipollone *estaba* alguna vez nerviosa o inquieta, era en los raros momentos en que se enfrentaba a las advertencias sobre la salud relacionadas con el tabaco. Después de casarse, su marido, Anthony Cipollone, emprendió una silenciosa contracampaña, dejándole recortes de periódicos que alertaban sobre los muchos riesgos del hábito de fumar. Rose trató de dejarlo, pero era en vano: cada una de las recaídas incrementaba su dependencia. Cuando se quedaba sin tabaco, hurgaba en la basura para fumarse las colillas.

Lo que le molestaba no era su adicción sino, curiosamente, la elección de filtros. En 1955, cuando Liggett presentó un nuevo cigarrillo con filtro llamado L&M, Rose cambió de marca con la esperanza de que, al ser «más suave, con bajo contenido de alquitrán y nicotina», como se anunciaba, fuera más seguro. La búsqueda del «cigarrillo seguro» se transformó para ella en una obsesión menor. Como un monógamo en serio de cigarrillos, pasaba de marca en marca, con la expectativa de encontrar una que pudiera protegerla. A mediados de la década de 1960 se decidió por los Virginia Slims, quizá con la idea de que un cigarrillo dirigido exclusivamente a las mujeres debía tener menos alquitrán. En 1972 cambió otra vez de marca, ahora a Parliaments, que prometía un filtro más largo y hueco capaz de «aislar» los labios del fumador de la punta humeante. Dos años después, un cambio más, esta vez a True, porque, como diría más adelante en el tribunal ante un jurado estupefacto, «el doctor me los recomendó. [...] Me dijo: "Ya que fuma, también podría fumar estos", y sacó del bolsillo de su chaqueta un paquete de tabaco».

En el invierno de 1981 Cipollone comenzó a tener tos. Una radiografía rutinaria del pecho para evaluar esa tos reveló la presencia de una masa en el lóbulo superior del pulmón derecho. Tras una biopsia quirúrgica se comprobó que se trataba de cáncer de pulmón. En agosto de 1983 se encontraron en todo el cuerpo de Rose metástasis de ese cáncer: masas malignas en los pulmones, los huesos y el hígado. Comenzó la quimioterapia, pero apenas hubo respuesta. Cuando el cáncer se expandió por la médula ósea y halló refugio en el cerebro y la médula espinal, quedó postrada en una cama, con inyecciones de morfina para aliviar el dolor. Rose Cipollone murió la mañana del 21 de octubre de 1984, a los cincuenta y ocho años.

Marc Edell, un abogado de Nueva Jersey, se enteró del diagnóstico de Cipollone once meses antes de la muerte de esta[32]. Ambicioso, astuto e incansable, Edell tenía un amplio conocimiento de las demandas por daños y perjuicios (en la década de 1970 había defendido a fabricantes de asbesto en juicios de responsabilidad civil) y buscaba una «víctima» emblemática del humo del cigarrillo para lanzar un ataque jurídico contra el tabaco. Así, en el invierno de 1983 viajó al somnoliento pueblo suburbano de Little Ferry para visitar a Rose Cipollone y su familia. Al advertir que ella se estaba muriendo, instó a los Cipollone a presentar una demanda contra las tres compañías de cigarrillos cuyos productos Rose había consumido en grandes cantidades: Liggett, Lorillard y Philip Morris.

La demanda de Edell, presentada en 1983, estaba ingeniosamente urdida. Los casos anteriores contra compañías tabacaleras habían seguido un patrón bastante típico: los demandantes argumentaban que no eran conscientes de los riesgos del hábito de fumar. Los fabricantes de cigarrillos replicaban que las víctimas tenían que haber sido «sordas, mudas y ciegas»[33] para no conocerlos, y en todos los casos los jurados se ponían de su lado, reconociendo que las etiquetas de las cajetillas representaban una advertencia adecuada para los consumidores. Para los demandantes, el historial era realmente desolador. En los treinta años transcurridos entre 1954 y 1984 se habían presentado más de trescientas demandas de responsabilidad civil contra las compañías tabacaleras[34]. Dieciséis de ellas habían ido a juicio. Ni una sola había resultado en una sentencia contra una compañía, y ni una sola había terminado en una resolución extrajudicial. La industria del tabaco había cantado, prácticamente, victoria absoluta: «Los abogados de los demandantes pueden leer el escrito de la pared —se pavoneaba un informe—: no hay caso»[35].

Edell, sin embargo, se negó a leer ningún escrito en ninguna pared. Admitió abiertamente que Rose Cipollone conocía los riesgos del fumar. Sí, había leído las advertencias en las cajetillas y los numerosos artículos de revistas cortados tan laboriosamente por Tony Cipollone. No obstante, incapaz de poner coto a su hábito, había seguido siendo adicta. Cipollone distaba mucho de ser inocente, reconocía Edell. Pero lo que importaba no era hasta qué punto conocía ella los riesgos del tabaco; lo importante era lo que sabían *los fabricantes de cigarrillos*, y cuántos de los riesgos cancerígenos habían revelado a consumidores como Rose.

El argumento pilló desprevenidas a las empresas. La insistencia de Edell en su necesidad de conocer qué sabían los fabricantes de cigarrillos acerca de los riesgos del hábito de fumar le permitió solicitar a los tribunales un acceso sin precedentes a los documentos internos de Philip Morris, Liggett y Lorillard. Armado de poderosos mandamientos judiciales para investigar esos documentos privados, Edell sacó a la luz una saga de épica perversidad. Muchos de los fabricantes no solo conocían los riesgos de cáncer del tabaco y las potentes propiedades adictivas de la nicotina, sino que se habían empeñado en acallar las investigaciones internas que los demostraban. Los documentos revelaban, uno tras otro, frenéticas luchas dentro de la industria para ocultar los riesgos, que a menudo dejaban incluso en sus empleados una sensación de asco moral.

En una carta, Fred Panzer, responsable de las relaciones públicas del Instituto de Investigación del Tabaco, se dirigía a Horace Kornegay, su presidente, para explicarle los tres flancos de la estrategia de mercadotecnia de la industria: «poner en duda la acusación relacionada con la salud sin negarla expresamente, defender el derecho del público a fumar sin incentivarlo con acciones a adoptar la práctica [y] alentar la investigación científica objetiva como la única manera de resolver la cuestión del peligro para la salud»[36]. En otro memorando interno (marcado como «confidencial»), la perversidad de las afirmaciones movía casi a risa: «En cierto sentido, puede considerarse que la industria tabacalera es un sector especializado, muy ritualizado y estilizado, de la industria farmacéutica. Los productos del tabaco tienen la propiedad única de contener y liberar nicotina, una droga potente con diversos efectos fisiológicos»[37].

La investigación farmacológica de la nicotina no dejaba dudas acerca de por qué mujeres como Rose Cipollone tenían tantas dificultades para dejar el tabaco; no se debía a que tuvieran poca voluntad, sino a que la nicotina subvertía la propia voluntad. «Piense en la cajetilla de cigarrillos como el envase para guardar una provisión diaria de nicotina —escribió un investigador de Philip Morris—. Piense en el cigarrillo como el dosificador de una unidad de nicotina. [...] Piense en una calada de humo como el vehículo de la nicotina»[38].

En un diálogo particularmente memorable, Edell preguntó al presidente de Liggett por qué la compañía había gastado casi cinco millones de dólares para demostrar que el tabaco podía provocar la aparición de tumores en el lomo de los ratones, e ignorar luego, de manera sistemática, cualquier consecuencia para la carcinogénesis en humanos:

EDELL: ¿Cuál era la finalidad [de ese experimento]?

DEY: Tratar de reducir los tumores en el lomo de los ratones.

EDELL: ¿No tenía nada que ver con la salud y el bienestar de los seres humanos? ¿Es así?

DEY: Es así.

[...]

EDELL: Y esto era para salvar ratas, ¿no? ¿O ratones? ¿Se gastaron todo ese dinero para ahorrar a los ratones el problema de tener tumores?[39].

Intercambios como este resumían los problemas de la industria tabacalera. Mientras los peritos trataban de ingeniárselas para salir bien parados de los interrogatorios de Edell, la profundidad del engaño hacía que aun los abogados de la industria se encogieran de espanto. Los encubrimientos se tapaban con estadísticas insensatas; las mentiras se ocultaban dentro de otras mentiras. La autorización para que Edell exhumara los documentos internos de los fabricantes de cigarrillos creó un precedente legal histórico, al permitir que otros tuvieran la posibilidad de asaltar ese mismo gabinete de los horrores para sacar sus sombrías pruebas y esgrimirlas en futuros casos de daños y perjuicios.

Después de cuatro largos años de controversias legales, el juicio por el cáncer de Cipollone se inició en 1987[40]. A pesar de las esperanzas y predicciones de muchos observadores, el veredicto significó una terrible desilusión para Edell y la familia de Rose. El jurado consideró que esta era responsable de su cáncer en un 80 por ciento. El resto de la responsabilidad —el 20 por ciento— recayó en Liggett, el fabricante de la marca que fumaba hasta 1966 (es decir, antes de que se impusieran las etiquetas con la advertencia). Philip Morris y Lorillard salieron impunes. El jurado otorgó a Anthony Cipollone 400.000 dólares por daños y perjuicios, una suma apenas suficiente para cubrir siquiera los costes administrativos de cuatro años de un litigio obsesivo. Por lo tanto, si eso era un triunfo, entonces, como la industria tabacalera señaló con regocijo, era la definición misma de una victoria pírrica.

Sin embargo, el verdadero legado del caso Cipollone tenía poco que ver con victorias o derrotas jurídicas. Ridiculizada en el tribunal como una adicta sin voluntad, mal informada y de pocas luces, ignorante de los peligros «obvios» del tabaco, Rose Cipollone se convirtió no obstante en el icono heroico de una víctima del cáncer que combatía su enfermedad, aun desde la tumba.

Una oleada de casos siguieron al suyo. La industria tabacalera se defendió con vigor contra esas demandas, esgrimiendo, en un acto reflejo, las etiquetas admonitorias de las cajetillas como prueba de que su responsabilidad era desdeñable. Pero los precedentes sentados por esos casos alimentaron aún más demandas por daños y perjuicios. Demonizados, desmoralizados y devastados por la publicidad negativa, los fabricantes de cigarrillos se vieron frente a un asedio cada vez más intenso y fueron el blanco creciente de las censuras y el dedo acusador.

Hacia 1994 el consumo per cápita de cigarrillos en Estados Unidos había caído por vigésimo año consecutivo (de 4.141 en 1974 a 2.500 ese año), en lo que representaba la baja más espectacular de los índices de consumo en la historia[41]. Había sido una prolongada y lenta batalla de desgaste. Ninguna intervención había diezmado el tabaco por sí sola, pero la fuerza acumulada de las pruebas científicas, la presión política y la inventiva jurídica habían erosionado la industria a lo largo de una década.

Sin embargo, larga es la sombra de los viejos pecados, y en especial de los pecados carcinogénicos. El desfase temporal entre la exposición al tabaco y el cáncer de pulmón es de casi treinta años, y la epidemia de esta enfermedad en Estados Unidos tendrá una vida residual hasta mucho después de que haya caído la incidencia del hábito de fumar. Entre los hombres, la incidencia ajustada por edad del adenocarcinoma pulmonar, que llegó a su punto máximo de 102 por cien mil en 1984, se derrumbó hasta 67 en 2002[42]. Entre las mujeres, empero, la epidemia todavía sigue incólume. El crecimiento estratosférico del hábito de fumar entre las féminas pertenecientes a la generación de Rose Cipollone aún se prolonga en los campos de la muerte del cáncer de pulmón.

Han pasado veintisiete años desde que Marc Edell presentara su insólito caso en los tribunales de Nueva Jersey, y las demandas por daños y perjuicios contra las compañías tabacaleras son hoy un aluvión. En 1994, en otro hito en la historia de los litigios judiciales contra el tabaco, el estado de Misisipi presentó una demanda contra varias empresas tabacaleras para intentar recuperar más de mil millones de dólares de gasto en atención sanitaria en el que había incurrido a raíz de enfermedades relacionadas con el hábito de fumar, incluido, en primerísimo lugar, el cáncer de pulmón[43]. (Michael Moore, el fiscal general, resumió el argumento para conocimiento de las compañías tabacaleras: «Habéis causado la crisis sanitaria; debéis pagarla»)[44]. Varios otros estados lo siguieron, en especial Florida, Texas y Minnesota[45].

En junio de 1997, enfrentadas a un alud de demandas similares, las compañías propusieron un acuerdo global. Así, en 1998 cuarenta y seis estados firmaron el Acuerdo General Extrajudicial [Master Settlement Agreement, MSA] con cuatro de los fabricantes más grandes: Philip Morris, R. J. Reynolds, Brown & Williamson y Lorillard Tobacco Company[46]. (Desde ese año se han sumado al acuerdo otras cuarenta y siete compañías manufactureras de cigarrillos). El acuerdo contempla fuertes restricciones a la publicidad de tabaco, desmantela las asociaciones comerciales y los grupos de presión de la industria, permite el libre acceso a los documentos internos relacionados con la investigación y propone la creación de un foro nacional para educar al público sobre los peligros que plantea el tabaco para la salud. El MSA es uno de los acuerdos de responsabilidad más grandes jamás firmados y, en términos más profundos, representa la mayor admisión de colusión y culpa en la historia de la industria tabacalera.

¿Constituye este acuerdo la victoria legal largamente esperada de Rose Cipollone sobre el tabaco? En algunos aspectos, es precisamente lo opuesto. De hecho, en una perversa recapitulación de la «ley de etiquetas de advertencia» de la década de 1970, es probable que el acuerdo cree otro puerto seguro para la industria del tabaco. Al brindar una protección relativa contra las acciones legales futuras, restringir la publicidad de cigarrillos y permitir que las compañías signatarias fijen los precios, el acuerdo otorga un virtual monopolio a las empresas que firmaron el MSA. Los pequeños fabricantes independientes no se atreven a entrar o a competir en el negocio, lo cual permite que las grandes compañías sean aún más grandes. La afluencia de pagos anuales hechos por los fabricantes de tabaco en función de ese acuerdo crea «estados clientes» que dependen de ese dinero para solventar los crecientes costes médicos. De hecho, el coste real del acuerdo recae sobre las espaldas de los fumadores adictos que ahora pagan más por sus cigarrillos, para pagar luego con su vida.

El MSA tampoco ha señalado la muerte de la industria en un sentido más global; asediado en Estados Unidos, el Hombre Marlboro no ha hecho sino buscar nuevos países Marlboro. Con la reducción de los mercados y las ganancias y el ascenso de sus costes legales, los fabricantes de tabaco se han concentrado cada vez más en los países en desarrollo como nuevos mercados, y, como consecuencia lógica, el número de fumadores en esas naciones se ha incrementado. El hábito de fumar tabaco es hoy una de las principales causas prevenibles de muerte tanto en la India como en China[47]. Richard Peto, un epidemiólogo de Oxford y estrecho colaborador de Richard Doll (hasta la muerte de este en 2005), estimó hace poco que la cantidad de muertes relacionadas con el hábito de fumar entre los adultos indios ascendería a un millón por año en la década de 2010, para continuar creciendo en la década siguiente[48]. En China, el cáncer de pulmón es ya una de las causas más importantes de muerte atribuibles al tabaco entre los hombres[49].

Este asalto constante del tabaco contra el mundo en desarrollo se ha acompañado de audaces maniobras políticas entre bambalinas. En 2004, las compañías tabacaleras firmaron un acuerdo muy poco publicitado con el Ministerio de Salud de México por el que aportan generosas «contribuciones» a un programa de seguro popular de salud a cambio de una drástica reducción de las regulaciones sobre los anuncios publicitarios y las advertencias en las cajetillas de tabaco: en resumen, «robar a Pedro para dar a Pablo», como señaló un editorial reciente[50]. A comienzos de los años noventa, indica un estudio, British American Tobacco firmó un acuerdo similar con el gobierno de Uzbekistán para establecer un monopolio de producción, y luego ejerció intensas presiones para derogar leyes sancionadas algún tiempo atrás que prohibían la publicidad del tabaco[51]. Tras la inversión de British American Tobacco el consumo de cigarrillos creció un 8 por ciento por año en aquel país, en tanto que las ventas se incrementaron alrededor del 50 por ciento entre 1990 y 1996[52].

En un editorial reciente publicado en el *British Medical Journal*, Stanton Glantz, un epidemiólogo de la Universidad de California, en San Francisco, caracterizó esta situación como una catástrofe más en ciernes:

Las compañías multinacionales de cigarrillos actúan como un portador que difunde enfermedad y muerte a través del mundo. Y pueden hacerlo, principalmente, porque la industria tabacalera utiliza su riqueza para influir sobre los políticos con el fin de crear un ambiente favorable a la expansión del hábito de fumar. Para lograrlo, la industria minimiza las restricciones a la publicidad y la promoción e impide la puesta en práctica de políticas públicas eficaces para el control del tabaco, como impuestos altos, fuertes advertencias gráficas en las cajetillas, ámbitos laborales y lugares públicos libres de humo, campañas enérgicas en los medios contra su comercialización, y prohibición de la publicidad. A diferencia de los mosquitos, otro portador mundial de enfermedades, las compañías tabacaleras trasladan con rapidez la información y las estrategias que recogen en una parte del mundo a las demás[53].

Me resulta difícil transmitir la magnitud y la profundidad de la devastación que presencié en los pabellones del cáncer, y que es directamente atribuible al consumo de tabaco. Un joven ejecutivo publicitario, inmaculadamente vestido y lleno de energía, que comenzó a fumar para calmar los nervios, sufrió la amputación de la mandíbula para eliminar un cáncer de lengua invasivo. A una abuela que había enseñado a sus nietos a fumar y luego compartía cigarrillos con ellos le diagnosticaron cáncer de esófago. Un sacerdote con cáncer de pulmón terminal juraba que fumar era el único vicio que nunca había podido superar. Aunque estos pacientes estaban pagando el precio definitivo por su hábito, en algunos de ellos el alcance de la negación seguía siendo asombroso; muchos de mis pacientes continuaban fumando, a menudo de manera furtiva, durante su tratamiento contra el cáncer (yo podía oler el tufillo acre del tabaco en su ropa cuando firmaban el formulario de consentimiento para la quimioterapia). Un cirujano que había ejercido en Gran Bretaña en la década de 1970 —época en que la incidencia del cáncer pulmonar se acercaba a su macabra cima— recordaba sus primeras noches en las salas, cuando los pacientes, tras despertar de sus operaciones oncológicas, recorrían los pasillos como zombis rogando a las enfermeras que les dieran cigarrillos.

Sin embargo, a pesar de la evidente gravedad de esta adicción y sus consecuencias a largo plazo, aún hoy el consumo de tabaco tiene relativamente pocas trabas. Los índices del hábito, estancados durante décadas en una meseta, han comenzado a crecer otra vez en ciertos sectores demográficos, y las deslucidas campañas contra el consumo de cigarrillos han perdido su poder de cautivar la imaginación pública. La separación entre la amenaza y la respuesta está creciendo. Sigue siendo asombroso y perturbador que en Estados Unidos —una nación donde casi todas las nuevas drogas se someten a un riguroso escrutinio como potenciales carcinógenos, y hasta la menor insinuación del vínculo de una sustancia con el cáncer desata una tormenta de histeria pública y ansiedad mediática—, uno de los carcinógenos más potentes y comunes conocidos por los seres humanos pueda comprarse y venderse libremente por pocos dólares en las tiendas de todas las esquinas.

«Cada vez más curiosa»

> *Usted está muy estresada, mi buena señora. En realidad*
> *no tiene nada malo. Le daré un antidepresivo.*
> Barry Marshall, acerca del tratamiento de mujeres con gastritis,
> una lesión precancerosa, en la década de 1960[1]

La categorización del tabaco como un potente carcinógeno —y el lento alud de fuerzas desencadenado para regular los cigarrillos en los años ochenta— se considera con justicia como una de las victorias fundacionales de la prevención del cáncer. Pero se destaca con igual legitimidad una laguna importante en su epidemiología. Los métodos estadísticos para identificar los factores de riesgo del cáncer son, por su naturaleza misma, más descriptivos que mecánicos: describen correlaciones, no causas. Y se apoyan en cierto grado de conocimiento previo. Por paradójico que parezca, para llevar a cabo un ensayo clásico de «caso y control» con el fin de identificar un factor de riesgo desconocido, un epidemiólogo debe saber qué preguntas hacer. Incluso Doll y Hill, al idear sus clásicos estudios prospectivos y de caso y control, se habían apoyado en décadas de conocimiento previo —siglos, si contamos el panfleto de John Hill— acerca del posible vínculo entre el tabaco y el cáncer.

Esto no disminuye el increíble poder del método de caso y control. A comienzos de la década de 1970, por ejemplo, una serie de estudios identificó de manera definitiva el factor de riesgo de una forma rara y fatal de cáncer de pulmón denominada mesotelioma[2]. Cuando los «casos» de mesotelioma se compararon con los «controles», este cáncer mostró una densa concentración en determinadas profesiones: instaladores de materiales aislantes, bomberos, trabajadores navales, cargadores de equipos de calefacción y mineros que trabajaban en minas de crisólito. Como en el caso de Pott y el cáncer escrotal, la confluencia estadística de una profesión rara y un tumor raro permitió identificar con rapidez el agente causal de este cáncer: la exposición al asbesto. La consecuencia —demandas por daños y perjuicios y supervisión federal, que no tardaron en llegar— precipitó una reducción en la exposición laboral al asbesto, lo cual redujo a su vez el riesgo de mesotelioma.

En 1971, otro de esos estudios identificó un carcinógeno aún más inusual, un medicamento hormonal sintético llamado dietilestilbestrol (DES)[3]. En la década de 1950 el DES se recetaba con frecuencia a las mujeres embarazadas para impedir un parto prematuro (aunque solo era de discutible beneficio en este aspecto). Una generación después, cuando se comenzó a preguntar a las mujeres con cáncer vaginal y uterino qué exposición habían tenido a los estrógenos, un patrón peculiar salió a la luz: no eran ellas quienes habían estado directamente expuestas al fármaco, sino *sus madres*. El carcinógeno se había saltado una generación. Había causado cánceres no en las mujeres tratadas con DES, sino en sus hijas expuestas a la droga en el útero.

Pero ¿qué pasa si el comportamiento o la exposición responsables al cáncer son completamente desconocidos? ¿Qué pasaría si uno ni siquiera supiera lo suficiente de la historia natural del mesotelioma, o del vínculo entre el estrógeno y el cáncer vaginal, para preguntar a los afectados por ellos en relación con su historia laboral o su exposición al asbesto y el estrógeno? ¿Podrían los carcinógenos descubrirse a priori, no mediante el análisis estadístico de las poblaciones afectadas de cáncer, sino en virtud de alguna propiedad intrínseca de todos los agentes que lo provocan?

A finales de los años sesenta, un bacteriólogo llamado Bruce Ames, que trabajaba en Berkeley con un problema no relacionado, dio con un análisis para carcinógenos químicos[4]. Ames estudiaba las mutaciones en *Salmonella*, un género bacteriano. Como cualquier bacteria, la *Salmonella* tiene genes que le permiten crecer en determinadas condiciones: por ejemplo, un gen para «digerir» la galactosa es esencial para la supervivencia de una bacteria en una placa de Petri, donde aquella es el único azúcar presente.

Ames observó que las mutaciones de esos genes esenciales podían facilitar o impedir el crecimiento de las bacterias en una placa de Petri. Una cepa de *Salmonella* normalmente incapaz de desarrollarse en galactosa, tomemos por caso, podía *adquirir* una mutación genética que posibilitaba su desarrollo. Una vez activado este, una sola bacteria podía formar una minúscula colonia en una placa de Petri. Si establecía cuántas de esas colonias capaces de crecimiento se habían formado, Ames podía cuantificar la tasa de mutación de cualquier experimento. Las bacterias expuestas a una sustancia determinada podían producir seis de esas colonias, en tanto que las expuestas a otra tal vez produjeran sesenta. En otras palabras, esta segunda sustancia tenía una capacidad decuplicada de poner en marcha cambios en los genes, o una tasa equivalente de mutación.

Ames estaba en condiciones de analizar millares de sustancias químicas e incluir en un catálogo específico las que incrementaban la tasa de mutación: mutágenos. Y mientras poblaba el catálogo, hizo una observación fundamental: *las sustancias químicas clasificadas como mutágenos en su lista también solían ser carcinógenos*. Los derivados de colorantes, conocidos como potentes carcinógenos humanos, destacaban por su profusión, ya que eran la causa de centenares de colonias de bacterias. También lo hacían los rayos X, los compuestos bencénicos y los derivados de la nitrosoguanidina, todos ellos conocidos por provocar cánceres en ratas y ratones[5]. En la tradición de todos los buenos análisis, el de Ames transformaba lo no observable e inmensurable en observable y mensurable. Los rayos X invisibles que habían matado a las chicas del radio en los años veinte podían ahora «verse» como colonias que revertían en una placa de Petri.

El análisis de Ames distaba de ser perfecto. No todos los carcinógenos conocidos destacaban: ni el DES ni el asbesto rociado en la *Salmonella* desactivada producían cantidades significativas de bacterias mutantes[6]. (En contraste, las sustancias químicas que constituían el humo del tabaco sí causaban mutaciones en las bacterias, como advirtieron varios fabricantes de cigarrillos que realizaron el análisis y cuyos resultados se apresuraron a enterrar al considerarlos desconcertantemente positivos). Pero a pesar de sus defectos, ese análisis representaba un vínculo importante entre un enfoque puramente descriptivo de la prevención del cáncer y un enfoque mecanicista. Los carcinógenos, indicaba Ames, tenía una propiedad funcional común y distintiva: alteraban los genes. El bacteriólogo no alcanzaba a comprender la razón profunda que subyacía a esta observación: ¿por qué la capacidad de causar mutaciones estaba ligada a la aptitud de inducir el cáncer? Pero había demostrado que los carcinógenos podían encontrarse de manera experimental, no mediante la identificación retrospectiva (investigando casos y controles en sujetos humanos) sino mediante la identificación *prospectiva* de sustancias químicas que pudieran causar mutaciones en un ensayo biológico bastante simple y elegante.

Según resultaron las cosas, las sustancias químicas no eran los únicos carcinógenos, y el análisis de Ames tampoco era el único método para hallar esos agentes. A finales de la década de 1960, Baruch Blumberg, un biólogo que trabajaba en Filadelfia, descubrió que una inflamación crónica silenciosa causada por un virus de la hepatitis humana también podía causar cáncer.

Estudiante de Bioquímica en Oxford durante los años cincuenta, Blumberg había terminado por interesarse en la antropología genética, el estudio de las variaciones genéticas en poblaciones humanas[7]. En esos años, la antropología biológica tradicional implicaba, sobre todo, la recolección, medición y categorización de especímenes anatómicos humanos. Blumberg quería recolectar, medir y categorizar *genes* humanos, y vincular las variaciones genéticas en los hombres a la vulnerabilidad a las enfermedades.

El problema, como no tardó en descubrir, era la falta de genes humanos para medir o categorizar. En la década de 1950 la genética bacteriana todavía estaba en su infancia —restaba incluso descubrir la estructura del ADN y la naturaleza de los genes— y nadie había visto ni analizado los genes humanos. La única pista tangible de las variaciones en la genética humana provenía de una observación incidental. Las proteínas de la sangre, llamadas antígenos sanguíneos, variaban de un individuo a otro y se transmitían en las familias, lo cual hacía pensar en un origen genético de la variación. Esas proteínas de la sangre podían medirse y compararse en distintas poblaciones usando análisis relativamente simples[8].

Blumberg comenzó a rastrear lugares remotos del mundo en busca de sangre; así, un mes aparecía con tubos de suero de los miembros de la tribu fulani de África, y el mes siguiente era el turno de los pastores vascos[9]. En 1964, después de trabajar durante breve tiempo en los Institutos Nacionales de Salud, ingresó en el Instituto de Investigación del Cáncer de Filadelfia (más adelante rebautizado Centro del Cáncer de Fox Chase) para organizar sistemáticamente los antígenos sanguíneos variantes que había catalogado, con la esperanza de vincularlos a enfermedades humanas[10]. Era un enfoque curiosamente invertido, como explorar un diccionario en busca de una palabra y luego tratar de encontrar un crucigrama donde esta pueda encajar.

Un antígeno sanguíneo que le intrigaba estaba presente en varios sujetos aborígenes australianos y se encontraba con frecuencia en poblaciones asiáticas y africanas, pero no solía aparecer en europeos y americanos[11]. Con la sospecha de que este antígeno era la huella de un antiguo factor genético heredado en las familias, Blumberg le dio el nombre de antígeno australiano, abreviado como *Au*.

En 1966, su laboratorio se propuso caracterizar más detalladamente el antígeno aborigen[12]. Blumberg advirtió enseguida una extraña correlación: los individuos que portaban el antígeno *Au* sufrían a menudo hepatitis crónica, una inflamación del hígado[13]. Estudiados patológicamente, esos hígados inflamados mostraban signos de ciclos crónicos de lesión y reparación: la muerte de células en algunas áreas y los intentos compensatorios de reparar y regenerar las células hepáticas en otros, con el resultado de un órgano fibrósico, encogido y calcinado, una afección llamada cirrosis crónica.

El vínculo entre un antiguo antígeno y la cirrosis sugería una susceptibilidad genética a la enfermedad hepática, una teoría que habría desviado a Blumberg por una tangente prolongada y, en gran parte, infructuosa. Pero un incidente casual tiró por tierra esa teoría y modificó de manera radical el rumbo de sus estudios. El laboratorio había seguido a un joven paciente de una clínica de discapacidades mentales de Nueva Jersey. En un comienzo, su análisis del antígeno *Au* había dado negativo. Pero durante una de las extracciones en serie de sangre, en el verano de 1966, el suero del joven se convirtió de repente de «*Au* negativo» en «*Au* positivo». Cuando se midió su función hepática se descubrió una hepatitis aguda fulminante.

Pero ¿cómo podía un gen «intrínseco» causar una seroconversión y una hepatitis repentinas? Los genes, después de todo, no suelen activarse y desactivarse a voluntad. Un hecho terrible había asesinado la bella teoría de Blumberg sobre la variación genética. *Au*, comprendió este, no podía marcar una variación inherente en un gen humano. En realidad, pronto se comprobaría que *Au* no era ni una proteína humana ni un antígeno sanguíneo, sino un fragmento de una proteína viral que flotaba en la sangre, el signo de una infección. Infectado por este microbio, el hombre de Nueva Jersey había pasado del *Au* negativo al positivo.

Blumberg se apresuró entonces a aislar el organismo responsable de la infección. A comienzos de la década de 1970, con un equipo de colaboradores, su laboratorio había purificado partículas de un nuevo virus, que Blumberg llamó virus de la hepatitis B, o VHB. En lo estructural, el virus era simple —«más o menos circular [...] de unos cuarenta y dos nanómetros de diámetro, uno de los virus de ADN más pequeños que infectan a los humanos»—[14], pero la estructura simple ocultaba un comportamiento extraordinariamente complejo. En los humanos, la infección con VHB causaba un amplio espectro de enfermedades, desde la infección asintomática hasta la hepatitis aguda y la cirrosis hepática crónica.

La identificación de un nuevo virus humano desató una tormenta de actividad entre los epidemiólogos. Hacia 1969, investigadores japoneses (y, a posteriori, el grupo de Blumberg) habían constatado que el virus se transmitía de un individuo a otro por medio de transfusiones sanguíneas[15]. La revisión de la sangre antes de una transfusión —mediante el hoy familiar antígeno *Au* como uno de los primeros biomarcadores en el suero— permitía bloquear la infección y reducir de ese modo el riesgo de padecer hepatitis B.

Pero al cabo de poco tiempo se hizo patente el vínculo de otra enfermedad con el VHB: una forma insidiosa y fatal de cáncer de hígado endémica en algunas partes de Asia y África que aparecía en hígados cenicientos y afectados de fibrosis, a menudo décadas después de la infección viral crónica[16]. Cuando los casos de cáncer hepatocelular se comparaban con controles por medio de métodos estadísticos clásicos, la infección crónica con VHB y el ciclo asociado de lesiones y reparaciones en las células hepáticas aparecían como un claro factor de riesgo, entre cinco y diez veces más grande que en los controles no infectados. El VHB, por lo tanto, era un carcinógeno, pero un carcinógeno vivo, capaz de transmitirse de un anfitrión a otro.

El descubrimiento del VHB fue embarazoso para el NCI. Tras haber inoculado a miles de monos con extractos de cáncer humano, el Programa Especial de Virus del Cáncer del instituto —un programa con un objetivo muy definido y dotado de fondos muy abundantes— todavía no había encontrado un solo virus asociado a esta enfermedad. En cambio, un antropólogo genético dedicado a explorar antígenos de aborígenes había descubierto un virus de alta prevalencia asociado a un cáncer humano también sumamente prevalente. Blumberg era plenamente consciente del bochorno del NCI y del papel del azar en su propio trabajo. Su marcha de los Institutos Nacionales de Salud en 1964, aunque cordial, había sido motivada, precisamente, por conflictos de esa naturaleza; su curiosidad interdisciplinaria era un factor que irritaba a la «rigidez que la concentración en una sola disciplina imponía a los institutos integrantes»[17], entre los cuales el NCI, con su mira puesta en la búsqueda del virus del cáncer, era el más culpable. Y había algo peor para los más entusiastas partidarios de la teoría viral del cáncer: parecía que el virus mismo de Blumberg no era la causa directa de la enfermedad. Los responsables del cáncer eran al parecer la *inflamación* inducida por el virus en las células hepáticas y el ciclo asociado de muerte y reparación: un golpe a la idea de que los virus lo causaban directamente[*].

Pero Blumberg tenía poco tiempo para rumiar esos conflictos, y sin duda carecía de ejes teóricos para machacar con el tema de los virus y el cáncer. Pragmático, orientó a su equipo hacia la búsqueda de una vacuna para el VHB. En 1979 el grupo había concebido una[18]. Como la estrategia de la revisión de la sangre, la vacuna no modificaba, desde luego, el curso del cáncer después de su génesis, pero sí redujo de manera pronunciada la vulnerabilidad a la infección con VHB en los hombres y las mujeres no infectados. Blumberg daba así un paso crucial de la causa a la prevención. Había identificado un carcinógeno viral, encontrado un método para detectarlo antes de la transmisión y descubierto, luego, un medio para obstaculizar esta última.

Con todo, el más extraño entre los carcinógenos «prevenibles» recién descubiertos no era un virus ni una sustancia química, sino un organismo celular: una bacteria. En 1979, el año en que Blumberg comenzó con los ensayos de su vacuna para la hepatitis B, un joven residente de medicina llamado Barry Marshall y un gastroenterólo-

---

* El VHB puede causar cáncer en hígados sin cirrosis. Hoy se cree que este virus también tiene efectos carcinogénicos directos.

HUMORES EN LOS TUMORES

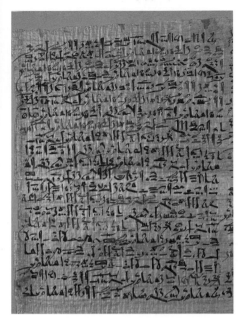

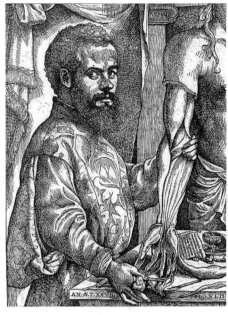

La primera descripción médica del cáncer se encontró en un texto egipcio originalmente escrito en 2500 a. C.: «masas abultadas en [el] pecho [...] como tocar una bola de vendas». Al hablar del tratamiento, el antiguo escriba señala: «No hay ninguno».

El anatomista Andrea Vesalio (1514-1564) trató de descubrir el origen de la bilis negra, el fluido que se creía responsable del cáncer. Incapaz de encontrarlo, Vesalio inició una nueva búsqueda de la verdadera causa del cáncer y de su cura.

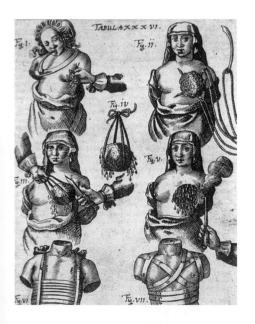

Los cirujanos medievales atacaban el cáncer a través de primitivos métodos quirúrgicos. Johannes Scultetus (1595-1645) describe una mastectomía, la extirpación quirúrgica del cáncer de mama, por medio de fuego, ácido y ataduras de cuero.

El ascenso de la cirugía radical

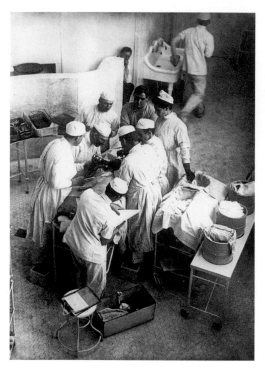

Entre 1800 y 1900 los cirujanos idearon operaciones cada vez más agresivas para atacar las raíces del cáncer en el cuerpo. En la década de 1890, William Stewart Halsted concibió en la Universidad Johns Hopkins la mastectomía radical, una operación para extirpar la mama, los músculos que están debajo de ella y los nódulos linfáticos asociados.

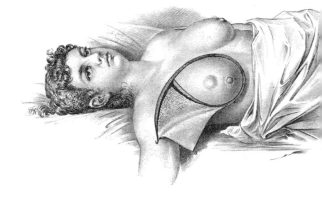

«La paciente era una joven señora a quien me resistía a desfigurar», escribió Halsted. En este grabado, el cirujano presenta a una paciente idealizada. Las pacientes reales de cáncer suelen ser mujeres mayores con tumores más grandes, mucho menos capaces de tolerar ese ataque radical.

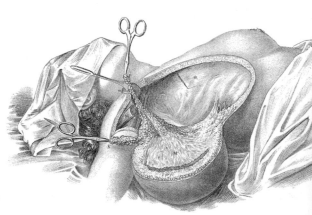

Nuevas armas en la batalla

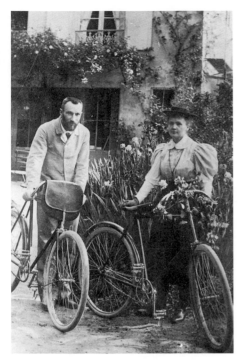

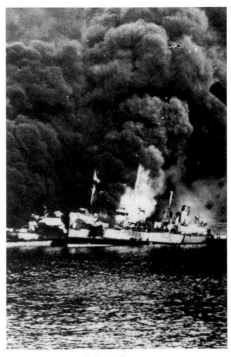

Cuando Marie y Pierre Curie descubrieron el radio, los oncólogos y los cirujanos comenzaron a administrar altas dosis de radiación a los tumores. Sin embargo, la radiación misma era carcinogénica: Marie Curie murió de una leucemia causada por décadas de exposición a los rayos X.

En una incursión aérea durante la Segunda Guerra Mundial se liberaron centenares de toneladas de gas mostaza en el puerto italiano de Bari. El gas diezmaba los glóbulos blancos normales del cuerpo, propiedad que llevó a los farmacólogos a imaginar el uso de un fármaco similar para eliminar los cánceres que afectaban esos glóbulos sanguíneos. La quimioterapia —guerra química contra las células cancerosas— estuvo, literalmente, inspirada por la guerra.

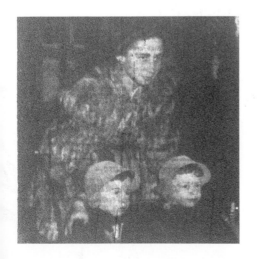

En 1947 Sidney Farber descubrió que un análogo del ácido fólico llamado aminopterina mataba las células que se dividían con rapidez en la médula ósea. Mediante la aminopterina, Farber obtuvo breves y tentadoras remisiones en casos de leucemia linfoblástica aguda. Uno de sus primeros pacientes fue Robert Sandler, un niño de dos años.

La construcción del edificio

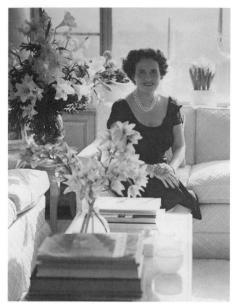

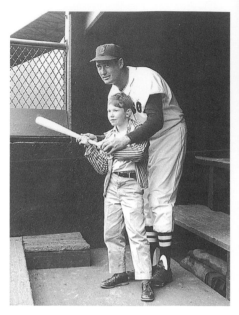

Desde su piso completamente decorado en blanco de Nueva York, Mary Lasker, una legendaria emprendedora de la alta sociedad e integrante de diversos grupos de presión, ayudó a lanzar una batalla nacional contra el cáncer. Lasker llegaría a ser el «hada madrina» de la investigación sobre esta enfermedad; persuadiría e intimidaría a la nación para poner en marcha una guerra contra el cáncer.

Einar Gustafson, un paciente de Farber conocido como «Jimmy» y entusiasta del béisbol, se convirtió en la mascota extraoficial del cáncer infantil. El Jimmy Fund, creado en 1948, fue una de las organizaciones más poderosas de la lucha contra el cáncer, y Ted Williams sería uno de sus portavoces más activos.

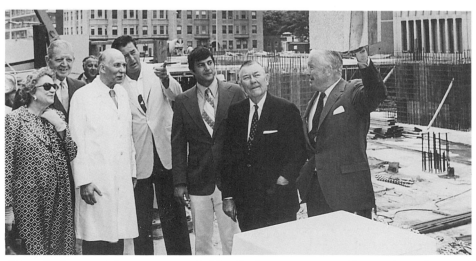

Sidney Farber, confidente y mentor de Mary Lasker y comprometido con ella en la guerra contra el cáncer, aportó legitimidad médica a su campaña y supervisó la construcción de un nuevo pabellón del cáncer en Boston.

Las primeras victorias

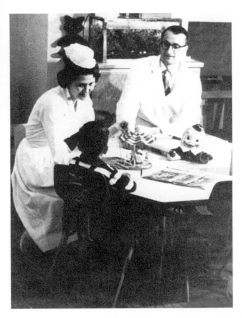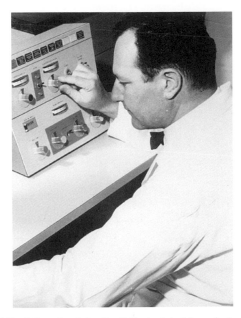

Durante la década de 1960, los médicos Emil Frei (izquierda) y Emil Freireich (derecha) forjaron en el Instituto Nacional del Cáncer (NCI) una estrategia para curar la leucemia linfoblástica aguda por medio de drogas extremadamente tóxicas.

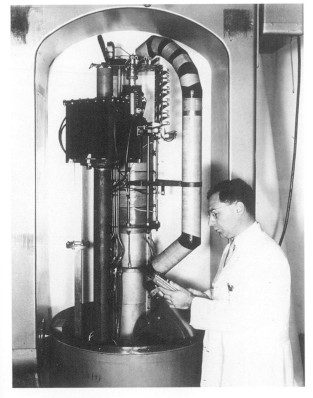

Henry Kaplan, médico y científico, se valió de la radioterapia para curar el linfoma de Hodgkin. La cura de la leucemia linfoblástica y el linfoma de Hodgkin ofreció un nuevo impulso a la guerra contra el cáncer, y dio crédito a la idea de la «cura universal» promovida por Farber.

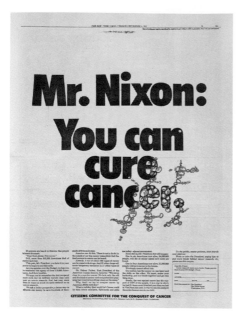

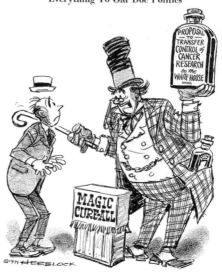

Inspirados por las primeras victorias de la quimioterapia, los promotores de la lucha anticáncer, encabezados por Lasker y Farber, instaron al país a lanzar una guerra contra el cáncer. En 1969, los laskeritas publicaron un anuncio a toda página en *The New York Times* para persuadir a Nixon de que se comprometiera a respaldar su causa.

Muchos científicos criticaron la guerra contra el cáncer por considerarla prematura, y afirmaron que una cura política no conduciría a una cura médica.

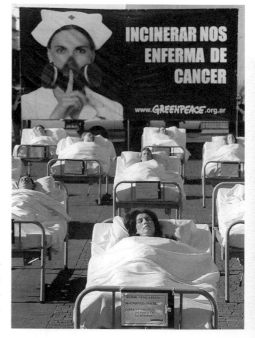

El uso que Lasker hizo de una publicidad inteligente y de imágenes potentes todavía inspira a generaciones de grupos de defensa de distintas causas, entre ellos Greenpeace.

LA PREVENCIÓN ES LA CURA

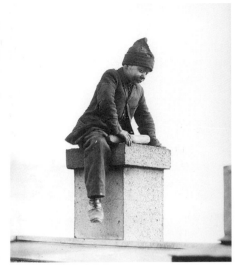

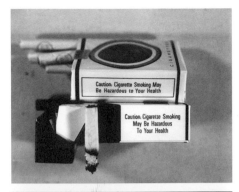

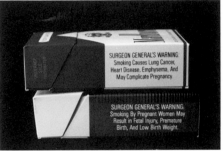

En 1775, el cirujano londinense Percivall Pott advirtió que había una incidencia desproporcionada del cáncer de escroto en los deshollinadores adolescentes, y propuso un vínculo entre el hollín y ese tipo de cáncer; ese fue el primer paso en la búsqueda de carcinógenos prevenibles en el medioambiente.

En la década de 1950 aparecieron estudios innovadores que establecían el vínculo entre el hábito de fumar tabaco y el cáncer de pulmón. Sin embargo, las primeras etiquetas de advertencia pegadas en las cajetillas en los años sesenta evitaban la palabra «cáncer». Solo décadas después fue obligatorio el uso de advertencias explícitas.

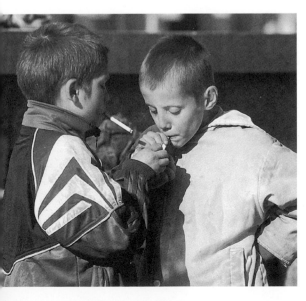

Aunque los índices de fumadores han caído en la mayoría de los países desarrollados, una activa mercadotecnia y la acción de potentes grupos de presión permiten a la industria tabacalera prosperar en otros, creando una nueva generación de fumadores (y de futuras víctimas de cáncer).

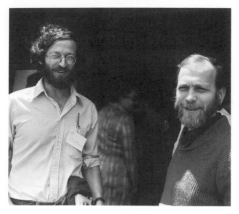

Harold Varmus y J. Michael Bishop descubrieron que el cáncer es causado por la activación de genes precursores endógenos, presentes en todas las células normales. El cáncer, escribió Varmus, es una «versión distorsionada» de nuestro ser normal.

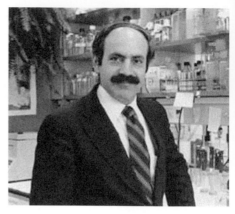

Junto con colaboradores de todo el planeta, Robert Weinberg, del MIT (Massachusetts Institute of Technology), descubrió genes distorsionados en células cancerosas de ratones y humanos.

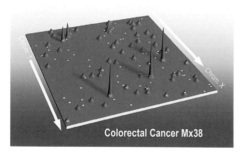

Colorectal Cancer Mx38

Los científicos han secuenciado todo el genoma (23.000 genes en total), lo cual hace posible documentar todos y cada uno de los cambios genéticos (que afectan a genes normales). Los puntos representan las mutaciones en genes encontradas en el cáncer de colon: los genes habitualmente mutados se convierten en «colinas» y luego en «montañas».

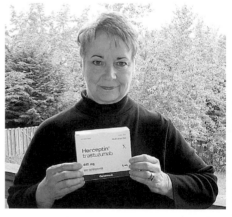

En la década de 1990, Barbara Bradfield fue una de las primeras mujeres en ser tratada con una droga, Herceptin, que ataca específicamente las células del cáncer de mama. Es la paciente que ha sobrevivido más años a ese tratamiento, sin exhibir huellas de su cáncer.

go, Robin Warren, ambos del Hospital Royal Perth de Australia, se propusieron investigar la causa de la gastritis, una inflamación del estómago conocida por predisponer a los pacientes a sufrir úlceras pépticas y cáncer de estómago.

Durante siglos, la gastritis se había atribuido vagamente al estrés y a las neurosis. (En el uso popular, el término *dispéptico* todavía se refiere en inglés a un estado psicológico irritable y frágil). Por extensión, entonces, el cáncer de estómago era un cáncer provocado por el estrés neurótico; en esencia, una variante moderna de la teoría de la melancolía coagulada propuesta por Galeno.

Pero Warren se había convencido de que la verdadera causa de la gastritis era una especie aún desconocida de bacteria, un organismo que, de acuerdo con el dogma, no podía siquiera existir en el inhóspito lumen ácido del estómago. «Desde los primeros días de la bacteriología médica, más de cien años atrás —escribió Warren—, se enseñó que las bacterias no crecen en el estómago. Cuando yo era estudiante, esto se consideraba tan obvio que apenas hacía falta mencionarlo. Era un "hecho conocido", así como "todo el mundo sabe que la Tierra es plana"»[19].

Pero para él la teoría de la Tierra plana de la inflamación estomacal tenía escaso sentido. Cuando examinaba biopsias de hombres y mujeres con gastritis o úlceras gástricas encontraba una difusa capa azul por encima de las depresiones parecidas a cráteres de las úlceras del estómago. Al observar con mayor detenimiento esa capa azulada, no pudo evitar ver organismos espirales que pululaban dentro de ella.

¿O acaso lo había imaginado? Warren estaba convencido de que esos organismos representaban una nueva especie de bacteria que causaba la gastritis y las úlceras pépticas. Pero no podía aislar las bacterias de ningún modo en una placa, una bandeja o un cultivo. Otros no podían ver el organismo; él no podía cultivarlo; toda la teoría, con su bruma azul de organismos alienígenos que crecían sobre los cráteres del estómago, olía a ciencia ficción.

Barry Marshall, en cambio, no tenía una teoría preferida que probar o refutar. Hijo de un calderero de Kalgoorlie y una enfermera, había estudiado Medicina en Perth y era un bisoño investigador junior en busca de un proyecto. Intrigado por los datos de Warren (aunque escéptico con respecto al vínculo con una desconocida y fantasmagórica bacteria), comenzó a recolectar frotis de pacientes con úlcera y a distribuir el material en placas de Petri, con la esperanza de cultivar una bacteria. Pero, como en el caso de Warren, no apareció ninguna. Semana tras semana, las placas de Marshall se apilaban en la incubadora y se descartaban a montones, después de algunos días de examen.

Pero entonces intervino un azar afortunado: el fin de semana de Pascua de 1982, con el hospital desbordado de ingresos y un inesperado ajetreo, Marshall se olvidó de examinar sus placas y las dejó en la incubadora. Cuando se acordó y volvió para examinarlas, encontró diminutas perlas traslúcidas de colonias bacterianas que crecían en el agaragar. El largo periodo de incubación había sido crucial. Bajo el microscopio, la bacteria que se desarrollaba en la placa era un minúsculo y frágil organismo de lento crecimiento con una cola helicoidal, una especie nunca descrita por los microbiólogos. Warren y Marshall la llamaron *Helicobacter pylori*: *helicobacter* por su apariencia, y *pylorus* por la palabra latina que significa 'portero', debido a su ubicación cerca de la válvula de salida del estómago[20].

Sin embargo, la mera existencia de las bacterias, e incluso su asociación con las úlceras, no eran prueba suficiente de que causaran la gastritis. El tercer postulado de Koch estipulaba que, para ser clasificado como elemento causal genuino de una enfermedad, un organismo debía recrear dicha enfermedad cuando se introducía en un anfitrión no infectado. Marshall y Warren inocularon la bacteria en cerdos y realizaron endoscopias en serie. Pero en los cerdos —más de treinta kilos de peso porcino que no se tomaban muy bien las endoscopias semanales— no aparecía ninguna úlcera. Y la verificación de la teoría en humanos era éticamente imposible: ¿cómo podía justificarse la infección de un ser humano con una nueva especie de bacteria no catalogada para probar que causaba gastritis y predisponía al cáncer?

En julio de 1984, estancados sus experimentos y en peligro sus solicitudes de becas, Marshall llevó a cabo el experimento definitivo:

La mañana del experimento me salté el desayuno. [...] Dos horas después, Neil Noakes raspó una placa de cultivo de cuatro días muy inoculada de *Helicobacter* y dispersó las bacterias en agua de peptona alcalina (una especie de caldo de carne utilizado para mantener vivas las bacterias). Ayuné hasta las diez de la mañana, cuando Neil me dio un vaso de precipitados de doscientos mililitros lleno más o menos hasta la cuarta parte con el turbio líquido marrón. Lo bebí de un trago y luego ayuné durante el resto del día. Tuve algunos borboteos estomacales. ¿Eran las bacterias, o simplemente tenía hambre?[21].

Marshall no tenía «simplemente hambre». Pocos días después de tragar el turbio cultivo bacteriano, se puso muy enfermo, con náuseas, vómitos, sudores nocturnos y escalofríos. Convenció a un colega de que le realizara biopsias en serie para documentar los cambios patológicos, y como resultado se le diagnosticó una gastritis muy activa, con una densa capa de bacterias en el estómago y cráteres ulcerosos por debajo; justamente lo que Warren había encontrado en sus pacientes. A finales de julio, con Warren como coautor, Marshall presentó el informe de su propio caso al *Medical Journal of Australia* para su publicación («un voluntario normal [ha] ingerido un cultivo puro del organismo», escribió). Por fin se silenciaba a los críticos. *Helicobacter pylori* era indiscutiblemente la causa de la inflamación gástrica.

El vínculo entre *Helicobacter* y la gastritis planteaba la posibilidad de que la infección bacteriana y la inflamación crónica provocaran cáncer de estómago*. En efecto, a finales de la década de 1980 varios estudios epidemiológicos ya vinculaban la gastritis inducida por *H. pylori* al cáncer de estómago. Entretanto, Marshall y Warren habían probado regímenes de antibióticos (incluido el bismuto, un agente alquímico antaño abandonado) para crear un potente tratamiento multidrogas contra la infección provocada por esa bacteria**. Ensayos aleatorios efectuados en la costa occidental de Japón, donde la infección estomacal y con *H. pylori* es endémica, demostraron que el tratamiento con antibióticos reducía las úlceras gástricas y la gastritis.

El efecto de la terapia con antibióticos sobre el cáncer era, sin embargo, más complejo[22]. La erradicación de la infección con *H. pylori* en hombres y mujeres jóvenes disminuyó la incidencia del cáncer gástrico. En pacientes mayores, a quienes la gastritis crónica había escocido durante varios decenios, la eliminación de la infección tenía escaso efecto. Presumiblemente, en estos pacientes de más

---

* La infección con *H. pylori* se relaciona con varias formas de cáncer, incluyendo el adenocarcinoma gástrico y el linfoma asociado a mucosas.

** Más adelante, el propio Marshall se trató con el régimen y erradicó la infección.

edad la inflamación crónica ya había progresado hasta un punto en que su eliminación no cambiaba nada. Para que la prevención del cáncer funcionara era necesario interrumpir tempranamente la marcha descrita por Auerbach, el pródromo de la enfermedad.

Aunque heterodoxo en extremo, el «experimento» de Barry Marshall —tragar un carcinógeno para crear un estado precanceroso en su propio estómago— sintetizaba la creciente sensación de impaciencia y frustración que imperaba entre los epidemiólogos del cáncer. Las estrategias eficaces para la prevención de esta enfermedad surgen, sin lugar a dudas, de una profunda comprensión de las causas. La identificación de un carcinógeno es solo el primer paso hacia esa comprensión. Para montar una estrategia de éxito contra el cáncer es preciso saber no solo cuál *es* el carcinógeno, sino qué *hace*.

Sin embargo, era imposible reunir la serie de observaciones dispares —de Blumberg a Ames y de este a Warren y Marshall— en una teoría coherente de la carcinogénesis. ¿Cómo podían el DES, el asbesto, la radiación, el virus de la hepatitis y una bacteria estomacal converger en el mismo estado patológico, aunque en diferentes poblaciones y diferentes órganos? Como bien podría haber dicho otro bebedor de pociones desconocidas, la lista de agentes causantes del cáncer parecía ponerse «cada vez más curiosa».

Había pocos precedentes en otras enfermedades de una diversidad de causas tan asombrosa. La diabetes, una dolencia compleja con manifestaciones complejas, sigue siendo en lo fundamental una enfermedad de la señalización anormal de la insulina. La enfermedad de las arterias coronarias se produce cuando un coágulo, surgido de una placa aterosclerótica rota e inflamada, obstruye un vaso sanguíneo del corazón. Pero faltaba una descripción mecánica y unificadora del cáncer, y parecía urgente encontrarla. ¿Cuál era, más allá de la división celular anormal y desordenada, el mecanismo patofisiológico común subyacente al cáncer?

Para dar una respuesta a esta pregunta, los biólogos del cáncer necesitarían volver a los orígenes de este, los primerísimos pasos del viaje de una célula hacia su transformación maligna: a la carcino*génesis*.

«Una telaraña»

*Es en un diagnóstico más precoz donde debemos buscar
cualquier mejora material de nuestras curas del cáncer.*
John Lockhart-Mummery, 1926[1]

*En nuestros días, la necesidad más grande que tenemos con respecto al problema
del cáncer humano, a excepción de una cura universal, es la de un método
para detectar la presencia de la enfermedad antes de que haya ningún
signo clínico de síntomas.*
Sidney Farber en carta a Etta Rosensohn, noviembre de 1962[2]

Señora, ¿se ha «paptizado» usted?
New York Amsterdam News,
con referencia a los frotis de Papanicolaou, 1957[3]

La larga y lenta marcha de la carcinogénesis —la progresión metódica, y paso a paso, desde las lesiones cancerosas de la fase inicial hasta las células francamente malignas— inspiró otra estrategia para prevenir el cáncer. Si era cierto que este se arrastraba con indolencia hacia su nacimiento, como sospechaba Auerbach, tal vez fuera posible intervenir en las etapas más tempranas de esa progresión y atacar, no el cáncer, sino el *precáncer*. ¿Podría desbaratarse la marcha de la carcinogénesis en sus primeros esbozos?

Pocos científicos habían estudiado esa primera transición de las células cancerosas con tanta intensidad como George Papanicolaou, un citólogo griego de la Universidad de Cornell en Nueva

York[4]. Robusto, de baja estatura, formal y de modales anticuados, Papanicolaou había estudiado Medicina y Zoología en Atenas y Múnich y había llegado a Nueva York en 1913. Sin un centavo al bajar del barco, había buscado trabajo en un laboratorio médico, pero, para sobrevivir, se había visto obligado a vender alfombras en la tienda de Gimbels de la calle Treinta y Tres. Al cabo de unos meses de trabajo verdaderamente surrealista (era, al decir de todos, un horrible vendedor de alfombras), obtuvo un cargo de investigador en Cornell que tal vez fuera tan surrealista como su anterior empleo: se le encomendó el estudio del ciclo menstrual de los conejillos de Indias, una especie que no tiene un sangrado visible ni elimina tejidos durante las reglas. Pese a ello, Papanicolaou, valiéndose de un espéculo nasal y bastoncillos de algodón, había aprendido a raspar células cervicales de los conejillos y a extender las muestras delgadas y acuosas en portaobjetos de vidrio.

Las células, comprobó Papanicolaou, eran como diminutos relojes de pulsera. A medida que las hormonas fluían y refluían cíclicamente en los animales, las células liberadas por el cuello del útero de los conejillos de Indias cambiaban de forma y de tamaño también de manera cíclica. Si utilizaba su morfología como guía, Papanicolaou podía predecir la etapa precisa del ciclo menstrual en que se encontraban, y a menudo hasta el día.

A finales de la década de 1920, Papanicolaou había ampliado su técnica a pacientes humanas[5]. (Se dice que su esposa Maria, en lo que es sin duda una de las muestras más truculentas de fortaleza conyugal, permitía que le hiciera un frotis de cérvix todos los días). Como en el caso de los conejillos de Indias, constató que las células que se desprendían del cuello uterino humano también podían revelar las etapas del ciclo menstrual en las mujeres.

Pero todo esto, le señalaron, no equivalía más que a una invención elaborada y un tanto inútil. Como dijo maliciosamente un ginecólogo, «en los primates, incluidas las mujeres», no hacía mucha falta un frotis diagnóstico para calcular la etapa o el momento del ciclo menstrual[6]. Las mujeres habían calculado sus periodos —sin la ayuda citológica de Papanicolaou— durante siglos.

Descorazonado por esas críticas, Papanicolaou volvió a sus portaobjetos. Había pasado casi diez años estudiando obsesivamente frotis normales; tal vez, razonó, el valor real de su análisis no estaba en el frotis normal, sino en las condiciones patológicas. ¿Y si con su frotis pudiera diagnosticar un estado *patológico*? ¿Y si los años dedicados a contemplar la normalidad celular no habían sido sino un preludio para permitirle identificar anormalidades celulares?

Así, Papanicolaou comenzó a aventurarse en el mundo de los estados patológicos y a recolectar en portaobjetos muestras de mujeres con toda clase de enfermedades ginecológicas: fibromas, quistes, tubérculos, inflamaciones del útero y el cuello uterino, infecciones estreptocócicas, gonocócicas y estafilocócicas, embarazos ectópicos, embarazos anormales, tumores benignos y malignos, abscesos y forúnculos, con la esperanza de encontrar alguna marca patológica en las células exfoliadas[7].

Pudo advertir entonces que el cáncer era particularmente propenso a desprender células anormales. En casi todos los casos de cáncer de cérvix, cuando Papanicolaou raspaba las células del cuello del útero, encontraba «formas aberrantes y grotescas» con núcleos anormales e hinchados, membranas arrugadas y un citoplasma encogido que no se asemejaba en nada a las células normales. «Pronto resultó evidente», escribió, que había dado con una nueva prueba para detectar células malignas[8].

Entusiasmado con los resultados, publicó su método en un artículo titulado «New Cancer Diagnosis» [«Nuevo diagnóstico del cáncer»] en 1928[9]. Pero el informe, presentado inicialmente en un extravagante congreso eugenésico por «la mejora de la raza», no hizo sino suscitar más condescendencia en los patólogos. El frotis de Pap, nombre que él dio a la técnica, no era ni exacto ni particularmente sensible. Si se pretendía diagnosticar el cáncer de cérvix, argumentaban sus colegas, ¿por qué no realizar una biopsia del cuello uterino, un procedimiento meticuloso que, aunque engorroso e invasivo, se consideraba mucho más preciso y definitivo que un desaliñado frotis? En los congresos académicos los expertos se mofaban de esa tosca alternativa. Ni siquiera Papanicolaou parecía tener argumentos para rebatirlos. «Creo que este trabajo habrá de llevarse un poco más lejos», escribió con modestia al final de su artículo de 1928[10]. Luego, durante casi dos décadas, tras haber producido dos invenciones perfectamente inútiles a lo largo de veinte años, prácticamente desapareció del candelero científico.

Entre 1928 y 1950 Papanicolaou se sumergió en sus frotis con ferocidad casi monástica[11]. Su mundo se limitó a una serie de rutinas: el viaje diario de media hora a su oficina con Maria al volante; los fines de semana en su casa de Long Island con un microscopio en el estudio y otro en el porche; noches pasadas mecanografiando informes sobre especímenes, mientras un zumo de naranja cuajaba en el vaso y la música de Schubert sonaba como telón de fondo en el fonógrafo. Un patólogo ginecológico llamado Herbert Traut comenzó a trabajar con él para ayudarlo a interpretar sus frotis. Hashime Murayama, un pintor japonés de peces y aves y colega de sus primeros años en Cornell, fue contratado para pintar acuarelas de los frotis por medio de una cámara lúcida[12].

Para Papanicolaou ese periodo de meditación y contemplación también fue como una cámara lúcida que amplificaba y reflejaba viejos temas experimentales en otros nuevos. Una idea de varias décadas atrás volvía a obsesionarle: si las células normales del cuello uterino cambiaban morfológicamente de manera gradual y escalonada a lo largo del tiempo, ¿podrían también hacerlo las células cancerosas, en una lenta danza que, progresivamente, las alejara de la normalidad para investirlas de un carácter maligno? Como Auerbach (cuyo trabajo todavía no se había publicado), ¿podría él identificar fases intermedias del cáncer, lesiones que se encaminaban con indolencia hacia una transformación total?

En una fiesta de Navidad en el invierno de 1950, desafiado por un achispado joven ginecólogo de su laboratorio a determinar con precisión la utilidad de los frotis, Papanicolaou verbalizó una línea de pensamiento que había estado rumiando durante casi una década[13]. La idea le estremeció hasta ponerlo casi fuera de sí. La verdadera utilidad del frotis de Pap no era descubrir el cáncer, sino más bien detectar su antecedente, su precursor: el presagio del cáncer.

«Fue una revelación —rememoró uno de sus alumnos—. El frotis de Pap daría a las mujeres la oportunidad de disfrutar de una atención preventiva [y] reduciría enormemente la probabilidad de que desarrollaran un cáncer»[14]. Habitualmente, el cáncer cervical aparece en una capa exterior del cuello uterino y luego crece en un remolino escamoso superficial, antes de hallar refugio en los tejidos circundantes. Al tomar muestras de mujeres asintomáticas, Papanicolaou conjeturaba que su prueba, si bien imperfecta, podría detectar la enfermedad en sus primeras etapas. Básicamente, retrasaría el reloj diagnóstico, de los cánceres invasivos e incurables a las neoplasias malignas preinvasivas y curables.

En 1952 Papanicolaou convenció al Instituto Nacional del Cáncer de realizar, con su técnica de los frotis, el ensayo clínico de prevención secundaria más grande en la historia del cáncer[15]. Casi todas las mujeres adultas residentes en el condado de Shelby, Tennessee —150.000 en más de 2.000 kilómetros cuadrados—, pasaron por la prueba de un frotis de Pap y se les hizo un seguimiento en el tiempo. Los frotis procedían de cientos de lugares: desde los pequeños consultorios médicos situados en cualquier sitio entre los establecimientos de cría de caballos de Germantown hasta las grandes clínicas urbanas dispersas por toda la ciudad de Memphis. «Clínicas de Pap» temporales se instalaron en fábricas y edificios de oficinas. Una vez recolectadas, las muestras se enviaban a un gigantesco centro de microscopía de la Universidad de Tennessee, donde fotografías enmarcadas de ejemplos de frotis normales y anormales colgaban de las paredes. Los técnicos examinaban portaobjetos día y noche, y solo apartaban la mirada de los microscopios para dirigirla a las fotos. En el periodo de mayor actividad llegaron a examinarse casi mil frotis por día.

Como se esperaba, el equipo de Shelby encontró la cuota que le correspondía de lesiones cancerosas avanzadas en la población. De la selección inicial de unas 150.000 mujeres, 555 padecían cáncer cervical invasivo[16]. Pero la verdadera prueba del principio de Papanicolaou estaba en otro descubrimiento: para asombro de muchos, se verificó que 557 mujeres tenían cánceres preinvasivos e incluso cambios precancerosos: lesiones localizadas en sus fases iniciales, curables mediante intervenciones quirúrgicas relativamente simples[17]. Casi todas esas mujeres era asintomáticas; de no haber pasado por la prueba, nunca se habría sospechado que tenían lesiones preinvasivas. Era notable, asimismo, que la edad promedio de aquellas a quienes se diagnosticaba ese tipo de lesiones fuera de unos veinte años menos que la edad promedio de las mujeres con lesiones invasivas, lo cual corroboraba una vez más la larga marcha de la carcinogénesis. En definitiva, el frotis de Pap había adelantado casi dos décadas el reloj de la detección del cáncer y modificado el espectro del cáncer cervical, que pasaba de ser prácticamente incurable a mayoritariamente curable.

A algunos kilómetros del laboratorio neoyorquino de Papanicolaou, la lógica central del frotis de Pap se extendía a una forma muy diferente de cáncer. Los epidemiólogos conciben la prevención de dos maneras. En la prevención primaria se evita una enfermedad atacando su causa: el abandono del hábito de fumar para el cáncer de pulmón y la vacuna contra la hepatitis B para el cáncer de hígado. En la prevención secundaria (también llamada detección) se previene una enfermedad mediante la detección de su etapa inicial y presintomática. El frotis de Pap se inventó como un método de prevención secundaria del cáncer cervical. Pero si un microscopio podía detectar una etapa presintomática en un raspado de tejido de cérvix, ¿podría otro modo de «ver» el cáncer detectar una lesión precoz en otro órgano afectado por esta enfermedad?

En 1913, un cirujano de Berlín llamado Albert Salomon había tratado de hacerlo[18]. Obstinado e implacable adalid de la mastectomía, Salomon había llevado casi 3.000 mamas amputadas como producto de esa intervención a una sala de rayos X donde las había fotografiado después de la cirugía para detectar los brumosos perfiles del cáncer. Y así había descubierto estigmas de cáncer en sus radiografías: microscópicas partículas de calcio alojadas en el tejido canceroso («granos de sal», como las llamarían más adelante los radiólogos) o un fino depósito crustáceo de células malignas, que recordaban la raíz de la palabra *cáncer*.

El siguiente paso natural podría haber sido tomar imágenes de los senos *antes* de la cirugía como una manera de comprobar su estado, pero los estudios de Salomon tuvieron una abrupta interrupción. Despojado sin más de su cargo universitario por los nazis a mediados de los años treinta, Salomon se marchó a Ámsterdam para escapar a los campos de concentración y se desvaneció en la clandestinidad, y otro tanto sucedió con sus misteriosos rayos X de mamas. La mamografía, como él llamaba a su técnica, languideció en el olvido. Nadie la echó de menos: en un mundo obsesionado con la cirugía radical, y como cualquier masa en el seno, grande o pequeña, era tratada exactamente con la misma operación de colosales dimensiones, la detección de lesiones reducidas no tenía mucho sentido.

Así, a lo largo de casi dos décadas, la mamografía acechó en las periferias remotas de la medicina: en Francia, Inglaterra y Uruguay, lugares donde la cirugía radical no había podido imponerse del todo. Pero a mediados de los años sesenta, mientras la teoría de Halsted se tambaleaba vacilante en su pedestal, la mamografía volvió a entrar en las clínicas radiológicas de Estados Unidos, propiciada por radiólogos precursores como Robert Egan en Houston. Al igual que Papanicolaou, Egan se veía más como un artesano inmaculado que como un científico: un fotógrafo, en realidad, que tomaba fotos del cáncer por medio de rayos X, la forma más penetrante de luz. Maniobraba con películas, ángulos, posiciones y exposiciones hasta que en las imágenes de la mama, como dijo un observador, pudieron verse «trabéculas tan finas como una telaraña»[19].

Pero ¿podría el cáncer quedar atrapado en esa «telaraña» de sombras, hasta el punto de que fuera posible prevenir su diseminación? Las mamografías de Egan podían detectar ahora tumores de apenas unos milímetros, más o menos del tamaño de un grano de cebada. Sin embargo, ¿podrían salvar vidas las revisiones médicas a mujeres para detectar esos tumores tan iniciales y extirparlos mediante cirugía?

Los ensayos de detección del cáncer se cuentan entre los menos fiables de todos los ensayos clínicos: notoriamente difíciles de realizar y notoriamente vulnerables a los errores. Para entender por qué, consideremos la odisea de una prueba de detección del cáncer desde el laboratorio hasta la clínica. Supongamos que en el laboratorio, para detectar una etapa precoz y asintomática de una forma particular de cáncer, se ha inventado una nueva prueba, por ejemplo, el nivel de una proteína secretada por las células cancerosas en el suero. El primer desafío para esa prueba es de carácter técnico: su ejecución en el mundo real. Los epidemiólogos consideran que las pruebas de detección tienen dos errores de ejecución característicos. El primero es el sobrediagnóstico: cuando un individuo da positivo en la prueba pero no tiene cáncer. A estos casos se los llama «falsos positivos». Los hombres y mujeres con falsos positivos quedan atrapados en el estigma punitivo del cáncer, el conocido ciclo de angustia y terror (y el deseo de «hacer algo») que precipita más pruebas y tratamientos invasivos.

La imagen en espejo del sobrediagnóstico es el *infradiagnóstico*, un error producido cuando el paciente tiene verdaderamente cáncer pero no da positivo en la prueba. El infradiagnóstico tranquiliza falsamente a los pacientes al hacerlos creer que están libres de la enfermedad. Estos hombres y mujeres («falsos negativos» en la jerga de la epidemiología) ingresan en un ciclo punitivo de otras características —desesperación, conmoción y traición— una vez que su enfermedad, no advertida por la prueba de detección, termina por ser descubierta al hacerse sintomática.

El problema es que, con frecuencia, el sobrediagnóstico y el infradiagnóstico están intrínsecamente unidos, trabados a perpetuidad en los dos extremos de un balancín. Las pruebas de detección que se afanan por limitar el sobrediagnóstico —mediante la reducción de los criterios por los cuales se clasifica a los pacientes como positivos— resultan a menudo en un aumento de los infradiagnósticos, porque pasan por alto a quienes se encuentran en la zona gris entre positivo y negativo. Un ejemplo ayudará a ilustrar este mecanismo de compensación. Supongamos —para usar la vívida metáfora de Egan— que una araña está tratando de inventar una tela perfecta para capturar moscas en el aire. Comprueba que al aumentar la densidad de la tela se incrementan, sin duda, las posibilidades de atrapar moscas reales (positivos verdaderos), pero también las de recoger basuras y restos flotantes en el aire (falsos positivos). En contraste, con una tela menos densa se reducen las posibilidades de atrapar presas reales, pero cada vez que *se captura* algo, es más probable que se trate de una mosca. En el cáncer, donde tanto el sobrediagnóstico como el infradiagnóstico tienen un coste muy alto, suele ser imposible encontrar ese exquisito equilibrio. Queremos que todas las pruebas oncológicas actúen con una especificidad y una sensibilidad perfectas. Pero la tecnología para la detección no es perfecta. De tal modo, es algo rutinario que las pruebas fallen porque no pueden siquiera salvar este obstáculo preliminar: el índice de sobrediagnóstico o infradiagnóstico es inaceptablemente elevado.

Supongamos, empero, que nuestra nueva prueba supera este cuello de botella decisivo. Los índices de sobrediagnóstico e infradiagnóstico se estiman aceptables, e inauguramos la prueba en una población de ávidos voluntarios. Sigamos suponiendo: la prueba llega al dominio público y los médicos comienzan de inmediato a detectar lesiones premalignas tempranas, de apariencia benigna, en marcado contraste con los tumores agresivos y de rápido crecimiento vistos antes de la prueba. ¿Esta debe juzgarse como un éxito?

No: la mera *detección* de un pequeño tumor no es suficiente. El cáncer exhibe una gama de comportamientos. Algunos tumores son inherentemente benignos, y su genética determina que nunca alcanzarán un estado del todo maligno; y otros son intrínsecamente agresivos y la intervención, aunque se haga en una etapa inicial y presintomática, no cambia en nada el pronóstico del paciente. Para hacer frente a la heterogeneidad de comportamiento inherente del cáncer, la prueba de detección debe ir más lejos. Debe aumentar la supervivencia.

Imaginemos, ahora, que hemos diseñado un ensayo para establecer si nuestra prueba de detección aumenta la supervivencia. Dos gemelas —llamémoslas Esperanza y Prudencia— viven en casas vecinas y se les ofrece participar en el ensayo. Esperanza decide utilizar la prueba para hacerse un chequeo. Prudencia, recelosa de un sobrediagnóstico o un infradiagnóstico, se niega a hacerse un reconocimiento.

Sin que ni una ni otra lo sepan, en ambas gemelas se desarrollan idénticas formas de cáncer exactamente en el mismo momento, 1990. El tumor de Esperanza es descubierto por la prueba de detección en 1995 y la mujer recibe un tratamiento quirúrgico y quimioterapia. Sobrevive cinco años y luego tiene una recidiva y muere diez años después de iniciada la evolución de la enfermedad, en 2000. Prudencia, en cambio, solo detecta su tumor cuando, en 1999, advierte que tiene un bulto en crecimiento en el seno. También ella se somete a un tratamiento con algún beneficio marginal, pero luego sufre una recidiva y muere en el mismo momento que Esperanza, en 2000.

En el funeral conjunto, mientras el cortejo fúnebre desfila junto a los féretros idénticos, se desencadena una discusión entre los médicos de ambas mujeres. Los de Esperanza insisten en que ella tuvo una supervivencia de cinco años: le detectaron el tumor en 1995 y murió en 2000. Los de Prudencia sostienen que la supervivencia de esta fue de un año: su tumor fue detectado en 1999 y ella murió en 2000. Sin embargo, ambas partes no pueden tener razón a la vez: las gemelas murieron del mismo tumor exactamente en el mismo momento. La solución a esta aparente paradoja —llamémosla sesgo de adelanto del diagnóstico— salta a la vista de inmediato. La utilización de la *supervivencia* como punto final de una prueba de detección es errónea porque la detección precoz atrasa el reloj del diagnóstico. El tumor de Esperanza y el de Prudencia tienen un comportamiento biológico exactamente igual. Pero como los médicos detectaron antes el de Esperanza, parece, falsamente, que ella vivió más y que la prueba de detección fue beneficiosa.

De modo que, ahora, nuestra prueba debe salvar un obstáculo más: debe mejorar la *mortalidad*, no la supervivencia. La única manera adecuada de juzgar si la prueba de Esperanza fue verdaderamente beneficiosa consiste en preguntarse si la mujer *vivió más tiempo*, independientemente del momento de su diagnóstico. Si Esperanza hubiera vivido hasta 2010 (un decenio más que Prudencia), sería legítimo adjudicar un beneficio a la prueba. Como ambas mujeres murieron exactamente en el mismo momento, comprobamos ahora que la detección no produjo beneficio alguno.

Debemos concluir entonces que el camino al éxito de una prueba de detección es sorprendentemente largo y estrecho. Debe evitar los escollos del sobrediagnóstico y el infradiagnóstico. Debe seguir un curso que le permita superar la angosta tentación de utilizar la detección precoz como un fin en sí mismo. Y luego, debe navegar el traicionero estrecho de la parcialidad y la selección. La «supervivencia», un criterio de seductora simpleza, no puede ser su punto final. Por lo demás, es crucial una aleatoriedad adecuada en cada paso. Solo una prueba capaz de cumplir todos estos criterios —demostrar el beneficio en términos de mortalidad en un entorno verdaderamente aleatorio, con un índice aceptable de sobrediagnóstico e infradiagnóstico— puede juzgarse como un éxito. En circunstancias tan exigentes, pocas pruebas son lo bastante eficientes para tolerar ese nivel de escrutinio y prestar un verdadero beneficio en materia de lucha contra el cáncer.

En el invierno de 1963, tres hombres se propusieron comprobar si las revisiones mediante mamografías de una gran selección de mujeres asintomáticas podía prevenir la mortalidad provocada por el cáncer de mama[20]. Los tres, exilados de sus respectivos campos, buscaban una nueva manera de estudiar ese cáncer. Louis Venet, un cirujano formado en la tradición clásica, quería detectar cánceres precoces con el fin de evitar las grandes y desfigurantes cirugías radicales que eran la norma en la disciplina. Sam Shapiro, estadístico, procuraba idear nuevos métodos de realizar ensayos estadísticos. Y Philip Strax, internista de Nueva York, tenía, tal vez, la razón más conmovedora: había cuidado a su esposa a lo largo del tormento de las etapas terminales del cáncer de mama, a mediados de la década de 1950. Su intento de detectar lesiones preinvasivas con rayos X era una cruzada personal para detener el reloj biológico que le había arrebatado a su mujer.

Venet, Strax y Shapiro eran refinados especialistas en ensayos clínicos: desde el inicio comprendieron que necesitarían un ensayo prospectivo aleatorio que utilizara la mortalidad como punto final para someter a prueba la mamografía. Desde un punto de vista metodológico, su ensayo recapitularía el famoso ensayo sobre el hábito de fumar escrito por Doll y Hill en los años cincuenta. Pero ¿cómo podría llevarse a cabo una prueba semejante en términos logísticos? El estudio de Doll y Hill había sido el subproducto fortuito de la nacionalización de la atención sanitaria en Gran Bretaña: su cohorte estable había salido en gran parte de la «agenda de direcciones» del Servicio Nacional de Salud, que contenía los datos de los médicos colegiados de todo el Reino Unido. En cambio, la oportunidad de realizar el ensayo sobre la mamografía la brindaba la ola de privatizaciones que recorría Estados Unidos en la posguerra. En el verano de 1944, unos legisladores de Nueva York dieron a conocer un novedoso programa para proporcionar a grupos de trabajadores de la ciudad un seguro sanitario por contrato. Este programa, llamado Plan de Seguro de Salud [Health Insurance Plan, HIP], fue el ancestro de la moderna Organización de Mantenimiento de la Salud [Health Maintenance Organization, HMO].

El HIP llenó un gran vacío en materia de seguros. Hacia mediados de la década de 1950, un trío de factores —la inmigración, la Segunda Guerra Mundial y la Depresión— había sacado a las mujeres de sus casas hasta conformar casi un tercio de la fuerza laboral en Nueva York[21]. Estas trabajadoras buscaban seguros sanitarios, y el HIP, que permitía a sus afiliados mancomunar los riesgos y por lo tanto reducir los costes, era una solución natural. A mediados de los años sesenta había más de 300.000 asociados al plan, repartidos entre 31 grupos médicos de Nueva York, y casi 80.000 de ellos eran mujeres[22].

Strax, Shapiro y Venet no tardaron en advertir la importancia del recurso: tenían ahí una selección definida —«cautiva»— de mujeres de toda Nueva York y sus suburbios a quienes podían reconocer y seguir durante un tiempo prolongado. El diseño del ensayo fue deliberadamente simple: las mujeres asociadas al HIP que tenían entre cuarenta y sesenta y cuatro años fueron distribuidas en dos grupos. A uno se lo examinaba con mamografías, mientras que el otro no se sometía a reconocimiento alguno. Los criterios éticos vigentes para los ensayos de ese tipo en la década de 1960 hicieron que la identificación de los grupos fuera aún más sencilla. El grupo sin reconocimiento —es decir, las mujeres a las que no se hacían mamografías— ni siquiera debía dar su consentimiento; podía reclutarse pasivamente para el ensayo y seguirlo a través del tiempo.

El ensayo, lanzado en diciembre de 1963, fue desde el primerísimo momento una pesadilla logística. La mamografía era engorrosa: una máquina del tamaño de un toro adulto; placas fotográficas como pequeños cristales de ventana, y el chapoteo y la espuma de los productos químicos tóxicos en un cuarto oscuro. Los lugares más adecuados para realizarla eran las clínicas de radiología, pero, incapaces de convencer a las mujeres de que acudieran a ellas (muchas estaban situadas en la parte norte de la ciudad), Strax y Venet terminaron por equipar una furgoneta con una máquina de rayos X y la estacionaron cerca del centro de Manhattan, junto a los camiones de helados y los vendedores de bocadillos, con el fin de reclutar a mujeres para el estudio durante la hora del almuerzo[23]*.

Strax puso en marcha una obsesiva campaña de reclutamiento. Cuando una mujer se negaba a participar en el estudio, la llamaba, le escribía y volvía a llamarla para convencerla de que lo hiciera. Las clínicas se pusieron a punto con la precisión de una máquina para posibilitar la revisión de millares de mujeres cada día:

> Entrevista [...] 5 puestos x 12 mujeres por hora = 60 mujeres. [...] Cubículos para desvestirse y vestirse: 16 cubículos x 6 mujeres por hora = 96 mujeres por hora. Cada cubículo tiene un espacio cuadrado para vestirse-desvestirse y contiene cuatro armarios para la ropa, lo que hace un total de 64. Al final del «círculo» las mujeres vuelven al mismo cubículo para recoger su ropa y vestirse. [...] Para acelerar la rotación, no hay comodidades como sillas o espejos[24].

Las cortinas subían y bajaban. Los armarios se abrían y se cerraban. Los cuartos sin sillas ni espejos veían entrar y salir a las mujeres. El carrusel giraba durante todo el día y hasta el anochecer. En un asombroso lapso de seis años, el trío completó un control que, normalmente, habría tardado dos décadas en realizarse.

---

* Además de la mamografía, también se hacía a las mujeres un examen de los pechos, normalmente a cargo de un cirujano.

Si la mamografía detectaba un tumor, la mujer recibía un tratamiento acorde con la intervención convencional disponible en la época: cirugía, por lo común una mastectomía radical, para extirpar la masa (o cirugía seguida de radiación). Una vez completado el ciclo de reconocimiento e intervención, Strax, Venet y Shapiro pudieron observar el despliegue del experimento en el tiempo y comparar la mortalidad del cáncer de mama entre el grupo examinado y el no examinado.

En 1971, ocho años después del lanzamiento del estudio, Strax, Venet y Shapiro dieron a conocer los resultados iniciales del ensayo del HIP[25]. A primera vista, se asemejaba a una resonante reivindicación de los reconocimientos médicos. En el ensayo habían participado 62.000 mujeres; alrededor de la mitad se había hecho una revisión con mamografía. Había habido 31 muertes en el grupo de la revisión y 52 en el grupo de control. Se admitía que la cantidad absoluta de vidas salvadas era modesta, pero la reducción fraccionaria de la mortalidad gracias al reconocimiento —casi el 40 por ciento— era digna de nota. Strax estaba en éxtasis: «El radiólogo —escribió— se ha convertido en un potencial salvador de las mujeres, y de sus senos»[26].

Los resultados positivos del ensayo del HIP tuvieron un efecto explosivo en la mamografía. «En cinco años, la mamografía ha pasado de ser un procedimiento descartado a estar en el umbral de una aplicación generalizada», escribió un radiólogo[27]. En el Instituto Nacional del Cáncer, el entusiasmo despertado por los reconocimientos se propagó en un rápido *crescendo*. Arthur Holleb, director médico de la Sociedad Estadounidense del Cáncer, se apresuró a señalar el paralelo con el frotis de Pap. En 1971 anunció:

ha llegado la hora de que […] la sociedad implemente un programa masivo con respecto a la mamografía, así como hicimos con la prueba de Pap. […] Ya no podemos pedir a los habitantes de este país que, cada año, toleren como consecuencia del cáncer de mama la pérdida de una cantidad de vidas igual al número de muertes de los últimos diez años en Vietnam. Es hora de hacer un mayor esfuerzo nacional. Creo firmemente que este es el momento[28].

La campaña masiva de la ACS se denominó Proyecto de Detección y Demostración del Cáncer de Mama [Breast Cancer Detection and

Demonstration Project, BCDDP][29]. Era notable que no se tratara de su ensayo sino, como sugería su nombre, de una «demostración». No había grupo de tratamiento ni de control. El proyecto pretendía examinar a casi 250.000 mujeres en un solo año, casi ocho veces la cantidad que Strax había examinado en tres, con el objeto, en gran parte, de demostrar que era posible llevar el reconocimiento mamográfico a un nivel nacional. Mary Lasker lo apoyó con vigor, al igual que prácticamente todas las organizaciones estadounidenses relacionadas con el cáncer. La mamografía, el «procedimiento descartado», estaba a punto de ser consagrada por la medicina establecida.

Pero aun cuando el BCDDP escalaba posiciones, comenzaban a suscitarse dudas acerca del estudio del HIP. Shapiro, recuérdese, había decidido hacer el ensayo aleatorio mediante la distribución de las «mujeres de la prueba» y las «mujeres de control» en dos grupos, y comparar la mortalidad entre ambos. Pero, como era de uso habitual en los años sesenta, el grupo de control no estaba informado de su participación en el ensayo. Era un grupo virtual, una selección extraída de los registros del HIP. Cuando una mujer de este último grupo moría de cáncer de mama, Strax y Shapiro actualizaban sus registros como correspondía, pero —árboles que caían en bosques estadísticos— el grupo mismo había sido tratado como una entidad abstracta, ignorante incluso de su propia existencia.

En principio, la comparación de un grupo virtual con un grupo real habría sido perfectamente lícita. Pero mientras se efectuaba el reclutamiento para el ensayo a mediados de la década de 1960, Strax y Shapiro habían comenzado a preocuparse ante la posibilidad de que algunas mujeres que *ya* habían tenido un diagnóstico de cáncer de mama hubieran participado en el estudio. Obviamente, un examen de detección sería una prueba inútil para ellas, dado que ya tenían la enfermedad. Para corregir esta situación, Shapiro empezó a eliminar a esas mujeres de ambos sectores del ensayo.

La eliminación de esos sujetos del grupo de la prueba mamográfica era relativamente fácil: el radiólogo no tenía más que preguntar a las mujeres cuál era su historial previo, antes de hacerles la mamografía. Pero como el grupo de control era una entidad virtual, no podía haber preguntas virtuales. La selección de quienes serían eliminadas tendría que hacerse «virtualmente». Shapiro trató de actuar de manera imparcial y rigurosa y elegir un número igual de mujeres de los dos sectores del ensayo. Pero es probable que, en definitiva, fuera selectivo. Posiblemente, se excedió en la corrección: se descartó a más pacientes con un cáncer de mama anterior del grupo del chequeo. La diferencia era pequeña —apenas 434 pacientes en un ensayo de 30.000— pero, desde un punto de vista estadístico, era fatal. Los críticos argumentaban ahora que el exceso de mortalidad en el grupo no examinado era producto de la selección. Por error, este grupo tenía una *sobrecarga* de pacientes con un cáncer de mama previo, y el exceso de muertes no era más que un artefacto estadístico.

Los entusiastas de la mamografía estaban desolados. Admitían la necesidad de hacer una reevaluación equitativa, un nuevo ensayo. Pero ¿dónde podría llevarse a cabo? Desde luego, no en Estados Unidos, donde ya había 200.000 mujeres reclutadas para el BCDDP (y a quienes, por tanto, no se podía seleccionar para un nuevo ensayo) y la pendenciera comunidad académica luchaba contra un adversario imaginario para interpretar las sombras del estudio. Cegada por la necesidad de apartarse como fuera de la controversia, toda la comunidad mamografista adoptó también una actitud sobrecompensatoria. En vez de actuar con método y basar cada experimento en los anteriores, lanzaron un alud de ensayos paralelos que no hicieron sino chocar entre sí. Entre 1976 y 1992 se realizaron enormes ensayos paralelos de mamografía en Europa: en Edimburgo, Escocia, y diversos lugares de Suecia, entre ellos Malmoe, Kopparberg, Östergötland, Estocolmo y Gotemburgo[30]. En Canadá, entretanto, los investigadores daban bandazos con su propio ensayo aleatorio de mamografía, el Estudio Nacional de Revisión de Mama [National Breast Screening Study, CNBSS][31]. Como tantas otras cosas en la historia del cáncer, la realización de ensayos mamográficos se había convertido en una carrera armamentística en la que cada grupo trataba de superar las iniciativas de los otros.

Edimburgo fue un desastre[32]. Balcanizado en cientos de prácticas médicas aisladas y desconectadas, era un sitio terrible para comenzar con los ensayos. Los médicos asignaban conjuntos de mujeres a los grupos de chequeo o control sobre la base de criterios aparentemente arbitrarios. O, peor aún, la distribución quedaba a cargo de las propias mujeres. Los protocolos de aleatoriedad eran papel mojado. Las mujeres se pasaban con frecuencia de un grupo a otro a medida que el ensayo avanzaba, lo cual contribuía a la parálisis y la confusión de cualquier interpretación significativa que pretendiera hacerse de la totalidad del estudio.

Mientras tanto, el ensayo canadiense era el modelo mismo de la precisión y la atención al detalle[33]. En el verano de 1980 se lanzó una campaña nacional, muy publicitada por medio de cartas, anuncios y llamadas telefónicas personales, con el fin de reclutar a 39.000 mujeres que debían acudir a quince centros autorizados para realizarse un reconocimiento mamográfico. Cuando una mujer se presentaba en cualquiera de esos centros, una recepcionista le hacía algunas preguntas preliminares; se le pedía que rellenara un cuestionario y luego era examinada por una enfermera o un médico, tras lo cual su nombre se asentaba en un registro abierto. Este —la mayoría de las clínicas usaban un cuaderno de rayas azules— circulaba libremente. Así, para hacer la distribución aleatoria se alternaban los nombres inscritos en cada renglón de ese cuaderno. Una mujer se destinaba al grupo de examen, la mujer asentada en el renglón siguiente iba al grupo de control, la tercera al de examen, la cuarta al de control, y así sucesivamente[34].

Tómese cuidadosa nota de esa secuencia de hechos: normalmente, la asignación aleatoria de una mujer se hacía *después* de su historial y su examen médicos. Esa secuencia no se preveía ni se prescribía en el protocolo original (cada centro había recibido un detallado manual de instrucciones). Pero ese cambio minúsculo desbarató por completo el ensayo. Las distribuciones surgidas después de las entrevistas con las enfermeras ya no eran aleatorias. Las mujeres que en los exámenes mostraban senos o nódulos linfáticos anormales eran destinadas de manera desproporcionada al grupo de la mamografía (en uno de los centros, diecisiete a ese grupo y cinco al de control). Otro tanto sucedía con quienes tenían un historial previo de cáncer de mama. Y también con aquellas que estaban en situación de «alto riesgo» en función de su historia pasada o de anteriores reclamaciones al seguro (ocho a mamografía y una a control)[35].

Todavía se desconocen las razones de este sesgo. ¿Las enfermeras destinaban a las mujeres de alto riesgo al grupo de la mamografía para confirmar un examen clínico sospechoso: para obtener, por así decirlo, una segunda opinión mediante los rayos X? ¿Esa transgresión se cometía acaso de manera consciente? ¿Era un acto indeliberado de compasión, un intento de ayudar a las mujeres de alto riesgo forzándolas a hacerse una mamografía? ¿Estas mujeres de alto riesgo se saltaban su turno en la sala de espera para quedar asentadas adrede en el renglón pertinente del cuaderno de distribución? ¿Los coordinadores del ensayo —los médicos que las examinaban, los técnicos radiólogos, las recepcionistas— les indicaban que así lo hicieran?

Desde entonces, equipos de epidemiólogos, estadísticos, radiólogos y al menos un grupo de peritos forenses estudiaron minuciosamente esos cuadernos garrapateados para tratar de responder a estas preguntas y descifrar lo que salió mal en el ensayo. «La sospecha, como la belleza, depende del color del cristal con que se mira», replicó una de las principales investigadoras del ensayo[36]. Pero había muchos elementos que inducían a la sospecha. Los cuadernos estaban salpicados de errores administrativos: nombres cambiados, identidades invertidas, renglones en blanco, nombres reemplazados o sobrescritos. Algunos testimonios de personas que trabajaban en los centros reforzaron estas observaciones. En un centro, uno de los coordinadores del ensayo puso a sus amigas en el grupo de la mamografía (con la esperanza, presumiblemente, de hacerles un favor y salvarles la vida). En otro, un técnico denunció reiteradas maniobras con la aleatoriedad, en las que las mujeres eran «encaminadas» a uno u otro grupo. En las páginas de las revistas académicas volaban las acusaciones y contraacusaciones. «Hay una lección clara —escribió con tono desdeñoso el investigador del cáncer Norman Boyd en un editorial sumario—: en los ensayos clínicos, la aleatoriedad debería llevarse de tal manera que las transgresiones fueran imposibles»[37].

Pero al margen de esas punzantes lecciones, pocas cosas estaban claras. Lo que surgía de esa bruma de detalles era un estudio aún más desequilibrado que el del HIP. Strax y Shapiro habían flaqueado al vaciar selectivamente el grupo de la mamografía de pacientes de alto riesgo. El CNBSS flaqueaba, acusaban ahora los escépticos, por sucumbir al pecado contrario: *enriquecer* selectivamente el grupo mamográfico con mujeres de alto riesgo. No era una sorpresa que el resultado del CNBSS fuera marcadamente negativo: en todo caso, en el grupo de la mamografía morían más mujeres de cáncer de mama que en el grupo sin examen.

Fue en Suecia, a la postre, donde este legado balbuciente llegó a su fin. En el verano de 2007 visité Malmoe, lugar de uno de los ensayos mamográficos suecos realizados a finales de la década de 1970. Casi colgada en el extremo meridional de la península escandinava, Malmoe es una insulsa ciudad industrial de tonos grises y azules emplazada en medio de un paisaje gris azulado sin nada destacable. Las desnudas y dilatadas planicies de Skåne se extienden al norte, mientras que las aguas del estrecho de Øresund la bañan desde el sur. Golpeada por una profunda recesión a mediados de los años setenta, la región quedó económica y demográficamente congelada durante casi dos décadas. Durante ese periodo los movimientos migratorios hacia y desde la ciudad se redujeron a un bajísimo 2 por ciento[38]. Malmoe había vivido en el limbo, con un grupo de estudio cautivo de hombres y mujeres. Era el lugar ideal para llevar a cabo un difícil ensayo.

En 1976, 42.000 mujeres se apuntaron en el Estudio Mamográfico de Malmoe[39]. La mitad del grupo (unas 21.000 mujeres) fue objeto de revisiones anuales en una pequeña clínica contigua al Hospital General de la ciudad, mientras que la otra mitad no fue examinada, y desde entonces se hizo un atento seguimiento de ambos grupos. El experimento funcionó como un reloj. «Solo había una clínica de la mama en todo Malmoe, algo poco común para un ciudad de este tamaño —recordó el principal investigador, Ingvar Andersson—. Todas las mujeres se hicieron revisiones en la misma clínica año tras año, lo que dio como resultado un estudio muy consistente y controlado, el más riguroso que podía realizarse»[40].

En 1988, transcurridos doce años desde su inicio, el estudio de Malmoe dio a conocer sus resultados[41]. En total, se había diagnosticado cáncer de mama a 588 mujeres del grupo examinado y a 447 del grupo de control, lo que subrayaba una vez más la capacidad de la mamografía para detectar cánceres precoces. Pero lo notable, al menos a primera vista, era que la detección precoz no se había traducido en una cantidad abrumadora de vidas salvadas. 129 mujeres habían muerto de cáncer de mama —63 en el grupo examinado y 66 en el de control—, sin que hubiera una diferencia estadísticamente discernible.

Sin embargo, detrás de las muertes podía establecerse un patrón. Un análisis por edad de los grupos permitió constatar que las mujeres de más de cincuenta y cinco años se habían beneficiado, gracias al reconocimiento, con una reducción de las muertes por cáncer de mama del 20 por ciento[42]. En las mujeres más jóvenes, en cambio, el examen mamográfico no mostraba un beneficio perceptible.

Este patrón —un beneficio claramente discernible para las mujeres mayores y un beneficio apenas detectable en las más jóvenes— se confirmaría en decenas de estudios que siguieron al de Malmoe. En 2002, veintiséis años después del lanzamiento del experimento en esa ciudad, *The Lancet* publicó un análisis exhaustivo que combinaba todos los estudios suecos[43]. En total, habían participado en esos ensayos 247.000 mujeres. El análisis global ratificaba los resultados de Malmoe. En total, a lo largo de quince años, la mamografía había provocado una reducción de entre el 20 y el 30 por ciento de la mortalidad por cáncer de mama en las mujeres de cincuenta y cinco a setenta años. Pero para las que tenían menos de cincuenta y cinco años el beneficio apenas podía identificarse.

La mamografía, en síntesis, no iba a ser la inequívoca «salvadora» de todas las mujeres afectadas de cáncer de mama. Como sostiene el estadístico Donald Berry, sus efectos «son indiscutibles para cierto segmento de las mujeres, pero también indiscutiblemente modestos en ese mismo segmento»[44]. Y en un artículo el mismo Berry dice:

> Las revisiones son una lotería. Las ganancias que haya se reparten entre una minoría de las mujeres. [...] La abrumadora mayoría de las mujeres no experimentan ningún beneficio y su coste es el tiempo dedicado y los riesgos asociados a la revisión. [...] El riesgo de no hacerse una mamografía hasta los cincuenta años es más o menos el mismo que el de andar quince horas en bicicleta sin casco[45].

Si todas las mujeres decidieran montar en bicicleta quince horas seguidas sin casco, habría, con seguridad, más muertes que si todas lo hubieran llevado puesto. Pero para una mujer que no se lo pone para ir en bicicleta al supermercado de la esquina una vez por semana, el riesgo es tan escaso que algunos lo descartarían sin más.

En Malmoe, al menos, este mensaje ambivalente aún no ha sido asumido del todo. Muchas mujeres del grupo mamográfico original han muerto (de diversas causas), pero la mamografía, como la describió una residente, «es aquí algo así como una religión». En la ventosa mañana de invierno en que me detuve frente a la clínica, decenas de mujeres —algunas de más de cincuenta y cinco años y otras, sin duda, más jóvenes— acudían religiosamente para hacerse sus rayos X anuales. La clínica, sospecho, todavía funciona con la misma eficiencia y diligencia que, después de desastrosos intentos en otras ciudades, le permitió completar con rigor uno de los ensayos más esenciales y arduos en la historia de la prevención del cáncer. La circulación de las pacientes que entraban y salían era fluida, casi como si hicieran un recado vespertino. Muchas de ellas se marchaban montadas en sus bicicletas y, ajenas a las advertencias de Berry, lo hacían sin casco.

¿Por qué una técnica simple, reproducible, barata y fácil de aprender —una imagen de rayos X para detectar la sombra de un pequeño tumor en la mama— tuvo que luchar durante cinco décadas y pasar por nueve ensayos antes de que pudiera adjudicársele algún beneficio?

La respuesta reside, en parte, en la complejidad de los ensayos de detección precoz, que son intrínsecamente equívocos, contenciosos y propensos al error. La aleatoriedad defectuosa dio al traste con el de Edimburgo, y la falta de aleatoriedad invalidó el BCDDP. El ensayo de Shapiro se frustró por un inconveniente deseo de ser imparcial, y el canadiense, por un errado impulso a la compasión.

Otra parte de la respuesta está en el viejo acertijo del sobrediagnóstico y el infradiagnóstico, aunque con un giro importante. La mamografía no ha resultado ser una herramienta particularmente buena para la detección precoz del cáncer de mama. Sus índices de falsos positivos y falsos negativos la alejan mucho de ser una prueba ideal de detección. Pero su defecto fatal radica en que esos índices no son absolutos: *dependen de la edad*. En las mujeres de más de cincuenta y cinco años, la incidencia del cáncer de mama es lo bastante elevada para que hasta una herramienta relativamente pobre de control pueda detectar un tumor inicial y brindar un beneficio en materia de supervivencia. En las mujeres de entre cuarenta y cincuenta años, en cambio, la incidencia de ese tipo de cáncer desciende a un punto en que, la mayoría de las veces, una «masa» detectada en una mamografía resulta ser un falso positivo. Valgámonos de una analogía visual: una lente de aumento diseñada para hacer legible una caligrafía pequeña funciona a la perfección cuando el tamaño del tipo es de diez y hasta de seis puntos. Pero luego la lente tropieza con un límite. Con determinado tamaño de tipo, las posibilidades de leer una letra correctamente son más o menos las mismas que las de leerla incorrectamente. En las mujeres de más de cincuenta y cinco años, en las que el «tamaño de tipo» de la incidencia del cáncer de mama es lo bastante grande, una mamografía funciona de manera adecuada. Pero en las mujeres de entre cuarenta y cincuenta años la mamografía comienza a «mirar con los ojos entornados» en un umbral incómodo, que excede su capacidad inherente de ser una prueba sensible a las diferencias. Por mucho que la probemos en ese grupo de mujeres, la mamografía siempre será una pobre herramienta de detección.

Pero la última parte de la respuesta está, sin duda, en cómo imaginamos el cáncer y la detección. Somos una especie visual. Ver es creer, y ver el cáncer en su forma precoz, incipiente, debe ser, creemos, la mejor manera de prevenirlo. Tal y como lo describió una vez el escritor Malcolm Gladwell:

> Este es un ejemplo de manual de cómo se supone que funciona la batalla contra el cáncer. Utilice una cámara potente. Haga una fotografía detallada. Localice el tumor lo más pronto posible. Trátelo de inmediato y enérgicamente. [...] El peligro planteado por un tumor se representa visualmente. Grande es malo; pequeño es mejor[46].

Sin embargo, por potente que sea la cámara, el cáncer echa por tierra esta simple regla. Como lo que mata a las pacientes con cáncer de mama es la metástasis, en general es cierto, desde luego, que la aptitud de detectar y eliminar tumores premetastásicos salva vidas de mujeres. Pero también es cierto que el mero hecho de que un tumor sea pequeño no significa que sea premetastásico. Incluso tumores relativamente pequeños apenas detectables por la mamografía pueden contener programas genéticos que les dan una probabilidad mucho más grande de hacer metástasis en una fase temprana. A la inversa, los tumores grandes pueden ser, desde un punto de vista genético, intrínsecamente benignos, con escasas probabilidades de invadir y hacer metástasis. En otras palabras, el tamaño importa, pero solo hasta cierto punto. La diferencia en el comportamiento de los tumores no solo es una consecuencia del crecimiento cuantitativo, sino también del crecimiento cualitativo.

Una imagen estática no puede captar ese crecimiento cualitativo. El hecho de ver un tumor «pequeño» y extraerlo del cuerpo no nos garantiza que estemos libres del cáncer, algo que todavía nos cuesta creer. En definitiva, una mamografía o un frotis de Pap son un retrato del cáncer en su infancia. Como cualquier retrato, lo hacemos con la esperanza de que capte algo esencial del sujeto: su psique, su ser interno, su futuro, su *comportamiento*. «Todas las fotografías son fieles —se complacía en decir el artista Richard Avedon—, [pero] ninguna es la verdad»[47].

Pero si la «verdad» de cada cáncer está impresa en su comportamiento, ¿cómo podríamos aprehender esa misteriosa cualidad? ¿Cómo podrían los científicos hacer la crucial transición que significa pasar de la simple visualización del cáncer al conocimiento de su potencial maligno, sus vulnerabilidades, sus patrones de diseminación: su futuro?

A finales de la década de 1980 toda la disciplina de la prevención del cáncer parecía estar estancada en esa coyuntura crítica. La pieza que faltaba del rompecabezas era una comprensión más profunda de la carcinogénesis: una comprensión *mecánica* que explicara de qué manera las células normales se convierten en células cancerosas. La inflamación crónica con el virus de la hepatitis B y la *Helicobacter pylori* iniciaban la marcha de la carcinogénesis, pero ¿por qué camino? La prueba de Ames demostraba que la mutagenicidad estaba ligada a la carcinogenicidad, pero ¿mutaciones en qué genes, y a través de qué mecanismo?

Y si esas mutaciones se conocieran, ¿podrían utilizarse para emprender iniciativas más inteligentes destinadas a prevenir el cáncer? En vez de realizar ensayos mamográficos más grandes, por ejemplo, ¿podrían esos ensayos ser más sutiles y estratificar a las mujeres en función del riesgo (identificar a aquellas con mutaciones que las predisponen al cáncer de mama), de tal manera que las calificadas de alto riesgo fueran objeto de un control más intenso? ¿Sería capaz esa estrategia, acompañada de una mejor tecnología, de captar la identidad del cáncer con mayor certeza que un mero retrato estático?

También la terapia del cáncer parecía haber tropezado con el mismo cuello de botella. Huggins y Walpole habían demostrado que el conocimiento de la maquinaria interna de la célula cancerosa podía revelar vulnerabilidades singulares. Pero el descubrimiento debía hacerse de abajo arriba, *desde* la célula cancerosa *hasta* su terapia. Bruce Chabner, ex director de la División de Tratamiento del Cáncer del NCI, recordó:

> Mientras la década se acercaba a su fin era como si toda la disciplina oncológica, tanto en la prevención como en la cura, hubiera chocado contra una limitación fundamental de su conocimiento. Tratábamos de combatir el cáncer sin entender la célula cancerosa, lo cual era como lanzar cohetes sin entender el motor de combustión interna[48].

Pero otros discrepaban. Mientras las pruebas de detección aún andaban a tientas, mientras los carcinógenos aún estaban sueltos y mientras la comprensión mecánica del cáncer todavía se encontraba en su infancia, la impaciencia por desplegar un ataque terapéutico a gran escala contra la enfermedad crecía hasta llegar a un tenso punto de inflexión. Un veneno quimioterapéutico era un veneno, un veneno sin más, y no hacía falta entender una célula cancerosa para envenenarla. En consecuencia, así como una generación de cirujanos radicales se había encerrado antaño en sí misma y había llevado la disciplina hasta sus aterradores límites, ahora hacía otro tanto una generación de quimioterapeutas radicales. Si para liberar al cuerpo del cáncer era preciso suprimir todas y cada una de las células que se dividían en él, que así fuera. Esta convicción empujaría a la oncología a su hora más oscura.

STAMP

Los reduzco como polvo de la tierra, los piso como barro de las calles.
Libro segundo de Samuel, 22:43[1]

La terapia del cáncer es como pegarle al perro con
un palo para liberarlo de las pulgas.
Let Me Down Easy, ANNA DEAVERE SMITH[2]

Febrero fue mi mes más cruel. El segundo mes de 2004 llegó con una oleada de muertes y recurrencias, cada una de ellas marcada con la asombrosa y acentuada claridad de un disparo en invierno. Steve Harmon, de treinta y seis años, tenía un cáncer de esófago en crecimiento en la boca del estómago. Durante seis meses había aguantado estoicamente la quimioterapia como si estuviera atrapado en un ciclo de castigo mítico ideado por los griegos. Estaba debilitado por las formas quizá más severas de náusea que yo haya visto en un paciente, pero tenía que seguir comiendo para evitar bajar de peso. Mientras el tumor lo reducía semana tras semana, él se concentraba absurdamente en el seguimiento de su peso hasta el más mínimo gramo, como si lo embargara el miedo a desaparecer por completo al llegar a cero.

Entretanto, una comitiva creciente de familiares lo acompañaba en sus idas a la clínica: tres hijos que llegaban con juegos y libros y que una mañana tuvieron la insoportable visión de su padre estremecido por los escalofríos; un hermano que merodeaba receloso y luego acusador, mientras barajábamos y volvíamos a barajar medicamentos para impedir que Steve vomitara, y una esposa que, con valentía, guió a la comitiva entera a lo largo de toda la historia, como si fuera un viaje de familia que hubiera terminado horriblemente mal.

Una mañana, al encontrar a Steve sentado solo en uno de los sillones reclinables de la sala de infusión, le pregunté si no prefería recibir la quimioterapia en una habitación privada, sin compañía. ¿No era tal vez demasiado para su familia, para sus hijos?

Apartó la mirada con un parpadeo de irritación. «Sé cuáles son las estadísticas —tenía la voz tensa, como si la ciñera un arnés—. Si fuera por mí, ni siquiera lo intentaría. Lo hago *por* los críos».

«Si un hombre muere —escribió William Carlos Williams— es porque la muerte se apoderó antes de su imaginación»[3]. La muerte se apoderó de la imaginación de mis pacientes ese mes, y mi tarea era liberarla de sus garras. Describir esa tarea es casi imposible: se trata de una operación mucho más delicada y compleja que la mera administración de un medicamento o la realización de una cirugía. Era fácil recuperar la imaginación con falsas promesas, y mucho más arduo hacerlo con verdades matizadas. Para ello había que medir y volver a medir, llenar y vaciar de oxígeno un respirador psicológico, y hacerlo con extrema delicadeza. Si se «recuperaba» demasiada imaginación, existía el peligro de hacerla caer en el delirio. Si esa recuperación era demasiado escasa, podía asfixiar por completo la esperanza.

En sus conmovedoras memorias sobre la enfermedad de su madre, David Rieff, hijo de Susan Sontag, describe una reunión entre ella y una eminencia médica en Nueva York[4]. Sontag, tras sobrevivir a un cáncer de útero y de mama, se enfrentaba a un diagnóstico de mielodisplasia, una enfermedad precancerosa que a menudo evoluciona hacia una leucemia con todas las letras. (La causa de esa mielodisplasia era las altas dosis de quimioterapia que Sontag había recibido por los otros cánceres). El médico —Rieff lo llama doctor A.— era completamente pesimista. No había esperanzas, le dijo de manera terminante. Y no solo eso: no había nada que hacer, salvo esperar que el cáncer se propagara con violencia desde la médula ósea. No había ninguna alternativa válida. Su palabra —la Palabra— era definitiva, inmutable, estática. «Como tantos médicos —rememora Rieff—, nos hablaba como si fuéramos niños, pero sin el cuidado con que un adulto sensible escoge las palabras que va a usar con un niño»[5].

La pura inflexibilidad de esa opinión y la arrogancia de ese carácter definitivo representaron un golpe casi fatal para Sontag. La falta de esperanza se convirtió en falta de aliento, sobre todo en una mujer que quería vivir dos veces más enérgicamente y respirar el mundo dos veces más rápido que todos los demás, una mujer para quien la inmovilidad *era* la muerte. Tardó varios meses en encontrar otro médico cuya actitud fuera mucho más mesurada y que estuviera dispuesto a negociar con su psique. El doctor A. tenía razón, desde luego, en el sentido estadístico formal. Una leucemia malhumorada y saturnina terminaría por entrar en erupción como un volcán en la médula de Susan Sontag y, sí, las opciones médicas eran muy pocas. Pero el nuevo médico de la escritora, aunque le transmitió precisamente la misma información, nunca descartó la posibilidad de una remisión milagrosa. La llevó, sucesivamente, de las drogas convencionales a las experimentales y de estas a las paliativas. Lo hizo todo de forma magistral, con un movimiento gradual hacia la reconciliación con la muerte; hacia la muerte, sí, pero, no obstante, con un movimiento: estadística sin estasis.

De todos los médicos que conocí durante mi residencia, el maestro de esa actitud fue Thomas Lynch, un especialista en cáncer de pulmón a quien acompañaba a menudo a la clínica. Las consultas con Lynch, un hombre de apariencia juvenil en la que destacaba un extraordinario mechón de pelo canoso, eran un ejercicio de matices médicos. Una mañana, por ejemplo, una mujer de sesenta y seis años, Kate Fitz, vino a la clínica apenas recuperada de la cirugía de una gran masa en el pulmón, que había resultado cancerosa. Sentada sola en la sala, a la espera de noticias sobre lo que seguiría, parecía casi catatónica de miedo.

Yo iba a entrar en la sala cuando Lynch me cogió del hombro y me llevó a la habitación de al lado. Había examinado los escáneres e informes de la paciente. En el tumor extirpado todo sugería un elevado riesgo de recurrencia. Pero, más importante, Lynch había visto a Fitz doblegada por el miedo en la sala de espera. En ese preciso instante, dijo, ella necesitaba otra cosa. «Resucitación», agregó crípticamente mientras entraba a zancadas a su consulta.

Lo observé resucitar. Hacía hincapié en el proceso por encima de los resultados y transmitía cantidades asombrosas de información de forma tan sutil que apenas se notaba. Le habló a Fitz del tumor, de las buenas noticias con respecto a la cirugía, le preguntó sobre su familia y luego se refirió a la suya propia. Habló de su hija, que se quejaba de los largos días de clase. ¿Tenía Fitz nietos?, indagó. ¿Una hija o un hijo que vivieran cerca? Y luego, mientras yo lo miraba, comenzó a intercalar números aquí y allá con una soltura que era maravilloso observar.

«Tal vez lea en algún sitio que para su forma específica de cáncer hay una alta probabilidad de recurrencia local o metástasis —dijo Lynch—. Quizá de hasta el 50 o el 60 por ciento».

Tensa, ella asintió con la cabeza.

«Bueno, hay maneras de ocuparnos de eso cuando ocurra».

Advertí que había dicho «cuando» y no «si». Los números contaban una verdad estadística, pero la frase daba a entender un matiz. «Nos ocuparemos de eso», dijo, no «lo eliminaremos». Cuidado, no cura. La conversación se alargó durante casi una hora. En sus manos, la información era algo vivo y fluido, listo para congelarse en una forma rígida en cualquier momento, algo cristalino pero negociable; Lynch lo manipulaba y lo modelaba como cristal en las manos de un soplador de vidrio.

Una mujer angustiada con cáncer de mama en fase III necesita recuperar su imaginación antes de aceptar una quimioterapia que probablemente le prolongará la vida. Un hombre de setenta y seis años que intenta otro ciclo de quimioterapia experimental agresiva para combatir una leucemia fatal y resistente a las drogas necesita reconciliar su imaginación con la realidad de que la enfermedad no puede tratarse. *Ars longa, vita brevis*. El arte de la medicina es largo, nos dice Hipócrates, «y la vida es corta; la oportunidad, fugaz; el experimento, peligroso, y el juicio, imperfecto».

Para la terapia del cáncer, los años ochenta, desde mediados a finales de la década, fueron una época extraordinariamente cruel, que mezcló promesa con decepción y aguante con desesperación. Como escribió el médico y autor Abraham Verghese:

> Decir que en la medicina occidental este fue un momento de confianza irreal y sin paralelos, cercana a la presunción, es decir poco. [...] Cuando el resultado del tratamiento no era bueno, se debía a que el anfitrión era mayor, el protoplasma era frágil o el paciente había acudido demasiado tarde, nunca a que la ciencia médica era impotente[6].

Y proseguía:

> Parecía haber pocas cosas que la medicina no pudiera hacer. [...] Los cirujanos, como Tom Starzl [...], se embarcaban en «operaciones múltiples» de doce a catorce horas de duración en las que el hígado, el páncreas, el duodeno y el yeyuno se sacaban en bloque de un donante para trasplantarlos en un paciente cuyo vientre, antes repleto de cáncer, había sido eviscerado, excavado hasta el fondo para recibir ese ramillete de órganos.
> Starzl era un icono de ese periodo de la medicina, los días anteriores al sida, los días fronterizos de cada guardia nocturna[7].

Sin embargo, ni siquiera los pacientes eviscerados y trasplantados con esos «ramilletes de órganos» lo lograban: sobrevivían a la operación, pero no a la enfermedad.

El equivalente quimioterapéutico de ese asalto quirúrgico —de la evisceración del cuerpo y su reemplazo con un trasplante— era un procedimiento conocido como trasplante autólogo de médula ósea, o TAMO, que alcanzó una clamorosa prominencia nacional e internacional a mediados de la década de 1980. En su núcleo, el TAMO se basaba en una audaz conjetura. Desde que en los años sesenta los regímenes multidrogas de altas dosis habían conseguido curar la leucemia y la enfermedad de Hodgkin, los quimioterapeutas se preguntaban si la persistente intransigencia de los tumores sólidos, como el cáncer de mama o de pulmón, a la supresión quimioterapéutica se debía simplemente a que la paliza con las drogas utilizadas no era lo bastante potente. ¿Qué pasaría, fantaseaban algunos, si se pudiera llevar al cuerpo humano aún más cerca de la muerte con dosis aún más elevadas de drogas citotóxicas? ¿Podría regresar de ese abismo casi letal, sin que el cáncer volviera con él? ¿Qué pasaría si se pudiera duplicar y hasta cuadruplicar la dosis de las drogas?

El límite de la dosis de una droga lo fija su toxicidad para las células normales. En la mayor parte de las drogas quimioterapéuticas ese límite dependía principalmente de un solo órgano, la médula ósea, cuyo runruneante molino celular, como había comprobado Farber, era tan sumamente sensible a la mayoría de los fármacos que los pacientes a quienes se administraban drogas para eliminar el cáncer se quedaban sin células normales formadoras de la sangre. Durante un tiempo, entonces, había sido la sensibilidad de la médula ósea a las drogas citotóxicas la que había definido el horizonte exterior de la dosificación quimioterapéutica. La médula representaba la frontera de la toxicidad, una barrera indestructible que limitaba la capacidad de aplicar una quimioterapia supresora: el «techo rojo», como lo llamaban algunos oncólogos.

Pero a finales de la década de 1960 hasta ese techo había parecido elevarse. En Seattle, uno de los primeros protegidos de Farber, E. Donnall Thomas, había demostrado que la médula ósea, a la manera de los riñones o el hígado, podía cogerse de un paciente y trasplantarse en este mismo paciente (trasplante autólogo) o en otro (trasplante alogénico)[8].

El trasplante alogénico (es decir el trasplante de una médula ajena en un paciente) era temperamental: mañoso, voluble, a menudo mortal. Pero en algunos cánceres, sobre todo las leucemias, era potencialmente curativo. Uno podía, por ejemplo, borrar una médula llena de leucemia por medio de altas dosis de quimioterapia y reemplazarla por la médula lozana y limpia de otro paciente. Una vez injertada esta última, el receptor corría el riesgo de que esa médula ajena se rebelase y atacara su propio cuerpo, además de cualquier vestigio de leucemia que quedara; esta complicación, de carácter mortal, se llamaba enfermedad de injerto contra huésped o EICH. Pero en algunos pacientes, esa tríada de asaltos —quimioterapia supresora, reemplazo de médula y ataque al cáncer por parte de células ajenas— podía cobrar la forma de un arma terapéutica sensiblemente potente contra el cáncer. El método implicaba serios riesgos. En el ensayo inicial de Thomas en Seattle solo habían sobrevivido doce pacientes de un centenar[9]. Pero a comienzos de los años ochenta los médicos utilizaban el método para tratar las leucemias refractarias, el mieloma múltiple y el síndrome mielodisplásico, enfermedades inherentemente resistentes a la quimioterapia. Aunque el éxito era limitado, a la larga algunos pacientes se curaban.

El trasplante *autólogo* de médula ósea era, si cabe imaginarlo así, el mellizo fraterno más liviano del trasplante alogénico. En este caso se cogía parte de la médula del *propio* paciente, que, tras ser congelada, volvía a trasplantarse en su cuerpo. No hacía falta un donante. El objeto principal no era reemplazar una médula enferma (por una médula ajena), sino maximizar la dosis quimioterapéutica. Se tomaba y se congelaba la médula del paciente, que contenía células formadoras de la sangre. Luego se administraban al paciente dosis devastadoramente altas de drogas para matar el cáncer. La médula congelada se descongelaba y se implantaba. Como se le había evitado el peso brutal de la quimioterapia, el trasplante permitía a los médicos, al menos en teoría, llevar las dosis a su extremo definitivo.

Para los defensores de la quimioterapia con megadosis, el TAMO rompía un último y crucial atasco. Ahora era posible aplicar dosis cinco o diez veces más altas que las habituales, en cócteles y combinaciones venenosos, antaño considerados incompatibles con la supervivencia. Entre los primeros y más fervientes partidarios de esta estrategia estaba Tom Frei, el cauto y juicioso Frei, que se había mudado de Houston a Boston para dirigir el instituto de Farber. Hacia comienzos de la década de 1980 Frei se había convencido de que un régimen de combinación de megadosis, reforzado con el trasplante de médula, era la única solución concebible en la terapia del cáncer.

Para someter a prueba esta teoría, Frei esperaba lanzar uno de los más ambiciosos ensayos en la historia de la quimioterapia. Con su oído para los acrónimos pegadizos, bautizó el protocolo con el nombre de Solid Tumor Autologous Marrow Program [Programa de Trasplante Autólogo de Médula para Tumores Sólidos], o STAMP. En este nombre cristalizaban la tormenta y el furor de la medicina del cáncer; si hacía falta fuerza bruta, se convocaría entonces a la fuerza bruta. Con abrasadoras dosis de drogas citotóxicas, STAMP pisotearía el cáncer. «Tenemos una cura para el cáncer de mama», dijo Frei a uno de sus colegas en el verano de 1982[10]. De manera poco habitual en él, dejaba volar su optimismo en las alas de una política de extremo riesgo. Todavía no se había reclutado a una sola paciente para el ensayo.

El VAMP había tenido éxito, creía Frei personalmente, no solo debido a la singular sinergia quimioterapéutica entre las drogas, sino también a causa de la singular sinergia humana existente en el NCI: ese cóctel de jóvenes mentes brillantes y cuerpos dispuestos a correr riesgos que se había conformado en Bethesda entre 1955 y 1960. En Boston, dos decenios después, Frei insistía en recrear ese mismo potente clima, bajando el pulgar a los facultativos inservibles y reemplazándolos por fresca sangre nueva. «Era un lugar intensamente competitivo —rememoró el oncólogo Robert Mayer—, una olla a presión para los profesores jóvenes y veteranos»[11]. La principal moneda de cambio para el avance académico era la realización de ensayos, y en el instituto estos se lanzaban en una lluvia constante y con una resolución denodada, casi atlética. Las metáforas bélicas impregnaban el Farber. El cáncer era el enemigo último, y este era su crisol definitivo, su campo de batalla épico. El espacio de los laboratorios y el espacio clínico se entremezclaban deliberadamente en las plantas para generar la impresión de una máquina muy sofisticada y de vigorosa trabazón, consagrada a una única causa. En las pizarras instaladas en las paredes de los laboratorios, complejos diagramas con flechas y líneas zigzagueantes describían el ciclo vital de una célula cancerosa. Caminar por los angostos pasillos del instituto era sentirse inmerso en un gigantesco centro de mando subterráneo, donde las proezas tecnológicas estaban en pleno despliegue y cada molécula de aire parecía dispuesta para la batalla.

En 1982 Frei reclutó a William Peters, un joven médico de Nueva York, como residente en el instituto[12]. Peters era una estrella académica. Se había graduado en la Universidad del Estado de Pensilvania con tres especializaciones: Bioquímica, Biofísica y Filosofía, y luego pasó como una apisonadora por el Instituto de Médicos y Cirujanos de Columbia, donde obtuvo su licenciatura médica y un doctorado. Afable, resuelto, entusiasta y ambicioso, era considerado el cabo más capaz en la tropa de profesores jóvenes del Farber. La relación entre Frei y él fue, apenas se conocieron, casi magnética y quizás hasta paternal. Peters sentía una atracción instintiva por la reputación, la creatividad y los métodos poco ortodoxos de Frei; este, por la energía y el entusiasmo de aquel. Cada uno veía en el otro una anterior o ulterior encarnación de sí mismo.

Los jueves al mediodía, los residentes y el cuerpo docente del Farber se reunían en un salón de conferencias de la decimosexta planta. El salón estaba simbólicamente situado en el último piso del edificio; sus grandes ventanales dominaban los marjales siempre verdes de Boston, y sus paredes revestidas de madera, claras e iridiscentes, hacían pensar en un ataúd bañado en luz y suspendido en el aire. Una vez que se servía el almuerzo, las puertas se cerraban. Era un tiempo dedicado al pensamiento académico, herméticamente apartado del runrún cotidiano de los laboratorios y las clínicas de las plantas inferiores.

Fue en esas conferencias vespertinas donde Frei comenzó a presentar a los residentes y a los profesores menos experimentados la idea de una quimioterapia de combinación de megadosis con el respaldo de un trasplante autólogo de médula. En el otoño de 1983 invitó a hablar a Howard Skipper, el «médico de ratones» de voz suave que había ejercido una influencia tan profunda en los comienzos de su propio trabajo[13]. Skipper avanzaba centímetro a centímetro hacia la administración de dosis cada vez más altas de drogas citotóxicas en sus modelos ratoniles, y se refirió con entusiasmo a la posibilidad de un tratamiento curativo con esos regímenes de megadosis. Pronto lo siguió Frank Schabel, otro científico que había demostrado que la combinación de agentes, en dosis letales para la médula, tenía efectos sinérgicos en los tumores de ratones. Su conferencia fue particularmente estimulante: un «acontecimiento fundacional», como la describió Peters[14]. Después de la charla, según recordaba Frei, la sala zumbaba de excitación; rodeaban a Schabel jóvenes y ávidos investigadores, hipnotizados por sus ideas. Entre los más jóvenes, y con mucho el más ávido, se encontraba Bill Peters.

Con todo, cuantas más certezas tenía Frei sobre la quimioterapia de megadosis, menos seguro parecía su entorno. George Canellos, por lo pronto, se mostró cauteloso desde el principio[15]. Enjuto y alto, un poco encorvado y dotado de una imponente voz de bajo profundo, era, en cuanto miembro del NCI desde los primeros y embriagadores días de mediados de la década de 1960, quien más cerca estaba de ser un igual de Frei en el instituto. A diferencia de Frei, sin embargo, Canellos había dejado de ser partidario de los regímenes quimioterapéuticos de megadosis para convertirse en su enemigo, en parte porque había sido de los primeros en advertir un devastador efecto secundario a largo plazo: a medida que las dosis se incrementaban, algunos fármacos quimioterapéuticos infligían un daño tan grave a la médula que, con el tiempo, estos regímenes podían desencadenar un síndrome premaligno llamado mielodisplasia, una afección que tendía a progresar hacia la leucemia. Las leucemias que surgían de las cenizas de la médula tratada con quimioterapia contenían mutaciones tan grotescas y aberrantes que eran resistentes a prácticamente todas las drogas, como si su paso inicial a través del fuego las hubiera templado hasta hacerlas inmortales.

Con Canellos de un lado y Frei de otro, el instituto se dividió en dos campos ásperamente enfrentados. Pero el entusiasmo de Peters y Frei era imparable. A finales de 1982, bajo la guía del segundo, el primero había escrito un protocolo detallado para el régimen STAMP.

Algunas semanas después la Junta de Revisión Institucional del Farber aprobó el régimen y dio a Peters y Frei vía libre para realizar su ensayo. «Íbamos a tomar impulso y a conquistar el campeonato —recordó Peters—. Eso nos movía. Uno tenía que creer que iba a lograr algo que cambiaría la historia»[16].

La primera paciente en «cambiar la historia» con el STAMP fue una camionera de treinta años de Massachusetts, que padecía de cáncer de mama[17]. Mujer adusta, resuelta y fornida, endurecida por la cruda cultura de las paradas de camiones y la carretera, se había tratado una y otra vez con numerosos regímenes convencionales e intensificados de quimioterapia. Su tumor, un disco de tejido friable e inflamado, tenía casi seis centímetros de ancho y colgaba de manera visible de la pared torácica. Pero como había «fracasado» en todos los tratamientos convencionales, ella se había vuelto virtualmente invisible para el instituto. Su caso se consideraba tan terminal que la habían excluido de todos los demás protocolos experimentales. Cuando se inscribió en el protocolo de Peters, nadie puso objeciones.

El trasplante de médula comienza, desde luego, con la «recolección» de médula ósea. La mañana de la primera recolección, Peters bajó a la clínica de la leucemia y volvió cargado con agujas para médula. Trasladó a su primera paciente al quirófano del vecino Hospital Beth Israel (el Farber no tenía quirófanos) y comenzó a extraer la médula, hundiendo repetidas veces un trocar de acero en la cadera y sacando las células; como consecuencia del procedimiento, alrededor del lugar de intervención, rojos cardenales comenzaron a salpicar la piel de la paciente. Cada vez que Peters hacía una extracción, algunas gotitas de un sedimento rojizo quedaban en la jeringa.

Entonces sobrevino el desastre. Al extraer una muestra, la aguja se rompió y un fragmento de acero quedó profundamente enterrado en la cadera de la paciente. Durante unos minutos, el quirófano se transformó en un pandemonio. Las enfermeras hacían frenéticas llamadas a los pisos en busca de algún cirujano que pudiera ayudar a remediar la situación. Una hora después, por medio de un par de alicates ortopédicos que hundió en la cadera, Peters pudo recuperar la aguja.

Solo al anochecer cobró Peters plena conciencia de lo sucedido. Habían salido bien parados por un pelo. «El ensayo definitivo de la intensificación quimioterapéutica —dijo— casi se rompe el espinazo contra una vieja aguja»[18]. Para él y para Frei, el incidente era una metáfora casi demasiado obvia de lo herrumbrado y obsoleto del statu quo. La guerra contra el cáncer era librada por médicos timoratos (no dispuestos a maximizar la quimioterapia) con herramientas melladas y pasadas de moda.

Tras el tumulto inicial, la vida de Peters volvió durante algunas semanas a un estado razonablemente rutinario. A primera hora de la mañana, eludiendo a Canellos y a otros escépticos murmurantes, hacía la ronda entre sus pacientes en el rincón más lejano de la duodécima planta, donde se habían reservado algunas habitaciones para el ensayo. Pasaba las noches en su casa con el telón de fondo de *Masterpiece Theatre*, mientras afilaba físicamente las agujas e intelectualmente el ensayo. A medida que ganaba velocidad, este también cobraba visibilidad. Los primeros pacientes de Peters habían sido casos perdidos y desesperados, mujeres con tumores tan recalcitrantes a todos los fármacos que se mostraban muy dispuestas a enrolarse en ensayos experimentales como último recurso, con la esperanza de tener una remisión, aunque fuera mínima. Pero con la creciente circulación de rumores sobre el ensayo a través de las redes de pacientes y amigos, los pacientes cancerosos comenzaron a ponerse en contacto con Peters y Frei para intentar la estrategia de las megadosis *directamente*, no después de que hubieran fallado regímenes más convencionales, sino aun antes de haber siquiera probado con alguna otra cosa. A finales del verano de 1983, rememoró Peters, cuando una mujer con cáncer de mama metastásico que no había recibido tratamiento previo se inscribió en el STAMP, el instituto entero se puso en pie para prestar atención. «De repente, todo se desató y se desarmó»[19].

La mujer tenía treinta y seis años: era encantadora, sofisticada y apasionada, y estaba tensa como un muelle debido a su batalla de años contra la enfermedad[20]. Había visto morir a su madre de un cáncer de mama agresivo que había mostrado una feroz resistencia a la terapia convencional. Por instinto, estaba convencida de que el suyo sería igualmente resistente y virulento. Quería vivir y quería ya mismo la terapia más agresiva, sin tener que pasar por ensayos que, estaba segura, serían de todas maneras un fracaso. Cuando Peters le ofreció el STAMP, lo aceptó sin vacilar.

Su evolución clínica fue una de las más estrechamente vigiladas en la historia del instituto. Por fortuna para Peters, la quimioterapia y el trasplante se desarrollaron sin inconvenientes. Transcurridos siete días desde la quimioterapia de megadosis, cuando Frei y Peters se apresuraron a bajar al sótano para examinar las primeras radiografías de pecho posteriores al tratamiento, comprobaron que algunos habían sido más rápidos que ellos. Toda una congregación de médicos curiosos se había reunido en la habitación como un jurado y se apiñaba alrededor de las radiografías. Contra la intensa luz fluorescente, las radiografías de mama mostraban una pronunciada respuesta. Los depósitos metastásicos que salpicaban el pulmón se habían reducido visiblemente, e incluso los nódulos linfáticos de alrededor se habían reducido de manera notoria. Era, como recuerda Peters, «la más bella remisión que uno pudiera imaginar»[21].

A lo largo del año, Peters trató y trasplantó más casos y obtuvo bellas remisiones. En el verano de 1984, la base de datos de los casos trasplantados era lo bastante grande para empezar a discernir patrones. Las complicaciones médicas del régimen del STAMP habían sido, desde luego, previsiblemente espantosas: infecciones casi letales, anemia grave, neumonías y hemorragias cardiacas. Pero bajo las nubes de rayos X, análisis de sangre y tomografías computarizadas, Peters y Frei veían un indicio reluciente. Estaban convencidos de que las remisiones producidas por el STAMP eran más duraderas que las producidas por la quimioterapia convencional. Era solo una impresión: a lo sumo, una conjetura. Para demostrarla, Peters necesitaba un ensayo aleatorio. En 1985, con el apoyo de Frei, se marchó de Boston para implementar un programa de STAMP en la Universidad Duke de Carolina del Norte. Quería dejar la «olla a presión» de Farber e instalarse en un tranquilo y estable ámbito académico donde pudiera realizar un ensayo en paz.

Mientras William Peters soñaba con un ambiente tranquilo y estable para someter a prueba la quimioterapia de megadosis, el mundo de la medicina se estremecía a raíz de un hecho inesperado y, en apariencia, sin relación con ella. En marzo de 1981, en la revista *The Lancet,* un equipo de médicos informaba de ocho casos de una forma extremadamente infrecuente de cáncer llamado sarcoma de Kaposi en un grupo de hombres de Nueva York[22]. La enfermedad no era nueva: así llamado por un dermatólogo húngaro del siglo XIX, el sarcoma de Kaposi había sido identificado mucho tiempo atrás como un tumor indolente, de lento crecimiento y color violeta, que se diseminaba por la piel de hombres italianos de edad avanzada y que, aunque a veces grave, solía considerarse como una forma un tanto exaltada de lunar o forúnculo. Pero todos los casos de *The Lancet* eran formas virtualmente irreconocibles de la enfermedad, variantes violentas y agresivas que habían estallado en máculas sangrantes y metastásicas de color negro azulado, diseminadas por todo el cuerpo de esos jóvenes. Los ocho hombres eran homosexuales. El octavo caso despertó una alarma y un interés particulares: el hombre en cuestión, con lesiones en la cabeza y la espalda, también tenía una rara neumonía llamada PCP, causada por el organismo *Pneumocystis carinii*. El brote de una oscura enfermedad en un grupo de hombres jóvenes ya era extravagante. La confluencia de dos sugería una aberración más profunda y oscura, no solo una enfermedad sino un síndrome.

Lejos de Nueva York, la súbita aparición de *Pneumocystis carinii* también había hecho arquear las cejas a los integrantes de los Centros para el Control de las Enfermedades en Atlanta, Georgia. Estos centros son la pantalla de radar médica de Estados Unidos, un organismo que rastrea las enfermedades emergentes para discernir patrones y contener su propagación. La neumonía del *Pneumocystis* solo se produce en humanos cuando el sistema inmunológico está en grave peligro. Las víctimas principales habían sido pacientes de cáncer con glóbulos blancos diezmados por la quimioterapia. (DeVita la había encontrado en pacientes de Hodgkin tratados con quimioterapia de cuatro drogas). Los nuevos casos de PCP eran casi incomprensibles: se trataba de hombres jóvenes y saludables que habían sucumbido de repente a la enfermedad, con el sistema inmunológico al borde del derrumbe.

Hacia finales del verano de ese año, mientras las ciudades costeras se sofocaban bajo una ola de calor, los Centros para el Control de las Enfermedades comenzaron a tener la sensación de que, como por arte de magia, se acercaba una catástrofe epidemiológica. Entre junio y agosto de 1981 la veleta de enfermedades extrañas se movió frenéticamente alrededor de su eje: se informaba de otros casos de PCP, sarcoma de Kaposi, meningitis criptocócica y linfomas raros en hombres jóvenes de diferentes ciudades de todo Estados Unidos. El patrón común subyacente a todas estas enfermedades, al margen de su desproporcionada predilección por los varones homosexuales, era un colapso masivo y casi total del sistema inmunológico. Una carta dirigida a *The Lancet* calificó a la enfermedad de «síndrome de compromiso gay»[23]. Otros la llamaron deficiencia inmunológica relacionada con los homosexuales o, más cruelmente, cáncer de los gais. En julio de 1982, aunque todavía no había una comprensión de la causa, la enfermedad dio finalmente con su nombre actual, síndrome de inmunodeficiencia adquirida o sida[24].

Conspicuamente hermanadas en ese origen, las trayectorias del sida y el cáncer estaban destinadas a cruzarse y entrecruzarse en muchos niveles. Y fue Susan Sontag, otra vez, quien, desde su piso neoyorquino (a través de cuyas ventanas con balcón podía observar el vertiginoso avance de la epidemia de sida por las calles de Chelsea), reconoció de inmediato con su penetrante estilo los paralelos simbólicos entre las dos enfermedades. En un mordaz ensayo escrito como réplica a su anterior *La enfermedad y sus metáforas*, Sontag sostenía que el sida, como el cáncer, empezaba a ser no solo una enfermedad biológica, sino algo mucho más vasto, una categoría social y política colmada con sus propias metáforas punitivas[25]. Al igual que los pacientes de cáncer, también los pacientes de sida quedaban paralizados y envueltos por ellas: las metáforas los desnudaban, como al paciente canceroso de *El pabellón del cáncer* de Solzhenitsyn, y luego los obligaban a ponerse el macabro uniforme de su afección. Los estigmas asociados al cáncer —culpa, secreto, vergüenza— se reciclaban y reajustaban para atribuirlos al sida, con una fuerza y una potencia decuplicadas: culpa *sexual*, secreto *sexual*, vergüenza *sexual*. Si el cáncer, conforme Sontag había argumentado antaño, era percibido como el producto de un germen echado a perder, de una mutabilidad biológica enloquecida, el sida era el resultado de un germen contaminado, una mutabilidad social enajenada: hombres desentendidos de las convenciones habituales de la sociedad que hacían metástasis de costa a costa en aviones en los que transportaban la enfermedad y la devastación. Así, la existencia individual de un paciente afectado de sida se evaporaba y el enfermo se metamorfoseaba de inmediato en un arquetipo imaginado: un joven homosexual, recién salido de una sauna, envilecido y estragado por la promiscuidad, que yacía ahora anónimo en las salas de hospital de Nueva York o San Francisco.

Sontag se interesaba en los paralelismos metafóricos, pero en esas salas las batallas médicas también eran un paralelo de las libradas contra el cáncer. En los días iniciales, entre los primeros médicos que se toparon con el sida y lo trataron, había oncólogos. Una de las enfermedades «centinela» de la inmunodeficiencia era el sarcoma de Kaposi, una variante explosiva de un cáncer indolente que había aparecido sin aviso en el cuerpo de hombres jóvenes. En San Francisco, epicentro de la epidemia, la primera clínica organizada para atender a pacientes de sida fue una clínica de sarcoma que comenzó a reunirse semanalmente, en septiembre de 1981, bajo la conducción de un dermatólogo, Marcus Conant, y un oncólogo, Paul Volberding. Este último personificaba los destinos entrecruzados de ambas enfermedades. Formado como oncólogo en la Universidad de California en San Francisco, había pasado una temporada bastante decepcionante en un laboratorio dedicado al estudio de retrovirus de ratones; dejó esa tarea con un sentimiento de frustración, para ir a trabajar al Departamento de Oncología clínica del Hospital General de San Francisco.

Para Volberding, y para muchos de sus primeros pacientes, el sida *era* cáncer[26]. Por lo tanto, para tratar a sus pacientes de sarcoma, Volberding adoptó varios regímenes quimioterapéuticos de los protocolos del NCI*. Pero más que los protocolos quimioterapéuticos, adoptó algo más inefable: un *ethos*[27]. En el Hospital General de San Francisco, al final de un largo pasillo con el suelo de linóleo, pintura descascarillada en las paredes y bombillas desnudas colgadas de cables, él y su equipo crearon la primera sala de sida del mundo, bautizada como Sala 5A, que tenía como modelo explícito los pabellones del cáncer que Volberding había visto en su época de residente. Así lo recuerda:

> Lo que hicimos aquí fue algo exactamente igual a una unidad de oncología, pero con un foco diferente, el sida. [...] Pero tenía, en efecto, su modelo en las unidades oncológicas, donde uno se enfrenta a enfermedades médicas complejas con mucho sustrato psicosocial, un gran uso de drogas que son complejas y exigen un personal de enfermería altamente cualificado y personal psicosocial de apoyo[28].

Los enfermeros, muchos de ellos hombres homosexuales, acudían a la Sala 5A a atender a sus amigos (o, al arreciar la epidemia, volvían dolorosamente a ella como pacientes). Los médicos tenían que

---

* La idea de usar un «cóctel» de drogas contra el VIH se tomó de la oncología, aunque pasarían varios años antes de que hubiera fármacos contra ese virus.

reinventar la medicina y agudizar su ingenio para afrontar una enfermedad hostil y misteriosa que no alcanzaban a comprender del todo y que azotaba a una comunidad que no entendían del todo. Mientras los pacientes hervían de fiebres extrañas y espectrales, las reglas se liberaban de sus cadenas y se reinventaban, para crear una sala que terminó por asemejarse a la vida poco ortodoxa de los hombres que la habitaban. Se eliminó la limitación de los horarios de visita. Se permitía, y hasta se alentaba, a amigos, compañeros, amantes y familiares a pasar la noche en catres junto a las camas, para ayudar a los pacientes a soportar sus noches febriles y alucinadas. Los domingos por la tarde, un bailarín de San Francisco llevaba elaborados almuerzos sazonados con claqué, boas de plumas y bizcochos de chocolate y nueces con una pizca de marihuana. Es poco probable que Farber hubiera imaginado estas innovaciones, pero en una comunidad empapada de dolor, esto era también una inimitable interpretación de la «atención total».

También en el plano político los activistas del sida adoptaron el lenguaje y la táctica de los grupos de presión del cáncer, y luego infundieron a ese lenguaje su propia sensación de urgencia y fuerza. En enero de 1982, cuando los casos de sida aparecían en grandes cantidades, un grupo de seis hombres fundó Gay Men's Health Crisis [GMHC, literalmente Crisis de Salud de Hombres Homosexuales,] en Nueva York, una organización de voluntarios dedicada a luchar contra el sida por medio de la promoción, la presión, las campañas y la protesta[29]. Los primeros voluntarios se instalaban frente a discotecas, bares y saunas para solicitar donaciones y repartir folletos. Desde su oficina en un destartalado edificio de piedra rojiza de Chelsea, el GMHC coordinó una extraordinaria iniciativa nacional para que las masas tomaran conciencia del sida. Aunque no usaban trajes grises ni perlas, los miembros del grupo eran los laskeritas del sida.

Entretanto, en un laboratorio del Instituto Pasteur, en París, se desplegaba un avance científico fundacional en la lucha contra el sida. En enero de 1983 el equipo de Luc Montagnier encontró el signo de un virus en la biopsia de los nódulos linfáticos de un joven homosexual con sarcoma de Kaposi y en una mujer de Zaire que había muerto de inmunodeficiencia[30]. Montagnier pronto dedujo que se trataba de un virus de ARN que podía convertir sus genes en ADN y alojarse en el genoma humano: un retrovirus. Lo llamó virus asociado a la inmunodeficiencia [*immunodeficiency associated virus*, IDAV] y sostuvo que era la causa probable del sida.

En el Instituto Nacional del Cáncer, un grupo encabezado por Robert Gallo también daba vueltas en torno al mismo virus, aunque con un nombre diferente. En la primavera de 1984, ambas iniciativas convergieron de manera espectacular. Gallo también encontró un retrovirus en los pacientes de sida: el IDAV de Montagnier[31]. Algunos meses después, la identidad del virus fue confirmada por un tercer grupo en San Francisco. Así, el 23 de abril de 1984, Margaret Heckler, secretaria de Salud y Servicios Humanos, se presentó ante la prensa para hacer una audaz declaración sobre el futuro de la epidemia[32]. Con un agente causal en la mano, la cura parecía al alcance de la mano. «La flecha de la financiación, el personal médico y la investigación [...] han dado en el blanco —dijo—. Esperamos tener una vacuna lista para someter a prueba dentro de unos dos años. [...] El descubrimiento de hoy representa el triunfo de la ciencia sobre una pavorosa enfermedad».

Sin embargo, frente al torbellino letal de la epidemia que diezmaba a su comunidad, los activistas del sida no podían permitirse el lujo de esperar. En la primavera de 1987 un grupo de voluntarios se apartó del GMHC para formar otra organización a la que dieron el nombre de Coalición del Sida para Desatar el Poder [AIDS Coalition to Unleash Power, o ACT UP][33]. Conducida por un mordaz y muy elocuente escritor llamado Larry Kramer, ACT UP prometió transformar el paisaje del tratamiento del sida por medio de una suerte de activismo militante sin precedentes en la historia de la medicina. Kramer culpaba a muchas fuerzas de contribuir a la epidemia e incitarla —lo que denominaba «genocidio por omisión»—[34], pero, a su juicio, la principal responsable era la FDA. «Muchos de nosotros, que vivimos en medio del terror cotidiano por la epidemia de sida —escribió Kramer en *The New York Times*—, no podemos entender por qué la Administración de Alimentos y Drogas ha sido tan intransigente frente a este monstruoso maremoto de muerte»[35].

Un síntoma de esa intransigencia era el proceso por medio del cual la FDA evaluaba y aprobaba drogas contra el sida que podían salvar la vida de los pacientes. Kramer lo caracterizaba como terminalmente perezoso y terminalmente lento. Y terminalmente gagá: el lento y ensimismado mecanismo «académico» de evaluación de fármacos, se quejaba Kramer, empezaba a ser un procedimiento que, en vez de salvar vidas, las ponía en riesgo. Los ensayos aleatorios y controlados con placebo estaban muy bien en las torres de marfil de la medicina, pero los pacientes afectados por una enfermedad mortal necesitaban las drogas *ya mismo.* «Drogas para el cuerpo, drogas para el cuerpo», gritaban los activistas de ACT UP[36]. Era necesario un nuevo modelo para la realización de ensayos clínicos acelerados. «La FDA está jodida, los Institutos Nacionales de Salud están jodidos [...], los chicos y las chicas que manejan este espectáculo han sido incapaces de hacer que uno solo de los sistemas que operan funcione», decía Kramer a su audiencia neoyorquina[37]. «Los estudios doble ciego —sostenía en un editorial— no se crearon pensando en las enfermedades terminales»[38]. Y concluía: «las víctimas del sida que no tienen nada que perder están más que dispuestas a ser conejillos de Indias»[39].

Incluso él sabía que esa declaración era extraordinaria; el espectro de Halsted, después de todo, apenas había sido enterrado. Pero mientras los miembros de ACT UP desfilaban por las calles de Nueva York y Washington echando espumarajos de ira por la boca y quemando efigies de papel de los administradores de la FDA, su argumento resonaba con vigor en los medios y la opinión pública. Y desbordaba con naturalidad sobre otras enfermedades igualmente politizadas. Si los pacientes de sida exigían acceso directo a drogas y tratamientos, ¿no deberían otros pacientes con enfermedades terminales plantear exigencias similares? Los pacientes de sida querían drogas en el cuerpo; ¿por qué, entonces, habría de dejarse sin drogas a los cuerpos con cáncer?

En Durham, Carolina del Norte, una ciudad apenas afectada por la epidemia de sida en 1987, el ruido y la furia de esas manifestaciones tal vez pareciera un trueno distante. Profundamente abstraído en su ensayo de quimioterapia de megadosis en la Universidad Duke, William Peters no podría haber previsto en modo alguno que esa tormenta estaba a punto de virar hacia el sur y abrirse paso hasta su puerta.

El régimen de STAMP —quimioterapia de megadosis para el cáncer de mama— cobraba impulso día a día. En el invierno de 1984 treinta y dos mujeres habían completado el estudio de «seguridad» de fase I, un ensayo destinado a documentar si el régimen podía administrarse sin inconvenientes[40]. Los datos parecían prometedores:

aunque claramente tóxico, las pacientes seleccionadas podían sobrevivir al régimen. (Los estudios de fase I no tienen como finalidad evaluar la eficacia). En diciembre de ese año, en el quinto Simposio Anual de Cáncer de Mama celebrado en San Antonio, Texas, también cundió el optimismo en cuanto a la eficacia. «Había tanto entusiasmo dentro de la comunidad del cáncer que algunos ya estaban convencidos», rememora el estadístico Donald Berry[41]. Peters exhibió su característico encanto en el simposio: juvenil, exuberante, cauteloso, pero inveteradamente positivo. A su juicio, la reunión fue una «pequeña victoria».

Después de San Antonio, los ensayos de fase inicial ganaron velocidad. Envalentonado por la respuesta positiva, Peters propició que el STAMP se evaluara no solo para el cáncer de mama metastásico, sino como una terapia adyuvante en los pacientes de alto riesgo con cáncer localmente avanzado (pacientes con más de diez nódulos linfáticos afectados por la enfermedad). Tras las observaciones iniciales de Peters, varios grupos de todo el país también encararon con vehemencia la quimioterapia de megadosis con trasplante de médula ósea. Dos años después, ya completados con éxito los ensayos de fase inicial, se planteó la necesidad de realizar un ensayo aleatorio y ciego de fase III. Peters acudió al Grupo B de Cáncer y Leucemia (Cancer and Leukemia Group B, CALGB), el organismo centralizado que actuaba como repositorio de los ensayos clínicos, para que auspiciara un ensayo clínico aleatorio y definitivo que se realizara en numerosos centros.

Una tarde de invierno, Peters voló de Duke a Boston para presentar detalladamente ante el CALGB un ensayo de STAMP, con el fin de lograr su aprobación[42]. Como era de esperar, en la sala se desató una feroz discusión. Algunos médicos todavía sostenían que, en los hechos, el STAMP no era diferente de la quimioterapia citotóxica llevada a su límite extremo: vino viejo en odres nuevos. Otros replicaban que la batalla quimioterapéutica contra el cáncer *debía* llevarse a su límite último. La reunión se extendió horas y horas, sin que ninguno de los bandos dejara de defender con ardor sus argumentos. Al final, el CALGB aceptó auspiciar el ensayo. Peters se marchó del salón de conferencias de la sexta planta del Hospital General de Massachusetts con una sensación de perplejidad, pero aliviado. Cuando las puertas batientes del salón se cerraron a su espalda, se sintió como si hubiera acabado de salir de una repugnante riña de bar.

El mapa y el paracaídas

> EDIPO: ¿Cuál es el rito de purificación? ¿Cómo debe realizarse?
> CREONTE: Mediante la proscripción de un hombre o la expiación de la
> sangre por la sangre.
>
> *Edipo rey*, SÓFOCLES[1]

William Peters trataba de convencerse, por medio de un riguroso ensayo aleatorio, de que la quimioterapia de megadosis funcionaba. Pero otros ya estaban convencidos. Muchos oncólogos suponían, desde mucho tiempo atrás, que el régimen era de una eficacia tan evidente que no había necesidad de ningún ensayo. Después de todo, si las reservas más profundas de la médula podían vaciarse mediante las abrasadoras dosis de fármacos, ¿qué posibilidad tenía el cáncer de resistir?

Hacia finales de la década de 1980 habían aparecido en Estados Unidos, Gran Bretaña y Francia hospitales y, cada vez en mayor medida, clínicas privadas que ofrecían el trasplante de médula para el cáncer de mama, y las listas de espera se ampliaban hasta incluir varios centenares de mujeres. Entre los especialistas en trasplantes con megadosis, uno de los más destacados y exitosos era Werner Bezwoda, un oncólogo de la Universidad de Witwatersrand, en Johannesburgo, Sudáfrica, que todos los meses reclutaba a docenas de mujeres para su ensayo. El trasplante era un gran negocio: gran medicina, gran cantidad de dinero, gran infraestructura, grandes riesgos. En los principales centros académicos, como el Hospital Beth Israel de Boston, plantas enteras se reconvirtieron en unidades de trasplante, con un volumen de casos que llegaba a varias docenas por semana. La minimización de los riesgos de la intervención mediante el uso de frases creativas se convirtió en una industria artesanal. Mientras hacían cola para realizar trasplantes en mujeres, las clínicas privadas bautizaban el método como «minitrasplante» o «trasplante leve», y hasta «trasplante relámpago». Como dijo un oncólogo, los especialistas en trasplantes «eran dioses en los hospitales»[2].

Este exaltado paisaje se alteró aún más cuando las pacientes comenzaron a presentar solicitudes para que las aseguradoras pagaran la intervención, cuyo coste oscilaba entre 50.000 y 400.000 dólares por persona. En el verano de 1991, a Nelene Fox, una maestra de la escuela pública de Temecula, California, le diagnosticaron un cáncer de mama avanzado. Fox tenía treinta y ocho años y era madre de tres niños. Cuando tuvo una recurrencia con metástasis de ese cáncer después de agotar todas las terapias convencionales, sus médicos sugirieron un trasplante autólogo de médula ósea como último recurso. Fox se apresuró a aceptar la sugerencia. Pero cuando solicitó a Health Net, su seguro de salud, que pagara el trasplante, la compañía se negó, con el argumento de que la intervención todavía se encontraba en la «fase de investigación» y, por lo tanto, no estaba incluida en la lista oficial de protocolos clínicamente probados de la Organización de Mantenimiento de la Salud[3].

En otra década y con cualquier otra enfermedad, es posible que el caso de Fox apenas hubiera atraído la atención pública. Pero como secuela del sida, algo fundamental había cambiado en la relación entre los pacientes y la medicina. Hasta finales de los años ochenta, una droga o una intervención experimentales se consideraban justamente como eso, experimentos, y por lo tanto inaccesibles al uso del público en general. Pero el activismo del sida había transformado esa idea. Un agente bajo investigación, insistían esos activistas, ya no era una flor de invernáculo destinada a ser cultivada únicamente en la atmósfera enrarecida de los invernadores de la medicina académica, sino un recurso público que no hacía más que esperar en la antecámara de calentamiento de la ciencia mientras los médicos terminaban los ensayos clínicos que, en definitiva, probarían de todos modos la eficacia de dichas drogas o intervenciones.

En resumen, los pacientes habían perdido la paciencia. No querían ensayos, querían drogas y curas. Al desfilar por las calles de Nueva York y Washington, ACT UP había hecho aparecer a la FDA como un abuelo completamente burocrático, exigente pero lento hasta la exasperación, y cuyo único objetivo era demorar el acceso a medicamentos críticos. Así, la negativa de Health Net a cubrir el trasplante de Nelene Fox generó una reacción pública visceral. Furiosa y desesperada, Fox decidió escribir millares de cartas para juntar el dinero por su cuenta. A mediados de abril de 1992 se había puesto en marcha una enorme iniciativa de recaudación de fondos para pagar su trasplante. Temecula, un tranquilo pueblecito de pistas de golf y tiendas de antigüedades, quedó galvanizado por una misión. El dinero llegaba procedente de partidos de sóftbol y ventas de pasteles; de tenderetes de limonada y lavados de coches; de un restaurante Sizzler local; de una yogurtería que donó una parte de sus ganancias. El 19 de junio, una comitiva de partidarios de Fox, que gritaban «trasplante, trasplante» y el nombre de la mujer, organizaron una concentración frente a la sede central de Health Met[4]. Algunos días después, el hermano de Fox, un abogado llamado Mark Hiepler, presentó una demanda contra la aseguradora para obligar a la HMO a pagar el trasplante de su hermana. «Le vendisteis esa cobertura cuando ella estaba bien —escribió Hiepler—. Por favor, brindádsela ahora que está enferma»[5].

A finales del verano de 1992, cuando Health Net volvió a rechazar la solicitud de cobertura con el mismo argumento que antes, la falta de pruebas clínicas, Fox decidió seguir adelante por su cuenta. Por entonces había recaudado 220.000 dólares de casi 2.500 contribuyentes, entre amigos, vecinos, parientes, compañeros de trabajo y extraños: lo suficiente para pagarse el trasplante.

Así, en agosto de ese mismo año, fue sometida a una quimioterapia de altas dosis y a un trasplante de médula ósea por un cáncer de mama metastásico, con la esperanza de que significaran un resurgir de su vida[6].

En las resplandecientes nuevas salas del Centro Norris de Los Ángeles, donde se realizaba el trasplante de Fox, la historia del notable éxito de Werner Bezwoda con la quimioterapia de megadosis ya era una gran noticia. En las manos de Bezwoda, todo lo referido al régimen parecía funcionar como un hechizo formulado a la perfección. Achaparrado, vehemente y solitario, capaz, a la manera del mago de Oz, de suscitar encanto y recelo, Bezwoda era el sedicente hechicero del trasplante autólogo que presidía un imperio clínico en constante crecimiento en Witwatersrand, Johannesburgo, con pacientes que acudían desde Europa, Asia y África. A medida que crecía su serie de casos, también lo hacía su reputación. Hacia mediados de la década de 1990 volaba habitualmente de Sudáfrica a distintos lugares del mundo para hablar de su experiencia con la quimioterapia de megadosis en reuniones y congresos. «La barrera que limitaba las dosis», anunció audazmente en 1992, había sido «franqueada»; el anuncio redundó al instante en una fama estratosférica, tanto para él como para su clínica[7].

Oncólogos, científicos y pacientes que acudían en tropel a sus atestados seminarios quedaban hipnotizados por sus resultados. Bezwoda hablaba con lentitud y de manera desapasionada, en una salmodia seca y monótona; de vez en cuando echaba una característica mirada de reojo a la pantalla y transmitía las observaciones más estimulantes del mundo de la oncología clínica como si leyera las noticias vespertinas en un noticiario soviético. Por momentos, el grave estilo parecía casi deliberadamente incompatible con el contenido, puesto que también Bezwoda sabía que sus logros eran asombrosos. Cuando las luces comenzaron a parpadear para anunciar el comienzo de la presentación gráfica de resultados en las jornadas anuales de oncología celebradas en San Diego en mayo de 1992, los médicos se arremolinaron a su alrededor, inundándolo con preguntas y felicitaciones. En Johannesburgo, más del 90 por ciento de las mujeres tratadas con el régimen de megadosis habían tenido una respuesta completa, un índice que ni siquiera los centros neurálgicos del mundo académico de Estados Unidos habían sido capaces de alcanzar[8]. Al parecer, Bezwoda iba a sacar a la oncología de sus décadas de estancamiento con el cáncer.

Nelene Fox, en cambio, no tuvo tanta fortuna. No se arredró ante el extenuante régimen de la quimioterapia de altas dosis y sus múltiples complicaciones. Pero menos de un año después del trasplante, el cáncer de mama hizo una explosiva recurrencia en todo su cuerpo: pulmones, hígado, nódulos linfáticos y, lo peor, el cerebro. El 22 de abril, once meses después de que los gráficos de Bezwoda se exhibieran en la cercana San Francisco, Fox murió en su casa, en una sombreada calle sin salida de Temecula[9]. Solo tenía cuarenta años. Dejaba marido y tres hijas, de cuatro, nueve y once años. Y una demanda judicial contra Health Net, que ahora seguía su camino por los meandros de la justicia californiana.

En comparación con los fenomenales resultados de Bezwoda, la lucha agónica y la muerte prematura de Fox parecían un desenlace aún más atroz. Convencido de que la *demora* en la realización del trasplante, y no el cáncer, había apresurado el fallecimiento de su hermana, Hiepler amplió sus denuncias contra Health Net y promovió vigorosamente la celebración de un juicio. El quid de su argumento estaba en la definición de la expresión «fase de investigación». A su juicio, era muy difícil considerar que la quimioterapia de altas dosis era un procedimiento en «fase de investigación», cuando se sabía que casi todos los grandes centros médicos de Estados Unidos la ofrecían a sus pacientes, tanto en ensayos como al margen de ellos. Solo en 1993 se habían publicado 1.177 trabajos sobre el tema en revistas médicas. En algunos hospitales había salas enteras reservadas para esa intervención[10]. El rótulo de «experimental», argüía Hiepler, había sido adosado por la HMO para negar la cobertura y ahorrar dinero. «Si usted tiene un resfriado o gripe, será muy bien atendido, por supuesto. Pero cuando padece de cáncer de mama, ¿qué pasa? Ahí aparece la palabra "investigación". Ahí aparece la palabra "experimental"»[11].

La mañana del 28 de diciembre de 1993, Mark Hiepler empleó casi dos horas en describir al tribunal el devastador último año de vida de su hermana[12]. Las gradas y los bancos estaban repletos de amigos y partidarios de Fox y de pacientes, muchos de ellos bañados en lágrimas de ira y empatía. El jurado tardó menos de dos horas en deliberar. Al anochecer regresó a la sala con un veredicto por el que se otorgaba a la familia de Nelene Fox ochenta y nueve millones de dólares en concepto de daños y perjuicios, la segunda indemnización, por su magnitud, en la historia de las demandas judiciales en California y uno de los más altos jamás otorgados en un caso médico en Estados Unidos[13].

La cifra de ochenta y nueve millones de dólares era en gran parte simbólica (el caso terminó por resolverse al margen del tribunal con una suma menor, que no fue revelada), pero también era el tipo de simbolismo que cualquier Organización de Mantenimiento de la Salud podía entender con facilidad. En 1993, los grupos de defensa de los derechos de los pacientes instaron a las mujeres a presentar demandas similares en todo el país. Como era de imaginar, la mayoría de las aseguradoras comenzaron a ceder. En Massachusetts, Charlotte Turner, una enfermera de cuarenta y siete años con un diagnóstico de cáncer de mama metastásico, ejerció una feroz presión para obtener un trasplante, yendo en su silla de ruedas del despacho de un legislador al de otro con fajos de artículos médicos bajo el brazo[14]. A finales de 1993, como resultado de los esfuerzos de Turner, la legislatura estatal de Massachusetts sancionó la llamada Ley de Charlotte, que imponía la cobertura de los gastos del trasplante para las pacientes a quienes correspondiera dentro del estado. Hacia mediados de la década, siete estados exigieron a la HMO que pagara los trasplantes de médula ósea, mientras que en otros siete estaba pendiente de aprobación una medida similar. Entre 1988 y 2002 se presentaron demandas de 86 pacientes contra organizaciones que habían negado los trasplantes. 47 de esas pacientes ganaron el caso[15].

Fueron muchos los observadores que no dejaron de advertir el carácter verdaderamente extraordinario de este giro de los acontecimientos: la quimioterapia agresiva y el trasplante de médula *impuestos* por ley. El momento, de por sí, era liberador para muchos pacientes y para grupos en defensa de sus derechos. Pero en las revistas médicas abundaban las críticas aplastantes del protocolo. Es una «tecnología complicada, costosa y potencialmente peligrosa», era la queja puntual de un artículo[16]. La letanía de complicaciones era lúgubre: infecciones, hemorragias, coágulos de sangre en las arterias y el hígado, fallo cardiaco y fibrosis en los pulmones, la piel, los riñones y los tendones. Con frecuencia, la infertilidad era permanente. Las pacientes quedaban confinadas en el hospital durante semanas, y lo más ominoso era, quizá, que entre el 5 y el 10 por ciento de las mujeres corrían el riesgo de desarrollar un segundo cáncer o una lesión precancerosa como resultado del propio tratamiento, y en ese caso eran cánceres obstinadamente recalcitrantes a cualquier terapia.

Pero a medida que el trasplante autólogo para el cáncer se convertía en una gran empresa, la evaluación científica del protocolo quedaba más y más relegada. En efecto, los ensayos estaban atrapados en un viejo y perverso atolladero. En principio, todo el mundo —pacientes, médicos, organizaciones de la salud, grupos en defensa de los derechos de los pacientes— quería ensayos. Pero en la práctica, nadie quería estar *en* ellos. Cuanto más crecía el número de planes de seguros sanitarios que abrían las compuertas al trasplante de médula ósea, más mujeres huían de los ensayos clínicos, temerosas de que algo que podía ser tan trivial como el lanzamiento de una moneda al aire las destinara al grupo sin tratamiento.

Entre 1991 y 1999 alrededor de 40.000 mujeres de todo el mundo se sometieron al trasplante de médula a raíz de un cáncer de mama, con un coste total estimado de entre 2.000 y 4.000 millones de dólares (esta última cifra representaba unas dos veces el presupuesto anual del NCI)[17]. Entretanto, el reclutamiento de pacientes para los ensayos clínicos, incluido el de Peters en Duke, llegaba casi a un punto muerto. La dualidad era penosa. Mientras las clínicas rebosaban de mujeres tratadas con quimioterapia de altas dosis y las salas estaban llenas de camas con pacientes trasplantadas, la medida seminal para probar la eficacia de ese régimen se dejaba de lado, casi sin pensarlo. «Trasplantes, trasplantes por todas partes —decía Robert Mayer—, pero ni una sola paciente para evaluarlos»[18].

Cuando Bezwoda regresó al encuentro anual del cáncer en Atlanta en mayo de 1999, lo hizo como un evidente triunfador. Subió al estrado confiado y con irritación fingida a causa de la mala pronunciación de su apellido durante la presentación, y empezó a proyectar sus diapositivas iniciales. Mientras exponía los datos —su monótona voz bañaba el vasto mar de rostros fijos en él—, un conjuro de silencio cayó sobre la audiencia[19]. El hechicero de Wits había vuelto a hacer magia. En el hospital de Witwatersrand, mujeres jóvenes con cáncer de mama de alto riesgo tratadas con el trasplante de médula ósea habían mostrado resultados asombrosamente exitosos. Al cabo de ocho años y medio, casi el 60 por ciento de las pacientes del grupo de las megadosis y el trasplante todavía estaban vivas, frente a apenas el 20 por ciento en el grupo de control. En las pacientes tratadas con el régimen de Bezwoda la línea de supervivencia había llegado a una meseta de alrededor de siete años sin más muertes, lo cual sugería que muchas de las pacientes restantes no solo estaban vivas, sino probablemente curadas. Los especialistas en trasplantes prorrumpieron en aplausos.

Pero el triunfo de Bezwoda parecía extraño, puesto que si bien los resultados de Witwatersrand eran inequívocamente espectaculares, otros tres ensayos presentados esa tarde, incluido el de Peters, eran o bien equívocos o bien negativos[20]. En Duke, para turbación de muchos, ni siquiera habían podido terminar el ensayo debido al escaso reclutamiento[21]. Y aunque era demasiado pronto para evaluar los beneficios del trasplante en términos de supervivencia, su cara más oscura se destacaba con claridad: de las más de 300 pacientes asignadas al grupo de trasplante, 31 habían muerto de complicaciones: infecciones, coágulos sanguíneos, fracaso multiorgánico y leucemia. Las noticias de Filadelfia eran aún más lóbregas. El régimen de quimioterapia de megadosis no había producido ni una pizca de beneficio, «ni siquiera una modesta mejoría», como los investigadores informaron con desánimo al auditorio[22]. Un complejo y enredado ensayo de Suecia, con las pacientes divididas en grupos y subgrupos, también se encaminaba hacia un fracaso inexorable sin beneficios obvios de supervivencia a la vista[23].

¿Cómo conciliar, entonces, esos resultados tan dispares? El presidente de la Sociedad Estadounidense de Oncología Clínica [American Society of Clinical Oncology, ASCO] había solicitado a una serie de comentaristas que trataran de encajar todos los datos contradictorios en una única forma cohesiva, pero hasta los expertos se rindieron frustrados. «Mi objetivo aquí —comenzó un conferenciante, decididamente perplejo— es criticar los datos que acaban de presentarse, evitar que el campo pierda credibilidad y seguir siendo amigo de los ponentes y los demás conferenciantes»[24].

Pero incluso eso era mucho pedir. En el salón y entre bambalinas, los ponentes y los comentaristas discutían por cuestiones menores y lanzaban críticas a sus respectivos ensayos. Nada se resolvió y, por cierto, no se entabló ninguna amistad. «Aquellos a los que les gusta trasplantar seguirán trasplantando, y a quienes no les gusta seguirá sin gustarles», dijo Larry Norton, el influyente especialista en cáncer de mama y presidente de la Alianza Nacional de Organizaciones del Cáncer de Mama [National Alliance of Breast Cancer Organizations, NABCO], a un periodista del *New York Times*[25]. El congreso había sido un desastre. Cuando la agotada audiencia comenzó a salir del imponente auditorio de Atlanta, ya era de noche y las cálidas y bochornosas ráfagas de aire no proporcionaban ningún alivio.

Bezwoda se marchó a toda prisa de la reunión de Atlanta, dejando atrás un terreno sumido en la confusión y el alboroto. Había subestimado el impacto de sus datos, porque ahora era el único punto de apoyo sobre el que descansaba toda una teoría de la terapia oncológica, por no mencionar una industria de cuatro mil millones de dólares. Los oncólogos habían llegado a Atlanta en busca de claridad. Se iban exasperados y confundidos.

En diciembre de 1999, mientras los beneficios del régimen todavía eran inciertos y millares de mujeres clamaban por un tratamiento, un equipo de investigadores estadounidenses escribió a Witwatersrand para preguntarle a Bezwoda si podían viajar a Johannesburgo y examinar en persona los datos de su ensayo. Los trasplantes del médico sudafricano eran los únicos que habían funcionado. Tal vez pudieran recogerse lecciones importantes y llevarlas a Estados Unidos.

Bezwoda aceptó de inmediato[26]. El primer día de la visita, cuando los investigadores solicitaron los historiales médicos y los registros diarios de las 154 pacientes de su estudio, solo les entregó 58 carpetas, todas, curiosamente, del grupo de tratamiento del ensayo. Cuando el equipo insistió en ver los documentos del grupo de control, Bezwoda afirmó que se habían «perdido».

Desconcertado, el grupo sondeó un poco más y el panorama comenzó a tomar un cariz perturbador. Los documentos entregados eran sorprendentemente chapuceros: llenos de tachones, notas de una página con anotaciones al azar escritas casi como por descuido, que resumían seis u ocho meses de una presunta atención. Los criterios de selección para el ensayo faltaban prácticamente en todos los casos. Según sus afirmaciones, Bezwoda había trasplantado a una cantidad igual de mujeres negras y blancas, pese a lo cual casi todos los registros correspondían a mujeres negras pobres y que apenas sabían leer y escribir, tratadas en el Hospital Hillbrow de Johannesburgo. Cuando los investigadores pidieron los formularios de consentimiento de una intervención que, como era sabido, podía tener consecuencias mortales, nadie fue capaz de encontrar ni uno solo. Las juntas de revisión del hospital, cuya misión era salvaguardar esos protocolos, desde luego, no tenían copias. Al parecer, nadie había aprobado el procedimiento ni tenido siquiera el más mínimo conocimiento del ensayo. Muchas de las pacientes consideradas «vivas» habían sido trasladadas hacía bastante tiempo, presuntamente para morir, a instalaciones de cuidados terminales con lesiones fungosas avanzadas producidas por el cáncer de mama, y no se había establecido ningún seguimiento. Una mujer incluida en el grupo de tratamiento nunca había recibido fármaco alguno. Otra historia clínica, rastreada hasta su origen, pertenecía a un hombre: difícilmente podía ser un paciente con cáncer de mama[27].

Todo era un fraude, una invención, una farsa. A finales de febrero de 2000, mientras el ensayo se caía a pedazos y la soga de los investigadores se tensaba a su alrededor día tras día, Werner Bezwoda escribió a máquina una lacónica carta dirigida a sus colegas de Witwatersrand, en la que admitía haber falsificado partes del estudio (más adelante afirmaría que había alterado sus historiales con el fin de que el ensayo fuera más «accesible» para los investigadores estadounidenses). «He incurrido en una grave falta de honestidad e integridad científicas», decía[28]. Luego renunció a su cargo en la universidad y, sin demora, dejó de dar entrevistas; todas las preguntas debían hacerse a su abogado. Su número de teléfono de Johannesburgo se eliminó de la guía. En 2008, cuando procuré ponerme en contacto con él para entrevistarlo, no pude encontrarlo en ninguna parte.

La épica caída de Werner Bezwoda fue un golpe terminal para las ambiciones de la quimioterapia de megadosis. En el verano de 1999 se preparó un ensayo final para ver si el régimen STAMP podía aumentar la supervivencia entre mujeres con cáncer de mama que se hubiera propagado a numerosos nódulos linfáticos. Cuatro años después, la respuesta era clara. No podía discernirse ningún beneficio. De las quinientas pacientes asignadas al grupo de altas dosis, nueve murieron por complicaciones relacionadas con el trasplante. Otras nueve desarrollaron, como consecuencia de su tratamiento, leucemias mieloides agudas muy agresivas y resistentes a la quimioterapia: cánceres mucho peores que los que padecían en un principio. (Aunque del todo infructuoso en el cáncer de mama y en muchos tumores sólidos, más adelante se demostró que el TAMO cura algunos linfomas, lo cual destaca una vez más la heterogeneidad del cáncer).

«Hacia finales de los años noventa la novela romántica se había terminado —dijo Robert Mayer—. Los ensayos finales no tenían otro propósito que hundir los clavos en el ataúd. Habíamos sospechado los resultados durante casi una década»[29].

Maggie Keswick Jencks fue testigo del fin de la era de los trasplantes en 1995[30]. Artista paisajista residente en Escocia, Jencks creaba fantásticos y desolados jardines: espirales futuristas de ramas, lagos, piedras y tierra apuntalados contra las desordenadas fuerzas de la naturaleza. Tras un diagnóstico de cáncer de mama en

1988, le hicieron una lumpectomía y luego una mastectomía. Durante varios meses se creyó curada. Pero un lustro después, muy poco antes de cumplir cincuenta y dos años, tuvo una recurrencia con cáncer de mama metastásico en el hígado, los huesos y la espina dorsal. En el Hospital Western General de Edimburgo recibió un tratamiento de quimioterapia de altas dosis, seguido por un trasplante autólogo. Jencks no sabía que, a la larga, el ensayo del régimen STAMP sería un fracaso. «El doctor Bill Peters [...] ya había tratado a varios centenares de pacientes [con el trasplante] —escribió, siempre con la esperanza de una cura—. La extensión promedio de la remisión de sus pacientes después del tratamiento era de dieciocho meses. Parecía toda una vida». Pero la remisión de Jencks no duró toda una vida: en 1994, cuando iban a cumplirse dieciocho meses del trasplante, volvió a tener una recurrencia. Murió en julio de 1995.

En un libro titulado *A View from the Front Line*, Maggie Keswick Jencks describió su experiencia con el cáncer, que para ella era como despertarse en medio de un vuelo en un Jumbo y ser arrojada en paracaídas, y sin mapa, sobre un paisaje extranjero:

> Allí estás, futura paciente, avanzando con calma con otros pasajeros hacia un destino distante, cuando, de repente (¿por qué a mí?), se abre un gran agujero en el suelo junto a ti. Aparecen personas con batas blancas, te ayudan a ponerte un paracaídas y, sin tiempo para pensarlo, *allá vas.*
> Desciendes. Llegas a tierra. [...] Pero ¿dónde está el enemigo? *¿Cuál* es el enemigo? ¿De qué es capaz? [...] Sin camino. Sin brújula. Sin mapa. Sin instrucciones. ¿Hay algo que deberías saber y no sabes?
> Las batas blancas están lejos, muy lejos, atando a otros en sus paracaídas. De vez en cuando saludan con la mano, pero, aunque les preguntes, *no saben las respuestas.* Están allí arriba, en el Jumbo, ocupados con los paracaídas y no haciendo mapas[31].

La imagen captaba la desolación y la desesperación de la época. Obsesionados con las terapias radicales y agresivas, los oncólogos ideaban un paracaídas tras otro, pero carecían de mapas sistemáticos del lodazal para orientar a pacientes y médicos. La guerra contra el cáncer estaba «perdida», en los dos sentidos de la palabra.

El verano es la estación de las secuelas, pero nadie, francamente, esperaba con impaciencia la de John Bailar. Aislado en la Universidad de Chicago, Bailar ardía a fuego lento y en silencio en su despacho desde que su primer artículo —«Progress Against Cancer?»— infligiera un fuerte golpe a la arrogancia del NCI en mayo de 1986. Pero habían pasado once años desde la publicación de ese artículo, y se esperaba que él, conciencia crítica del país en materia de cáncer, irrumpiera cualquier día con una actualización. En mayo de 1997, exactamente once años después de publicado aquel primer texto, John Bailar estaba de regreso en las páginas del *New England Journal of Medicine* con otra evaluación del progreso de la lucha contra el cáncer.

El remate de su artículo (escrito en colaboración con la epidemióloga Heather Gornik) se ponía de manifiesto en el título: «Cancer Undefeated» [«El cáncer invicto»]. Comenzaba con agudeza:

> En 1986, cuando uno de nosotros informó sobre las tendencias de la incidencia del cáncer en Estados Unidos desde 1950 hasta 1982, estaba claro que alrededor de cuarenta años de investigación oncológica, principalmente centrada en el tratamiento, no habían logrado invertir un prolongado y lento crecimiento de la mortalidad. Aquí actualizamos ese análisis hasta 1994. Nuestra evaluación comienza en 1970, para superponerla en parte con el artículo anterior y, a la vez, porque la sanción de la ley nacional del cáncer en 1971 marcó un aumento crítico en la magnitud y el vigor de los esfuerzos de la nación en lo concerniente a la investigación oncológica[32].

Poco había cambiado en la metodología desde el anterior análisis de Bailar. Como antes, este y Gornik comenzaban «ajustando por edad» la población estadounidense, de manera tal que cada año entre 1970 y 1994 contuviera exactamente la misma distribución por edades (el método se describe con mayor detalle en páginas anteriores). La mortalidad del cáncer para cada franja de edad también se ajustó proporcionalmente para crear, de hecho, una población estática, a fin de posibilitar una comparación directa de esa mortalidad entre un año y el siguiente.

El patrón que surgía de este análisis era aleccionador. Entre 1970 y 1994 la mortalidad del cáncer, como mucho, había *aumentado* levemente, alrededor del 6 por ciento, de 189 a 201 muertes por cada cien mil habitantes. Había que admitir que de alguna manera el índice de muertes se había estancado en los últimos diez años, pero aun así era difícil concebir la situación como una victoria. El cáncer, concluía Bailar, todavía reinaba «invicto». Representado en un gráfico, el progreso de la nación en la lucha contra la enfermedad era una línea plana; hasta el momento, la guerra contra el cáncer se encontraba en un punto muerto.

Pero ¿la línea plana de la mortalidad del cáncer era verdaderamente inanimada? La física nos enseña a distinguir un equilibrio estático de un equilibrio dinámico; el producto de dos reacciones iguales y opuestas puede parecer perfectamente inmóvil hasta que las fuerzas antagónicas se separan. ¿Y si esa línea plana de la mortalidad del cáncer representara un equilibrio dinámico de fuerzas compensadas que tiran y empujan una contra otra?

Al explorar con más detenimiento sus datos, Bailar y Gornik comenzaron a discernir esas fuerzas contrapuestas con una precisión casi exquisita. Cuando la mortalidad del cáncer entre 1970 y 1994 se dividía en dos grupos de edad, la compensación de las fuerzas saltaba de inmediato a la vista: en los hombres y mujeres de más de cincuenta y cinco años la mortalidad había aumentado, mientras que en quienes tenían menos de cincuenta y cinco años se había reducido exactamente en la misma proporción. (En parte, el motivo de esta situación quedará claro más adelante).

Un equilibrio dinámico similar apareció cuando la mortalidad del cáncer se reevaluó en función del *tipo* de cáncer en cuestión. Dicha mortalidad había disminuido para algunas formas, se encontraba estancada para otras y había aumentado para un tercer grupo: cada ganancia se compensaba con una pérdida igual y opuesta. Los índices de muertes por cáncer de colon, por ejemplo, habían caído casi un 30 por ciento, mientras que en el caso del cáncer de cérvix y de útero la caída era del 20 por ciento. Ambas enfermedades podían detectarse mediante una revisión (la colonoscopia para el cáncer de colon y el frotis de Pap para el cáncer de cérvix), y al menos parte del descenso de la mortalidad era la probable consecuencia de una detección más precoz.

Los índices de mortalidad de la mayoría de las formas de cáncer infantil también habían bajado desde la década de 1970, y seguían haciéndolo en esos momentos. Otro tanto sucedía con la enfermedad de Hodgkin y el cáncer testicular. Aunque la cantidad neta de esos tipos de cáncer todavía representaba una pequeña fracción de la mortalidad total de la enfermedad, el tratamiento había provocado una modificación fundamental en la fisonomía de esas afecciones.

El lastre más importante que contrapesaba esos avances era el cáncer de pulmón, aún el más letal de todos los cánceres, responsable de casi una cuarta parte de las muertes debidas a la enfermedad. La mortalidad global del cáncer de pulmón se había incrementado entre 1970 y 1994. Pero la distribución de las muertes mostraba un pronunciado sesgo. Los índices de muerte entre los hombres habían llegado a su máximo y caído hacia mediados de los años ochenta. En contraste, la mortalidad había experimentado un dramático ascenso en las mujeres, particularmente las de mayor edad, y todavía estaba creciendo. Entre 1970 y 1994 las muertes debidas a cáncer de pulmón en las mujeres de más de cincuenta y cinco años se habían incrementado un 400 por ciento, una cifra superior al ascenso de los índices *combinados* del cáncer de mama y el cáncer de colon. Este crecimiento exponencial de la mortalidad había borrado casi todos progresos en materia de supervivencia, no solo del mismo cáncer pulmonar, sino de todos los otros tipos de cáncer.

Las modificaciones en el patrón de la mortalidad del cáncer de pulmón también explicaban parcialmente el sesgo por edades global de la mortalidad de la enfermedad. La incidencia de aquel tipo alcanzaba su máximo nivel en quienes tenían más de cincuenta y cinco años y era inferior en los hombres y las mujeres con una edad menor, una consecuencia de los cambios en el comportamiento relacionado con el hábito de fumar desde la década de 1950. La disminución de la mortalidad del cáncer en hombres y mujeres más jóvenes había sido perfectamente compensada por su crecimiento en hombres y mujeres mayores.

«Cancer Undefeated» era, en resumidas cuentas, un artículo cuyo título no dejaba traslucir su mensaje. El estancamiento nacional en lo referido al cáncer difícilmente era eso, un estancamiento; se trataba más bien del producto de un frenético juego de la muerte en marcha. Bailar se había propuesto demostrar que la guerra contra el cáncer había llegado a una paralización terminal. En cambio, había hecho la crónica de una batalla dinámica y móvil a medio gas contra un blanco dinámico y móvil.

De modo que ni siquiera Bailar —*sobre todo* Bailar, el crítico más feroz e inventivo de la guerra— podía negar la feroz inventiva de ese combate. Apremiado en la televisión pública, lo admitió de mala gana:

> Entrevistador: ¿Por qué cree que están bajando un poco o han llegado a estancarse?
>
> Bailar: Creemos que han bajado tal vez un 1 por ciento. Me gustaría esperar un poco más para ver si esta caída se confirma, pero si aún no ha llegado, está por llegar …
>
> Entrevistador: ¿Doctor Bailar?
>
> Bailar: Creo que podríamos coincidir en que la copa está medio llena[33].

Por sí sola, ninguna estrategia de prevención o cura había sido un éxito arrollador. Pero no podía negarse que esa «copa medio llena» era el producto de una serie de fuerzas asombrosamente ingeniosas que se habían desplegado contra el cáncer. Las pregonadas promesas de las décadas de 1960 y 1970 y las luchas de los años ochenta habían dado paso a un realismo más fundado en la década de los noventa, pero esa nueva realidad había traído consigo sus propias promesas.

En una aguda crítica del derrotismo de la evaluación de Bailar y Gornik, Richard Klausner, director del NCI, señalaba:

> El «cáncer» es, a decir verdad, una variedad de enfermedades. Verla como una sola enfermedad que ha de ceder ante un enfoque único no es más lógico que ver la enfermedad neuropsiquiátrica como una sola entidad que ha de responder a una sola estrategia. Es improbable que contemos pronto con una «bala mágica» para el tratamiento del cáncer. Pero es igualmente improbable que haya una bala mágica para la prevención o la detección precoz que elimine todo el espectro de cánceres. […] Estamos haciendo progresos. Aunque tenemos un largo camino por delante, es simplista sostener que el ritmo de las tendencias favorables en la mortalidad refleja malas políticas o prioridades erradas[34].

Una era de la oncología llegaba a su fin. El campo ya había dado la espalda a su fogosa adolescencia y su arrebato por las soluciones universales y las curas radicales, y comenzaba a abordar cuestiones fundamentales sobre el cáncer. ¿Cuáles eran los principios subyacentes que regían el comportamiento radical de una forma particular de cáncer? ¿Qué cosas tenían en común todos los cánceres, y qué hacía diferente el cáncer de mama del cáncer de pulmón o de próstata? ¿Podrían esos senderos comunes —o esas diferencias, en rigor— establecer un nuevo mapa de carretera para curar y prevenir el cáncer?

Así, la búsqueda de un combate eficaz contra él miraba hacia dentro, hacia la biología básica, hacia los mecanismos fundamentales. Para responder a esas preguntas, también nosotros debemos mirar hacia dentro. Debemos, por fin, volver a la célula cancerosa.

Quinta parte

«Una versión distorsionada de nuestro ser normal»

Es vano hablar de curas o pensar en remedios mientras no hayamos considerado las causas [...] las curas habrán de ser imperfectas, insuficientes y sin objeto cuando no se hayan buscado antes las causas.
Robert Burton, *The Anatomy of Melancholy*, 1893[1]

No se pueden hacer experimentos para ver cuál es la causa del cáncer. El problema no es accesible y tampoco es el tipo de cosa que los científicos puedan permitirse hacer.
I. Hermann, investigador del cáncer, 1978[2]

¿Cuál puede ser el «porqué» de esos sucesos?
Peyton Rous, acerca del misterio del origen del cáncer, 1966[3]

«Una causa unitaria»

Estamos en la primavera de 2005, un momento crucial para los médicos residentes de oncología. Nuestros caminos están a punto de dividirse. Tres de nosotros continuarán en el hospital, con la mirada puesta principalmente en la investigación clínica y la atención diaria de pacientes. Cuatro explorarán el cáncer en el laboratorio y sólo tendrán una presencia menor en el hospital, donde verán a un puñado de pacientes por semana.

La elección entre los dos caminos es instintiva. Algunos nos vemos esencialmente como médicos; otros, sobre todo como científicos. Mis inclinaciones no han cambiado mucho desde mi primer día como interno. La medicina clínica me conmueve de manera visceral. Pero soy una rata de laboratorio, una criatura nocturna y peripatética seducida por la biología básica del cáncer. Pondero el tipo de cáncer que voy a estudiar en el laboratorio y me inclino por la leucemia. Y si bien puedo llegar a escoger el laboratorio, hay una paciente que determina el tema de mi investigación. La enfermedad de Carla ha dejado su marca en mi vida.

Aun así, en el fugitivo crepúsculo de mi inmersión sin horarios en el hospital hay momentos inquietantes que me recuerdan cuán profundamente puede sorprenderme y cautivarme la medicina clínica. Ha caído la noche en la sala de los residentes y el hospital, a nuestro alrededor, está sumergido en el silencio, salvo por el tintineo metálico de los cubiertos que sacamos para comer. Afuera, el aire se hace más denso por la inminente lluvia. Los siete, íntimos amigos a estas alturas, compilamos listas de pacientes para transferir a la siguiente promoción de residentes, cuando Lauren, de repente, comienza a leer en voz alta la suya, enumerando los nombres de las personas a su cuidado que han muerto durante nuestros dos años de residencia. Súbitamente inspirada, hace una pausa y agrega una frase a cada nombre, como una suerte de epitafio.

Es un improvisado homenaje póstumo que remueve algo en la sala. Me uno a él, mencionando los nombres de mis pacientes muertos y agregando una o dos frases en su recuerdo.

Kenneth Armor, sesenta y dos años, un internista con cáncer de estómago. En sus últimos días, lo único que deseaba era unas vacaciones con su mujer y tiempo para jugar con sus gatos.

Oscar Fisher, treinta y ocho años, tenía cáncer de pulmón microcítico. Padecía una discapacidad cognitiva de nacimiento y era el favorito de su madre. Cuando murió, ella pasaba cuentas de un rosario entre los dedos.

Esa noche me quedo solo con mi lista y recuerdo nombres y rostros hasta bien entrada la madrugada. ¿Cómo recordamos a un paciente? Esos hombres y mujeres fueron mis amigos, mis interlocutores, mis maestros: una familia sustituta. Me pongo de pie junto a mi escritorio como si estuviera en un funeral; la emoción me enrojece las orejas y tengo los ojos llenos de lágrimas. Recorro con la vista los escritorios vacíos de la sala y advierto la rapidez con que los dos últimos años nos han cambiado. Eric, demasiado seguro, ambicioso y listo, es más humilde e introspectivo. Edwin, extraordinariamente entusiasta y optimista durante el primer mes, habla ahora sin rodeos de resignación y duelo. Rick, químico orgánico por formación, se ha enamorado hasta tal punto de la medicina clínica que duda en volver al laboratorio. Lauren, mesurada y madura, anima sus astutas evaluaciones con bromas sobre la oncología. Nuestro encuentro con el cáncer nos ha completado; nos ha suavizado y pulido como piedras de un río.

Pocos días después me encuentro con Carla en la sala de quimioterapia. Charla informalmente con las enfermeras, como si se pusiera al día con viejas amigas. A distancia, apenas puedo reconocerla. La tez blanca como el papel que recuerdo de su primera visita al hospital ha subido varios grados de rojo. Los cardenales producidos en el brazo por las repetidas infusiones han desaparecido. Sus hijos han retornado a su rutina, su marido ha vuelto a trabajar y su madre está en su casa de Florida. La vida de Carla es casi normal. Me dice que de vez en cuando su hija se despierta llorando por culpa de una pesadilla. Cuando le pregunto si eso refleja algún trauma heredado del año infernal que ella ha vivido con la enfermedad, niega sin dudar con la cabeza: «No, son solo monstruos en la oscuridad».

Ha pasado un poco más de un año desde su diagnóstico inicial. Aún toma píldoras de 6-mercaptopurina y metotrexato, la droga de Burchenal y la de Farber, una combinación destinada a bloquear el crecimiento de cualquier célula cancerosa remanente. Al recordar los peores momentos de su enfermedad, Carla se estremece de asco. Pero algo está normalizándose y sanando en su interior. Sus propios monstruos comienzan a desvanecerse, como viejos cardenales.

Cuando el laboratorio me envía su recuento sanguíneo, compruebo que los valores son completamente normales. La remisión continúa. La noticia me asombra y me exalta, pero se la comunico con cautela, con la mayor neutralidad posible. Como todos los pacientes, Carla huele el exceso de entusiasmo con profunda sospecha: un médico que se entusiasma desmesuradamente con pequeñas victorias es el mismo que tal vez esté preparando a su paciente para alguna derrota definitiva. Pero esta vez no hay razón para sospechar. Le digo que su recuento sanguíneo parece perfecto, y que hoy no hacen falta más análisis. Ella sabe que en la leucemia la mejor noticia es que no haya ninguna noticia.

Esa misma noche, más tarde, después de terminar con mis notas, vuelvo al laboratorio. Es una colmena de actividad. Estudiantes de posdoctorado y posgrado revolotean alrededor de microscopios y centrífugas. De tanto en tanto pueden reconocerse palabras y frases médicas, pero el dialecto del laboratorio guarda escasa semejanza con el de la medicina. Es como viajar a un país vecino, que tenga modismos semejantes pero hable un idioma diferente:

«Pero la PCR [*polymerase chain reaction*, reacción en cadena de la polimerasa] en las células leucémicas debería encontrar la banda».

«¿Qué condiciones usaste para disolver el gel?».

«Agarosa, 4 por ciento».

«¿El ARN se ha degradado en la centrifugación?».

Cojo una placa de células de la incubadora. La placa tiene 384 cavidades diminutas, apenas suficientes para contener dos granos de arroz. En cada cavidad he puesto 200 células leucémicas humanas y luego agregué un fármaco tomado de una gran colección de fármacos no probados. En paralelo tengo su placa «gemela», que contiene 200 células madre normales formadoras de sangre humana, con el mismo grupo de fármacos agregado en cada cavidad.

Varias veces al día, una cámara microscópica automatizada fotografiará cada cavidad de las dos placas y un programa informático calculará el número de células leucémicas y células madre normales. El experimento busca un fármaco que pueda matar a las primeras sin afectar a las segundas: una terapia específicamente apuntada contra la leucemia.

Aspiro unos pocos microlitros que contienen las células leucémicas de una cavidad y las observo bajo el microscopio. Las células parecen hinchadas y grotescas, con un núcleo dilatado y un delgado borde de citoplasma, signo de que su alma misma ha sido absorbida por la pasión de dividirse una y otra vez con un afán patológico y monomaniaco. Estas células leucémicas han llegado a mi laboratorio desde el Instituto Nacional del Cáncer, donde se cultivaron y estudiaron durante casi tres decenios. El hecho de que sigan desarrollándose con obscena fecundidad es un testimonio del aterrador poder de esa enfermedad.

Técnicamente hablando, las células son inmortales. La mujer de cuyo cuerpo se cogieron murió hace treinta años.

Rudolf Virchow ya había reconocido en 1858 esa capacidad de proliferación[1]. La observación de muestras cancerosas bajo el microscopio lo llevó a comprender que el cáncer era una hiperplasia celular, el crecimiento perturbado y patológico de las células. Pero aunque identificó y describió la anormalidad central, Virchow no pudo desentrañar su causa. Sostuvo que la inflamación —la reacción del cuerpo ante una lesión perjudicial, caracterizada por el enrojecimiento, la hinchazón y la activación del sistema inmunológico— hacía que las células proliferaran, lo cual llevaba a la formación de una excrecencia de células malignas. Estaba muy cerca de la verdad: la inflamación crónica, que arde a fuego lento durante décadas, causa efectivamente el cáncer (la infección crónica con el virus de la hepatitis precipita el cáncer de hígado), pero pasaba por alto la esencia de la causa. La inflamación lleva a las células a dividirse en respuesta a la lesión, pero esa división se produce como reacción a un agente externo, por ejemplo una bacteria o una herida. En el cáncer, la célula se lanza a una proliferación *autónoma;* una señal interna la mueve a dividirse. Virchow atribuía el cáncer al medio fisiológico perturbado en torno de la célula. No logró comprender que la verdadera perturbación se encuentra dentro de la propia célula cancerosa.

A poco más de trescientos kilómetros al sur del laboratorio de Virchow en Berlín, Walther Flemming, un biólogo que trabajaba en Praga, trató de descubrir la causa de la división celular anormal, si bien utilizó como sujeto huevos de salamandra y no células humanas[2]. Para entender la división celular, Flemming tenía que visualizar la anatomía interna de la célula. Con ese fin, en 1879 pintó con anilina, el colorante químico multiuso empleado por Paul Ehrlich, células de salamandra en proceso de división. El tinte resaltó una sustancia filamentosa azul ubicada en lo más profundo del núcleo, que se condensaba y se iluminaba con un matiz cerúleo justo después de la división celular. Flemming dio a esas estructuras teñidas de azul el nombre de *cromosomas*, «cuerpos coloreados». Tomó nota de que las células de cada especie tienen una cantidad de cromosomas que le es propia (46 en los humanos; 14 en las salamandras). Los cromosomas se duplicaban durante la división celular y se repartían por igual entre las dos células hijas, con lo cual su número se mantenía constante de generación en generación. Pero Flemming no pudo atribuir ninguna otra función a esos misteriosos «cuerpos coloreados» azules en la célula.

Si hubiera trasladado su lente de los huevos de salamandra a las muestras humanas de Virchow, tal vez habría dado el siguiente y crucial salto conceptual en la comprensión de la anormalidad de raíz de las células cancerosas. Fue un antiguo asistente de Virchow, David Paul von Hansemann, quien, tras los pasos de este y de Flemming, dio el salto lógico entre ambas[3]. Al examinar con un microscopio células cancerosas teñidas con colorantes de anilina, Von Hansemann advirtió que los cromosomas de Flemming eran marcadamente anormales en el cáncer. Las células tenían cromosomas escindidos, deshilachados, desunidos; cromosomas rotos y recompuestos, cromosomas en tripletes y cuádruplos.

La observación de Von Hansemann tenía un profundo corolario. La mayoría de los científicos seguían su cacería en busca de parásitos en las células cancerosas. (La teoría de Bennett de la supuració espontánea todavía ejercía una macabra fascinación sobre algun patólogos). Pero Von Hansemann sugería que la verdadera anorm lidad residía en la estructura de esos cuerpos internos de la célula cancerosa —los cromosomas— y, por tanto, en ella misma.

Pero ¿cuál era la causa y cuál el efecto? ¿El cáncer había alterado la estructura de los cromosomas? ¿O los cambios cromosómicos habían precipitado el cáncer? Von Hansemann había observado una correlación entre el cambio cromosómico y la enfermedad. Lo que necesitaba era un experimento para conectar causalmente uno y otra.

El vínculo experimental que faltaba apareció en el laboratorio de Theodor Boveri, otro antiguo asistente de Virchow. Como Flemming, que trabajaba con huevos de salamandra, Boveri decidió estudiar células simples de organismos simples, huevos de erizos de mar, que recolectaba en las ventosas playas cercanas a Nápoles. Los huevos de erizo de mar, como la mayoría de los huevos del reino animal, son estrictamente monógamos; una vez que un espermatozoide entra en él, el huevo levanta una barrera instantánea para impedir la entrada de otros. Tras la fecundación, el huevo se divide y da origen a dos y luego a cuatro células: en cada ocasión los cromosomas se duplican y se distribuyen en partes iguales en las dos células hijas. Para entender esta separación cromosómica natural, Boveri ideó un experimento muy poco natural. En vez de dejar que el huevo de erizo fuera fecundado por un solo espermatozoide, se valió de productos químicos para despojarlo de la membrana exterior y lo fecundó a la fuerza con dos espermatozoides[4].

La fecundación múltiple, constató Boveri, generaba un caos cromosómico. El resultado de dos espermatozoides que fecundan un huevo son tres unidades de cada cromosoma, un número imposible de dividir en pares. El huevo de erizo, incapaz de dividir como correspondía la cantidad de cromosomas entre sus células hijas, caía en un frenético desorden interno. Las contadas células que obtenían la combinación correcta de los 36 cromosomas del erizo de mar se desarrollaban normalmente. Las que tenían combinaciones erróneas no se desarrollaban o abortaban el desarrollo, involucionaban y morían. Los cromosomas, concluyó Boveri, deben tener información vital para el desarrollo y el crecimiento apropiados de las células.

Esta conclusión le permitió hacer una conjetura audaz, aunque descabellada, sobre la anormalidad central en las células cancerosas. Como estas exhibían sorprendentes aberraciones en sus cromosomas, Boveri adujo que las anormalidades cromosómicas podían ser la causa del crecimiento patológico característico del cáncer.

Se completaba así un círculo que volvía a desembocar en Galeno: la añeja idea de que todos los cánceres estaban conectados por una anormalidad común, la «causa unitaria del carcinoma», como la llamaba Boveri[5]. El cáncer no era «un grupo antinatural de diferentes enfermedades», escribió[6]. Antes bien, un rasgo común acechaba detrás de todos los cánceres, una anormalidad uniforme que surgía de los cromosomas anormales y, en consecuencia, estaba *dentro* de la célula cancerosa. Boveri no podía señalar la naturaleza de esa anormalidad interna más profunda. Pero la «causa unitaria» del carcinoma radicaba en ese desorden: un caos, no de bilis negra, sino de cromosomas azules.

Boveri publicó, en 1914, su teoría cromosómica del cáncer en un elegante folleto científico titulado «Acerca del origen de los tumores malignos». Era una maravilla de hechos, fantasías y conjeturas inspiradas que entretejía en la misma tela erizos de mar y neoplasia maligna. Pero la teoría chocó con un problema imprevisto, una dura realidad contradictoria para la que no podía encontrar una explicación convincente. En 1910, cuatro años antes de la publicación de esta teoría, Peyton Rous había demostrado desde el Instituto Rockefeller que en las gallinas el cáncer podía ser causado por un virus, al que pronto se llamaría virus del sarcoma de Rous, o VSR[7].

El problema central era este: como agentes causales, el virus de Rous y los cromosomas de Boveri eran incompatibles. Un virus es un patógeno, un agente externo, un invasor exógeno a la célula. Un cromosoma es una entidad interna, una estructura endógena situada en lo profundo de la célula. Antagónicos, uno y otro no podían pretender ser a la vez la «causa unitaria» de la misma enfermedad. ¿Cómo podían una estructura interna, un cromosoma y un agente infeccioso externo, un virus, provocar el cáncer?

En ausencia de pruebas concretas en apoyo de una u otra teoría, una causa viral del cáncer parecía mucho más atractiva y creíble. Los virus, aislados inicialmente en 1898 como minúsculos microbios infecciosos que causaban enfermedades en las plantas, se señalaban, cada vez más, como causa de diversas enfermedades humanas y animales. En 1909, un año antes de que Rous aislara su virus causante del cáncer, Karl Landsteiner apuntó a un virus como causa de la polio[8]. Hacia comienzos de la década de 1920 se habían aislado y cultivado en laboratorio los virus responsables de la viruela bovina y las infecciones herpéticas humanas, lo cual consolidaba aún más la conexión entre los virus y las enfermedades humanas y animales.

Era innegable que a la creencia en una causa se agregaba la esperanza de una cura. Si el agente causal era exógeno e infeccioso, una cura para el cáncer parecía más probable. Como había demostrado Jenner, la vacunación con viruela bovina prevenía la mucho más letal infección de la viruela humana, y el descubrimiento de Rous de un virus causante del cáncer (aunque fuera en las gallinas) había suscitado de inmediato la idea de una bovina terapéutica contra esta enfermedad. En contraste, la teoría de Boveri de que el cáncer lo causaba un misterioso problema que acechaba en los cromosomas filamentosos, se apoyaba en tenues pruebas experimentales y no ofrecía la perspectiva de una cura.

Mientras la comprensión mecánica de la célula cancerosa se mantenía suspendida en el limbo entre los virus y los cromosomas, a comienzos del siglo XX una revolución en la comprensión de las células normales barría la biología. Las semillas de esa revolución habían sido plantadas por un monje retraído y corto de vista que, como pasatiempo, cultivaba guisantes en una abadía aislada de Brno, en Moravia, por entonces perteneciente al Imperio Austrohúngaro. A principios de la década de 1860, y por sí solo, Gregor Mendel había identificado en sus plantas de raza pura algunas características que se transmitían de una generación a la siguiente: el color de la flor, la textura de la semilla, la altura de la planta[9]. Al cruzar plantas bajas y altas o plantas con flores azules y flores verdes por medio de un par de diminutos fórceps, tropezó con un asombroso fenómeno. Como resultado del cruce de plantas bajas y altas no crecían plantas de altura media, sino altas. Los guisantes de semilla rugosa cruzados con otros de semilla lisa solo producían guisantes rugosos.

La conclusión del experimento de Mendel era de vasto alcance: los rasgos heredados, propuso el monje, se transmiten en paquetes individuales e indivisibles. Los organismos biológicos transmiten «instrucciones» de una célula a su progenie mediante la transferencia de esos paquetes de información.

Mendel solo podía visualizar esos rasgos o propiedades en un sentido descriptivo, como colores, texturas o alturas que pasaban de generación en generación; no podía ver ni discernir qué era lo que transmitía esa información de una planta a su progenie. Su primitivo microscopio iluminado con una bujía, con el que apenas podía escudriñar el interior de las células, no tenía capacidad para revelar el mecanismo de la herencia. Mendel ni siquiera tenía un nombre para dar a esa unidad de la herencia; décadas después, en 1909, los botánicos la bautizarían como gen[10]. Pero el nombre seguía siendo solo eso, un nombre: no proponía una explicación más detallada de la estructura o la función del gen. Como consecuencia de los estudios de Mendel, un provocativo interrogante pendió sobre la biología durante medio siglo: ¿bajo qué forma corporal, material, estaba contenido un «gen» —la partícula de la herencia— dentro de la célula?

En 1910, Thomas Hunt Morgan, un embriólogo de la Universidad de Columbia, en Nueva York, descubrió la respuesta[11]. Como Mendel, Morgan se dedicaba compulsivamente a los cruces, pero de moscas de la fruta, que criaba a millares en bananas en descomposición dentro de la Sala de las Moscas, situada en el rincón más remoto del campus de la universidad. Y, como Mendel, descubrió rasgos hereditarios que circulaban de manera indivisible entre sus moscas de la fruta generación tras generación: colores de los ojos y dibujos de las alas que los progenitores transmitían a su descendencia sin mezcla.

Morgan hizo otra observación. Notó que un rasgo infrecuente pero ocasional, como el color blanco de los ojos, estaba intrínsecamente ligado al género de la mosca: los ojos blancos solo se encontraban en los machos. Pero la «masculinidad» —la herencia del sexo—, sabía Morgan, estaba ligada a los cromosomas. De modo que los genes tenían que estar contenidos en ellos, esas estructuras filamentosas identificadas por Flemming unos treinta años antes. Y, en efecto, una serie de observaciones iniciales de este acerca de las propiedades de los cromosomas comenzaron a tener sentido para Morgan. Los cromosomas se duplicaban durante la división celular; los genes también se duplicaban y, así, se transmitían de una célula a otra y de un organismo a otro. Las anormalidades cromosómicas provocaban anormalidades en el crecimiento y el desarrollo de los erizos de mar, y por ello cabía deducir que genes anormales debían ser los responsables de esa disfunción. En 1915 Morgan propuso una mejora decisiva a la teoría de la herencia de Mendel: los genes estaban contenidos en los cromosomas. La transmisión de estos durante la división celular permitía a aquellos pasar de una célula a su progenie.

La tercera visión del «gen» apareció en la obra de Oswald Avery, un bacteriólogo de la Universidad Rockefeller de Nueva York[12]. Mendel había comprobado que los genes podían pasar de una generación a la siguiente; Morgan había probado que lo hacían transportados por los cromosomas. En 1926, Avery descubrió que en algunas especies de bacterias los genes también podían transmitirse *lateralmente* entre dos organismos: de una bacteria a su vecina. Aun las bacterias inertes y muertas —que no eran otra cosa que una aglomeración de químicos— podían transmitir información genética a sus congéneres vivas. Esto implicaba que el responsable del transporte de los genes era un compuesto químico inerte. Avery separó en sus componentes químicos las bacterias muertas por obra del calor. Y tras la prueba de cada uno de esos componentes para verificar su capacidad de transmitir genes, él y sus colegas informaron en 1944 de que estos eran transportados por un solo compuesto químico, el ácido desoxirribonucleico o ADN. Lo que los científicos habían descartado antes como una forma de relleno celular sin funciones reales —una «molécula estúpida», como la llamó despectivamente el biólogo Max Delbruck— resultaba ser el conductor central de información genética entre las células, la menos estúpida de todas las moléculas del mundo químico.

Hacia mediados de los años cuarenta, tres decenios después de que los biólogos hubieran acuñado la palabra, la naturaleza molecular del gen era el centro de la atención. Funcionalmente, el gen era una unidad de la herencia que transportaba un rasgo biológico de una célula a otra o de una generación a la siguiente. Físicamente, los genes estaban contenidos dentro de la célula bajo la forma de cromosomas. Químicamente, los genes estaban compuestos de ADN, ácido desoxirribonucleico.

Pero un gen solo transporta información. Su comprensión funcional, física y química imploraba una comprensión mecánica: ¿cómo se manifestaba la información genética dentro de la célula? ¿Qué «hacía» un gen, y cómo?

George Beadle, discípulo de Thomas Morgan, pasó de las moscas de la fruta de este a un organismo aún más primitivo, el moho mucilaginoso, para responder a esas preguntas[13]. En colaboración con el bioquímico Edward Tatum, Beadle descubrió en la Universidad de Stanford, California, que los genes contenían instrucciones para construir proteínas, macromoléculas multidimensionales y complejas que eran los caballos de fuerza de la célula.

Los investigadores comprobaron en la década de 1940 que las proteínas realizan el grueso de las funciones celulares. Forman las enzimas, catalizadores que aceleran las reacciones bioquímicas vitales para la existencia de la célula. Son receptores de otras proteínas o moléculas, responsables de transmitir señales de una célula a otra. Pueden crear componentes estructurales de la célula, como el andamiaje molecular que le permite existir con una particular configuración en el espacio. Pueden regular otras proteínas y generar así minúsculos circuitos dentro de la célula, responsables de coordinar el ciclo vital de esta.

Beadle y Tatum descubrieron que el «trabajo» del gen consiste en proporcionar el plano para la construcción de una proteína. Una proteína es un gen realizado, la máquina construida sobre la base de las instrucciones de un gen. Pero los genes no crean directamente las proteínas. A finales de los años cincuenta, Jacques Monod y François Jacob, desde París; Sydney Brenner y Matthew Meselson, en el Caltech, y Francis Crick, desde Cambridge, descubrieron que la génesis de las proteínas a partir de los genes exige un paso intermedio: una molécula llamada ácido ribonucleico o ARN.

El ARN es la copia de trabajo del plano genético. Gracias a su intervención, un gen se traduce en una proteína. Esta copia de ARN intermediario de un gen es el «mensaje» de este. La información genética se transmite de una célula a su progenie a través de una serie de pasos individuales y coordinados. En primer lugar, los genes, situados en los cromosomas, se duplican cuando una célula se divide, y se transmiten a su descendencia celular. A continuación, el gen, bajo la forma de ADN, se convierte en su copia de ARN. Por último, ese mensaje de ARN se traduce en una proteína. La proteína, producto final de la información genética, cumple la función codificada por el gen.

Un ejemplo, tomado de Mendel y Morgan, ayudará a ilustrar el proceso de transferencia de información celular. Las moscas de ojos rojos los tienen de una furiosa coloración rubí porque poseen un gen que contiene la información para fabricar un pigmento proteínico rojo. Cada vez que una célula se divide se crea una copia de ese gen, que pasa así de una mosca a sus óvulos y luego a las células de su descendencia. El gen se «descifra» —esto es, se convierte en un mensaje de ARN intermedio— en las células oculares de la progenie. El mensaje de ARN, a su vez, proporciona a las células del ojo instrucciones para la fabricación del pigmento proteínico rojo, y así da origen a moscas con ojos de ese color en la siguiente generación. Cualquier interrupción de este flujo de información puede invalidar la transmisión del rasgo de los ojos rojos y producir moscas con ojos incoloros.

Según se comprobó, ese flujo unidireccional de la información genética —ADN → ARN → proteína— es universal en los organismos vivos, desde las bacterias, los mohos mucilaginosos y las moscas de la fruta hasta los seres humanos. A mediados de la década de los cincuenta, los biólogos calificaron ese descubrimiento de «dogma central» de la biología molecular[14].

Un siglo incandescente de descubrimientos biológicos —extendido desde Mendel y su descubrimiento de los genes en 1860 hasta Monod y la identificación de la copia de ARN a fines de la década de 1950— iluminó el funcionamiento interno de la célula normal. Pero hizo poco por esclarecer el funcionamiento de la célula cancerosa o la causa del cáncer, excepto en dos casos muy tentadores.

El primero provenía de los estudios humanos. Los médicos del siglo XIX habían advertido que algunas formas de cáncer, como el de mama o el de ovario, tendían a repetirse en familias. Por sí solo, este hecho no podía probar una causa hereditaria: las familias comparten no solo los genes sino también hábitos, virus, comidas, exposiciones a productos químicos y comportamientos neuróticos, factores, todos ellos, mencionados en uno u otro momento como causas del cáncer. Pero de vez en cuando, una historia familiar resultaba tan llamativa que no era posible ignorar una causa hereditaria (y, por extensión, una causa *genética*). En 1872, Hilário de Gouvêa, un oftalmólogo brasileño que ejercía en Río de Janeiro, trató a un niño que padecía un raro cáncer del ojo, llamado retinoblastoma, mediante la extirpación quirúrgica del globo ocular[15]. El niño sobrevivió, creció y se casó con una mujer sin antecedentes familiares de cáncer. La pareja tuvo varios hijos, y dos de las niñas desarrollaron el mismo retinoblastoma que su padre en ambos ojos y murieron.

Gouvêa anunció este suceso como un enigma desconcertante. Carecía del vocabulario de la genética, pero para observadores posteriores el caso sugería un factor hereditario que «vivía» en los genes y causaba el cáncer. Sin embargo, tales casos son tan raros que es difícil probar experimentalmente esta hipótesis, por lo que el informe de Gouvêa fue ignorado en buena parte.

La segunda vez que los científicos rondaron la causa del cáncer —y casi dieron con el punto neurálgico de la carcinogénesis— fue varios decenios después del extraño caso brasileño. En la década de 1910, Thomas Hunt Morgan, el genetista de la mosca de la futa que trabajaba en Columbia, advirtió que de vez en cuando aparecían ejemplares mutantes en sus bandadas de moscas. En biología, los mutantes se definen como organismos que difieren de los normales. Morgan notó que en una enorme bandada de moscas con alas normales podía aparecer, en ocasiones, un «monstruo» con alas rugosas u onduladas. Según constató, esas mutaciones eran el resultado de alteraciones en los genes, y podían pasar de una generación a la siguiente.

Pero ¿cuál era la causa de las mutaciones? En 1928, Hermann Joseph Muller, uno de los alumnos de Morgan, descubrió que los rayos X podían incrementar enormemente la tasa de mutación de las moscas de la fruta[16]. En Columbia, Morgan había producido moscas mutantes espontáneamente. (Cuando se copia el ADN durante la división celular, un error de copia genera a veces un cambio accidental en los genes y de ese modo causa mutaciones). Muller comprobó que podía acelerar la incidencia de esos accidentes. Por medio de rayos X para bombardear a las moscas, verificó que podía producir centenares de ejemplares mutantes al cabo de unos meses, más de lo que Morgan y sus colegas habían producido con su vasto programa de reproducción a lo largo de casi dos décadas.

El vínculo entre los rayos X y las mutaciones estuvo a punto de llevar a Morgan y Muller al borde de una idea crucial acerca del cáncer. Se sabía que la radiación provocaba la enfermedad. (Recuérdense la leucemia de Marie Curie y el cáncer de lengua de las operarias que montaban relojes de radio). Como los rayos X también causaban mutaciones en los genes de la mosca de la fruta, ¿podría el cáncer ser una enfermedad de *mutaciones*? Y puesto que las mutaciones eran cambios en los genes, ¿podrían las alteraciones genéticas ser la «causa unitaria» del cáncer?

Si Muller y Morgan, alumno y mentor, hubieran combinado sus formidables aptitudes científicas, tal vez habrían contestado esa pregunta y habrían sacado a la luz el vínculo esencial entre las mutaciones y la neoplasia maligna. Pero aunque en un momento habían sido colegas cercanos, se convirtieron en rivales acérrimos y enconados. Avinagrado y rígido a causa de la vejez, Morgan se negó a otorgar a Muller pleno reconocimiento por su teoría de la mutagénesis, que él consideraba en su mayor parte como una observación derivada. Muller, por su lado, era sensible y paranoico; sentía que Morgan le había robado sus ideas y había recibido un reconocimiento inmerecido. Un día, en 1932, tras mudar su laboratorio a Texas, caminó hasta un bosque cercano y se tomó unas cuantas píldoras para dormir en un intento de suicidio. Sobrevivió, pero, atormentado por la angustia y la depresión, su productividad científica decayó en sus últimos años.

Morgan, por su parte, siguió siendo obstinadamente pesimista con respecto a la pertinencia del trabajo con las moscas de la fruta para entender las enfermedades humanas. En 1933 recibió el premio Nobel de Fisiología y Medicina por su trascendente trabajo sobre la genética de la mosca de la fruta (Muller lo recibiría en 1946). Sin embargo, menospreciaba la relevancia médica de su propia obra: «La contribución más importante que ha hecho la genética a la medicina es, en mi opinión, de carácter intelectual», escribió. E imaginaba, para un futuro lejano, una convergencia entre ambas. «¡Posiblemente», especuló, «el médico quiera entonces llamar a su amigo genetista para consultarlo!»[17].

Pero para los oncólogos de la década de 1940, una «consulta» semejante parecía poco razonable. Desde la época de Boveri, la búsqueda de una causa interna y genética del cáncer se había estancado. La mitosis patológica era visible en los tejidos cancerosos. Pero ni genetistas ni embriólogos conseguían responder a la pregunta clave: ¿qué llevaba a la mitosis a abandonar de manera tan abrupta un proceso exquisitamente regulado para hundirse en el caos?

En un aspecto más profundo, lo que había fracasado era un tipo de imaginación biológica. Si la mente de Boveri había dado un salto tan acrobático de los erizos de mar a los carcinomas, y la de Morgan de los guisantes a las moscas de la fruta, era en parte porque la biología misma saltaba de organismo en organismo y encontraba patrones celulares que recorrían las profundidades de todo el mundo viviente. Sin embargo, la extensión de ese mismo patrón a las *enfermedades* humanas había resultado ser una tarea mucho más exigente. En Columbia, Morgan había constituido una buena colección de monstruos de moscas de la fruta, pero nada que se pareciera ni remotamente a una aflicción humana real. La idea de que el médico del cáncer podría algún día llamar a un «amigo genetista» para que lo ayudara a comprender la patofisiología de esa enfermedad parecía digna de risa.

Los investigadores del cáncer volverían una vez más al lenguaje de los genes y las mutaciones en la década de 1970. Pero el viaje de vuelta a ese lenguaje —y a la verdadera causa «unitaria» del cáncer— implicaría un desconcertante rodeo por el terreno de la nueva biología, y cincuenta años más.

Bajo las lámparas de los virus

Objetos voladores no identificados, abominables hombres de las nieves,
el monstruo del lago Ness y los virus del cáncer humano.
Medical World News, 1974, sobre cuatro «misterios» informados
y hechos públicos con frecuencia, pero nunca vistos[1]

El bioquímico Arthur Kornberg dijo una vez, en tono de broma, que, en sus primeros días, la disciplina de la biología moderna solía actuar como el hombre del conocido chiste que busca con frenesí sus llaves bajo una farola de alumbrado público. Cuando un transeúnte le pregunta si ha perdido las llaves en ese lugar, el hombre le contesta que, en realidad, las perdió en su casa, pero las busca bajo la farola porque allí «la luz es mejor»[2].

En el periodo previo a la alborada de la biología moderna, los experimentos en organismos biológicos eran tan difíciles de realizar, y tan imprevisibles los resultados de las manipulaciones, que las opciones experimentales de los científicos tropezaban con serias restricciones. Los experimentos se realizaban en el modelo más simple de organismos —moscas de la fruta, erizos de mar, bacterias, mohos mucilaginosos— porque en ellos la «luz» era mejor.

En la biología del cáncer, el virus del sarcoma de Rous constituía el único lugar iluminado. Era, es cierto, un virus raro que producía un cáncer raro en una especie de gallinas*. Pero representaba la ma-

---

* A la larga terminarían por descubrirse otros virus causantes del cáncer, como el SV40 y el virus del papiloma humano (VPH), en 1960 y 1963, respectivamente.

nera más fiable de producir un cáncer real en un organismo vivo. Los investigadores oncológicos sabían que los rayos X, el hollín, el humo de los cigarrillos y el asbesto eran factores de riesgo mucho más comunes en el cáncer humano. Habían oído hablar del extraño caso de una familia brasileña que parecía llevar el retinoblastoma en los genes. Pero la capacidad de *manipular* el cáncer en un entorno experimental era una propiedad exclusiva del virus de Rous, por lo que este se ubicaba en el centro del escenario y todos los focos apuntaban a él.

El atractivo de estudiar este virus era aún mayor gracias a la formidable fuerza de la personalidad de Peyton Rous. Obstinado, persuasivo e inflexible, había forjado un apego casi paternal a su virus y no estaba dispuesto a capitular en beneficio de ninguna otra teoría de la causa. Reconocía que los epidemiólogos habían demostrado la *correlación* de los carcinógenos exógenos con el cáncer (el estudio de Doll y Hill, publicado en 1950, había indicado con claridad que el hábito de fumar estaba asociado a un crecimiento del cáncer de pulmón), pero con ello no se proponía ninguna explicación mecánica de la causa de la enfermedad. Los virus, sentía Rous, eran la única respuesta.

Así, a principios de la década de 1950 los investigadores del cáncer estaban divididos en tres grupos en pugna. Los virólogos, encabezados por Rous, afirmaban que los virus causaban el cáncer, aunque en los estudios humanos no se había encontrado ningún virus de esa índole. Los epidemiólogos, Doll y Hill entre ellos, sostenían que la causa eran sustancias químicas exógenas, si bien no podían presentar una explicación mecánica de su teoría o de sus resultados. El tercer grupo, formado por los sucesores de Theodor Boveri, se situaba en la periferia más lejana. Contaban con débiles pruebas circunstanciales de que los genes de la célula podían causar el cáncer, pero carecían de los convincentes datos humanos de los epidemiólogos y de las exquisitas conclusiones experimentales de los virólogos de las gallinas. La gran ciencia surge de la gran contradicción, y en este caso una enorme grieta atravesaba su camino hacia el centro de la biología del cáncer. ¿El cáncer humano era causado por un agente infeccioso? ¿Por un agente químico exógeno? ¿Por un gen interno? ¿Cómo podían los tres grupos de científicos haber examinado al mismo elefante y llegado a conclusiones tan radicalmente diversas acerca de su anatomía esencial?

En 1951, un joven virólogo llamado Howard Temin, por entonces investigador de posdoctorado, llegó al Instituto de Tecnología de California [Caltech], en Pasadena, para estudiar la genética de la mosca de la fruta. Inquieto e imaginativo, pronto se aburrió de esa mosca y, cambiando de terreno, decidió estudiar el virus del sarcoma de Rous en el laboratorio de Renato Dulbecco. Dulbecco, un afable aristócrata calabrés de modales exquisitos, dirigía su laboratorio en el Caltech con un aire distante y vagamente patricio. Temin encajaba a la perfección: si Dulbecco quería distancia, él quería independencia. Encontró una casa en Pasadena, a compartir con otros jóvenes científicos (entre ellos John Cairns, el futuro autor del artículo de *Scientific American* sobre la guerra contra el cáncer), y allí dedicó su tiempo a cocinar platos nada habituales en pesadas ollas comunitarias, así como a hablar locuazmente de enigmas biológicos hasta bien entrada la noche.

En el laboratorio, Temin también cocinaba un experimento nada frecuente, de fracaso virtualmente garantizado[3]. Hasta entonces, solo se había demostrado que el virus del sarcoma de Rous causaba tumores en gallinas vivas. Temin, con la estrecha colaboración de Harry Rubin, quería estudiar cómo hacía el virus para convertir células normales en células cancerosas. Para ello necesitaba un sistema enormemente simplificado, un sistema libre de gallinas y tumores y análogo a las bacterias en una placa de Petri. Así, se le ocurrió crear un *cáncer* en una de esas placas. En 1958, en su séptimo año en el laboratorio de Dulbecco, lo logró. Agregó el virus del sarcoma de Rous a una capa de células normales en una placa. La infección incitó a las células a crecer de manera descontrolada y a formar diminutos montones deformados en los que se apiñaban a centenares; Temin los llamó focos. Según su conjetura, esos focos constituían el cáncer destilado hasta su forma elemental, esencial: células que crecían sin control ni término, una mitosis patológica. El puro impulso de su imaginación era lo que permitía a Temin mirar un minúsculo montón de células y visualizarlo como la esencia de la extendida enfermedad sistémica que mata a los seres humanos. Pero la célula y su interacción con el virus tenían, a su entender, todos los componentes biológicos necesarios para motorizar el proceso maligno. El fantasma estaba fuera del organismo.

Temin podía utilizar ahora su cáncer a la carta para llevar a cabo experimentos que habrían sido casi imposibles con animales enteros. Uno de sus primeros experimentos con este sistema, realizado en 1959, produjo un resultado inesperado. Normalmente, los virus infectan las células, producen más virus e infectan más células, pero no afectan directamente a la composición genética celular, el ADN. El virus de la gripe, por ejemplo, infecta las células pulmonares y produce más virus de la gripe, pero no deja una huella permanente en nuestros genes; cuando se va, deja intacto nuestro ADN. El virus de Rous, sin embargo, se comportaba de otra manera. Tras infectar las células, se unía *físicamente* a su ADN y de ese modo alteraba su composición genética, su genoma. «En cierto sentido tanto estructural como funcional, el virus se convierte en parte del genoma de la célula», escribió Temin[4*].

Esta observación —que la copia de ADN de los genes de un virus podía unirse estructuralmente a los genes de la célula— intrigó a Temin y Dulbecco. Pero aún más intrigante era el problema conceptual que planteaba. En los virus, los genes se encuentran a veces bajo la forma de ARN intermediario. Algunos virus han prescindido de la copia original de ADN de los genes y mantienen su genoma bajo la forma de ARN, que se traduce directamente en proteínas virales una vez que el virus infecta una célula.

Por el trabajo de otros investigadores, Temin sabía que el virus del sarcoma de Rous es uno de esos virus de ARN. Pero si los genes virales *comenzaban* como ARN, ¿cómo podía una copia de ellos convertirse en ADN? El dogma central de la biología molecular vedaba una transición semejante. La información biológica, enunciaba el dogma, solo se desplaza por un camino de sentido único que va del ADN al ARN y de este a las proteínas. ¿Cómo diablos podía el ARN, se preguntaba Temin, dar una vuelta acrobática y hacer una copia de ADN de sí mismo, encauzando por el lugar equivocado la calle de sentido único de la información biológica?

Temin optó por un acto de fe; si los datos no encajaban en el dogma, era preciso modificar este, y no aquellos. Postuló que el virus del sarcoma de Rous tenía una propiedad especial, sin precedentes en ningún otro organismo viviente: podía retroconvertir el ARN en ADN. En las células normales, la conversión del ADN en ARN se lla-

---

* Su declaración era especulativa, pero tenía la marca de su infalible instinto biológico. La prueba formal de la adhesión estructural de los genes del VSR al genoma celular solo se obtendría años más tarde.

ma transcripción. El virus (o la célula infectada) tenía que poseer, por lo tanto, la capacidad inversa: la transcripción *inversa*. «Temin tenía un indicio, pero sus pruebas eran tan circunstanciales —tan frágiles— que apenas pudo convencer a nadie», rememoraba veinticinco años después el virólogo Michael Bishop[5]. «La hipótesis le había granjeado poco más que ridículo y pesar»[6].

Al principio, Temin apenas podía siquiera autoconvencerse. Había hecho una proposición audaz, pero necesitaba pruebas. En 1960, resuelto a hallar una prueba experimental, se trasladó al laboratorio McArdle de Wisconsin. A diferencia del Caltech, Madison era un lugar helado y remoto, aislado tanto física como intelectualmente, pero a Temin esto le venía bien. Parado sin saberlo al borde de una revolución molecular, quería silencio. En su paseo diario por el sendero que bordeaba el lago, a menudo cubierto por una gruesa capa de nieve, planeaba experimentos con los que pudiera demostrar ese flujo inverso de información.

Del ARN al ADN. La mera idea lo hacía estremecerse: una molécula que pudiera escribir la historia hacia atrás, invertir el inexorable rumbo hacia adelante de la información biológica. Para probar que ese proceso existía, Temin necesitaría aislar en un tubo de ensayo la enzima viral capaz de invertir la transcripción, y demostrar que esta podía hacer una copia de ADN con el ARN. A principios de la década de 1960, en la búsqueda de la enzima, contrató a Satoshi Mizutani, un estudiante japonés de posdoctorado. Su tarea consistiría en extraer esa enzima de transcripción inversa de células infectadas con el virus.

Mizutani fue una catástrofe[7]. En el fondo, como recordó un colega, nunca había sido biólogo celular: contaminó las células, infectó los cultivos y dejó que crecieran bolas de hongos en las placas de Petri. Frustrado, Temin lo trasladó a un proyecto no relacionado con las células. Si Mizutani era incapaz de manipularlas, tal vez pudiera tratar de purificar la enzima a partir de extractos químicos hechos con células infectadas con el virus. El cambio era ideal para sacar partido de las aptitudes naturales de Mizutani, un químico de increíbles dotes. De la noche a la mañana, este notó en los extractos celulares del virus de Rous una débil y vacilante actividad enzimática que era capaz de convertir el ARN en ADN. Cuando agregó ARN a ese extracto celular, pudo «verlo» crear una copia de ADN: invertir la transcripción. Temin tenía su prueba. El virus del sarcoma de Rous no era un virus como los demás. Podía transcribir en orden inverso la información genética: era un *retro*virus*.

En el MIT de Boston, otro joven virólogo, David Baltimore, también había captado el indicio de una actividad de conversión de ARN en ADN, pero en otro retrovirus[8]. Brillante, impetuoso y testarudo, Baltimore había conocido a Howard Temin y entablado amistad con él en los años cuarenta, en un campamento veraniego de ciencia en Maine, donde Temin era auxiliar docente y aquel, estudiante. Durante casi un decenio cada uno de ellos tomó su propio camino, pero sus intereses intelectuales no dejaron de entrecruzarse. Mientras Temin exploraba la transcripción inversa del virus del sarcoma de Rous en Madison, Baltimore comenzaba a acumular pruebas de que su retrovirus también tenía una enzima que podía convertir el ARN en ADN. Y también él estaba muy cerca de aislar la enzima.

La tarde del 27 de mayo de 1970, algunas semanas después de haber encontrado la prueba inicial de la conversión enzimática del ARN en ADN en su laboratorio, Temin cogió un vuelo a Houston para presentar su trabajo en el Décimo Congreso Internacional del Cáncer. A la mañana siguiente se dirigió al cavernoso auditorio del Centro Cívico de Houston. El título de su charla, deliberadamente insulso, era «El papel del ADN en la replicación de virus de ARN». La sesión sería breve, tan solo quince minutos. En el salón abundaban sobre todo los especialistas en virus tumorales, muchos de los cuales ya comenzaban a adormecerse.

Pero cuando Temin comenzó a exponer sus descubrimientos, la audiencia no tardó en caer en la cuenta de la importancia de la charla. En la superficie, según recordó un investigador, «todo era una muy árida bioquímica. […] Temin hablaba con su habitual voz nasal, aguda y monótona, sin ninguna huella de agitación»[9]. Sin embargo, la monótona aridez bioquímica no impedía que se trasluciera la significación del trabajo. Temin no solo hablaba de virus. Emprendía un desmantelamiento sistemático de uno de los principios fundamentales de la biología. Sus oyentes estaban inquietos y nerviosos. Hacia la mitad de la exposición reinaba un silencio de asombro. Los científicos presentes tomaban notas febriles, llenando páginas y páginas con una caligrafía desgarrada. Una vez fuera del salón

---

* El término *retrovirus* fue acuñado más adelante por los virólogos.

de conferencias, rememoró Temin, «podía verse a la gente en los teléfonos. [...] Gente que llamaba a sus colegas de laboratorio». Su anuncio acerca de la identificación de la largamente buscada actividad enzimática en las células infectadas por el virus dejaba pocas dudas con respecto a la teoría. El ARN podía *generar* ADN. El genoma de un virus causante de cáncer podía llegar a incorporarse físicamente en los genes de una célula.

A la mañana siguiente, cuando Temin volvió a Madison, se topó con un aluvión de mensajes telefónicos en su laboratorio. El más urgente era el de David Baltimore, que tenía una vaga idea de lo que se había dicho en la reunión. Temin respondió a su llamada.

«Sabe que hay [una enzima] en las partículas de virus», dijo Baltimore.

«Ya lo sé», contestó Temin.

Baltimore, que había realizado su trabajo en el más absoluto silencio, estaba asombrado. «¿Cómo lo sabe?».

«La encontramos».

Baltimore también la había encontrado. También él había identificado la actividad enzimática de conversión de ARN en ADN en las partículas virales. Los dos laboratorios, por separado, habían confluido en el mismo resultado. Y ambos investigadores se apresuraron a poner por escrito sus observaciones para publicarlas. Sus informes aparecieron uno después de otro en un número de *Nature* del verano de 1970.

En sus respectivos artículos, Temin y Baltimore proponían una nueva teoría radical sobre el ciclo vital de los retrovirus[10]. Su postulado era que los genes de los retrovirus existían como ARN fuera de las células. Cuando esos virus de ARN infectan las células, hacen una copia de ADN de sus genes y la unen a los genes de la célula. Esta copia, llamada provirus, hace copias de ARN y el virus se regenera, como el ave fénix, para crear nuevos virus. Así, el virus cambia constantemente de estado, saliendo del genoma celular y volviendo a entrar a él —de ARN a ADN a ARN; de ARN a ADN a ARN—, ad infinitum.

El hecho de que los científicos del cáncer se apropiaran al instante del trabajo de Temin como una posible explicación mecánica de esa enfermedad, pero los oncólogos clínicos lo ignoraran casi por completo, es con seguridad un signo de la esquizofrenia preponderante en la época. La presentación de Temin en Houston era parte de una reunión monumental dedicada al cáncer. Tanto Farber como Frei habían volado desde Boston para estar presentes. No obstante, el congreso fue una cabal síntesis de la segregación virtualmente insuperable que reinaba entre la terapia y la ciencia del cáncer. En una sala se hablaba de quimioterapia y cirugía. En otra, de carcinogénesis viral. Era como si en medio del mundo del cáncer se hubiera levantado una línea divisoria hermética, con la «causa» de un lado y la «cura» de otro. Pocos científicos u oncólogos clínicos cruzaban de uno a otro de esos dos mundos aislados. Frei y Farber volvieron a Boston sin que se registrara ningún cambio significativo en su concepción de la cura del cáncer.

Sin embargo, en opinión de algunos de los científicos que habían asistido al congreso, el trabajo de Temin, llevado a su lógica extrema, sugería una explicación mecánica convincente para el cáncer y, con ello, un camino bien definido hacia la cura. Sol Spiegelman, un virólogo de la Universidad de Columbia conocido por su incendiario entusiasmo y su energía implacable, escuchó la charla de Temin y construyó al instante una teoría monumental basada en ella: una teoría tan ferozmente lógica que Spiegelman casi podía conjurarla a hacerse realidad. Temin había señalado que un virus de ARN podía ingresar en una célula, hacer una copia de ADN de sus genes y unirse a su genoma. Spiegelman estaba convencido de que ese proceso, por medio de un mecanismo aún desconocido, podía activar un gen viral. Ese gen viral activado debía inducir a la célula a proliferar, para desencadenar así una mitosis patológica, el cáncer.

Era una explicación seductoramente atractiva. La teoría viral de Rous sobre el origen del cáncer se fusionaría con la teoría genética interna de Boveri. El virus —había demostrado Temin— podía *convertirse* en un elemento endógeno asociado a los genes de la célula, con lo cual la responsabilidad del cáncer recaería tanto en una aberración interna como en una infección exógena. «La conversión de Spiegelman a la nueva religión [de los virus del cáncer] fue cuestión de minutos», recordó Robert Weinberg, el biólogo del cáncer del MIT. «Al día siguiente [de la exposición de Temin] estaba de regreso en su laboratorio neoyorquino de la Universidad de Columbia, montando una repetición del trabajo».

Spiegelman acometió con presteza la demostración de que los retrovirus causaban cánceres humanos[11]. «Se convirtió en su único afán», recordó Weinberg[12]. La obsesión no tardó en rendir frutos. Para que su esquema funcionara, Spiegelman necesitaría probar que los cánceres humanos tenían genes de retrovirus ocultos en ellos. Gracias a un trabajo rápido y concienzudo, encontró huellas de retrovirus en la leucemia, el cáncer de mama, linfomas, sarcomas, tumores cerebrales, melanomas: en casi todos los tipos de cáncer humano que examinó. El Programa Especial de Virus del Cáncer, lanzado en los años cincuenta para buscar virus del cáncer humano, y moribundo durante dos décadas, volvió rápidamente a la vida: aquí estaban, por fin, los millares de virus del cáncer que tanto se había esperado descubrir. De las arcas del programa comenzó a manar dinero para el laboratorio de Spiegelman. Era una perfecta *folie à deux*: fondos sin fin que alimentaban un entusiasmo sin límite, y viceversa. Cuanto más se empeñaba Spiegelman en buscar retrovirus en las células cancerosas, más encontraba y más financiación recibía.

A la larga, empero, su esfuerzo se reveló sistemáticamente fallido. En su búsqueda frenética de retrovirus del cáncer humano, Spiegelman había llevado la prueba de detección a tal extremo que veía virus o huellas de virus donde no existían. Cuando otros laboratorios del país trataron de reproducir el trabajo a mediados de la década de 1970, los virus de Spiegelman no se encontraron por ningún lado. Solo un cáncer humano, a fin de cuentas, era causado por un retrovirus: una rara leucemia endémica en algunas zonas del Caribe. «El esperado virus humano se escabulló silenciosamente en la noche —escribió Weinberg—. Los cientos de millones de dólares invertidos por el Programa Especial [...] no pudieron darle vida. El cohete nunca abandonó su plataforma de lanzamiento»[13].

La conjetura de Spiegelman acerca de los retrovirus humanos era a medias acertada y a medias errónea: la búsqueda apuntaba al tipo correcto de virus, pero en el tipo equivocado de célula. Con el tiempo se demostraría que los retrovirus eran la causa de otra enfermedad, no del cáncer. Spiegelman murió en 1983 de cáncer pancreático, tras haber tenido noticias de una extraña enfermedad que había hecho eclosión entre los varones homosexuales y los receptores de transfusiones de sangre en Nueva York y San Francisco. Un año después de la muerte de Sol Spiegelman en Nueva York se identificó finalmente la causa de esa enfermedad. Era un retrovirus humano llamado VIH.

«La caza del sarc»

Porque el snark era un boojum, ya veis.

Lewis Carroll[1]

Sol Spiegelman había quedado perdido más allá de toda esperanza en la cacería de retrovirus causantes de cáncer en humanos. Su apremio era sintomático: la biología del cáncer, el NCI y el muy específico Programa Especial de Virus del Cáncer habían apostado tan fervientemente por la existencia de retrovirus del cáncer humano a comienzos de la década de 1970 que cuando los virus no consiguieron materializarse fue como si les hubieran amputado una parte esencial de su identidad o su imaginación. Si los retrovirus del cáncer humano no existían, algún otro misterioso mecanismo debía causar esta enfermedad en el hombre. El péndulo, tras haber oscilado con toda la fuerza hacia una causa viral infecciosa del cáncer, ahora se alejaba de ella con el mismo vigor.

Hacia mediados de los años setenta, también Howard Temin había descartado los retrovirus como agentes causales del cáncer humano. Su descubrimiento de la transcripción inversa había derrumbado el dogma de la biología celular, desde luego, pero no había llevado muy lejos la comprensión de la *carcinogénesis* humana. Temin sabía que los genes virales podían unirse a los genes celulares, pero eso no bastaba para explicar cómo hacían los virus para causar el cáncer.

Enfrentado a una discrepancia más entre la teoría y los datos, Temin propuso otra conjetura audaz, apoyado, nuevamente, en las pruebas más endebles. A su entender, Spiegelman y los cazadores de retrovirus habían fusionado analogía y realidad y habían confundido al mensajero con el mensaje. El virus del sarcoma de Rous podía causar el cáncer al introducir un gen viral en las células. Esto probaba que la alteración genética podía provocar cáncer. Pero no era imperioso, sostenía Temin, que la alteración genética tuviera su origen en un virus. El virus no hacía sino llevar el mensaje a la célula. Para entender la génesis del cáncer era preciso identificar ese *mensaje* culpable, no al mensajero. Los cazadores de virus humanos debían volver una vez más a sus virus bajo la luz del microscopio, pero esta vez con nuevas preguntas: ¿cuál era el gen viral que había desatado la mitosis patológica en las células? ¿Y cómo se relacionaba ese gen con una mutación interna en la célula?

En los años setenta, varios laboratorios comenzaron a fijar el punto de mira en ese gen. Por fortuna, el virus del sarcoma de Rous [VSR] solo tiene cuatro genes en su genoma. En California, por entonces el centro de la investigación sobre los virus del cáncer, los virólogos Steve Martin, Peter Vogt y Peter Duesberg crearon mutantes del virus de Rous que se replicaban normalmente, pero ya no podían provocar tumores, lo cual sugería que el gen que los causaba había sido invalidado. Mediante el análisis de los genes modificados en esos virus mutantes, el grupo determinó finalmente que la aptitud cancerígena del VSR residía en un solo gen del virus. Ese gen recibió el nombre de *src* (pronúnciese «sarc»), un diminutivo de *sarcoma*[2].

El *src* era, pues, la respuesta al enigma de Temin, el «mensaje» causante del cáncer portado por el virus del sarcoma de Rous. Vogt y Duesberg eliminaron o desactivaron el *src* del virus y demostraron que, sin él, este último no podía inducir una proliferación celular ni provocar una transformación. El *src*, conjeturaron, era una suerte de gen deforme adquirido por el VSR durante su evolución e introducido en las células normales. Fue denominado oncogén[*], un gen capaz de causar cáncer.

Un descubrimiento fortuito hecho en el laboratorio de Ray Erikson en la Universidad de Colorado esclareció aún más la función del *src*[3]. Erikson había sido estudiante de posgrado en Madison a

---

[*] El término *oncogén* había sido acuñado en 1969 por dos científicos del NCI, Robert Huebner y George Todaro, aunque sobre la base de escasas pruebas.

comienzos de los años sesenta, cuando Temin descubrió los retrovirus. Había seguido el descubrimiento del gen *src* en California y desde entonces se sintió intrigado por su función. En 1977, mientras trabajaba con Mark Collett y Joan Brugge, Erikson se propuso descifrar esa función del *src*. Descubrió a la sazón que este era un gen poco común. Codificaba una proteína cuya función más destacada consistía en modificar otras proteínas mediante la unión a ellas de un pequeño compuesto químico, un grupo fosfato; en esencia, jugaba un elaborado juego de etiquetado molecular*. En rigor, los científicos habían encontrado unas cuantas proteínas similares en las células normales: enzimas que unían grupos fosfato a otras proteínas. Esas enzimas se llamaban «quinasas», y pronto se comprobó que se comportaban como interruptores moleculares principales dentro de la célula. La unión del grupo fosfato a una proteína actuaba como el «encendido»: activaba la función de la proteína. Con frecuencia, una quinasa «encendía» otra quinasa, que «encendía» otra quinasa, y así sucesivamente. La señal se amplificaba en cada paso de la reacción en cadena, hasta que muchos de esos interruptores moleculares quedaban en la posición de «encendido». La confluencia de dichos interruptores activados producía una intensa señal interna para que una célula cambiara su «estado» y pasara, por ejemplo, de una situación de no división a una situación de división.

El *src* era una quinasa prototípica, aunque una quinasa más veloz que la luz. La proteína hecha por el gen viral *src* era tan potente e hiperactiva que fosforilaba todo lo que tenía a su alrededor, incluyendo muchas proteínas cruciales de la célula. El *src* desencadenaba una avalancha indiscriminada de fosforilación y ponía así en «encendido» docenas de interruptores moleculares. En su caso, la serie proteínica activada terminaba por impactar en las proteínas que controlaban la división celular. De tal modo, el *src* inducía a una célula a pasar del estado de no división al estado de división y, en última instancia, provocaba una mitosis acelerada, la marca distintiva del cáncer.

Hacia finales de la década de 1970, las iniciativas combinadas de bioquímicos y virólogos tumorales habían producido una concep-

---

* Art Levinson, integrante del laboratorio de Mike Bishop en la Universidad de California en San Francisco, también descubrió esa actividad fosforilante; más adelante volveremos a su descubrimiento.

ción relativamente simple de la capacidad del *src* de transformar las células. El virus del sarcoma de Rous causaba cáncer en las gallinas al introducir en las células un gen, el *src*, que codificaba una quinasa hiperactiva y exuberante. Esta quinasa «encendía» una catarata de señales celulares que indicaban el inicio de una división inexorable. Todo esto representaba un trabajo bello, cuidadoso y meticulosamente urdido. Pero al no haber retrovirus del cáncer humano en el estudio, nada en esa investigación parecía que tuviera relevancia inmediata para los diferentes tipos de cáncer padecidos por el hombre.

Pese a ello, el incansable Temin aún sentía que el *src* viral resolvería el misterio del cáncer en humanos. En su opinión, quedaba un enigma por resolver: el origen evolutivo del gen *src*. ¿Cómo podía un virus haber «adquirido» un gen con cualidades tan potentes y perturbadoras? ¿Era el *src* una quinasa viral desquiciada? ¿O era una quinasa que el virus había construido con fragmentos de otros genes como una bomba improvisada? Temin sabía que la evolución podía construir nuevos genes con otros anteriores. Pero ¿dónde había encontrado el virus del sarcoma de Rous los componentes necesarios de un gen para hacer que una célula de gallina se convirtiera en cancerosa?

En un edificio de la Universidad de California en San Francisco (UCSF), suspendido sobre una de las colinas de la ciudad, un virólogo llamado J. Michael Bishop se interesó en el origen evolutivo del *src* viral. Nacido en una zona rural de Pensilvania donde su padre era ministro luterano, Bishop había estudiado Historia en el Gettysburg College y luego modificó drásticamente su rumbo para asistir a la Facultad de Medicina de Harvard. Tras una residencia en el Hospital General de Massachusetts se graduó como virólogo. En la década de 1960 se mudó a la UCSF para instalar un laboratorio dedicado a la exploración de virus.

La Facultad de Medicina de la UCSF era por entonces algo así como un páramo poco conocido. La oficina compartida de Bishop ocupaba un espacio mínimo en un extremo del edificio; era una habitación tan angosta y estrecha que su compañero tenía que levantarse para que pudiera llegar a su escritorio. En el verano de 1969, cuando un investigador larguirucho y seguro de sí mismo de los Institutos Nacionales de Salud, Harold Varmus, por entonces de excursión en California, llamó a la puerta de la oficina de Bishop para preguntar si podía incorporarse al laboratorio para estudiar los retrovirus, apenas quedaba lugar para estar de pie.

Varmus había viajado a California en busca de aventura. Ex estudiante de posgrado de Literatura, la medicina lo había subyugado; se doctoró en la Universidad de Columbia, en Nueva York, y se graduó en Virología en los Institutos Nacionales de Salud. Como Bishop, también él era un universitario itinerante, que había pasado de la literatura medieval a la medicina y de esta a la virología. En *La caza del snark*, Lewis Carroll cuenta la historia de un abigarrado grupo de cazadores que emprenden un angustioso viaje con el fin de atrapar a una criatura invisible y trastornada, el snark. La cacería tiene un resultado desastroso. De manera bastante poco alentadora, cuando a comienzos de la década de 1970 Varmus y Bishop acometieron la tarea de desentrañar los orígenes del gen *src*, otros científicos apodaron el proyecto como «la caza del sarc»[4].

Para emprender su cacería, Bishop y Varmus apelaron a una técnica simple, un método inventado en parte por Sol Spiegelman en los años sesenta. Su objetivo era encontrar genes celulares que tuvieran un lejano parecido con el gen viral *src* y fueran, así, los precursores evolutivos de este. Las moléculas de ADN se presentan de ordinario en filamentos apareados y complementarios, como el *yin* y el *yang*, «pegados» uno a otro por poderosas fuerzas moleculares. De tal modo, cada filamento, si es separado de su pareja, puede pegarse a otro filamento de estructura complementaria a la suya. Si una molécula de ADN es marcada con radiactividad, buscará su molécula complementaria en una mezcla y se pegará a ella, a la que transmitirá entonces su marca radiactiva. La aptitud adhesiva puede medirse por la cantidad de radiactividad.

A mediados de la década de 1970, Bishop y Varmus comenzaron a usar el gen viral *src* para buscar sus homólogos, utilizando esa reacción «adhesiva». El *src* era un gen viral, y ellos esperaban encontrarlo solo en fragmentos o pedazos en las células normales: ancestros y parientes lejanos del gen *src* causante del cáncer. Pero la búsqueda no tardó en dar un giro desconcertante. Cuando Varmus y Bishop examinaron las células normales, no encontraron un primo genético lejano del *src*. Descubrieron una versión casi idéntica del *src* viral sólidamente instalada en el genoma de la célula normal.

Con la colaboración de Deborah Spector y Dominique Stehelin, ambos investigadores exploraron más células y el *src* volvió a aparecer en ellas: en células de pato, de codorniz y de ganso. Homólogos estrechamente relacionados del gen *src* estaban esparcidos por todo el reino de las aves; cada vez que el equipo de Varmus escudriñaba una rama evolutiva encontraba, más arriba o más abajo, una variante del *src* que parecía devolverles la mirada. No pasó mucho tiempo antes de que el grupo de la UCSF comenzara a recorrer numerosas especies buscando homólogos del *src*. Encontraron este gen en las células de faisanes, pavos, ratones, conejos y peces. Las células de un emú recién nacido en el zoológico de Sacramento tenían el *src*. Otro tanto sucedía con las ovejas y las vacas. Y, lo más importante, también con las células humanas. «El *src* —escribió Varmus en una carta fechada en 1976— está en todas partes»[5].

Pero el gen *src* que existía en las células normales no era idéntico al *src* viral. Cuando Hidesaburo Hanafusa, un virólogo japonés de la Universidad Rockefeller de Nueva York, comparó el gen *src* viral con el gen *src* celular normal, halló una diferencia crucial entre el código genético de ambas formas. El *src* viral contenía mutaciones que afectaban drásticamente su función. La proteína *src* viral, como Erikson había comprobado en Colorado, era una quinasa perturbada e hiperactiva que marcaba sin descanso proteínas con grupos fosfato y así mantenía constantemente «encendida» la señal atronadora de la división celular. La proteína *src* celular tenía la misma actividad quinásica, pero era mucho menos hiperactiva; en contraste con el *src* viral, estaba estrictamente regulada —se «encendía» y se «apagaba»— durante la división celular. La proteína *src* viral, en cambio, era un interruptor permanentemente activado —«un autómata», conforme a la descripción de Erikson— que convertía a la célula en una máquina de dividirse. El *src* viral —el gen causante del cáncer— era un *src* celular desenfrenado.

De estos resultados comenzó a desprenderse una teoría, tan magnífica y convincente que sería capaz de explicar décadas de observaciones dispares de una sola vez: *el* src, *precursor del gen causante del cáncer, quizá fuera endógeno a la célula*. El *src* viral tal vez había *evolucionado* a partir del *src* celular. Los retrovirólogos habían creído durante mucho tiempo que el virus introducía un *src* activado en las células normales para transformarlas en malignas. Pero el gen *src* no se originaba en el virus. Tenía su origen en un gen precursor que existía en la célula: en *todas* las células. Las décadas de búsqueda de la biología del cáncer habían comenzado con una gallina y terminaban, metafóricamente, en el huevo: en un gen progenitor presente en todas las células humanas.

El virus del sarcoma de Rous era, entonces, el producto de un increíble accidente evolutivo. Temin había demostrado que los retrovirus entran y salen constantemente del genoma de la célula: de ARN a ADN a ARN. Durante este ciclo pueden coger fragmentos de los genes de la célula y llevarlos, como percebes, de esta a otra célula. El virus del sarcoma de Rous había cogido, probablemente, un gen *src* activado de una célula cancerosa y lo había llevado al genoma viral, produciendo más cáncer. En efecto, el virus no era más que un mensajero accidental de un gen que tenía su origen en una célula cancerosa: un parásito parasitado por el cáncer. Rous se había equivocado, y se había equivocado espectacularmente. Los virus, en efecto, causaban cáncer, pero lo hacían, por lo común, al manipular genes que se originaban en las células.

A menudo se describe la ciencia como un proceso reiterativo y acumulativo, un rompecabezas resuelto pieza a pieza, donde cada una no aporta más que unos pocos píxeles brumosos a la formación de una imagen mucho más amplia. Pero la aparición de una nueva y potente teoría dista, con frecuencia, de parecer una reiteración. En vez de explicar una observación o un fenómeno en un solo paso pixelado, todo un campo de observaciones parece cristalizar de improviso en una totalidad perfecta. El efecto es semejante al que se sentiría al ver que un rompecabezas se resuelve por sí solo.

Los experimentos de Varmus y Bishop tuvieron justamente ese efecto de cristalización y cierre sobre la genética del cáncer. La conclusión crucial de esos experimentos era que el precursor de un gen causante del cáncer —el «protooncogén», como lo llamaron ambos investigadores— era un gen celular normal. Las mutaciones inducidas por los rayos X causaban el cáncer no al «insertar» genes ajenos en las células, sino al activar esos protooncogenes *endógenos*.

«La naturaleza —escribió Peyton Rous en 1966— parece a veces poseída por un humor mordaz»[6]. Y la lección final del virus del sarcoma de Rous había sido, con mucho, la más mordaz. Durante casi sesenta años, el virus de Rous había inducido a los biólogos —el de Spiegelman era el ejemplo más lamentable— a coger un camino erróneo. Y en última instancia, ese falso camino había resultado ser un círculo que volvía exactamente al punto de partida: del *src* viral hacia el *src* celular y de allí a la idea de los protooncogenes internos estaban instalados de manera omnipresente en el genoma de la célula normal.

En el poema de Lewis Carroll, cuando los cazadores capturan finalmente al elusivo snark, comprueban que este no es un animal extraño, sino uno de los hombres enviados a atraparlo. Y así habían resultado las cosas con el cáncer. Los genes de la enfermedad procedían del *interior* del genoma humano. A decir verdad, los griegos habían sido una vez más particularmente prescientes en la utilización de la palabra *oncos*. El cáncer estaba intrínsecamente «cargado» en nuestro genoma, a la espera de su activación. Estábamos destinados a cargar con ese peso fatal en nuestros genes, nuestro propio *oncos* genético.

Varmus y Bishop recibieron en 1989 el premio Nobel por el descubrimiento del origen celular de los oncogenes retrovirales. En el banquete celebrado en Estocolmo, Varmus, rememorando su vida de estudiante de Literatura, leyó algunos versos del poema épico *Beowulf,* que recapitulan la muerte del dragón. «No hemos matado a nuestro enemigo, la célula cancerosa, ni le hemos arrancado en sentido metafórico los miembros del cuerpo —dijo Varmus—. En nuestras aventuras no hemos hecho más que ver al monstruo más claramente y describir sus escamas y colmillos desde nuevas perspectivas, unas perspectivas que revelan que, como Grendel, la célula cancerosa es una versión distorsionada de nuestro ser normal»[7].

EL VIENTO EN LOS ÁRBOLES

El fino, finísimo viento que sigue su curso a través del caos del mundo
como un fino, un exquisito cincel, una cuchilla en cuña inserta.

D. H. LAWRENCE[1]

Los sucesos del verano de 1976 significaron una drástica reorganización del universo de la biología del cáncer y volvieron a poner a los genes en su centro. La teoría del protooncogén de Harold Varmus y Michael Bishop era la primera teoría convincente y general de la carcinogénesis. Explicaba cómo podían la radiación, el hollín y el humo del tabaco, agresiones diversas y sin relación aparente entre sí, poner en marcha el cáncer, al mutar y así activar los oncogenes precursores dentro de la célula. Permitía entender la peculiar correlación establecida por Bruce Ames entre carcinógenos y mutágenos: las sustancias químicas que provocan mutaciones en el ADN producen cánceres porque modifican los protooncogenes celulares. Aclaraba por qué el mismo tipo de cáncer podía aparecer en fumadores y no fumadores, si bien con distintos índices de frecuencia: unos y otros tenían los mismos protooncogenes en las células, pero en los fumadores el cáncer tenía mayor incidencia debido a que los carcinógenos del tabaco aumentaban la tasa de mutación de esos genes.

Pero ¿cuál era la apariencia de los genes del cáncer humano? Los virólogos tumorales habían encontrado el *src* en los virus y luego en las células, pero sin duda había otros protooncogenes endógenos diseminados por el genoma celular humano.

La genética tiene dos maneras distintas de «ver» los genes. La primera es estructural: pueden ser visualizados como estructuras físicas, fragmentos de ADN alineados a lo largo de los cromosomas, tal y como Morgan y Flemming habían sido los primeros en ver. La segunda es funcional: pueden imaginarse, a la manera de Mendel, como la herencia de rasgos que pasan de una generación a la siguiente. En la década transcurrida entre 1970 y 1980, la genética del cáncer comenzaría a «ver» genes causantes de la enfermedad bajo esas dos luces. Cada una de las visiones mejoraría la comprensión mecánica de la carcinogénesis y pondría a la disciplina cada vez más cerca de entender la aberración molecular central en los cánceres humanos.

La estructural —la anatomía— llegó la primera. En 1973, mientras Varmus y Bishop emprendían sus estudios iniciales sobre el *src*, Janet Rowley, una hematóloga de Chicago, vio un gen del cáncer humano bajo una forma física. La especialidad de Rowley era el estudio de los patrones de tinción de cromosomas en las células, con el fin de localizar anormalidades cromosómicas en las células cancerosas[2]. La tinción de cromosomas, la técnica que ella había perfeccionado, debe tanto al arte como a la ciencia. También es un arte curiosamente anacrónico, algo así como pintar con témpera en una era de impresión digital. En un momento en que la genética del cáncer salía a toda prisa a explorar el mundo del ARN, los virus tumorales y los oncogenes, Rowley pretendía devolver la disciplina a sus raíces: a los cromosomas de Boveri y Flemming teñidos de azul. Para sumar un anacronismo a otro, el cáncer que había decidido estudiar era la leucemia mielógena crónica (LMC), la infame «supuración de la sangre» de Bennett.

El estudio de Rowley se apoyaba en un trabajo previo de un dúo de patólogos de Filadelfia que también habían investigado la LMC. A finales de la década de 1950, Peter Nowell y David Hungerford habían encontrado un patrón cromosómico poco frecuente en esta forma de leucemia: las células cancerosas contenían un cromosoma uniformemente acortado[3]. Las células humanas tienen 46 cromosomas, ordenados en 23 pares heredados a partes iguales de ambos padres. En las células de la LMC, Nowell descubrió que una copia del cromosoma 22 tenía la cabeza cercenada. Dio a esta anormalidad el nombre de cromosoma de Filadelfia, por el lugar del descubrimiento. Pero ni él ni Hungerford podían entender de dónde provenía el cromosoma decapitado, o dónde había ido a parar la «cabeza» que faltaba.

Basada en ese estudio, Rowley comenzó a rastrear el cromosoma sin cabeza en sus células de LMC. Al preparar para su examen las fotografías delicadamente teñidas de los cromosomas de LMC, ampliados varias miles de veces —normalmente las colocaba sobre la mesa del comedor y luego se inclinaba sobre ellas en busca de las piezas que faltaban en el infame cromosoma de Filadelfia—, discernió un patrón. La cabeza faltante del cromosoma 22 estaba en otra parte: se había unido a la punta del cromosoma 9. Y, a la inversa, un pedazo de este último se había unido al cromosoma 22. Este suceso genético recibió el nombre de traslocación, la trasposición brusca de dos fragmentos de cromosomas.

Rowley examinó caso tras caso de pacientes de LMC, y en todos ellos encontró la misma traslocación de las células. Las anormalidades cromosómicas de las células cancerosas se conocían desde los días de Von Hansemann y Boveri. Pero los resultados de Rowley planteaban una cuestión mucho más profunda. El cáncer no era un caos cromosómico desorganizado. Era un caos cromosómico *organizado:* cada forma particular de cáncer tenía sus mutaciones específicas e idénticas.

Las traslocaciones cromosómicas pueden crear nuevos genes llamados quimeras mediante la fusión de dos genes antes situados en dos cromosomas diferentes: la «cabeza» del cromosoma 9, por ejemplo, se fusiona con la «cola» de un gen del cromosoma 13. Rowley postuló que la traslocación de la LMC había creado una de esas quimeras. Y aunque no conocía la identidad ni la función de ese nuevo monstruo quimérico, había demostrado que en una célula cancerosa humana podía existir una novedosa y única alteración genética —más adelante se comprobaría que se trataba de un oncogén—, que se revelaba puramente en virtud de una estructura cromosómica aberrante.

En Houston, a principios de los años setenta, Alfred Knudson, un genetista formado en el Caltech, también «vio» —aunque en un sentido distinto— un gen que causaba el cáncer humano.

Rowley había visualizado los genes causantes del cáncer a través del estudio de la estructura física de los cromosomas de las células cancerosas. Knudson se concentró como un monje en la función del gen. Los genes son unidades de la herencia: trasladan propiedades —rasgos— de una generación a la siguiente. Si los genes causan el cáncer, razonó Knudson, él podría entonces detectar un patrón en la herencia de la enfermedad, así como Mendel se había forjado la idea del gen al estudiar la herencia del color de la flor o la altura de la planta en los guisantes.

En 1969 Knudson se mudó al Centro del Cáncer MD Anderson de Texas, donde Freireich había creado un pujante centro clínico para el tratamiento del cáncer infantil[4]. Knudson necesitaba un cáncer «modelo», una neoplasia maligna hereditaria cuyo patrón subyacente de herencia revelara el funcionamiento de los genes que causaban la enfermedad. La elección natural fue el retinoblastoma, la curiosa y rara variante de cáncer ocular que Gouvêa había identificado en Brasil, con su llamativa tendencia a aparecer en la misma familia a través de generaciones.

El retinoblastoma es una forma particularmente trágica de cáncer, no solo porque ataca a los niños, sino porque afecta un órgano que es la quintaesencia de la niñez: el tumor crece en el ojo. A veces se diagnostica a los niños afectados cuando el mundo que los rodea comienza a desdibujarse y desvanecerse. Pero, de vez en cuando, el cáncer se encuentra por azar en la fotografía de un niño cuando el ojo, iluminado por el *flash* de una cámara, exhibe un brillo espectral como el de los ojos de un gato bajo la luz de una lámpara, revelando el tumor enterrado detrás del cristalino. Si no se trata, el tumor repta desde la cuenca del ojo hasta el nervio óptico y luego escala al cerebro. Los métodos primarios de tratamiento consisten en cauterizarlo con altas dosis de radiación gamma o extirpar quirúrgicamente el ojo y dejar, por lo tanto, la cuenca vacía.

Hay dos variantes distintas del retinoblastoma, una forma «familiar» heredada y una forma esporádica. Gouvêa había detectado la primera de ellas. Los niños que padecen esta forma familiar o heredada tienen tal vez una pesada historia familiar en relación con la enfermedad —que puede afectar a madres, padres, hermanos, primos y otros parientes— y, normalmente, desarrollan tumores en ambos ojos, como en el caso del oftalmólogo brasileño en Río de Janeiro. Pero el tumor también aparece en niños sin historia familiar de la enfermedad. Quienes padecen esta forma esporádica nunca tienen antecedentes en la familia y siempre desarrollan el tumor en un solo ojo.

Este patrón de herencia intrigó a Knudson y lo indujo a preguntarse si existía la posibilidad de discernir, por medio de análisis matemáticos, una sutil diferencia en el desarrollo del cáncer entre la forma esporádica y la heredada. Realizó entonces el más simple de los experimentos: agrupó a los niños con la forma esporádica en un grupo y a los que tenían la forma familiar en otro. Y tras rebuscar en las viejas historias clínicas del hospital, tabuló las edades en que la enfermedad aparecía en ambos grupos y luego realizó un gráfico con dos curvas. Misteriosamente, de ese análisis surgió que los dos grupos desarrollaban el cáncer a diferentes «velocidades». En el retinoblastoma heredado el inicio de la enfermedad era rápido, y el diagnóstico, normalmente, se daba entre los dos y seis meses después del nacimiento. El retinoblastoma esporádico aparecía por lo común cuando el niño tenía entre dos y cuatro años.

Pero ¿por qué la enfermedad se movía a diferentes velocidades en diferentes niños? Knudson utilizó números y ecuaciones simples prestadas de la física y la teoría de las probabilidades para hacer un modelo del desarrollo del cáncer en los dos grupos. Comprobó que los datos se ajustaban a un modelo simple. En los niños con la forma heredada de retinoblastoma, solo se requería un cambio genético para desarrollar el cáncer. En el caso de la forma esporádica los cambios necesarios eran dos.

Esto planteaba otro interrogante enigmático: ¿por qué se necesitaba un solo cambio genético para desencadenar el cáncer en el caso familiar, mientras que se precisaban dos en la forma esporádica? Knudson imaginó una explicación bella y simple. «El dos —recordó— es el número favorito del genetista»[5]. Todas las células humanas normales tienen dos copias de cada cromosoma y, por lo tanto, dos copias de cada gen. Todas las células normales deben tener dos copias normales del gen del retinoblastoma, *Rb*. Para desarrollar la forma esporádica, postuló Knudson, ambas copias del gen debían desactivarse por obra de una mutación en cada copia del gen *Rb*. Por lo tanto, el retinoblastoma esporádico se desarrolla a una edad posterior porque es preciso que dos mutaciones independientes se acumulen en la misma célula.

Los niños con la forma heredada de retinoblastoma, en cambio, nacen con una copia defectuosa de *Rb*. En sus células hay una copia del gen que ya es defectuosa y solo se necesita una mutación genética más para que la célula perciba el cambio y comience a dividirse. Así, estos niños tienen predisposición al cáncer y lo desarrollan de manera más acelerada, produciendo los tumores de «alta velocidad» que Knudson veía en sus cuadros estadísticos. Esta situación indujo a Knudson a dar a su descubrimiento el nombre de hipótesis de los dos impactos del cáncer. En el caso de ciertos genes causantes de la enfermedad se necesitaban dos «impactos» para provocar la división celular y, con ello, producir el cáncer.

La teoría de los dos impactos de Knudson era una explicación persuasiva del patrón de herencia del retinoblastoma, pero a primera vista parecía en desacuerdo con la concepción molecular inicial del cáncer[6]. Recuérdese que el gen *src* requiere una sola copia activada para dar lugar a una división celular descontrolada. El gen de Knudson necesitaba dos. ¿Por qué una sola mutación en el *src* era suficiente para poner en marcha la división celular, en tanto que hacían falta dos para el *Rb*?

La respuesta está en la función de los dos genes. El *src activa* una función en la división celular. Tal y como habían comprobado Ray Erikson e Hidesaburo Hanafusa, la mutación de ese gen crea una proteína celular que es incapaz de sofocar su función: una quinasa hiperactiva e insaciable descontrolada, que ocasiona una división celular constante. El gen de Knudson, *Rb*, cumple la función opuesta. *Suprime* la proliferación celular, y es su desactivación (en virtud de los dos impactos) la que desencadena la división. El *Rb*, entonces, es un gen *supresor* del cáncer —el opuesto funcional del *src*—, un «antioncogén», como lo denominó Knudson.

Knudson escribió:

> Al parecer, dos clases de genes tienen un papel crucial en el origen del cáncer infantil. Una clase, la de los oncogenes, actúa en razón de una actividad anormal o elevada. [...] La otra, la de los antioncogenes [o supresores tumorales], es recesiva en la oncogénesis; el cáncer se produce cuando ambas copias normales han mutado o han sido borradas. Algunas personas llevan una mutación de ese tipo en la línea germinal y son muy vulnerables a los tumores porque solo es necesario un evento somático. Algunos niños, aun cuando no porten esa mutación en la línea germinal, pueden desarrollar un tumor como resultado de dos eventos somáticos[7].

Era una hipótesis de una astucia exquisita, exclusivamente derivada —merece la pena destacarlo— de un razonamiento estadístico. Knudson no conocía la identidad molecular de sus fantasmagóricos antioncogenes. Nunca había observado una célula cancerosa para «verlos»; nunca había llevado a cabo un experimento biológico para discernir con precisión el *Rb*. Como Mendel, solo conocía sus genes en un sentido estadístico. Los había inferido, como él mismo dijo, «como puede inferirse que hay viento por el movimiento de los árboles».

Hacia finales de la década de 1970 Varmus, Bishop y Knudson estaban ya en condiciones de comenzar a describir la aberración molecular central de la célula cancerosa, mediante el entrelazamiento de las acciones coordinadas de oncogenes y antioncogenes. Los genes del cáncer, postulaba Knudson, vienen en dos «sabores». Los «positivos», como el *src*, son versiones mutantes *activadas* de los genes celulares normales. En las células normales, estos genes aceleran la división, pero solo cuando la célula recibe la señal pertinente de crecimiento. En su forma mutante tienden a una hiperactividad permanente y desencadenan una división celular sin control alguno. Para utilizar la analogía de Bishop, un protooncogén activado es un «acelerador atascado» en un coche. Una célula con el acelerador atascado se despeña por la senda de la división celular, incapaz de poner fin a la mitosis, y se divide y vuelve a dividirse sin término.

Los genes «negativos», como el *Rb*, suprimen la división celular. En las células normales, estos antioncogenes o genes supresores de tumores representan el «freno» de la proliferación celular y detienen la división cuando la célula recibe las señales apropiadas. En las células cancerosas, las mutaciones han desactivado esos frenos. Valgámonos otra vez de la analogía de Bishop y digamos que, en las células donde faltan los frenos, las señales de «detención» de la mitosis ya no pueden tenerse en cuenta. Una vez más, la célula se divide y sigue haciéndolo en abierto desafío a todas las señales de detención[8].

Ambas anormalidades, los protooncogenes activados y los supresores tumorales desactivados («aceleradores atascados» y «ausencia de frenos»), son los defectos moleculares centrales de la célula cancerosa. Bishop, Knudson y Varmus no sabían cuántos de esos defectos eran necesarios, en definitiva, para causar el cáncer en humanos. Pero postulaban que una confluencia de ellos era la causa de la enfermedad.

Una predicción arriesgada

¿Crees tú que en esa situación puedan ver, de sí mismos y de los que a su lado caminan, alguna otra cosa fuera de las sombras que se proyectan, al resplandor del fuego, sobre el fondo de la caverna expuesto a sus miradas?

PLATÓN[1]

El filósofo de la ciencia Karl Popper acuñó la expresión «predicción arriesgada» para aludir al proceso mediante el cual los científicos verifican teorías no probadas. Las buenas teorías, sostenía Popper, generan predicciones arriesgadas. Presagian un hecho o acontecimiento imprevisto que corre un riesgo real de no producirse o de demostrarse incorrecto. Cuando ese hecho imprevisto demuestra ser cierto o el acontecimiento ocurre efectivamente, la teoría gana en credibilidad y solidez. La teoría de la gravedad de Newton tuvo su convalidación más espectacular cuando pronosticó con exactitud el retorno del cometa Halley en 1758. La teoría de la relatividad de Einstein se reivindicó en 1919 por obra y gracia de la demostración de que la masa del Sol «curva» la luz procedente de las estrellas distantes, tal y como lo habían previsto las ecuaciones de la teoría.

Hacia finales de la década de 1970, la teoría de la carcinogénesis propuesta por Varmus y Bishop también había generado al menos una de esas predicciones de riesgo. Ambos investigadores habían demostrado que en todas las células normales había protooncogenes, precursores de los oncogenes. Habían encontrado versiones activadas del protooncogén *src* en el virus del sarcoma de Rous, y habían sugerido que las mutaciones en esos genes internos causaban el cáncer, pero aún faltaba un elemento crucial de prueba. Si Varmus y Bishop tenían razón, debía haber versiones mutadas de esos protooncogenes *dentro de las células cancerosas*. Hasta ese momento, sin embargo, si bien otros científicos habían aislado una variedad de oncogenes en retrovirus, nadie había logrado aislar un oncogén mutado y activado en una célula del cáncer.

Como dijo el biólogo del cáncer Robert Weinberg, «aislar uno de esos genes sería como salir de una caverna de sombras. [...] Así como con anterioridad los científicos solo habían visto los oncogenes de manera indirecta, ahora podrían ver esos genes, en carne y hueso, dentro de la célula cancerosa»[2].

Weinberg estaba particularmente interesado en salir de las sombras. Formado como virólogo en una época de grandes virólogos, en los años sesenta había trabajado en el laboratorio de Dulbecco del Instituto Salk, donde se había dedicado a aislar ADN de virus de mono para estudiar sus genes. En 1970, cuando Temin y Baltimore descubrieron la transcriptasa inversa, Weinberg todavía estaba en el banquillo, laboriosamente consagrado a la extracción de genes de los virus de mono. Seis años después, cuando Varmus y Bishop anunciaron el descubrimiento del *src* celular, aún purificaba ADN de virus. Se sentía atrapado en una penumbra perpetua, rodeado por la fama pero sin que esta lo tocara. La revolución de los retrovirus, con todos sus misterios y recompensas, había pasado silenciosamente de largo por su lado.

En 1972 Weinberg se trasladó al MIT, para trabajar en un pequeño laboratorio algunas puertas más allá del de Baltimore, y estudiar virus causantes del cáncer. «El jefe del departamento —dijo— me consideraba bastante tonto. Un tonto bueno. Un tonto muy trabajador pero, aun así, un tonto»[3]. Su laboratorio ocupaba un espacio árido y aburrido en un edificio de estilo brutalista de los años sesenta, con un único ascensor chirriante. El río Charles estaba lo bastante lejos para ser invisible desde las ventanas, pero lo bastante cerca para enviar gélidas ráfagas de viento a través del patio interior durante el invierno. El sótano del edificio se conectaba con un laberinto de túneles y habitaciones sin ventilación donde se hacían llaves y se reparaban máquinas para otros laboratorios.

También los laboratorios pueden convertirse en máquinas. En la ciencia, cuando son descritos así, el tono suele ser más peyorativo que elogioso: un laboratorio eficiente, zumbante y técnicamente bien dotado es como una robot orquesta que produce melodías afinadas a la perfección, pero no música. Hacia mediados de la década de 1970, Weinberg había adquirido entre sus colegas una reputación de científico cuidadoso y competente en el aspecto técnico, pero carente de orientación. Su propia opinión era que estaba estancado. Lo que necesitaba era una cuestión clara y simple.

La claridad le llegó una mañana en medio de una de las crueles y cegadoras ventiscas de Boston[4]. Un día de febrero de 1978, cuando iba a trabajar, quedó atrapado en una épica tormenta de nieve. El transporte público estaba suspendido y Weinberg, con sombrero de goma, botas impermeables y paso lento sobre el fango, había decidido hacer la laboriosa travesía desde su casa hasta el laboratorio a través del puente Longfellow, azotado por violentas ráfagas de viento. La nieve empañaba el paisaje y absorbía todos los sonidos, generando una cerrazón silenciosa e hipnótica. Y mientras Weinberg cruzaba el río congelado, pensaba en retrovirus, cáncer y genes del cáncer humano.

Si el *src* había sido tan fácil de aislar e identificar como gen causante del cáncer se debió a que —Weinberg lo sabía— el virus del sarcoma de Rous tiene cuatro míseros genes. Era casi imposible recorrer el genoma retroviral sin tropezar con un oncogén. Una célula cancerosa, en contraste, cuenta con alrededor de 20.000 genes. La búsqueda de uno que causara el cáncer en esa ventisca genética era una empresa virtualmente desesperada.

Pero el oncogén tiene, por definición, una propiedad especial: provoca una proliferación celular desenfrenada en una célula normal. Temin había utilizado esta propiedad en su experimento de cáncer a la carta para inducir a las células a formar «focos». Y mientras pensaba en los oncogenes, Weinberg no dejaba de volver a esa propiedad esencial.

A su entender, de los 20.000 genes de una célula cancerosa la vasta mayoría era probablemente normal y solo una pequeña minoría estaba compuesta de protooncogenes mutados. Imaginemos ahora por un instante que podemos coger la totalidad de los genes de la célula cancerosa, los buenos, los malos y los feos, y transferirlos a 20.000 células normales, de tal manera que cada una de estas reciba un gen. Los genes normales y sin mutar tendrán escaso efecto sobre las células. Pero alguna que otra recibirá un oncogén y, espoleada por esa señal, comenzará a crecer y reproducirse de manera insaciable. Reproducidas diez veces, esas células formarán un pequeño montón en una placa de Petri; con doce divisiones celulares, el montón constituirá un «foco» visible: el cáncer destilado en su forma elemental primordial.

La tormenta de nieve fue la catarsis de Weinberg; gracias a ella se liberó de los retrovirus. Si dentro de las células cancerosas había oncogenes activados, la transferencia de estos a las células normales debía inducirlas a dividirse y proliferar. Durante décadas, los biólogos del cáncer habían apelado al virus del sarcoma de Rous para introducir un *src* activado en células y estimular así su división. Pero Weinberg eludiría el virus de Rous; trataría de determinar si los genes causantes del cáncer podían transferirse *directamente* de células cancerosas a células normales. Al final del puente, mientras la nieve aún remolineaba a su alrededor, se encontró frente a una intersección vacía en la que las luces todavía titilaban. Cruzó y se dirigió hacia el centro del cáncer.

Su desafío inmediato era de carácter técnico: ¿cómo transferir ADN de una célula cancerosa a una población de células normales? Por fortuna, esa era una de las destrezas técnicas que había perfeccionado tan laboriosamente en el laboratorio durante su decenio de estancamiento. Su método predilecto de transferencia de ADN comenzaba con la extracción de este de células cancerosas: algunos gramos del ácido precipitados de extractos celulares en una suspensión densa y grumosa, como leche cuajada. Este ADN se dividía luego en millares de fragmentos, cada uno de ellos con uno o dos genes. Para transferirlo a las células, Weinberg necesitaba un portador, una molécula que deslizara el ADN dentro de ellas. En este punto, se valió de una treta. El ADN se une al fosfato de calcio para formar minúsculas partículas blancas. Las células ingieren estas partículas y, al hacerlo, también ingieren los fragmentos de ADN unidos al fosfato de calcio. Esparcidas sobre una capa de células normales que crecen en una placa de Petri, dichas partículas de ADN y fosfato de calcio se asemejan a una bola de nieve formada por un remolino de copos blancos, la ventisca de genes que Weinberg había imaginado tan vívidamente en su caminata por Boston.

Una vez que la ventisca de ADN se esparció sobre las células y estas la incorporaron, Weinberg concibió un sencillo experimento. La célula que había recibido el oncogén se lanzaría a un crecimiento desenfrenado y formaría el foco proliferante de células. Weinberg aislaría esos focos y luego purificaría el fragmento de ADN que había inducido la proliferación. Capturaría así un oncogén humano real.

En el verano de 1979, Chiaho Shih, un estudiante de posgrado de su laboratorio, comenzó a abrirse paso como un bólido a través de quince tipos distintos de células tumorales de ratón, con la intención de encontrar un fragmento de ADN que produjera focos a partir de células normales[5]. Shih era lacónico y reservado; de temperamento evasivo y voluble, a menudo se mostraba paranoico con sus experimentos. También era obstinado: los colegas recordaban que, cuando estaba en desacuerdo con Weinberg, adoptaba un marcado acento y simulaba no entender inglés, una lengua que hablaba con facilidad y fluidez en circunstancias normales. Pero a pesar de esas peculiaridades, también era un perfeccionista nato. Había aprendido la técnica de transfección de ADN de sus predecesores en el laboratorio pero, aún más importante, tenía una sensibilidad instintiva para sus células, casi el instinto de un jardinero para distinguir el crecimiento normal del crecimiento anormal.

Shih cultivó una enorme cantidad de células normales en placas de Petri y las roció semanalmente con genes obtenidos de su colección de células cancerosas. En el laboratorio se amontonaban placas y placas de células sometidas a la transfección. Como Weinberg había imaginado mientras cruzaba el río, Shih pronto dio con un resultado inicial decisivo. Comprobó que la transferencia de ADN de células cancerosas de ratón producía de manera invariable focos en las células normales, una prueba de que los oncogenes podían descubrirse con ese método[*].

Entusiasmados y perplejos, Weinberg y Shih llevaron a la práctica una variante más audaz del experimento. Hasta ese momento habían utilizado líneas de células cancerosas de ratón para obtener el ADN. Decidieron entonces cambiar de táctica y de especie y recurrieron a células cancerosas humanas. «Si íbamos a empeñarnos

---

[*] En realidad, las células «normales» que Weinberg había utilizado no eran del todo normales. Ya estaban adaptadas al crecimiento, de manera tal que un solo oncogén activado podía inclinarlas a un crecimiento transformado. Las células verdaderamente «normales», como Weinberg comprobaría más adelante, requieren varios genes para transformarse.

tanto en atrapar un oncogén real —rememoró Weinberg—, nos pareció que podríamos también encontrarlo en los cánceres humanos reales»[6]. Shih fue al Instituto del Cáncer Dana-Farber y volvió con una línea celular cancerosa derivada de un paciente, Earl Jensen, un fumador empedernido que había muerto de cáncer de vejiga. El ADN de esas células se dividió en fragmentos y se incorporó por transfección a la línea de células humanas normales. Shih regresó a su microscopio para registrar una placa tras otra en busca de focos.

El experimento funcionó una vez más. Como en el caso de las líneas de células cancerosas de ratón, en las placas aparecieron focos sobresalientes y desinhibidos. Weinberg instó a Shih a encontrar el gen exacto que podía convertir una célula normal en una célula cancerosa. Su laboratorio estaba ahora en plena carrera para aislar e identificar el primer oncogén humano nativo.

Weinberg no tardó en darse cuenta de que había otros participantes en esa carrera. En el Farber, al otro lado de la ciudad, Geoff Cooper, un ex alumno de Temin, también había demostrado que el ADN de células cancerosas podía inducir una transformación en las células. Otro tanto había hecho Michael Wigler en el Laboratorio Cold Spring Harbor de Nueva York. Y Weinberg, Cooper y Wigler tenían otros competidores. En el NCI, un investigador español poco conocido, Mariano Barbacid, había encontrado asimismo un fragmento de ADN de otra línea celular cancerosa que transformaba las células normales. A finales del invierno de 1981, los cuatro laboratorios lanzaron su *sprint* final. A comienzos de la primavera, cada uno de ellos había encontrado el gen buscado.

En 1982, Weinberg, Barbacid y Wigler publicaron, cada uno por su lado, sus descubrimientos y compararon sus resultados[7]. Había una vigorosa e inesperada convergencia: los tres laboratorios habían aislado el mismo fragmento de ADN, que contenía un gen llamado *ras*, de sus respectivas células cancerosas*. Como el *src*, el *ras* también era un gen presente en todas las células. Pero —y en esto volvía a haber una coincidencia con el *src*— el gen *ras* de las células normales era funcionalmente diferente del *ras* presente en las célu-

---

* A decir verdad, el *ras*, como el *src*, también había sido descubierto con anterioridad en un virus causante del cáncer, hecho que destaca una vez más la sorprendente capacidad de estos virus de revelar los mecanismos de los oncogenes endógenos.

las cancerosas. En las primeras, el *ras* codificaba una proteína estrictamente regulada que se «encendía» y se «apagaba» como un interruptor ajustado con sumo cuidado. En las células cancerosas el gen estaba mutado, como habían previsto Varmus y Bishop. El *ras* mutado codificaba una proteína enloquecida y siempre hiperactiva que estaba constantemente «encendida». Esta proteína mutante emitía una señal que no se apagaba para empujar a la célula a dividirse... y a no dejar de hacerlo. Era el tanto tiempo buscado oncogén humano «nativo», capturado en carne y hueso en una célula cancerosa. «Una vez que clonáramos un gen del cáncer —escribió Weinberg—, tendríamos el mundo a nuestros pies». Nuevas ideas sobre la carcinogénesis y nuevas incursiones terapéuticas serían la consecuencia inmediata. Todo era, como escribió el mismo Weinberg más adelante, «un maravilloso sueño imposible».

En 1983, pocos meses después de que Weinberg extrajera el *ras* mutante de las células cancerosas, Ray Erikson viajó a Washington para recibir el prestigioso premio General Motors por su investigación sobre la actividad y la función del *src*[8]. Esa noche, el otro laureado era Tom Frei, a quien se premiaba por sus progresos en la cura de la leucemia.

Fue una velada esplendorosa. Había una elegante cena a la luz de las velas en un salón de banquetes de Washington, seguida por discursos y brindis de celebración. Científicos, médicos y responsables políticos, incluidos muchos de los antiguos laskeritas[*], estaban reunidos alrededor de mesas cubiertas con manteles de lino. La charla giraba con frecuencia hacia el descubrimiento de los oncogenes y la invención de la quimioterapia curativa. Pero las dos conversaciones parecían darse en universos sellados y separados, tal y como había sucedido en la conferencia de Temin en Houston más de diez años antes. El premio a Frei, por curar la leucemia, y el premio a Erikson, por identificar la función de un oncogén crítico, casi podrían haberse otorgado a dos iniciativas sin conexión alguna entre sí. «No recuerdo que entre los médicos hubiera ningún entusiasmo

---

[*] En su mayor parte, los laskeritas se habían dispersado como consecuencia de la ley nacional del cáncer de 1971. Mary Lasker todavía participaba en cuestiones de política científica, pero no mostraba ni por asomo la fuerza y la energía visceral que había exhibido en los años sesenta.

por acercarse a los biólogos del cáncer y reunir los dos polos del conocimiento de esta enfermedad», rememoraría Erikson[9]. Tras festejar y ser agasajadas conjuntamente, las dos mitades del cáncer, la causa y la cura, se adentraron en la noche a toda velocidad en taxis separados.

El descubrimiento del *ras* puso fin a un reto planteado a los genetistas del cáncer: habían logrado extraer un oncogén mutado de una célula cancerosa. Pero dejaba abierto otro desafío. Con la hipótesis de los dos impactos, Knudson también había dado lugar a una predicción de riesgo: que las células cancerosas del retinoblastoma contenían dos copias desactivadas del gen *Rb*. Weinberg, Wigler y Barbacid habían probado que Varmus y Bishop tenían razón. Ahora, alguien tenía que verificar la predicción de Knudson, aislando su legendario gen supresor de tumores y demostrando que sus dos copias estaban desactivadas en el retinoblastoma.

Este desafío, empero, se presentaba con un curioso giro conceptual. Por su naturaleza misma, los genes supresores de tumores se revelan en su *ausencia*. Un oncogén, cuando muta, emite una señal de «encendido» para el crecimiento de las células. En contraste, un gen supresor de tumores, al mutar, elimina una señal de «apagado» de ese crecimiento. El ensayo de transfección de Weinberg y Chiaho Shih había funcionado porque los oncogenes pueden llevar a las células normales a dividirse más allá de todo control y formar así un foco de células. Pero no cabe esperar que un antioncogén, introducido por transfección en una célula, cree un «antifoco». «¿Cómo se pueden detectar genes que se comportan como fantasmas —escribió Weinberg— e influyen sobre las células desde detrás de una cortina oscura?»[10].

A mediados de la década de 1980, los genetistas del cáncer habían empezado a vislumbrar siluetas impalpables detrás de la «cortina oscura» del retinoblastoma. Al analizar los cromosomas de células de ese cáncer mediante la técnica iniciada por Janet Rowley, habían demostrado que el gen *Rb* «vivía» en el cromosoma 13. Pero un cromosoma contiene millares de genes. Aislar un solo integrante de ese vasto conjunto —en particular uno cuya presencia funcional solo se revelaba cuando estaba inactivo— parecía una tarea imposible. Grandes laboratorios con equipamiento profesional para la búsqueda de genes del cáncer —el de Webster Cavenee en Cincinnati, el de Brenda Gallie en Toronto y el de Weinberg en Boston—se esforzaban con denuedo por encontrar una estrategia para aislar el *Rb*. Pero esos esfuerzos habían llegado a un punto muerto. «Sabíamos dónde vivía el *Rb* —recordó Weinberg—, pero no teníamos idea de qué era»[11].

Del otro lado del río Charles, Thad Dryja, un oftalmólogo convertido en genetista, también había decidido participar en la cacería del *Rb*. Su laboratorio estaba en el sexto piso del Dispensario de Ojos y Oídos de Massachusetts, el Globo Ocular, como era conocido popularmente entre los residentes. El dispensario oftalmológico era famoso por sus investigaciones clínicas sobre enfermedades de los ojos, pero sus investigaciones de laboratorio gozaban de escaso reconocimiento. El Instituto Whitehead de Weinberg alardeaba del poder de las tecnologías de ultimísima generación, un ejército de máquinas que podían secuenciar miles de muestras de ADN y potentes microscopios fluorescentes capaces de llegar al corazón de la célula. En contraste, el Globo Ocular, con su orgullosa exposición de gafas y lentes decimonónicas en vitrinas de madera laqueada, parecía casi desenfadadamente anacrónico.

Dryja también era un ejemplo un tanto improbable de genetista del cáncer. A mediados de la década de 1980, tras completar su residencia en oftalmología en el dispensario de Boston, cruzó la ciudad hasta los laboratorios científicos del Hospital Infantil para estudiar la genética de las enfermedades oculares. Como oftalmólogo interesado en el cáncer, tenía un blanco evidente: el retinoblastoma. Pero aun él, un optimista inveterado, dudaba de encarar la búsqueda del *Rb*: «Brenda [Gallie] y Web [Cavenee] se habían estancado en sus intentos [de clonar el *Rb*]. Era una época parsimoniosa y frustrante».

No obstante, comenzó la búsqueda de ese gen armado de algunos supuestos claves[12]. Sabía que las células humanas normales tienen dos copias de cada cromosoma (excepto los sexuales), una por cada progenitor: 23 pares que hacen un total de 46 cromosomas. Así, todas las células normales tienen dos copias del gen *Rb*, una en cada copia del cromosoma 13.

Si se suponía acertada la hipótesis de los dos impactos de Knudson, todos los tumores oculares debían poseer dos mutaciones desactivadoras independientes en el gen *Rb*, una en cada cromosoma. Como bien sabía Dryja, las mutaciones pueden asumir muchas formas. Pueden consistir en pequeños cambios en el ADN, capaces de activar un gen. O ser grandes deleciones estructurales en un gen, que afectan una amplia porción del cromosoma. Como para desencadenar el retinoblastoma era preciso que el gen *Rb* quedara *desactivado*, Dryja conjeturó que la mutación responsable era probablemente una deleción del gen. La supresión de una parte considerable de un gen tal vez fuera, después de todo, la manera más rápida y brutal de paralizarlo y desactivarlo.

En la mayoría de los tumores del retinoblastoma, sospechaba Dryja, las dos deleciones en las dos copias del *Rb* debían situarse en partes diferentes del gen. Como las mutaciones se producen al azar, la probabilidad de que ambas estuvieran precisamente en la misma región del gen es semejante a la de sacar un doble seis con dados de cien caras. De ordinario, una de las deleciones «golpearía» el extremo frontal del gen, mientras que la otra podía afectar el extremo final (en ambos casos las consecuencias funcionales serían las mismas: la desactivación del gen). De tal modo, en casi todos los tumores los dos «impactos» serían asimétricos, es decir que afectarían dos partes diferentes del gen en los dos cromosomas.

Pero aun los dados de cien caras, lanzados muchas veces, pueden producir algún doble seis. Dryja sabía que es raro encontrar un tumor en el que ambos impactos hayan suprimido exactamente la misma parte del gen en los dos cromosomas hermanos. En tal caso, esa porción de cromosoma estaría ausente por completo de la célula. Y si Dryja podía hallar un método para identificar un fragmento absolutamente ausente del cromosoma 13 en una célula tumoral del retinoblastoma, daría al instante con el gen *Rb*. Era la más simple de las estrategias: para buscar el gen con función ausente, Dryja buscaría una ausencia en la estructura.

Para identificar ese fragmento que faltaba, necesitaba mojones estructurales en el cromosoma 13: pedazos pequeños de ADN llamados sondas, alineados a lo largo del cromosoma. Podía usar esas sondas de ADN en una variante de la reacción «adhesiva» que Varmus y Bishop habían utilizado en la década de 1970: si el fragmento de ADN estaba presente en la célula tumoral, se adheriría; si no lo estaba, la sonda no se adheriría e identificaría así el fragmento que faltaba en la célula. Dryja había reunido una serie de sondas de esas características. Pero más que sondas, necesitaba un recurso que solo él poseía: un enorme banco de tumores congelados. Las posibilidades de encontrar una deleción compartida en el gen *Rb* en ambos cromosomas eran escasas, de modo que tendría que someter a prueba una muestra muy grande para hallar una.

Esa era su ventaja crucial sobre los vastos laboratorios profesionales de Toronto y Houston. Los científicos de laboratorio no suelen aventurarse fuera de este para buscar muestras humanas. Dryja, un médico, tenía un congelador lleno de ellas. Con el deleite infantil de un coleccionista, confesó:.

> Almacenaba los tumores como un obseso. Hice saber a pacientes y médicos que estaba buscando casos de retinoblastoma. Cada vez que alguien viera un caso, diría: «Avisad a ese tipo, Dryja». Y yo estaba dispuesto entonces a ir en coche, en avión e incluso a pie a buscar las muestras y traerlas aquí. Hasta llegué a conocer a los pacientes por su nombre. Como la enfermedad está en la sangre de familias enteras, solía llamarlos a su casa para ver si había un hermano o una hermana con retinoblastoma. A veces, me enteraba de la existencia [de un tumor] antes que los propios médicos[13].

Semana tras semana, Dryja extraía los cromosomas de los tumores y probaba en ellos su serie de sondas. Cuando se unían, estas solían hacer una señal en un gel; si una sonda faltaba por completo, no había señal alguna. Una mañana, tras haber realizado pruebas con otra docena de tumores, Dryja fue al laboratorio, cogió la placa, la sostuvo contra la ventana y la miró mecánicamente de izquierda a derecha, línea por línea, como un pianista que leyera una partitura. En un tumor vio un espacio en blanco. Una de sus sondas —la había denominado H3-8— estaba suprimida en los dos cromosomas de ese tumor. Sintió una ráfaga breve y ardiente de éxtasis, que se convirtió luego en mareo. «En ese momento tuve la sensación de que teníamos un gen en las manos. Había dado con el retinoblastoma»[14].

Dryja había encontrado un fragmento de ADN faltante en las células tumorales. Ahora necesitaba encontrar el fragmento correspondiente presente en las células normales, para aislar así el gen *Rb*. Peligrosamente cerca del final, era como un acróbata en el último tramo de la cuerda. En la habitación que constituía todo su laboratorio, la tensión podía palparse. Las aptitudes de Dryja para aislar genes no eran las adecuadas, y los recursos con que contaba eran reducidos. Para llevar a cabo la tarea necesitaría ayuda, por lo que volvió a lanzarse al ruedo. Se había enterado de que en el laboratorio de Weinberg había investigadores que también buscaban el gen del retinoblastoma. La disyuntiva a la que se enfrentaba estaba clara: podía unirse al equipo de Weinberg o tratar de aislar el gen por sí solo y arriesgarse a perder por completo la carrera.

El científico del laboratorio de Weinberg que intentaba aislar el *Rb* era Steve Friend. Jovial genetista molecular con formación médica, de ingenio rápido y maneras desenvueltas, Friend había mencionado de pasada, en una conversación con Dryja, su interés en ese gen. A diferencia de este último, que trabajaba con su creciente alijo de muestras de tumores, aquel había creado una colección de células normales: células en las cuales el gen *Rb* estaba completamente intacto. El método de Friend había consistido en encontrar genes que estuvieran presentes en las células normales de la retina, para procurar a continuación identificar las que eran anormales en los tumores del retinoblastoma, un procedimiento que, por una vía inversa, lo llevaba a confluir con Dryja.

Para este, la complementariedad de ambos enfoques era obvia. Él había identificado un fragmento faltante de ADN en los tumores. ¿Podrían Friend y Weinberg sacar ahora el gen completo e intacto de las células normales? Los dos investigadores esbozaron una posible colaboración entre ambos laboratorios. Una mañana de 1985, Dryja cogió su sonda, H3-8, y atravesó casi a la carrera el puente Longfellow (que a estas alturas ya era la autopista central de la oncogénesis) para llevársela en mano a la mesa de trabajo de Friend en el Whitehead.

Friend no necesitó más que un rápido experimento para probar la sonda de Dryja. Por medio, otra vez, de la reacción «adhesiva», capturó y aisló el gen celular normal que se pegaba a la sonda H3-8. El gen aislado «vivía» en el cromosoma 13, como se había previsto. Cuando Dryja volvió a someter a prueba el gen candidato mediante su banco de muestras tumorales, encontró precisamente lo que Knudson había planteado como hipótesis más de diez años atrás: todas las células de retinoblastoma contenían desactivaciones en ambas copias del gen —dos impactos—, en tanto que las células normales contenían dos copias normales de este. El gen candidato que Friend había aislado era, sin duda, el *Rb*.

En octubre de 1986, Friend, Weinberg y Dryja publicaron sus hallazgos en *Nature*. El artículo era el complemento perfecto del trabajo de Weinberg sobre el *ras*, el *yin* de su *yang*, el aislamiento de un protooncogén activado *(ras)* y la identificación del antioncogén *(Rb)*. «Quince años atrás —escribió Weinberg—, Knudson proporcionó un fundamento teórico a la tumorigénesis del retinoblastoma al señalar que se requieren como mínimo dos sucesos genéticos para desencadenar el desarrollo del tumor». Y señalaba: «Hemos aislado [un gen humano] perteneciente, al parecer, a esta clase de genes», un supresor tumoral[15].

Lo que el *Rb* hace en las células normales es todavía un enigma en desarrollo. Y da la casualidad de que su nombre es todo un error. El *Rb*, retinoblastoma, no solo está mutado en raros tumores oculares infantiles. Cuando a comienzos de la década de 1990 los científicos sometieron a prueba en otros cánceres el gen aislado por Dryja, Friend y Weinberg, lo encontraron muchas veces mutado en cánceres adultos de pulmón, huesos, esófago, mama y vejiga[16]. Como el *ras*, se expresa en casi todas las células en proceso de división. Y está desactivado en toda una serie de neoplasias malignas. Así, al denominarlo retinoblastoma se subestima enormemente la influencia, la profundidad y la maña de este gen.

El gen retinoblastoma codifica una proteína, también llamada Rb, con un profundo «bolsillo» molecular. Su principal función es unirse a otras proteínas y mantenerlas rigurosamente encerradas en ese bolsillo, para impedirles activar la división celular[17]. Cuando la célula decide dividirse, marca la Rb con un grupo fosfato, una señal molecular que desactiva el gen y fuerza de ese modo a la proteína a liberar a sus colegas. En consecuencia, la Rb actúa como portera de la división celular, abriendo una serie de esclusas moleculares claves cada vez que esa división se activa y cerrándolas herméticamente cuando se completa. Las mutaciones en el *Rb* desactivan esa función. La célula cancerosa percibe que sus compuertas están constantemente abiertas y es incapaz de dejar de dividirse.

La clonación del *ras* y el *Rb* —oncogén y antioncogén— fue un momento transformador en la genética del cáncer. En el periodo transcurrido entre 1983 y 1993 se identificaron rápidamente muchos otros oncogenes y antioncogenes (genes supresores de tumores) en cánceres humanos: *myc, neu, fos, ret, akt* (todos ellos, oncogenes), y p53, VHL, APC (todos, supresores de tumores)[18]. Los retrovirus, portadores accidentales de los oncogenes, se desvanecieron en la distancia. A la teoría de Varmus y Bishop —a saber, que los oncogenes eran genes celulares activados— se le reconoció una amplia validez para muchas formas de cáncer. Y también se comprobó que la hipótesis de los dos impactos —a saber, que los supresores de tumores eran genes que era preciso desactivar en ambos cromosomas— era ampliamente aplicable al cáncer. Poco a poco, empezaba a aparecer un marco conceptual bastante general para la carcinogénesis. La célula cancerosa era una máquina rota y trastornada. Los oncogenes eran sus aceleradores atascados y los supresores tumorales desactivados, sus frenos ausentes*.

A finales de la década de 1980, otra línea de investigación, retomada del pasado, redundó en un nuevo botín de genes vinculados al cáncer. Desde el informe de Gouvêa de 1872 sobre la familia brasileña con tumores oculares, los genetistas habían rastreado a varias familias que parecían llevar el cáncer en los genes. Sus historias reiteraban un tropo conocido y trágico: el cáncer las asediaba generación tras generación, apareciendo y reapareciendo en padres, hijos y nietos. Dos características sobresalían en esas historias familiares. Primero, los genetistas reconocían que el espectro de cánceres en cada familia era limitado y a menudo típico: cáncer de colon y de ovario en una; de mama y de ovario en otra; sarcomas, leucemias y gliomas en una tercera. Y segundo, patrones similares solían reaparecer en diferentes familias, lo cual sugería un síndrome genético común. En el síndrome de Lynch (descrito por primera vez por un astuto oncólogo, Henry Lynch, en una familia de Nebraska), el cáncer de colon, ovarios, estómago y vesícula biliar se repetía una generación tras otra. En el síndrome de Li-Fraumeni se daba una recurrencia de los sarcomas óseos y viscerales, las leucemias y los tumores cerebrales.

Pertrechados con potentes técnicas moleculares, en las décadas de 1980 y 1990 los genetistas del cáncer pudieron clonar e identifi-

---

* Aunque los virus no son la causa universal del cáncer, algunos de ellos provocan cánceres específicos, como el virus del papiloma humano (VPH), que causa el cáncer de cérvix. Cuando el mecanismo impulsor de este cáncer se descifró en los años noventa, se comprobó que el VPH desactivaba la señal del *Rb* y el p53, lo cual marca la importancia de los genes endógenos aun en los cánceres viralmente inducidos.

car algunos de esos genes vinculados a la enfermedad. Muchos de los genes del cáncer familiar, como el *Rb,* eran supresores de tumores (aunque también se encontró algún que otro oncogén). La mayoría de aquellos síndromes eran fugaces y raros. Pero los genetistas identificaban de vez en cuando alteraciones genéticas con predisposición al cáncer que estaban representadas con mucha frecuencia en la población. La más sorprendente de ellas, señalada por primera vez por la genetista Mary Claire-King y luego definitivamente clonada por el equipo de Mark Skolnick en la compañía farmacéutica Myriad Genetics, era tal vez BRCA-1, un gen que provoca en los humanos una fuerte predisposición al cáncer de mama y de ovario. El BRCA-1 (al que volveremos más adelante) puede encontrarse en hasta el 1 por ciento de las mujeres de poblaciones seleccionadas, y es con ello uno de los genes vinculados al cáncer más comunes entre los encontrados en los seres humanos.

Hacia comienzos de los años noventa, los descubrimientos de la biología del cáncer habían salvado así la brecha entre los tumores de gallinas de Peyton Rous y los verdaderos cánceres humanos. Pero los puristas todavía se quejaban. El irascible espectro de Robert Koch no dejaba de asediar a la teoría genética del cáncer. Koch había postulado que, para identificarlo como «causa» de una enfermedad, un agente debía 1) estar presente en el organismo enfermo; 2) poder aislarse de dicho organismo, y 3) recrear la enfermedad en un anfitrión secundario cuando se transfería desde aquel organismo. Los oncogenes habían cumplido los primeros dos criterios. Se había constatado su presencia en las células cancerosas y habían sido aislados de estas. Pero nadie había demostrado que un gen del cáncer, en sí mismo y él solo, pudiera crear un auténtico tumor en un animal.

A mediados de la década de 1980 una serie de notables experimentos permitieron a los genetistas dar cumplimiento al último criterio de Koch. En 1984, biólogos que trabajaban con células madre inventaron una nueva tecnología que les facilitaba la introducción de genes exógenos en embriones precoces de ratones; el resultado de esa modificación de los embriones fue un ratón vivo. Pudieron así producir «ratones transgénicos» en los cuales uno o más genes estaban artificial y permanentemente modificados. Los genetistas del cáncer no desperdiciaron la oportunidad. Entre los primeros de esos genes introducidos en los ratones se contaba el *c-myc,* un oncogén descubierto en las células de los linfomas.

Por medio de esa tecnología transgénica, el equipo de Philip Leder alteró en Harvard el gen *c-myc* en ratones, pero con una variante: inteligentemente, se aseguraron de que solo el tejido mamario del animal sobreexpresara el gen[19]. (El *myc* no podía activarse en todas las células. Si se activaba de manera permanente en el embrión, este se convertía en una pelota de células proliferantes, luego involucionaba y moría a causa de mecanismos desconocidos. La única forma de activarlo en un ratón vivo consistía en restringir la activación a un solo subconjunto de células. Como el laboratorio de Leder estaba estudiando el cáncer de mama, las elegidas fueron las células mamarias). En términos coloquiales, Leder dio a su producto el nombre de «oncorratón». En 1988 logró patentarlo, con lo cual el oncorratón se convirtió en el primer animal patentado de la historia[20].

Leder esperaba que sus ratones transgénicos explotaran de cáncer, pero para su sorpresa los cánceres que aparecieron en los oncorratones fueron bastante poca cosa. A pesar de que se había introducido un oncogén agresivo en sus cromosomas, los animales desarrollaron pequeños cánceres de mama unilaterales, y solo cuando ya eran de edad avanzada. Y de manera aún más sorprendente, el cáncer solía aparecer en los ratones de Leder tras la gestación, una indicación de la necesidad imperiosa de las influencias ambientales, como las hormonas, para que se produjera una transformación completa de las células mamarias. Leder escribió:

> El gen *myc* activo no parece bastar para el desarrollo de esos tumores. Si así fuera, habríamos esperado el desarrollo uniforme de masas tumorales que afectaran a la totalidad de las glándulas [mamarias] bilaterales de los cinco animales con tumores. En cambio, nuestros resultados sugieren al menos dos exigencias adicionales. Una de ellas es probablemente otro evento transformador [...]. La otra parece ser un medioambiente hormonal relacionado con la gestación, que estos estudios iniciales no hacen sino sugerir[21].

Para verificar el papel de otros oncogenes y estímulos ambientales, Leder creó un segundo oncorratón, en el cual se manipularon dos protooncogenes activados, *ras* y *myc*, para introducirlos en el cromosoma y expresarse en las células mamarias[22]. Al cabo de unos meses, brotaron multitud de tumores en las glándulas mamarias de esos ratones. El requisito del medio hormonal de la gestación se atenuó en parte. Aun así, solo unos pocos clones individuales del cáncer aparecieron en los ratones *ras-myc*. Millones de células mamarias de cada uno de los animales tenían *ras* y *myc* activados. Con todo, de esos millones de células, cada una de ellas provista de los más potentes oncogenes, apenas unas docenas se convirtieron en tumores reales y vivos.

De todos modos, el experimento no dejaba de ser un hito: se había creaado el cáncer en un animal de manera artificial. Como recuerda el genetista Cliff Tabin, «la genética del cáncer había cruzado una nueva frontera. Ya no se ocupaba solo de genes, vías y bultos artificiales en el laboratorio, sino de un tumor real que crecía en un animal»[23]. La prolongada pelea de Peyton Rous con la disciplina —el hecho de que el cáncer nunca se hubiera producido en un organismo vivo mediante la alteración de un conjunto determinado de genes celulares— llegaba por fin a su término, mucho después de lo esperado.

LAS MARCAS DISTINTIVAS DEL CÁNCER

No quiero conseguir la inmortalidad a través de mis obras.
Quiero ser inmortal por no morirme.

WOODY ALLEN[1]

El oncorratón de Philip Leder, que correteaba dentro de su jaula en el terrario situado en lo alto de la Facultad de Medicina de Harvard, cargaba con consecuencias de gran alcance sobre sus pequeñas ancas. El ratón encarnaba la madurez de la genética del cáncer: los científicos habían creado tumores reales y vivos (no meros focos descoloridos y abstractos en placas de Petri) por medio de la manipulación artificial de dos genes, *ras* y *myc*, en un animal. Sin embargo, el experimento de Leder planteaba más interrogantes acerca de la génesis del cáncer. El cáncer no es simplemente un bulto en el cuerpo; es una enfermedad que migra, evoluciona, invade órganos, destruye tejidos y resiste a los fármacos. La activación de dos protooncogenes, por potentes que estos fueran, no recapitulaba la totalidad del síndrome del cáncer en cada una de las células del ratón. La genética del cáncer había esclarecido mucho en lo concerniente a la génesis de la enfermedad, pero era evidente que también quedaba mucho por entender.

Si dos oncogenes eran insuficientes para crear cánceres, ¿cuántos protooncogenes activados y supresores tumorales desactivados *se requerían*? ¿Cuáles eran los pasos genéticos necesarios para convertir una célula normal en una célula cancerosa? En el caso del cáncer en humanos, no había manera de responder experimentalmente a estas preguntas. Después de todo, no se podía adoptar la actitud proactiva de «crear» un cáncer humano y seguir la activación y desactivación de los genes. Pero sí era posible dar a esas preguntas una respuesta retrospectiva. En 1988, valiéndose de muestras de origen humano, un médico y científico llamado Bert Vogelstein, que trabajaba en la Facultad de Medicina de la Universidad Johns Hopkins, en Baltimore, se propuso describir la cantidad de cambios genéticos requeridos para poner en marcha el cáncer. La investigación, en diversas encarnaciones, lo ocuparía durante casi veinte años.

La fuente de inspiración de Vogelstein eran las observaciones hechas por George Papanicolaou y Oscar Auerbach en la década de 1950. Con su trabajo en diferentes cánceres, estos dos investigadores habían advertido que la enfermedad no surge directamente en una célula normal. Antes bien, a menudo se mueve con indolencia hacia su origen y pasa por etapas de transición discretas entre los estados plenamente normal y francamente maligno de la célula. Décadas antes de que el cáncer cervical uterino llegara a su feroz encarnación invasiva, podían observarse en el tejido espirales de células premalignas no invasivas, que daban sus primeros pasos en el espeluznante avance hacia el cáncer. (La identificación y erradicación de ese estado premaligno antes de que el cáncer se propague es la base del frotis de Pap). De manera similar, Auerbach había notado que en los pulmones de los fumadores se observaba la presencia de células premalignas mucho antes de que apareciera el cáncer. El cáncer de colon en humanos también sobrellevaba cambios graduales y discretos en su progresión, desde una lesión premaligna y no invasiva llamada adenoma hasta el estadio terminal del carcinoma invasivo.

Vogelstein decidió estudiar esa progresión en el cáncer de colon. Recolectó muestras de pacientes que representaban cada una de las fases de esa enfermedad. Reunió luego una serie de cuatro genes del cáncer humano —oncogenes y supresores tumorales— y verificó sus activaciones y desactivaciones en las muestras para cada fase de la enfermedad*.

Conociendo la heterogeneidad de todos los cánceres, podríamos tener la ingenuidad de suponer que el cáncer de cada paciente po-

---

* En 1988 solo se conocía la identidad precisa de un gen, el *ras*. De los otros tres se sospechaba que eran antioncogenes humanos, pero tendría que pasar algún tiempo antes de que pudiera concretarse su identidad.

see su propia secuencia de mutaciones de genes y un conjunto único de genes mutados. Pero Vogelstein encontró un patrón de sorprendente coherencia en sus muestras de cáncer de colon: en muchas de ellas y en muchos pacientes, las transiciones en las fases de la enfermedad tenían como paralelo las mismas transiciones en los cambios genéticos. Las células cancerosas no activaban o desactivaban los genes al azar. Antes bien, el paso de un estado premaligno a un cáncer invasivo podía correlacionarse precisamente con la activación y desactivación de genes en una secuencia rigurosa y característica.

En 1988, Vogelstein publicó en el *New England Journal of Medicine* un artículo en el que decía: «Las cuatro alteraciones moleculares se acumularon de una forma que era paralela a la progresión clínica de los tumores». Y sugería:

> En los comienzos del proceso neoplásico, una célula del colon parece crecer más que las demás y dar forma a una pequeña neoplasia benigna. Durante el crecimiento de [estas] células suele producirse [...] una mutación en el gen *ras*. Por último, una pérdida de los genes supresores de tumores [...] puede asociarse con la progresión del adenoma hasta transformarse en un carcinoma liso y llano[2].

Como Vogelstein había preseleccionado su lista de cuatro genes, no podía enumerar la cantidad total de genes que requería el avance del cáncer. (La tecnología existente en 1988 no permitía un análisis de ese tipo; habría que esperar dos decenios para contar con la tecnología necesaria para hacerlo). Pero había demostrado una cuestión importante: la existencia de esa progresión genética paulatina. Papanicolaou y Auerbach habían descrito la transición patológica del cáncer como un proceso de varios pasos, iniciado con la fase premaligna y desarrollado de manera inexorable hasta el cáncer invasivo. Vogelstein mostraba que la progresión *genética* de esta enfermedad también era un proceso de varios pasos.

Era un alivio. En los años transcurridos entre 1980 y 1990 se había descubierto un número tan asombroso de protooncogenes y genes supresores de tumores en el genoma humano —según los últimos cálculos, alrededor de un centenar—, que su abundancia suscitaba un interrogante perturbador: si el genoma estaba tan densamente cubierto de genes intemperantes —genes que, por decirlo de algún modo, no esperaban más que una ligera presión en un interruptor para empujar a la célula hacia el cáncer—, ¿por qué el cuerpo humano no rebosaba de cáncer a cada minuto?

Los genetistas del cáncer ya conocían dos respuestas a esta pregunta. La primera es que era preciso activar los protooncogenes mediante mutaciones, y estos son sucesos poco frecuentes. La segunda es que era preciso desactivar los genes supresores de tumores, pero lo habitual era que existieran dos copias de cada uno de ellos, por lo cual se necesitaban dos mutaciones independientes para anularlos, un suceso aún más infrecuente. Vogelstein dio la tercera respuesta. La activación o desactivación de un solo gen, postuló, significaba dar únicamente los primeros pasos hacia la carcinogénesis. El avance del cáncer era prolongado y lento y llegaba a través de muchas mutaciones en muchos genes y con muchas reiteraciones. En términos genéticos, nuestras células no están paradas al borde del abismo del cáncer. Son arrastradas hacia él en pasos escalonados y paulatinos.

Mientras Bert Vogelstein describía la lenta marcha del cáncer de una mutación a otra, los biólogos especializados en la enfermedad investigaban las funciones de esas mutaciones. Sabían que las mutaciones de los genes del cáncer podían incluirse sucintamente en dos categorías: o bien activaciones de protooncogenes o bien desactivaciones de genes supresores de tumores. Pero aunque la división celular desregulada es la marca distintiva del cáncer, las células cancerosas no se limitan a dividirse: migran a través del cuerpo, destruyen otros tejidos y colonizan lugares distantes. Para entender todo el síndrome del cáncer, los biólogos tendrían que vincular las mutaciones genéticas de las células cancerosas al complejo y multifacético comportamiento anormal de estas.

Los genes codifican proteínas y estas funcionan a menudo como minúsculos interruptores moleculares, que activan o desactivan otras proteínas, las cuales, a su vez, «encienden» o «apagan» otras más dentro de la célula. De tal modo, para cualquiera de ellas puede trazarse el siguiente diagrama conceptual: la proteína A enciende B, que enciende C y apaga D, que enciende E, y así sucesivamente. Esta cascada molecular se denomina vía de señalización de una proteína. Esas vías tienen una actividad constante de entrada y salida de señales en las células, que les permite funcionar en su hábitat natural.

De acuerdo con lo descubierto por los biólogos del cáncer, los protooncogenes y los genes supresores de tumores se sitúan en los centros neurálgicos de esas vías de señalización. El Ras, por ejemplo, activa una proteína llamada Mek. A su vez, ésta activa la Erk, que, a través de varios pasos intermedios, acelera en última instancia la división celular. Esta cascada de pasos, a la que se da el nombre de vía Ras-Mek-Erk, está rigurosamente regulada en las células normales, lo cual garantiza el control estricto de la división celular. En las células cancerosas, el «Ras» activado activa crónica y permanentemente la Mek, que activa permanentemente la Erk, con el resultado de una división celular descontrolada: la mitosis patológica.

Pero la vía del *ras* activado (Ras → Mek → Erk) no se limita a provocar la aceleración de la división celular; también se cruza con otras vías para posibilitar otros «comportamientos» en las células cancerosas. En la década de 1990, el cirujano y científico Judah Folkman demostró en el Hospital Infantil de Boston que ciertas vías de señalización activadas dentro de las células cancerosas, entre ellas *ras,* también podían inducir el crecimiento de los vasos sanguíneos vecinos. Un tumor podía así «apropiarse» de un suministro de sangre mediante la incitación insidiosa de una red de vasos contiguos, para crecer luego en racimos alrededor de ellos, un fenómeno que Folkman llamó angiogénesis tumoral[3].

Stan Korsmeyer, colega de Folkman en Harvard, encontró otras vías activadas en las células cancerosas, originadas en genes mutados, que también bloqueaban la muerte celular programada e infundían así a esas células la capacidad de resistir las señales letales[4]. Otras vías permitían a las células cancerosas adquirir motilidad, la capacidad de moverse de un tejido a otro e iniciar la metástasis. Un tercer grupo de cascadas de genes aumentaban la supervivencia celular en entornos hostiles, de tal manera que las células cancerosas que se desplazaban por el torrente sanguíneo podían invadir otros órganos sin ser rechazadas o destruidas en medios no aptos para su supervivencia.

El cáncer, en síntesis, no era genético solo en su origen: lo era en su totalidad. Los genes anormales gobernaban todos los aspectos de su comportamiento. Cascadas de señales aberrantes, originadas en genes mutantes, se desplegaban dentro de la célula cancerosa para promover la supervivencia, acelerar el crecimiento, posibilitar la movilidad, reclutar vasos sanguíneos, mejorar la nutrición, extraer oxígeno: para sostener la vida del cáncer.

Muy en particular, esas cascadas de genes eran perversiones de las vías de señalización utilizadas por el cuerpo en circunstancias normales. Los «genes de la motilidad» activados por las células cancerosas, por ejemplo, son los mismos genes que usan las células normales cuando deben moverse por el cuerpo, tal y como necesitan hacerlo las células inmunológicas para acudir a un foco de infección. La angiogénesis tumoral aprovecha las mismas vías que se utilizan cuando se crean vasos sanguíneos para sanar heridas. Nada se inventa, nada es ajeno. La vida del cáncer es una recapitulación de la vida del cuerpo, y su existencia, un espejo patológico de la nuestra. Susan Sontag advertía contra la tendencia a sobrecargar una enfermedad con metáforas. Pero esta no es una metáfora. En lo profundo de su núcleo molecular congénito, las células cancerosas son copias hiperactivas, dotadas de supervivencia, luchadoras, fecundas e ingeniosas de nosotros mismos.

A comienzos de la década de 1990 los biólogos del cáncer pudieron empezar a crear modelos de la génesis de este en función de los cambios moleculares en los genes. Para entender este modelo, comencemos con la célula normal; tomemos como ejemplo una célula pulmonar del pulmón izquierdo de un instalador de equipos de seguridad contra incendios de cuarenta años. Una mañana de 1968, una diminuta partícula de asbesto de su equipo flota en el aire y termina por alojarse en las cercanías de esa célula. El cuerpo del hombre reacciona ante la partícula con una inflamación. Las células de alrededor de la partícula comienzan a dividirse furiosamente, como una minúscula herida que tratara de cerrarse, y en el sitio aparece un pequeño acúmulo de células originadas en la primera.

En el gen *ras* de una célula de ese acúmulo se produce una mutación accidental. La mutación da origen a una versión activada del gen. La célula que contiene el gen mutante tiende a crecer más rápidamente que sus vecinas y genera una masa dentro del montón original. Todavía no es una célula cancerosa, sino una célula en la que se ha desatado parcialmente una división descontrolada, el ancestro primordial del cáncer.

Pasa una década. El pequeño grupo de células con el *ras* mutante sigue proliferando, de forma desapercibida, en la periferia lejana del pulmón. El hombre fuma cigarrillos y una sustancia química carcinógena del alquitrán llega a esa periferia y choca con el montón de células mutadas de *ras.* Una célula de este grupo sufre una segunda mutación en sus genes, que activa un segundo oncogén.

Pasa otra década. Otra célula de esa masa secundaria de células queda en mitad del camino de unos rayos X errantes y se produce en ella una nueva mutación, que esta vez desactiva un gen supresor de tumores. Esta mutación produce escaso efecto, dado que la célula tiene una segunda copia del gen. Pero un año después, otra mutación desactiva la segunda copia del gen supresor tumoral y crea una célula que posee dos oncogenes activados y un gen supresor de tumores inactivo.

Se inicia ahora una marcha fatal; todo comienza a desmoronarse. Las células, ya con cuatro mutaciones, empiezan a crecer más que sus hermanas. Y a medida que crecen, sobrellevan nuevas mutaciones y activan vías, con el resultado de células aún más adaptadas al crecimiento y la supervivencia. Una mutación en el tumor le permite inducir el crecimiento de los vasos sanguíneos; otra mutación dentro de ese tumor alimentado con sangre le posibilita sobrevivir incluso en zonas del cuerpo con escaso oxígeno.

Las células mutantes engendran células que engendran células. En una de ellas se activa un gen que incrementa su movilidad. Conquistada la motilidad, la célula puede migrar a través del tejido pulmonar y entrar en el torrente sanguíneo. Una descendiente de esta célula cancerosa móvil adquiere la capacidad de sobrevivir en el hueso. Tras migrar por la sangre, alcanza el borde externo de la pelvis, donde inicia un nuevo ciclo de supervivencia, selección y colonización. Representa la primera metástasis de un tumor originado en el pulmón.

De vez en cuando, al hombre le falta el aliento. Siente un hormigueo de dolor en la periferia del pulmón. En alguna ocasión, mientras camina, le parece sentir que algo se mueve en la caja torácica. Pasa un año más y las sensaciones aumentan. El hombre consulta a un médico; este le realiza una tomografía computarizada que revela la presencia de una masa cortical enroscada alrededor de un bronquio pulmonar. Una biopsia da como resultado un cáncer de pulmón. Un cirujano examina al hombre y la tomografía y considera inoperable el cáncer. Tres semanas después de esa consulta, el hombre vuelve a la clínica quejándose de dolor en las costillas y las caderas. Un escáner óseo revela metástasis en la pelvis y las costillas.

Se inicia la quimioterapia intravenosa. Las células del tumor pulmonar responden. El hombre soporta con estoicismo un agotador régimen de múltiples fármacos exterminadores de células. Pero durante el tratamiento, una célula tumoral sufre una nueva mutación que hace que el tumor se torne resistente a la droga utilizada para combatirlo. Siete meses después de su diagnóstico inicial, el tumor reaparece en todo el cuerpo: pulmones, huesos, hígado. La mañana del 17 de octubre de 2004, profundamente narcotizado con opiáceos en una cama de hospital, y rodeado por su mujer y sus hijos, el hombre muere de cáncer pulmonar metastásico, con una partícula de asbesto todavía alojada en la periferia del pulmón. Tiene setenta y seis años.

Comencé el relato de estos episodios como la historia hipotética de un cáncer. Los genes, los carcinógenos y la secuencia de mutaciones son hipotéticos, en efecto. Pero el cuerpo del que hablo es real. Ese hombre fue el primer paciente bajo mi cuidado que murió durante mi residencia de especialización en medicina oncológica en el Hospital General de Massachusetts.

La medicina, lo he dicho, empieza con un relato. Los pacientes cuentan historias para describir la enfermedad; los médicos las cuentan para entenderla. La ciencia cuenta su propia historia para explicar las enfermedades. Esa historia de la génesis de un cáncer —de carcinógenos que causan mutaciones en genes internos, que desatan una catarata de vías en células que luego recorren un ciclo de mutación, selección y supervivencia— representa el esbozo más convincente con que contamos acerca del nacimiento del cáncer.

En el otoño de 1999 Robert Weinberg asistió a un congreso sobre la biología del cáncer en Hawái[5]. Una tarde, él y Douglas Hanahan, otro biólogo del cáncer, llegaron, tras una caminata por los lechos de lava de las montañas bajas y negras, a la boca de un volcán, en la que fijaron la vista. Su conversación estaba teñida de frustración. Durante demasiado tiempo, al parecer, se había hablado del cáncer como si fuera una mezcla desconcertante y caótica. Las descripciones que se hacían de las características biológicas de los tumores eran tan diversas que desafiaban cualquier organización creíble. En apariencia, no había reglas organizadoras.

Sin embargo, Weinberg y Hanahan sabían que los descubrimientos de las dos décadas anteriores señalaban la existencia de reglas y principios profundos. Los biólogos que observaban directamente las fauces del cáncer reconocían ahora que, debajo de la turbulenta e increíble heterogeneidad de la enfermedad, había comportamientos, genes y vías. En enero de 2000, algunos meses después de aquella caminata hasta la boca del volcán, Weinberg y Hanahan publicaron un artículo titulado «The Hallmarks of Cancer» [«Las marcas distintivas del cáncer»] para resumir esas reglas[6]. Era un trabajo ambicioso y emblemático que, después de un rodeo de casi un siglo, marcaba el retorno a la idea original de Boveri de una «causa unitaria del carcinoma»:

> Examinamos […] las reglas que gobiernan la transformación de células humanas normales en cánceres malignos. Sugerimos que la investigación de las décadas pasadas ha revelado la existencia de un pequeño número de rasgos moleculares, bioquímicos y celulares —capacidades adquiridas— compartidos por la mayoría de los tipos de cáncer humano, si no por todos ellos[7].

¿Cuántas «reglas», entonces, podían mencionar Weinberg y Hanahan para explicar el meollo del comportamiento de más de un centenar de tipos y subtipos distintos de tumores? La pregunta era audaz en su amplitud; la respuesta, aún más audaz en su economía: seis. «A nuestro entender, el vasto catálogo de genotipos de células cancerosas es una manifestación de seis alteraciones esenciales en la fisiología celular que determinan colectivamente el crecimiento maligno». Esas seis reglas eran:

1. *Autosuficiencia de las señales de crecimiento:* las células cancerosas adquieren el impulso autónomo de proliferar —mitosis patológica— a raíz de la activación de oncogenes como el *ras* o el *myc.*
2. *Insensibilidad a las señales inhibidoras del crecimiento (anticrecimiento):* las células cancerosas desactivan los genes supresores de tumores, como el retinoblastoma *(Rb),* que normalmente inhiben el crecimiento.
3. *Evasión de la muerte celular programada (apoptosis):* las células cancerosas suprimen y desactivan los genes y vías que normalmente permiten a las células morir.
4. *Potencial de replicación ilimitada:* las células cancerosas activan vías genéticas específicas que las hacen inmortales, aun después de varias generaciones de crecimiento.

5. *Angiogénesis sostenida:* las células cancerosas adquieren la capacidad de obtener su propio suministro de sangre y vasos sanguíneos (angiogénesis tumoral).

6. *Invasión de tejidos y metástasis:* las células cancerosas adquieren la capacidad de migrar a otros órganos, invadir otros tejidos y colonizar esos órganos, con el resultado de su propagación por todo el cuerpo.

Era necesario destacar, escribían Weinberg y Hanahan, que esas seis reglas no eran descripciones abstractas del comportamiento del cáncer. Muchos de los genes y vías que posibilitaban cada uno de esos seis comportamientos habían sido concretamente identificados: *ras, myc, Rb,* por mencionar solo algunos. Ahora, la tarea consistía en *conectar* esa comprensión causal de la biología profunda del cáncer con la búsqueda de su cura:

> Algunos aducirán que la búsqueda del origen y el tratamiento de esta enfermedad proseguirá durante los próximos veinticinco años, más o menos, de la misma manera que en el pasado reciente, mediante la adición de nuevas capas de complejidad a una literatura científica que ya es compleja más allá de toda medida. Pero nuestra previsión es otra: quienes investiguen el problema del cáncer practicarán un tipo de ciencia drásticamente diferente de la ciencia que hemos experimentado a lo largo de los últimos veinticinco años.

La madurez mecánica de la ciencia del cáncer crearía una nueva clase de medicina oncológica, sostenían Weinberg y Hanahan: «Con claridad integradora en lo que concierne al mecanismo, el pronóstico y el tratamiento del cáncer se convertirán en una ciencia racional, irreconocible para quienes hoy la practican»[8]. Después de deambular por la oscuridad durante décadas, los científicos habían llegado finalmente a un claro en su comprensión del cáncer. La misión de la medicina era continuar ese viaje hacia un nuevo ataque terapéutico.

Sexta parte

Los frutos de prolongados afanes

Estamos cosechando realmente los frutos de nuestros prolongados afanes.
Michael Gorman a Mary Lasker, en 1985[1]

El Instituto Nacional del Cáncer, que ha supervisado las iniciativas
estadounidenses en lo que respecta a la investigación y la lucha contra
el cáncer desde 1971, debería hacer suya una nueva y ambiciosa meta para
la próxima década: el desarrollo de nuevas drogas que signifiquen una cura
definitiva para muchos, si no para todos, los principales cánceres. La derrota
del cáncer es hoy una ambición realista porque, por fin, conocemos en buena
medida sus verdaderas características genéticas y químicas.
James Watson, 2009[2]

Cuanto más perfecto es un poder, tanto más difícil es suprimirlo.
Atribuido a Santo Tomás de Aquino[3]

«Nadie había trabajado en vano»

¿Habéis conocido a Jimmy? […] Jimmy es cualquiera de los miles de niños con leucemia o cualquier otra forma de cáncer, de la nación o del mundo entero.
Folleto del Jimmy Fund, de 1963[1]

En el verano de 1997, Phyllis Clauson, una mujer de Billerica, Massachusetts, envió una carta al Instituto del Cáncer Dana-Farber. Escribía en nombre de «Jimmy», la mascota del Farber. Hacía casi cincuenta años que Jimmy había llegado a la clínica del instituto en Boston desde el norte de Maine, con un diagnóstico de linfoma en los intestinos. Como todos sus compañeros de sala de la década de 1950, se suponía que había muerto mucho tiempo atrás[2].

No es cierto, decía Clauson; está vivo y goza de buena salud. Jimmy —Einar Gustafson— era su hermano, un camionero de Maine con tres hijos. Durante cinco décadas la familia había mantenido en secreto su identidad y su supervivencia. Solo Sidney Farber lo sabía; todos los inviernos le enviaba una postal de Navidad, hasta que su muerte, en 1973, interrumpió la costumbre[3]. Y todos los años, durante décadas, Clauson y sus hermanos habían hecho modestas donaciones al Jimmy Fund, sin revelar a nadie que el perfil del rostro de la tarjeta de solicitud de donativos era el de Einar. Pero al cabo de cincuenta años, Clauson sintió que, honradamente, ya no podía mantener el secreto. «La historia de Jimmy —recordó— se había convertido en algo que yo no podía retener. Sabía que tenía que escribir la carta mientras Einar todavía estuviera vivo»[4].

Su carta estuvo a punto de terminar en la basura. Los informes de «avistamientos» de Jimmy, como los de Elvis, eran frecuentes, pero contadas veces se tomaban en serio: todos habían resultado ser una patraña. Los médicos habían hecho saber al departamento de Publicidad del Jimmy Fund que las posibilidades de que Einar hubiera sobrevivido eran nulas, por lo que todas las afirmaciones al respecto debían tratarse con gran escepticismo. Pero la carta de Clauson contenía detalles que no podían desecharse sin más. Decía que en el verano de 1948, en New Sweden, Maine, habían estado atentos a la radio hasta sintonizar la transmisión de Ralph Edwards. Y Clauson recordaba además los viajes que su hermano hacía a Boston en pleno invierno, que a menudo duraban dos días, en los que Jimmy, con su uniforme de jugador de béisbol, se tumbaba pacientemente en la parte trasera del camión.

Cuando Phyllis le contó a su hermano que había enviado esa carta, lo notó más aliviado que molesto. «Para él también fue como quitarse un peso de encima —rememoró—. Einar era un hombre modesto. Había mantenido la discreción porque no quería alardear». («Leía en los periódicos que me habían encontrado en alguna parte —decía él— y sonreía»).

La carta de Phyllis Clauson cayó en manos de un miembro de la oficina de desarrollo del Jimmy Fund, Karen Cummings, que captó de inmediato su importancia potencial. Tras ponerse en contacto con Clauson, se comunicó con Gustafson.

Algunas semanas después, en enero de 1998, Cummings concertó un encuentro con Jimmy en una parada de camiones junto a un centro comercial de un suburbio de Boston[5]. Eran las seis de la mañana de un día de invierno en que el frío calaba hasta los huesos, y Gustafson y su mujer se apresuraron a entrar en el coche de Cummings, que tenía puesta la calefacción. Ella había llevado una cinta de 1948 donde Jimmy cantaba su canción favorita. Se la hizo oír:

Llévame al partido de béisbol,
llévame con la multitud.
Cómprame cacahuetes y Cracker Jack,
no me importa si no vuelvo jamás.

Gustafson escuchó su propia voz con lágrimas en los ojos. Sentadas en el automóvil, su mujer y Cummings también tenían los ojos bañados en lágrimas silenciosas.

Ese mismo mes, más adelante, Karen Cummings viajó en coche hasta New Sweden, un pueblo de agreste belleza del norte de Maine, de austeras casas con voladizo dentro de un paisaje aún más austero. Los residentes más antiguos también recordaban los viajes de Gustafson a Boston para tratarse con quimioterapia. Einar iba y volvía de esa ciudad en coches, camiones y camionetas de reparto cada vez que alguien del pueblo emprendía el trayecto por la costa hacia el sur o hacia el norte: había hecho falta una aldea para salvar a un niño. Sentada en la cocina de Gustafson, Cummings esperó a que este volviera del piso de arriba con una caja de cartón. Dentro de ella estaba el gastado uniforme de béisbol que los Boston Braves le habían regalado a Jimmy la noche del programa de Edwards. Cummings no necesitaba ninguna otra prueba.

Y fue así como en mayo de 1998, casi exactamente cincuenta años después de haber viajado del pequeño pueblo de Maine al Hospital Infantil para conocer al curioso y formal doctor vestido con un traje de tres piezas, Jimmy regresó a bombo y platillo al Jimmy Fund[6]. Hacía ya mucho tiempo que sus compañeros de sala del hospital —el mellizo Sandler con su recalcitrante leucemia que le devoraba el bazo, la niña rubia con trenzas junto al televisor, la pequeña y leucémica Jenny— estaban enterrados en pequeñas tumbas de Boston y sus alrededores. Gustafson subió los bajos y largos escalones del edificio del Jimmy Fund* y se dirigió a la sala donde el tren de juguete solía atravesar el túnel de la montaña. Pacientes, supervivientes, enfermeras y médicos se arremolinaron a su alrededor. Como un Rip van Winkle de nuestros días, el presente le parecía insondable e irreconocible. «Todo ha cambiado —recordaba Clauson que había dicho—. Las habitaciones, los pacientes, las drogas». Pero lo que más había cambiado era la supervivencia. «Einar recordaba la sala del cáncer como un lugar con muchas cortinas —prosiguió Clauson—. Cuando los niños estaban bien, las cortinas se abrían de par en par. Pero no tardaban en volver a cerrarlas, y cuando se volvían a abrir ya no había ningún niño»[7].

---

* Jimmy comenzó la quimioterapia en el Hospital Infantil en 1948, pero a partir de 1952 siguió su tratamiento en el edificio del Jimmy Fund.

Aquí estaba Gustafson, cincuenta años después, de regreso a esos largos pasillos, con las borrosas caricaturas de las paredes y sus cortinas abiertas. Es imposible saber si Jimmy había sobrevivido gracias a la cirugía o la quimioterapia o porque su cáncer era de un comportamiento intrínsecamente benigno. Pero los hechos de su historia clínica son irrelevantes; su regreso era simbólico. Sin saberlo, Jimmy había sido elegido para convertirse en el icono del niño con cáncer. Pero Einar Gustafson, que ahora tenía sesenta y tres años, regresaba como el icono de un hombre más allá del cáncer.

Primo Levi, el autor italiano de memorias que sobrevivió a un campo de concentración y luego se abrió paso a través de una Alemania devastada para llegar a su Turín natal, señalaba con frecuencia que entre las características más nefastas del campo estaba su capacidad de borrar la idea de una vida fuera y más allá de él. Era corriente que el pasado y el presente del prisionero quedaran aniquilados —estar en los campos era abjurar de la historia, la identidad y la personalidad—, pero lo más estremecedor era la eliminación del futuro. Junto con esa aniquilación, escribió Levi, venía una muerte moral y espiritual que perpetuaba el statu quo del encarcelamiento. Si no había vida más allá del campo, la lógica distorsionada con que este funcionaba se convertía en la vida de siempre.

El cáncer no es un campo de concentración, pero comparte con él la característica de la aniquilación: niega la posibilidad de una vida fuera y más allá de sí mismo; subsume todo lo que vive. La vida diaria de un paciente termina por estar tan intensamente ocupada por la enfermedad que el mundo se desvanece. Hasta el último puñado de energía se gasta en la atención de la enfermedad. «Cómo superarlo se convirtió en mi obsesión —escribió el periodista Max Lerner acerca de su linfoma de bazo—. Si iba a ser un combate, tendría que encararlo con todo lo que tenía, conocimiento y astucia, franqueza y disimulo»[8].

Para Carla, en medio de la peor fase de su quimioterapia, los rituales cotidianos de supervivencia eclipsaban por completo cualquier idea de supervivencia a largo plazo. Cuando le pregunté a una mujer con una rara forma de sarcoma muscular cómo era su vida fuera del hospital, me dijo que pasaba los días y las noches buscando en Internet noticias sobre la enfermedad. «Estoy en el hospital —me dijo— incluso cuando no estoy en el hospital». El poeta Jason Shinder escribió: «El cáncer es una enorme oportunidad de apretar la cara contra el vidrio de nuestra mortalidad»[9]. Pero lo que los pacientes ven al otro lado del vidrio no es un mundo al margen del cáncer, sino un mundo confiscado por él, el cáncer incesantemente reflejado en torno a ellos como una sala de espejos.

Yo tampoco estaba inmunizado contra esa preocupación compulsiva. En el verano de 2005, mientras mi residencia de especialización se acercaba a su fin, experimenté el que tal vez fuera el hecho más transformador de mi vida: el nacimiento de mi hija. Radiante, bella y angelical, Leela nació una templada noche en el Hospital General de Massachusetts y luego, envuelta en mantas, la trasladaron a la unidad de neonatología de la decimocuarta planta. La unidad está directamente enfrente de la sala del cáncer. (El hecho de que una esté frente a otra no es una coincidencia. Como intervención médica, es muy improbable que un parto tenga complicaciones infecciosas, por lo cual es el vecino más seguro de un pabellón de quimioterapia, donde cualquier infección puede hacer estragos letales. Como en tantos otros aspectos de la medicina, la yuxtaposición de las dos salas es puramente funcional y, no obstante, tiene un significado profundo).

Me gustaría verme al lado de mi mujer a la espera del milagroso momento del nacimiento de mi hija, como hace la mayoría de los padres. Pero, a decir verdad, llevaba el uniforme y los guantes de cirujano y tenía una sábana estéril azul tendida ante mí y una larga jeringa en las manos, presta a extraer la efusión rojo oscura de glóbulos sanguíneos del cordón umbilical. Cuando corté el cordón, lo hice en parte como padre, pero en parte, también, como oncólogo. La sangre umbilical es una de las más ricas fuentes conocidas de células madre formadoras de sangre, células que pueden almacenarse en bancos de frío y utilizarse en los trasplantes de médula ósea para tratar la leucemia en el futuro. Es un recurso de inmenso valor que en los hospitales se suele tirar por el fregadero después del parto.

Las parteras pusieron los ojos en blanco; el obstetra, un viejo amigo, me preguntó en broma si alguna vez dejaba de pensar en el trabajo. Pero yo estaba demasiado embarcado en el estudio de la sangre para ignorar mis instintos. En las salas de trasplante de médula ósea, frente a ese mismo pasillo había pacientes para quienes yo había rastreado bancos de sangre de todo el país en busca de algo menos de un litro de esas células madre que quizá les salvaran la vida.

Aun en el momento de mayor afirmación de la vida, las sombras de la malignidad —y la muerte— seguían acechando en mi alma.

Pero no todo involucionaba hacia la muerte. En el verano de 2005 también sucedía algo que transformaría los hospitales universitarios: muchos de mis pacientes, cuyos rostros habían estado tan fijamente pegados al vidrio de su mortalidad, comenzaban a vislumbrar una vida después del cáncer. Febrero, como dije antes, había marcado el clímax de un descenso abismal. Ese mes, el cáncer había llegado a su plena y letal floración. Casi todas las semanas llegaban noticias de un número creciente de víctimas, con el estremecedor punto culminante de la llegada de Steve Harmon a urgencias y su posterior espiral devastadora hacia la muerte. Algunos días me espantaba tener que caminar hasta la máquina de fax junto a mi consulta, donde una pila de certificados de defunción debía de esperar mi firma.

Pero entonces, como el reflujo de una marea venenosa, las malas noticias comenzaron a menguar. De repente, cesaron las llamadas telefónicas nocturnas que anunciaban otra muerte de los hospitales o las salas de urgencias y unidades de pacientes terminales de todo Boston («Le llamo para avisarle de que su paciente llegó aquí esta noche con mareos y dificultad para respirar»). Era como si el velo de la muerte se hubiese levantado para dejar salir a los supervivientes.

Ben Orman se había curado definitivamente del linfoma de Hodgkin. El viaje no había sido fácil. En la mitad del ciclo de quimioterapia había ocurrido una calamitosa caída de sus recuentos sanguíneos. Durante algunas semanas pareció que el linfoma había dejado de responder: un mal signo que auguraba una variante de la enfermedad resistente a la terapia y fatal. Pero a la larga, la masa del cuello y el archipiélago más grande de masas del pecho se habían disuelto, con el único saldo de algunos tejidos fibróticos. La formalidad de su conducta se había relajado notoriamente. Cuando lo vi por última vez en el verano de 2005, me dijo que quería mudarse de Boston a Los Ángeles para empezar a trabajar en un bufete de abogados. Me aseguró que se haría un seguimiento de la enfermedad, pero yo no estaba muy convencido. Orman era la personificación de la vida después del cáncer, ávida de olvidar el hospital y sus desolados rituales, como un mal viaje a un país extranjero.

Katherine Fitz también pudo ver una vida más allá del cáncer. En su caso, con el tumor de pulmón ominosamente envuelto alrededor de los bronquios, el obstáculo más grande había sido el control localizado del cáncer. Una cirugía de increíble meticulosidad le había extirpado la masa; a continuación, la paciente había completado la intervención con quimioterapia y radiación adyuvantes. Casi un año después de la cirugía no había signos de recurrencia local. Tampoco los había de la mujer que había acudido a la clínica varios meses antes, casi doblada sobre sí misma por el miedo. Eliminado el tumor, completada la quimioterapia y dejada atrás la radiación, la efervescencia de Fitz se derramaba de todas las espitas de su alma. Por momentos, al ver brotar su personalidad como si lo hiciera de una tobera, parecía del todo claro por qué los griegos habían concebido las enfermedades como bloqueos patológicos de humores.

Cuando Carla volvió a verme en julio de 2005, trajo fotografías de sus tres hijos, cada vez más grandes. Se negó a que otro médico le hiciera la biopsia de la médula ósea, de modo que una templada mañana salí del laboratorio para llevar a cabo la intervención. Pareció aliviada al verme, y me saludó con su angustiada media sonrisa. Habíamos entablado una relación ritualista; ¿quién era yo para profanar un ritual afortunado? La biopsia no reveló signos de la leucemia en la médula ósea. Por ahora, su remisión seguía intacta.

He elegido estos casos no porque fueran «milagrosos», sino justamente por la razón opuesta. Representan un espectro rutinario de supervivientes: la enfermedad de Hodgkin curada con la quimioterapia multidroga; un cáncer de pulmón localmente avanzado controlado con cirugía, quimioterapia y radiación, y una leucemia linfoblástica con remisión prolongada después de la administración de una quimioterapia intensiva. Para mí, bastaba con esos milagros. Una de las antiguas quejas con respecto al ejercicio de la medicina es que nos hace inmunes a la idea de la muerte. Pero cuando la medicina nos hace inmunes a la idea de la vida, la supervivencia, significa que ha fracasado por completo. Recordando toda una vida de lucha con la enfermedad, el novelista Thomas Wolfe escribió en su última carta: «He hecho un largo viaje y he estado en un extraño país, y he visto desde muy cerca al hombre oscuro»[10]. Yo no había hecho ese viaje y solo había visto la oscuridad reflejada en los ojos de otros. Pero lo más sublime de mi vida médica era, sin duda, haber podido ver el regreso de ese viaje, conocer a hombres y mujeres que *volvían* de aquel extraño país, y verlos tan cerca, aferrados de pies y manos al pasaje de retorno.

Los avances acumulativos pueden redundar en cambios transformadores. En 2005, una avalancha de trabajos en la literatura científica coincidieron en un mensaje de notable uniformidad: la fisonomía nacional del cáncer había cambiado sutil pero fundamentalmente[11]. La mortalidad de casi todas las grandes formas de cáncer —pulmón, mama, colon y próstata— había caído de manera continua durante quince años seguidos[12]. No había habido un único y drástico giro, sino más bien una reducción constante y vigorosa: la mortalidad había descendido alrededor de un 1 por ciento al año[13]. El índice quizá parezca modesto, pero su efecto acumulativo era digno de nota: entre 1990 y 2005, la tasa de muertes específicamente relacionadas con el cáncer había caído casi un 15 por ciento, un descenso sin precedentes en la historia de la enfermedad[14]. El imperio del cáncer aún era imponente, sin duda —más de medio millón de estadounidenses, hombres y mujeres, murieron en 2005 a causa de la enfermedad—, pero, desgastado en sus fronteras, estaba perdiendo poder[15].

¿Cuál fue la causa de esa firme caída? No hay una sola respuesta, sino muchas. En el caso del cáncer de pulmón, el motor principal del descenso fue la prevención: una lenta reducción del hábito de fumar iniciada por los estudios de Doll-Hill y Wynder-Graham, alimentada por el informe del secretario de Salud Pública y llevada a su punto de ebullición por una combinación de activismo político (la acción de la Comisión Federal de Comercio en lo concerniente a las etiquetas de advertencia), inventiva en las presentaciones judiciales (los casos Banzhaf y Cipollone), militancia médica y contramercadotecnia (las publicidades contra el tabaco).

En cuanto al cáncer de colon y el cáncer de cérvix, la caída se debió, casi con certeza, al éxito de la prevención secundaria: la detección de la enfermedad. El cáncer de colon se detectaba en una fase cada vez más temprana de su evolución, a menudo en el estado premaligno, y se trataba con una cirugía relativamente menor. La detección del cáncer cervical por medio de la técnica de frotis de Papanicolaou comenzó a ofrecerse en centros de atención primaria de todo Estados Unidos y, como en el cáncer de colon, las lesiones premalignas se extirpaban por medio de cirugías comparativamente menores*.

En lo tocante a la leucemia, los linfomas y el cáncer testicular, en contraste, los números decrecientes reflejaban los éxitos del tratamiento con quimioterapia. En la leucemia linfoblástica aguda infantil los índices de cura del 80 por ciento se convirtieron en rutina. La enfermedad de Hodgkin llegó a ser igualmente curable, lo mismo que algunos linfomas agresivos de células grandes. A decir verdad, en el caso de la enfermedad de Hodgkin, el cáncer testicular y las leucemias infantiles, la cuestión candente no era cuánto *aumentar* la quimioterapia para que fuera curativa, sino cuándo *disminuirla:* los ensayos trataban de determinar si dosis más moderadas y menos tóxicas de fármacos, reducidas con respecto a los protocolos originales, podían alcanzar índices de cura equivalentes.

La caída de la mortalidad del cáncer de mama, al sintetizar la naturaleza acumulativa y cooperativa de esas victorias, así como la importancia de atacar el cáncer por varios flancos independientes, era, tal vez, el elemento de mayor simbolismo. Entre 1990 y 2005 la mortalidad del cáncer de mama se había reducido un 24 por ciento, una cifra sin precedentes. Tres intervenciones eran las posibles responsables de ese descenso: la mamografía (examen para detectar un cáncer de mama precoz y prevenir con ello el cáncer invasivo), la cirugía y la quimioterapia adyuvante (quimioterapia después de la cirugía para eliminar las células cancerosas restantes). Donald Berry, un estadístico de Houston, Texas, se propuso responder un interrogante polémico: ¿cuánto habían contribuido la mamografía y la quimioterapia, *independientemente* una de otra, a la supervivencia?[16]. ¿Cuál era la medida a la que se debía la victoria: la prevención o la intervención terapéutica?**.

La respuesta de Berry era un emoliente largamente esperado en un campo acosado por reyertas entre los defensores de la prevención y los partidarios de la quimioterapia. Cuando aquel evaluó el efecto independiente de cada intervención por medio de modelos estadísticos, el resultado fue un satisfactorio empate: la prevención y la quimioterapia habían reducido en igual medida la mortalidad del

---

* La vacunación contra el virus del papiloma humano (VPH) ha hecho caer aún más la incidencia.

** La contribución de la cirugía no podía evaluarse, dado que esta era previa a 1990 y casi todas las mujeres son tratadas quirúrgicamente.

cáncer de mama, un 12 por ciento cada una, lo que suponía el 24 por ciento de reducción observado. Como dijo Berry, parafraseando la Biblia, «nadie había trabajado en vano»[17].

Todas estas eran profundas, audaces y trascendentes victorias debidas a profundos y trascendentes afanes. Pero, en rigor, eran las victorias de otra generación, el resultado de los descubrimientos hechos en las décadas de 1950 y 1960. Los avances conceptuales centrales de los que surgían esas estrategias de tratamiento precedían a casi todos los trabajos significativos en materia de biología celular del cáncer. En un apabullante esfuerzo titánico, en apenas dos decenios, los científicos habían desvelado un fantástico nuevo mundo de oncogenes errantes y genes supresores de tumores que aceleraban y desaceleraban el crecimiento para desencadenar el cáncer; de cromosomas que podían decapitarse y desplazarse para crear nuevas quimeras genéticas, y de vías celulares corrompidas para subvertir la muerte del cáncer. Pero los avances *terapéuticos* que habían conducido a la lenta disminución de su mortalidad no se valían de esa novedosa biología de la enfermedad. Había nueva ciencia por un lado y vieja medicina por otro. Mary Lasker antaño había buscado un cambio decisivo en el cáncer. El cambio que se había producido, no obstante, parecía corresponder a otra época.

Mary Lasker murió en 1994 de una insuficiencia cardiaca en su hogar cuidadosamente reformado de Connecticut, tras haberse alejado físicamente de los violentos epicentros de la investigación y la política del cáncer que eran Washington, Nueva York y Boston[18]. Tenía noventa y tres años. Su vida había abarcado casi todo el siglo más transformador y turbulento de la ciencia biomédica. Su vigoroso entusiasmo había menguado en sus últimos años. Hablaba contadas veces de los logros (o las decepciones) de la guerra contra el cáncer. Pero había esperado que la medicina oncológica hiciera más progresos durante su vida: que hubiera dado pasos más decisivos hacia la «cura universal» del cáncer que era el sueño de Farber, y que hubiera obtenido una victoria más definitiva en la guerra. La complejidad y la tenacidad del cáncer —su prístina fuerza magistral— habían hecho que hasta su adversaria más comprometida y resuelta pareciese circunspecta y humilde.

Ese mismo año de 1994, pocos meses después de la muerte de Lasker, el genetista del cáncer Ed Harlow captó la agonía y el éxtasis de la época. Al final de un congreso de una semana de duración celebrado en el Laboratorio Cold Spring Harbor de Nueva York, dominado por una vertiginosa sensación de expectación con respecto a los espectaculares logros de la biología del cáncer, Harlow hizo una aleccionadora evaluación:

> Nuestro conocimiento de [...] los defectos moleculares en el cáncer proviene de veinte años de dedicación a la mejor investigación en biología molecular. Esa información, sin embargo, no se traduce en ningún tratamiento efectivo y tampoco ayuda a explicar por qué muchos de los tratamientos actuales tienen éxito y otros fracasan. Es un momento frustrante[19].

Más de una década después, pude sentir la misma frustración en la clínica del Hospital General de Massachusetts. Una tarde observé a Tom Lynch, el médico de cáncer pulmonar, encapsular magistralmente la carcinogénesis, la genética del cáncer y la quimioterapia en una charla con una nueva paciente, una mujer de mediana edad con carcinoma broncoalveolar. Ella era una profesora de Historia de maneras graves y mente aguda y certera. Lynch se sentó frente a ella y, mientras le hablaba, garabateaba un dibujo. Las células de sus bronquios, comenzó, habían sufrido mutaciones en sus genes que les permitían crecer de manera autónoma y descontrolada. Habían formado un tumor local. Tenían propensión a desarrollar más mutaciones que les posibilitarían migrar, invadir tejidos y hacer metástasis. La quimioterapia con Carboplatin y Taxol (dos fármacos quimioterapéuticos convencionales), sumada a la radiación, mataría las células y, tal vez, impediría su migración a otros órganos para sembrar metástasis. En el mejor de los casos, las células con los genes mutados morirían y la paciente se curaría del cáncer.

Con sus ojos rápidos y penetrantes, la mujer vio que Lynch dejaba el bolígrafo. La explicación parecía lógica y organizada, pero ella había captado el destello de un eslabón roto en la cadena de la lógica. ¿Cuál era la conexión entre esa explicación y la terapia propuesta? ¿Cómo —quería saber ella— «fijaría» el Carboplatin sus genes mutados? ¿Cómo sabría el Taxol qué células eran portadoras de las mutaciones, a fin de eliminarlas? ¿Cómo se conectaría la explicación mecánica de su enfermedad con las intervenciones médicas?

La paciente había detectado una disyunción muy conocida por los oncólogos. Durante casi una década, el ejercicio de la medicina del cáncer se había convertido en algo parecido a vivir dentro de una lata presurizada, empujada, por un lado, por la fuerza creciente de la claridad biológica acerca del cáncer, pero presionada por otro contra el muro del estancamiento médico que parecía no haber producido medicamentos reales sobre la base de esa claridad. En el invierno de 1945, Vannevar Bush había escrito al presidente Roosevelt: «Los asombrosos progresos hechos por la medicina durante la guerra solo han sido posibles gracias a que teníamos una gran reserva de datos científicos acumulados gracias a la investigación básica en muchos campos de la ciencia a lo largo de los años previos al conflicto»[20].

En el caso del cáncer, la «reserva de datos científicos» había llegado a un punto crítico. La ebullición de la ciencia, como le gustaba imaginarla a Bush, producía inevitablemente una suerte de vapor, una presión urgente y extática que solo podía encontrar liberación en la tecnología. La ciencia del cáncer ansiaba encontrar su liberación en un nuevo tipo de medicina del cáncer.

Nuevas drogas para viejos cánceres

> *En la historia de Patroclo*
> *nadie sobrevive, ni siquiera Aquiles,*
> *que era casi un dios.*
> *Patroclo se le asemejaba;*
> *usaban la misma armadura.*
> Louise Glück[1]

> *La terapia perfecta no se ha desarrollado. Casi todos creemos que no será una tóxica*
> *terapia citotóxica, y por eso apoyamos el tipo de investigaciones básicas que se orien-*
> *tan hacia una comprensión más fundamental de la biología de los tumores. Pero*
> *[...] debemos hacer lo máximo posible con lo que hoy tenemos.*
> Bruce Chabner a Rose Kushner[2]

En la leyenda, Aquiles fue sumergido al poco de nacer en el río Estigia, sostenido por el tendón del talón. Tocado por el oscuro manto de las aguas, todo su cuerpo se tornó al instante impenetrable a las armas, aun a las más letales, con excepción del tendón no sumergido. Una simple flecha apuntada a ese talón vulnerable terminaría por matarlo en los campos de batalla de Troya.

Con anterioridad a la década de 1980, el arsenal de la terapia del cáncer se conformaba fundamentalmente alrededor de dos vulnerabilidades de las células cancerosas. La primera es que la mayor parte de los cánceres se originan como enfermedades locales antes de lanzarse a una propagación sistémica. La cirugía y la radiación explotan esa vulnerabilidad. Mediante la extirpación física de tumores localizados antes de que las células cancerosas puedan diseminarse —o mediante la cauterización de estas con poderosas andanadas localizadas de rayos X—, la cirugía y la radiación intentan eliminar en bloque el cáncer del cuerpo.

La segunda vulnerabilidad es el rápido crecimiento de algunas células cancerosas*. La mayoría de las drogas quimioterapéuticas descubiertas antes de los años ochenta explotan esta segunda vulnerabilidad. Los antifolatos, entre ellos la aminopterina de Farber, interrumpen el metabolismo del ácido fólico y privan a todas las células de un nutriente crucial necesario para la división celular. La mostaza nitrogenada y el cisplatino reaccionan químicamente con el ADN y las células en las que este queda dañado no pueden duplicar sus genes, como consecuencia de lo cual también son incapaces de dividirse. La vincristina, el veneno de la vincapervinca, coarta la aptitud de la célula de construir el «andamiaje» molecular que todas las células necesitan para dividirse.

Sin embargo, estos dos talones de Aquiles tradicionales del cáncer —el crecimiento local y la rápida división celular— solo pueden ponerse en el punto de mira hasta cierto punto. La cirugía y la radiación son, en esencia, estrategias localizadas y fracasan cuando las células cancerosas se han difundido más allá de los límites de lo que puede eliminarse quirúrgicamente o irradiarse. Más cirugía no lleva a más curas, tal y como, para su desesperación, descubrieron los cirujanos radicales en la década de 1950.

La diana puesta en el crecimiento celular choca asimismo con un techo biológico porque también las células normales deben crecer. El crecimiento tal vez sea la marca distintiva del cáncer, pero también lo es de la vida. Un veneno dirigido contra el crecimiento celular, como la vincristina o el cisplatino, termina por atacar el crecimiento normal, y las células que crecen más rápidamente en el cuerpo comienzan a cargar con el coste colateral de la quimioterapia. El pelo se cae. La sangre involuciona. La capa exterior de la piel y del intestino se desprende. Más drogas producen más toxicidad sin producir más curas, tal y como, para su desesperación, descubrieron los quimioterapeutas radicales en la década de 1980.

---

* No todos los cánceres crecen con rapidez. A menudo, los que crecen con lentitud son más difíciles de eliminar con fármacos que apuntan al crecimiento.

Para apuntar a las células cancerosas con terapias novedosas, los científicos y médicos necesitaban nuevas vulnerabilidades que fueran exclusivas del cáncer. En los años ochenta, los descubrimientos de la biología del cáncer propusieron una visión muy matizada de esas vulnerabilidades. Surgieron tres nuevos principios, que representaban tres nuevos talones de Aquiles del cáncer.

Primero, las células cancerosas tienen el impulso de crecer debido a la acumulación de mutaciones en su ADN. Estas mutaciones activan protooncogenes internos y desactivan genes supresores de tumores, y con ello liberan los «aceleradores» y «frenos» que actúan durante la división celular normal. Apuntar a esos genes hiperactivos sin afectar a sus moderados precursores normales podría ser una forma novedosa de atacar las células cancerosas de manera menos indiscriminada.

Segundo, los protooncogenes y los genes supresores de tumores normalmente se encuentran en los centros neurálgicos de las vías de señalización celular. Las células cancerosas se dividen y crecen porque así lo indican señales hiperactivas o inactivas en esas críticas vías. En las células normales, estas vías existen pero están sometidas a una estricta regulación. La posible dependencia de las células cancerosas de dichas vías permanentemente activadas es la segunda de sus vulnerabilidades potenciales.

Tercero, el incesante ciclo de mutación, selección y supervivencia genera una célula cancerosa que ha adquirido otras propiedades además del crecimiento sin control. Entre ellas se incluyen la capacidad de resistir las señales de muerte celular programada, generar metástasis en todo el cuerpo e incitar el crecimiento de los vasos sanguíneos. La célula cancerosa no inventa esas «marcas distintivas del cáncer»: habitualmente, estas son el resultado de la corrupción de procesos similares que ocurren en la fisiología normal del cuerpo. La dependencia que la célula cancerosa asume con respecto a esos procesos es una tercera vulnerabilidad potencial del cáncer.

El desafío terapéutico central de la más reciente medicina del cáncer consistía entonces en encontrar, entre la enorme cantidad de similitudes de las células normales y las células cancerosas, diferencias sutiles en los genes, las vías y las capacidades adquiridas, y clavar una estaca envenenada en ese nuevo talón.

Una cosa era identificar un talón de Aquiles y otra, muy diferente, descubrir un arma que pudiera dirigirse contra él. Hasta finales de la década de los ochenta, ninguna droga había invertido la activación de un oncogén o la desactivación de un supresor tumoral. Incluso el tamoxifeno, el fármaco más específicamente apuntado contra el cáncer entre los descubiertos hasta esa fecha, actúa al atacar la dependencia que ciertas células del cáncer de mama tienen con respecto al estrógeno, y no mediante la desactivación directa de un oncogén o una vía activada por oncogenes. Así, el descubrimiento de la primera droga específica contra los oncogenes, en 1986, significaría un impulso instantáneo para la medicina del cáncer. Aunque descubierta en gran medida debido a un azar afortunado, la mera existencia de esa molécula prepararía el escenario para las vastas iniciativas de búsqueda de fármacos de la década siguiente.

La enfermedad que se situaba en la encrucijada decisiva de la oncología era otra variante rara de la leucemia llamada leucemia promielocítica aguda, LPA. Identificada por primera vez como una forma diferenciada de leucemia adulta en los años cincuenta, la enfermedad tiene una característica distintiva: sus células no solo se dividen con rapidez, sino que quedan sorprendentemente congeladas en un desarrollo inmaduro. Los glóbulos blancos normales que se desarrollan en la médula ósea atraviesan una serie de pasos de maduración hasta llegar a ser células adultas plenamente funcionales. Una de las etapas intermedias se denomina promielocito, una célula adolescente a punto de adquirir madurez funcional. La LPA se caracteriza por la proliferación maligna de esos promielocitos inmaduros. Los promielocitos normales están cargados con enzimas y gránulos tóxicos que, por lo común, son liberados por los glóbulos blancos adultos para eliminar virus, bacterias y parásitos. En la leucemia promielocítica, la sangre se llena de estos promielocitos cargados de toxinas. Taciturnas, volubles y nerviosas, las células de la LPA pueden liberar a su antojo sus gránulos venenosos y precipitar así una hemorragia masiva o simular una reacción séptica en el cuerpo. En la LPA, entonces, la proliferación patológica del cáncer exhibe una feroz peculiaridad. La mayoría de los cánceres tienen células que se niegan a dejar de crecer. En esta forma de la leucemia, las células cancerosas también se niegan a madurar.

Desde comienzos de la década de 1970, esta interrupción de la maduración de las células de la LPA había incitado a los científicos a buscar un fármaco que pudiera forzarlas a madurar. Se habían probado decenas de drogas en tubos de ensayo con células de LPA, y solo una había destacado: el ácido retinoico, una forma oxidada de la vitamina A. Sin embargo, los investigadores habían comprobado que este ácido era un reactivo desconcertantemente poco fiable. Un lote del ácido podía madurar las células de LPA, mientras que otro fracasaba en la misión. Frustrados por esas respuestas vacilantes e insondables, tras su entusiasmo inicial, biólogos y químicos habían abandonado esta sustancia madurativa.

En el verano de 1985, un equipo de investigadores chinos de leucemia viajó a Francia para reunirse con Laurent Degos, un hematólogo del hospital de Saint Louis de París que tenía un interés que venía de antiguo en la LPA[3]. El equipo chino, encabezado por Zhen Yi Wang, también trataba a pacientes de esta forma de leucemia en el hospital de Ruijin, un bullicioso centro médico urbano de Shanghái. Tanto Degos como Wang habían apelado a agentes quimioterapéuticos convencionales —drogas dirigidas a las células de rápido crecimiento— para procurar la remisión en los pacientes de LPA, pero los resultados habían sido desalentadores. Ambos investigadores coincidían en la necesidad de idear una nueva estrategia para atacar esta caprichosa afección letal, y no dejaban de volver una y otra vez a la peculiar inmadurez de sus células y a la interrumpida búsqueda de un agente de maduración para la enfermedad.

Wang y Degos sabían que el ácido retinoico tiene dos formas moleculares íntimamente relacionadas, el ácido cis-retinoico y el ácido trans-retinoico. Ambas formas son de idéntica composición, pero tienen una ligera diferencia en su estructura molecular y se comportan de manera muy distinta en las reacciones moleculares. (Los dos ácidos tienen los mismos átomos, pero su ordenamiento es diferente en uno y otro). De las dos formas, el ácido cis-retinoico había sido el que se había probado con mayor intensidad, y había producido respuestas vacilantes y transitorias. Pero Wang y Dengos se preguntaban si se trataba del verdadero agente de maduración. ¿Las respuestas poco fiables de los viejos experimentos se habían debido a una cantidad baja y variable de la forma trans-retinoica presente en cada lote de ácido retinoico?

Wang, que había estudiado en una escuela de jesuitas franceses en Shanghái, hablaba un francés cadencioso y con fuerte acento. Rotas las barreras lingüísticas y geográficas, los dos hematólogos delinearon una colaboración internacional. Wang sabía de la existencia de un laboratorio farmacéutico en las afueras de Shanghái que

podía producir un ácido trans-retinoico puro, sin el añadido de ácido cis-retinoico. El investigador chino probaría la droga en pacientes de LPA del hospital de Ruijin. El equipo parisino de Degos entra-
ría en liza tras la ronda inicial de pruebas en China y ratificaría la
estrategia en pacientes franceses de la enfermedad.

El ensayo de Wang se puso en marcha en 1986 con veinticuatro pacientes. Veintitrés de ellos tuvieron una respuesta asombrosa. Los promielocitos leucémicos de la sangre experimentaron una enérgica maduración que los convirtió en glóbulos blancos. «El núcleo se agrandó
—escribió Wang— y se observaron menos gránulos primarios en el
citoplasma. Al cuarto día de cultivo, estas células dieron origen a mielocitos que contenían gránulos específicos o secundarios [...] [indica-
tivos del desarrollo de] granulocitos plenamente maduros»[4].

Entonces sucedió algo aún más inesperado: tras llegar a la plena
maduración, las células cancerosas comenzaron a morir. En algunos
pacientes, la diferenciación y la muerte irrumpieron con tamaña
fuerza volcánica que la médula ósea se hinchó con promielocitos
diferenciados y luego se vació lentamente durante algunas semanas,
mientras las células cancerosas maduraban y pasaban por un acelerado ciclo mortal. La repentina maduración de las células cancerosas provocaba un efímero desarreglo metabólico que se controló
con medicamentos, pero al margen de ello los únicos efectos secundarios del ácido trans-retinoico fueron sequedad en los labios y la
boca y un sarpullido ocasional. Las remisiones producidas por este
ácido duraron semanas y en algunos casos meses.

Con todo, la leucemia promielocítica aguda aún reaparecía, por
lo común alrededor de tres o cuatro meses después del tratamiento
con el ácido trans-retinoico. Los equipos de París y Shanghái combinaron entonces drogas quimioterapéuticas convencionales con ese
ácido —un cóctel de viejos y nuevos fármacos— y las remisiones se
prolongaron durante varios meses más. En aproximadamente las
tres cuartas partes de los pacientes la remisión de la leucemia comenzó a prolongarse todo un año, para llegar luego a cinco. Hacia
1993, Wang y Degos concluyeron que el 75 por ciento de sus pacientes tratados con la combinación de ácido trans-retinoico y quimioterapia convencional nunca tendrían recurrencias; el porcentaje era
inédito en la historia de la LPA.

Los biólogos del cáncer necesitarían otra década para explicar
las asombrosas respuestas de Ruijin en el plano molecular. La clave

de la explicación está en los sofisticados estudios realizados por Janet Rowley, la citóloga de Chicago. Esta había identificado en 1984 una traslocación única en los cromosomas de las células de la LPA: un fragmento de un gen del cromosoma 15 fusionado con un fragmento de un gen del cromosoma 17. Esa traslocación creaba un oncogén «quimérico» activado que estimulaba la proliferación de promielocitos y bloqueaba su maduración, para provocar así el peculiar síndrome de la LPA.

En 1990, cuatro años después del ensayo clínico de Wang en Shanghái, ese oncogén culpable fue aislado por equipos independientes de investigadores de Francia, Italia y Estados Unidos. Los científicos comprobaron que el oncogén de la LPA codifica una proteína a la que el ácido trans-retinoico se une estrechamente. Esta unión sofoca de inmediato la señal del oncogén en las células de la LPA, lo cual explica las rápidas y vigorosas remisiones observadas en Shanghái.

El descubrimiento de Ruijin era notable: el ácido trans-retinoico constituía el sueño largamente buscado de la oncología molecular, una droga contra el cáncer dirigida a un oncogén. Pero era un sueño vivido hacia atrás. Wang y Degos habían dado con el ácido trans-retinoico gracias a una conjetura inspirada, y solo después descubrieron que la molécula podía apuntar directamente a un oncogén.

Pero ¿era posible hacer el viaje inverso, partir *del* oncogén e ir *a* la droga? En rigor, el laboratorio de Robert Weinberg en Boston ya había iniciado ese viaje inverso, aunque el propio Weinberg prácticamente lo había olvidado.

A comienzos de los años ochenta su laboratorio había puesto a punto una técnica para aislar directamente de las células cancerosas los genes causantes del cáncer. Por medio de esa técnica, los investigadores habían aislado docenas de nuevos oncogenes en células del cáncer. En 1982, un científico de Bombay que hacía un trabajo de posdoctorado en el laboratorio de Weinberg, Lakshmi Charon Padhy, informó del aislamiento de otro de esos oncogenes en un tumor de rata llamado neuroblastoma[5]. Weinberg lo bautizó como *neu,* por el tipo de cáncer en que este gen aparecía.

El *neu* se agregó a la creciente lista de oncogenes, pero era una anomalía. Las células tienen una delgada membrana de lípidos y proteínas que actúa como una barrera oleosa contra la entrada de muchas drogas. La mayoría de los oncogenes descubiertos hasta entonces, como el *ras* y el *myc*, están encerrados dentro de la célula (el *ras* se une a la membrana celular, pero por el lado interior), lo cual los hace inaccesibles para las drogas que no pueden penetrar la membrana. El producto del gen *neu*, en contraste, era una novedosa proteína, no oculta en las profundidades de la célula, sino atada a su membrana por un amplio fragmento que colgaba en el exterior y al que cualquier droga tenía libre acceso.

Lakshmi Charon Padhy tenía incluso una «droga» para probar. En 1981, mientras aislaba su gen, había creado un anticuerpo contra la nueva proteína *neu*. Los anticuerpos son moléculas destinadas a unirse a otras moléculas, y la unión puede ocasionalmente bloquear y desactivar la proteína unida. Pero los anticuerpos son incapaces de atravesar la membrana celular y necesitan una proteína expuesta fuera de la célula para unirse a ella. Con una gran porción, un largo «pie» molecular, que se proyectaba tentadoramente fuera de la membrana celular, el *neu* era entonces un blanco perfecto. Padhy no habría necesitado más que una tarde de experimentos para agregar el anticuerpo *neu* a las células de neuroblastoma y determinar el efecto de la unión. «La prueba no habría llevado más que un rato —rememoraría Weinberg más adelante—. Debería hacerme azotar. Si hubiera estudiado más y hubiera estado más concentrado, y no tan obsesionado con las ideas que tenía por entonces, habría hecho esa asociación»[6].

A pesar de las seductoras pistas que salpicaban el camino, Padhy y Weinberg nunca encontraron tiempo para hacer el experimento. Pasaron días y días. Padhy era introspectivo, un ratón de biblioteca, y durante el invierno se movía de un lado a otro del laboratorio cubierto con un raído abrigo; hacía sus experimentos en privado y no hablaba mucho de ellos con los demás. Y si bien su descubrimiento se publicó en una revista científica de primera línea, pocos científicos advirtieron que tal vez hubiera tropezado con una posible droga anticáncer (el anticuerpo que se unía al *neu* estaba enterrado en una oscura figura del artículo)[7]. Incluso Weinberg, atrapado en el vertiginoso torbellino de los nuevos oncogenes y obsesionado con la biología básica de la célula cancerosa, sencillamente se olvidó del experimento del *neu*[*].

---

[*] En 1986, Jeffrey Drebin y Mark Greene demostraron que el tratamiento con un anticuerpo anti-*neu* detenía el crecimiento de las células cancerosas. Pero ninguno de los grupos concibió la perspectiva de desarrollar ese anticuerpo hasta convertirlo en una droga contra el cáncer humano.

Weinberg tenía un oncogén y posiblemente una droga que lo bloqueaba, pero estos nunca habían formado pareja (ni en las células ni en los cuerpos humanos). En las células de neuroblastoma que se dividían en sus incubadoras, el *neu,* obsesivo y testarudo, se comportaba como un loco y parecía invencible. Sin embargo, su pie molecular aún se agitaba junto a la superficie exterior de la membrana plasmática, expuesto y vulnerable, como el célebre talón de Aquiles.

Una ciudad de cuerdas

En Ersilia, para establecer las relaciones que rigen la vida de la ciudad, los habitantes tienden cuerdas desde las esquinas de las casas, blancas, negras, grises o blancas y negras conforme indiquen una relación de sangre, de intercambio, de autoridad, de representación. Cuando las cuerdas son tan numerosas que ya no se puede pasar entre ellas, los habitantes se van: las casas se levantan.

Italo Calvino[1]

Weinberg quizás hubiera olvidado por un tiempo la consecuencia terapéutica del *neu,* pero los oncogenes, por su naturaleza misma, no podían olvidarse con facilidad. En su libro *Las ciudades invisibles,* Italo Calvino describe una metrópolis de ficción donde todas las relaciones entre una familia y otra se indican mediante un pedazo de cuerda de color tendida entre las dos casas. A medida que la ciudad crece, el enredo de las cuerdas aumenta y las casas se desdibujan. Al final, la ciudad de Calvino no es más que una embrollada red de cuerdas de colores[2].

Si alguien fuera a trazar un mapa similar de las relaciones entre los genes en una célula humana normal, protooncogenes y supresores de tumores como *ras, myc, neu* y *Rb* se situarían en el centro neurálgico de esa ciudad celular, desde el que tenderían redes de cuerdas de colores en todas las direcciones posibles. Los protooncogenes y los supresores de tumores son los ejes moleculares de la célula. Son los porteros de la división celular, y la división de las células es tan fundamental para nuestra fisiología que los genes y las vías que coordinan este proceso se entrecruzan con casi todos los demás aspectos de nuestra biología. En el laboratorio podemos dar a este hecho el nombre de regla de los seis grados de separación con respecto al cáncer: uno puede hacer cualquier pregunta biológica y, por muy remota que esta parezca —cuál es el motivo de la insuficiencia cardiaca, o por qué los gusanos envejecen, e incluso cómo aprenden los pájaros a cantar—, terminará, en menos de seis pasos genéticos, por conectarse con un protooncogén o un supresor de tumores.

No debería ser entonces ninguna sorpresa que, apenas olvidado en el laboratorio de Weinberg, el *neu* resucitara en otro. En el verano de 1984, un equipo de investigadores que colaboraba con el propio Weinberg descubrió el homólogo humano del gen *neu*. Al advertir su semejanza con otro gen moderador del crecimiento descubierto con anterioridad, el receptor EGF humano [*human EGF receptor*, HER], los investigadores lo llamaron *Her-2*[3].

Un gen con otro nombre puede, con todo, seguir siendo el mismo, pero algo crucial había cambiado en la historia del *neu*. El gen de Weinberg se había descubierto en un laboratorio universitario. Gran parte de su atención se había concentrado en hacer una disección del mecanismo molecular del oncogén *neu*. El *Her-2*, en cambio, fue descubierto en el pujante campus de la compañía farmacéutica Genentech. La diferencia de ámbitos y la diferencia resultante de objetivos modificarían de manera radical el destino de este gen. Para Weinberg, el *neu* había representado un camino hacia la comprensión de la biología fundamental del neuroblastoma. Para Genentech, el *Her-2* representaba un camino hacia el desarrollo de una nueva droga.

Situada en el extremo sur de San Francisco, encajonada entre las fuentes de talentos que eran los laboratorios de Stanford, la Universidad de California, Berkeley y las jóvenes y florecientes empresas de Silicon Valley, Genentech —*Gen*etic *En*gineering *Tech*nology— nació de una idea imbuida de un profundo simbolismo alquímico. A finales de la década de 1970, investigadores de Stanford y de la Universidad de California en San Francisco [UCSF] habían inventado una tecnología denominada «ADN recombinante». Esta tecnología permitía la manipulación —la ingeniería— de los genes en una medida hasta entonces inimaginable. Se podían pasar de un organismo a otro: se podía transferir un gen vacuno a unas bacterias o sintetizar una proteína humana en células de perro. También era posible aparearlos para crear nuevos genes y dar origen a proteínas jamás vistas en la naturaleza. Genentech tenía la intención de valerse de esa tecnología genética para desarrollar una farmacopea de drogas novedosas. Fundada en 1976, la compañía obtuvo la autorización de la UCSF para usar la tecnología del ADN recombinante, recaudó unos miserables 200.000 dólares en capitales de riesgo y se lanzó a la búsqueda de esas nuevas drogas.

En meros términos conceptuales, una «droga» es cualquier sustancia que puede producir un efecto sobre la fisiología de un animal. Las drogas pueden ser simples moléculas: en las circunstancias adecuadas, el agua y la sal pueden actuar como potentes agentes farmacológicos. O pueden ser compuestos químicos complejos y multifacéticos: moléculas derivadas de la naturaleza, como la penicilina, o agentes químicos sintetizados artificialmente, como la aminopterina. Entre las drogas más complejas de la medicina están las proteínas, moléculas sintetizadas por células que pueden ejercer diversos efectos sobre la fisiología humana. La insulina, hecha con células del páncreas, es una proteína que regula el azúcar en la sangre y puede utilizarse para controlar la diabetes. La hormona del crecimiento, hecha con células de la hipófisis, estimula el crecimiento al incrementar el metabolismo de las células musculares y óseas.

Antes de Genentech, las drogas proteicas, si bien se conocía su potencia, eran notoriamente difíciles de producir. Para fabricar insulina, por ejemplo, se molían entrañas de vaca y cerdo hasta hacer una sopa y luego se extraía la proteína de la mezcla: menos de medio kilo de insulina por cada 3.600 kilos de páncreas. La hormona del crecimiento, usada para tratar una forma de enanismo, se extraía de las glándulas hipofisarias procedentes de miles de cadáveres humanos. Las drogas coagulantes para los trastornos hemorrágicos provenían de miles de litros de sangre humana.

La tecnología del ADN recombinante permitió a Genentech sintetizar proteínas humanas *de novo:* en vez de extraer proteínas de órganos animales y humanos, la compañía podía «manipular» un gen humano en una bacteria, digamos, y utilizar la célula bacteriana como un biorreactor para producir grandes cantidades de esa proteína. La tecnología era revolucionaria. En 1982 Genentech dio a conocer la primera insulina humana «recombinante»[4]; en 1984 produjo un factor coagulante usado para controlar las hemorragias en pacientes hemofílicos[5], y en 1985 creó una versión recombinante de la hormona del crecimiento humano[6]. Y todo ello mediante la ingeniería de la producción de proteínas humanas en células bacterianas o animales.

Hacia finales de los años ochenta, empero, y tras una asombrosa etapa de crecimiento explosivo, Genentech comprobó que entre las drogas existentes ya no quedaba ninguna que pudiera producir en masa por medio de la tecnología recombinante. Sus victorias iniciales, después de todo, habían sido el resultado de un *proceso* y no de un producto: la compañía había encontrado una nueva manera radical de producir viejos medicamentos. Ahora, al proponerse inventar nuevas drogas desde cero, se veía obligada a modificar su estrategia ganadora: necesitaba encontrar dianas para las drogas, proteínas en células que acaso tuvieran un papel decisivo en la fisiología de una enfermedad y que, a su vez, pudieran ser encendidas o apagadas por otras proteínas producidas mediante el ADN recombinante.

Fue en el marco de este programa de «descubrimientos dirigidos» donde Axel Ullrich, un científico alemán que trabajaba en Genentech, redescubrió el gen de Weinberg, *Her-2/neu,* el oncogén amarrado a la membrana celular[7][*]. Pero, una vez descubierto el gen, la compañía no sabía qué hacer con él. Las drogas que había sintetizado con tanto éxito hasta ese momento estaban destinadas al tratamiento de enfermedades humanas en las cuales una proteína o una señal estaban ausentes o eran bajas: insulina para diabéticos, factor coagulante para hemofílicos, hormona del crecimiento para enanos. Un oncogén era lo opuesto, no una señal ausente, sino una señal sobreabundante. Genentech podía fabricar una proteína ausente en células bacterianas, pero todavía no había aprendido a desactivar una proteína hiperactiva en una célula humana.

En el verano de 1986, mientras Genentech aún seguía buscando un método para desactivar los oncogenes, Ullrich presentó un seminario en la Universidad de California en Los Ángeles [UCLA][8]. Llamativo y exuberante, vestido con un formal traje oscuro, Ullrich era un

---

* En realidad, Ullrich encontró el homólogo humano del gen *neu* del ratón. Otros dos grupos descubrieron por separado el mismo gen.

orador que cautivaba. Asombró a su audiencia con la increíble historia del aislamiento de *Her-2* y la azarosa y afortunada convergencia de ese descubrimiento con el trabajo anterior de Weinberg. Pero dejó en sus oyentes la sensación de que faltaba algo para rematar la historia. Genentech era una compañía farmacéutica. ¿Y dónde estaba el fármaco?

Dennis Slamon, un oncólogo de la UCLA, asistió esa tarde de 1986 a la charla de Ullrich[9]. Hijo de un minero del carbón de los Apalaches, había ingresado en la UCLA como residente en oncología tras estudiar en la Facultad de Medicina de la Universidad de Chicago. Slamon era una singular amalgama de suavidad y tenacidad, un «martillo neumático de terciopelo», según lo describió un reportero[10]. En los comienzos de su carrera académica había adoptado lo que llamaba la «resolución asesina»[11] de curar el cáncer, pero hasta el momento era todo resolución y ningún resultado. En Chicago había llevado a cabo una serie de exquisitos estudios sobre un virus de la leucemia humana llamado HTLV-1, el único retrovirus al que se sabía causante de un cáncer humano[12]. Pero el HTLV-1 era una fugaz y rara causa del cáncer. Slamon sabía que el asesinato de los virus no curaría el cáncer. Necesitaba un método para eliminar un oncogén.

Al oír a Ullrich contar la historia de *Her-2*, Slamon hizo una rápida conexión intuitiva. Ullrich tenía un oncogén; Genentech quería una droga, pero faltaba un intermediario. Una droga sin una enfermedad es una herramienta inútil; para hacer una droga contra el cáncer que mereciera la pena, ambos necesitaban un cáncer en el que el gen *Her-2* fuera hiperactivo. Slamon tenía una colección de cánceres en los que podía probar la hiperactividad de ese gen. Atesorador compulsivo, como Thad Dryja en Boston, había reunido y almacenado en un enorme congelador muestras de tejidos de cáncer de pacientes operados en la UCLA. Se le ocurrió proponer una sencilla colaboración. Si Ullrich le enviaba las sondas de ADN para *Her-2* que tenía en Genentech, Slamon podría someter a prueba su colección de células cancerosas para rastrear muestras en las que el gen fuera hiperactivo, y así se salvaría la brecha entre el oncogén y un cáncer humano[13].

Ullrich aceptó. En 1986 envió a Slamon su sonda de *Her-2* para probar con muestras de cáncer. Al cabo de unos meses, Slamon le informó que había encontrado un patrón nítido, aunque no lo entendía del todo[14]. Las células cancerosas que para crecer se tornan habitualmente dependientes de la actividad de un gen pueden amplificarlo mediante la multiplicación de sus copias en el cromosoma. Este fenómeno —como un adicto que alimentara su adicción redoblando el consumo de una droga— se denomina amplificación del oncogén. Slamon constató que *Her-2* estaba muy amplificado en las muestras de cáncer de mama, pero no en todas. Sobre la base del patrón de tinción, los cánceres de mama podían dividirse con claridad entre las muestras con *Her-2* amplificado y las muestras con *Her-2* no amplificado, *Her-2* positivo y *Her-2* negativo, respectivamente.

Desconcertado por el patrón de «encendido-apagado», Slamon pidió a un asistente que determinara si los tumores con *Her-2* positivo tenían un comportamiento diferente de los tumores con *Her-2* negativo. La búsqueda redundó en otro extraordinario patrón: los tumores mamarios que amplificaban el gen de Ullrich tendían a ser más agresivos y metastásicos y tenían mayores probabilidades de matar. La amplificación de *Her-2* ponía en los tumores el sello del peor pronóstico.

Los datos de Slamon desataron una reacción en cadena en el laboratorio de Ullrich en Genentech. La asociación de *Her-2* con un subtipo de cáncer —el cáncer de mama agresivo— inspiró un importante experimento. ¿Qué pasaría, se preguntó Ullrich, si la actividad de *Her-2* pudiera de alguna manera cancelarse? ¿Era el cáncer verdaderamente «adicto» al *Her-2* amplificado? Y si lo era, ¿podría la supresión de la señal de adicción por medio de una droga anti-*Her-2* bloquear el crecimiento de las células cancerosas? Ullrich rondaba con sigilo el experimento vespertino que Weinberg y Padhy habían olvidado realizar.

Sabía dónde buscar una droga que anulara la función de *Her-2*. Hacia mediados de los años ochenta Genentech se había organizado como un sorprendente simulacro de universidad. El campus del sur de San Francisco tenía departamentos, congresos, conferencias, subgrupos y hasta investigadores con vaqueros cortados que jugaban al Frisbee en los prados. Una tarde, Ullrich se encaminó a la División de Inmunología de la compañía. La división se especializaba en la creación de moléculas inmunológicas. La inquietud de Ullrich era saber si en ese sector había alguien que pudiera diseñar una droga para unirse al *Her-2* y borrar tal vez su señalización.

Su idea apuntaba a un tipo particular de proteína: un anticuerpo. Los anticuerpos son proteínas inmunológicas que se unen a sus blancos con una afinidad y especificidad exquisitas. El sistema inmunológico sintetiza anticuerpos capaces de unirse y eliminar objetivos específicos en bacterias y virus; esos anticuerpos son las balas mágicas de la naturaleza. A mediados de la década de 1970, dos inmunólogos de la Universidad de Cambridge, César Milstein y George Kohler, habían ideado un método para producir grandes cantidades de un solo anticuerpo utilizando una célula híbrida inmune que se había fusionado físicamente con una célula cancerosa[15]. (La célula inmune secretaba el anticuerpo, mientras que la célula cancerosa, una especialista en el crecimiento sin control, lo convertía en una fábrica). El descubrimiento había sido saludado al instante como un posible camino hacia la cura del cáncer. Pero para aprovechar terapéuticamente los anticuerpos, los científicos necesitaban identificar blancos exclusivos de las células cancerosas, y esos objetivos específicos del cáncer habían demostrado ser muy difíciles de reconocer. Ullrich creía haber encontrado uno de ellos. El *Her-2*, amplificado en algunos tumores de mama pero apenas visible en las células normales, era tal vez la diana ausente de Kohler.

En la UCLA, entretanto, Slamon había realizado otro experimento crucial con los cánceres que expresaban el *Her-2*. Los había implantado en ratones, en los cuales, como si recapitularan la agresiva enfermedad humana, explotaban en tumores metastásicos friables. En 1988, los inmunólogos de Genentech lograron producir un anticuerpo de ratón que se unía al *Her-2* y lo desactivaba. Ullrich envió las primeras ampollas del anticuerpo a Slamon, y este se lanzó a la ejecución de una serie de experimentos decisivos. Cuando utilizó el anticuerpo para tratar células de cáncer de mama con sobreexpresión del *Her-2* en una placa, las células dejaron de crecer y luego involucionaron y murieron. Y al inyectar el anticuerpo de *Her-2* en sus ratones vivos afectados de tumores, la consecuencia fue aún más impresionante: los tumores desaparecieron. El resultado tenía la perfección que Ullrich y él podrían haber esperado. La inhibición del *Her-2* funcionaba en un modelo animal.

Ahora, Slamon y Ullrich tenían los tres componentes esenciales de una terapia dirigida para el cáncer: un oncogén, una forma de cáncer que activaba específicamente ese oncogén y una droga específicamente dirigida contra él. Ambos esperaban que Genentech aprovechara la oportunidad para producir un nuevo fármaco proteico capaz de borrar la señal hiperactiva de un oncogén. Pero Ullrich, enclaustrado en su laboratorio con el *Her-2*, había perdido contacto con la trayectoria de la compañía fuera de sus dominios. Constataba ahora que Genentech empezaba a dejar de lado su interés en el cáncer. A lo largo de los años ochenta, mientras Ullrich y Slamon buscaban una diana específica para las células cancerosas, otras compañías farmacéuticas habían procurado elaborar drogas contra el cáncer sobre la base del limitado conocimiento de los mecanismos que impulsaban el crecimiento de esas células. Como era de prever, las drogas creadas eran en gran medida indiscriminadas —tóxicas tanto para las células cancerosas como para las células normales— y, como era de prever, todas habían fracasado lamentablemente en los ensayos clínicos. El enfoque de Ullrich y Slamon —un oncogén y un anticuerpo que apuntaba contra él— era mucho más sofisticado y específico, pero Genentech temía que la inversión de dinero en el desarrollo de otro fármaco fallido debilitara sus finanzas. Aleccionada por la experiencia de otros —«alérgica al cáncer», como la calificó uno de sus investigadores—[16], la compañía dejó sin fondos la mayoría de sus proyectos relacionados con la enfermedad.

La decisión generó una profunda fractura en la empresa. Un pequeño equipo de científicos apoyaba con vehemencia el programa del cáncer, pero los ejecutivos de Genentech querían concentrarse en drogas más simples y rentables. El *Her-2* quedó atrapado en el fuego cruzado. Consumido y desalentado, Ullrich dejó la compañía[17]. Con el paso del tiempo se incorporaría a un laboratorio universitario de Alemania, donde iba a poder dedicarse a la genética del cáncer sin las volubles presiones de una compañía farmacéutica que ponía trabas a su ciencia.

Slamon, que ahora trabajaba por su cuenta en la UCLA, trató denodadamente de mantener con vida la iniciativa de *Her-2* en Genentech, aun cuando no formaba parte de la plantilla de la compañía. «A nadie le importaba un carajo, salvo a él», recordó John Curd, director médico de la firma[18]. Así, Slamon se convirtió en un paria, un moscardón molesto y obsesivo que muchas veces volaba desde Los Ángeles para acechar en los pasillos, intentando que alguien se interesara en su anticuerpo ratonil. La mayoría de los científicos habían perdido el interés. Pero él todavía disfrutaba de la confianza de un pequeño grupo de investigadores de Genentech, científicos nostálgicos de los primeros y pioneros días de la compañía, cuando los problemas se abordaban *precisamente* porque eran inabordables. Un genetista formado en el MIT, David Botstein, y un biólogo molecular, Art Levinson, ambos miembros del personal de Genentech, habían sido fervientes partidarios del proyecto de *Her-2*. (Levinson había llegado a la compañía procedente del laboratorio de Michael Bishop en la UCSF, donde trabajaba en la función fosforilante del *src;* tenía los oncogenes cosidos al alma). Moviendo influencias, recursos y conexiones, Slamon y Levinson convencieron a un minúsculo grupo de emprendedores para seguir adelante con el proyecto.

Con fondos marginales, el trabajo avanzó despacio, casi de forma invisible para los ejecutivos de Genentech. En 1989, Mike Shepard, un inmunólogo de la compañía, mejoró la producción y purificación del anticuerpo de *Her-2*. Sin embargo, Slamon sabía que el anticuerpo de ratón purificado estaba lejos de una droga humana. Al ser proteínas «foráneas», los anticuerpos de ratones provocan una potente respuesta inmunológica en los humanos y resultan ser unos fármacos desastrosos para estos. Para eludir esa respuesta, el anticuerpo de Genentech debía convertirse en una proteína que se asemejara más estrechamente a un anticuerpo humano. Este proceso, evocadoramente calificado de «humanización» de un anticuerpo, es un arte delicado, un tanto afín a la traducción de una novela; lo que importa no es solo el contenido, sino la inefable esencia del anticuerpo, su forma. El «humanizador» residente de Genentech era Paul Carter, un silencioso inglés de veintinueve años que había aprendido el oficio en Cambridge con César Milstein, el primer científico en producir esos anticuerpos por medio de la fusión de células inmunes y células cancerosas. Bajo la guía de Slamon y Shepard, Carter se propuso humanizar el anticuerpo de ratón. En el verano de 1990 anunció con orgullo que había producido un anticuerpo *Her-2* plenamente humanizado, listo para utilizarse en ensayos clínicos. El anticuerpo, ahora una posible droga, pronto sería rebautizado como Herceptin, una combinación de las palabras *Her-2, interceptar* e *inhibidor**.

---

* La droga también se conoce por su nombre farmacológico, trastuzumab; el sufijo «ab» se utiliza para señalar el hecho de que se trata de un anticuerpo *[antibody].*

El nacimiento de la nueva droga fue tan vacilante y traumático que resultaba fácil olvidar el carácter colosal del logro. Slamon había identificado la amplificación de *Her-2* en los tejidos del cáncer de mama en 1987, y Carter y Shepard habían producido un anticuerpo humanizado contra él en 1990. En apenas tres años, a un ritmo sin precedentes en la historia del cáncer, habían pasado de la enfermedad a la diana y de la diana al fármaco.

En el verano de 1990, Barbara Bradfield, una mujer de cuarenta y ocho años de Burbank, California, se descubrió una masa en el pecho y un bulto bajo el brazo. Una biopsia confirmó lo que ella ya sospechaba: tenía cáncer de mama, y se había propagado a los nódulos linfáticos. Le hicieron una mastectomía bilateral seguida por casi siete meses de quimioterapia. «Cuando terminé con todo eso —rememoró—, me sentí como si hubiera atravesado un río trágico»[19].

Tendría, sin embargo, que vadear otro río: la vida de Bradfield sufrió el golpe de otra tragedia inconmensurable[20]. En el invierno de 1991, mientras iba en coche por una carretera no muy lejos de su casa, su hija, de veintitrés años y embarazada, se mató en un terrible accidente. Algunos meses después, una mañana, sentada con expresión aturdida en una clase de estudios bíblicos, Barbara dejó que sus dedos vagaran hasta el borde del cuello. Se toparon allí con un nuevo bulto del tamaño de una uva, justo por encima de la clavícula. El cáncer de mama había reaparecido y producido metástasis: un presagio casi seguro de muerte.

Su oncólogo de Burbank le propuso más quimioterapia, pero ella la rechazó. Se apuntó a un programa alternativo de terapia herbal, compró una licuadora y planificó un viaje a México. Cuando el oncólogo le preguntó si podía enviar muestras de su cáncer de mama al laboratorio de Slamon en la UCLA, para tener una segunda opinión, aceptó de mala gana. Sabía que un médico lejano realizando pruebas poco conocidas en una muestra de su tumor no tenía manera alguna de afectarla.

Una tarde estival de 1991, Bradfield recibió una llamada telefónica de Slamon. Este se presentó como un investigador que había analizado sus muestras, y le habló de *Her-2*. «Su tono cambió», recordaba ella[21]. Su tumor, dijo Slamon, tenía uno de los niveles más altos de *Her-2* que él hubiera visto. Añadió que iba a iniciar el ensayo de un anticuerpo que se unía al *Her-2* y señaló que ella sería una candidata ideal para la nueva droga. Bradfield rechazó la propuesta. «Estaba al final de mi camino —dijo—, y había aceptado lo que parecía inevitable»[22]. Slamon hizo algunos intentos de convencerla, pero se dio cuenta de que era inflexible. Le agradeció su consideración y colgó.

Sin embargo, a primera hora de la mañana siguiente volvió a llamarla. Se disculpó por la intromisión, pero la decisión de Barbara lo había tenido inquieto toda la noche. De todas las variantes de amplificación de *Her-2* con las que se había topado, la suya era verdaderamente extraordinaria; el tumor de Bradfield estaba repleto de *Her-2*, casi perdidamente borracho con el oncogén. Le rogó una vez más que participara en el ensayo.

«Los supervivientes miran atrás y ven presagios, mensajes que pasaron por alto», escribió Joan Didion[23]. Para Bradfield, la segunda llamada de Slamon fue un presagio que no pasó por alto; algo en esa conversación había atravesado el escudo que ella había levantado a su alrededor. Una templada mañana de agosto de 1992 visitó a Slamon en su clínica de la UCLA. Él salió a su encuentro en el pasillo y la llevó a una habitación en la parte de atrás. Bajo el microscopio, le mostró el cáncer de mama que le habían extirpado, con sus oscuros tirabuzones de células marcadas de *Her-2*. En una pizarra acrílica, Slamon trazó paso a paso el cuadro de un épico derrotero científico. Comenzó con el descubrimiento del *neu*, su redescubrimiento en el laboratorio de Ullrich, las luchas para producir una droga, y terminó con el anticuerpo tan cuidadosamente tramado por Shepard y Carter. Bradfield sopesó la línea que se extendía desde el oncogén hasta la droga, y aceptó participar en el ensayo de Slamon[24].

Fue una decisión extraordinariamente afortunada. En los cuatro meses transcurridos entre la llamada telefónica de Slamon y la primera infusión de Herceptin, el tumor de Bradfield hizo erupción y salpicó el pulmón con dieciséis nuevas masas.

Quince mujeres, incluida Bradfield, participaron en el ensayo de Slamon en la UCLA, en 1992. (Más adelante llegarían a ser treinta y siete). La droga se administró durante nueve semanas combinada con cisplatino, un agente quimioterapéutico convencional utilizado para matar las células del cáncer de mama; la administración de ambos fue intravenosa. Por una cuestión de comodidad, Slamon había dispuesto tratar a todas las mujeres el mismo día y en la misma sala.

El efecto era teatral: un escenario ocupado por un grupo atormentado de actrices. Algunas mujeres habían rogado y maquinado por medio de amigos y parientes para poder participar en el ensayo; a otras, como Bradfield, se les había rogado que participaran. «Todas sabíamos que estábamos viviendo un tiempo prestado —dijo Bradfield—, de modo que nos sentíamos dos veces vivas y vivíamos con una ferocidad duplicada». Una cincuentona china atesoraba hierbas y bálsamos tradicionales que, según juraba, la habían mantenido viva hasta ese momento; solo tomaría la droga más reciente de la oncología, el Herceptin, si podía tomar también las más antiguas. Una frágil y delgada treintañera, que hacía poco había tenido una recurrencia del cáncer de mama después de un trasplante de médula ósea, lanzaba, silenciosa e intensa, miradas fulminantes desde un rincón. Algunas trataban su enfermedad con respeto. Algunas estaban perplejas y otras, demasiado amargadas para preocuparse. Una madre de Boston, de unos cincuenta y cinco años, contaba chistes verdes sobre su cáncer. La rutina de infusiones y análisis de sangre, que se extendía a lo largo de todo el día, era agotadora. Al anochecer, después de realizados todos los análisis, cada una de las mujeres se iba por su lado. Bradfield iba a su casa a rezar. Otra mujer se empapaba de martinis.

El bulto en el cuello de Bradfield —el único tumor en el grupo que podía tocarse, medirse y observarse— se convirtió en la brújula del ensayo. La mañana de la primera infusión intravenosa del anticuerpo *Her-2* todas las otras mujeres se apiñaron para tocar el bulto, y una por una recorrieron con las manos la clavícula de Barbara. Era un ritual singularmente íntimo que se repetiría semana tras semana. Quince días después de la primera dosis del anticuerpo, cuando el grupo desfiló junto a Bradfield para volver a palpar el nódulo, el cambio era indiscutible. El tumor se había ablandado y reducido visiblemente. «Empezamos a creer que estaba pasando algo —recordó Bradfield—. De repente nos golpeó el peso de nuestra buena suerte».

Ninguna tuvo tanta suerte como ella. Un anochecer, exhausta y con náuseas, la joven con cáncer metastásico recurrente no pudo retener los fluidos necesarios para hidratar el cuerpo. Vomitó toda la noche y luego, demasiado cansada para beber y demasiado enferma para entender las consecuencias, se hundió de nuevo en el sueño. Murió una semana después a causa de una insuficiencia renal.

La extraordinaria respuesta de Bradfield persistió. Cuando se repitieron las tomografías computarizadas a los dos meses de iniciado el ensayo, el tumor del cuello prácticamente había desaparecido y las metástasis pulmonares también se habían reducido, tanto en número como en tamaño. En muchas de las otras trece mujeres las respuestas eran más ambiguas. A los tres meses, ecuador del ensayo, cuando Slamon revisó los datos con Genentech y los supervisores externos del estudio, se hizo evidente la necesidad de tomar decisiones. En algunas mujeres los tumores se mantenían sin cambios: no encogían, sino que permanecían estáticos. ¿Había que considerarlo como una respuesta positiva? Algunas mujeres con metástasis ósea decían sentir menos dolor en los huesos, pero el dolor no podía juzgarse objetivamente. Tras un prolongado y áspero debate, los coordinadores del ensayo sugirieron excluir de este a siete mujeres porque sus respuestas no podían cuantificarse. Una interrumpió por sí misma la administración de la droga. Solo cinco de la selección inicial, Bradfield incluida, siguieron en el ensayo hasta el final, previsto al cabo de seis meses. Amargadas y decepcionadas, las demás volvieron a sus oncólogos habituales, desvanecidas una vez más sus esperanzas de encontrar una droga milagrosa.

Barbara Bradfield terminó un tratamiento de dieciocho meses en 1993. Hoy está viva. Canosa y de diáfanos ojos entre grises y azules, vive en Puyallup, un pequeño pueblo cerca de Seattle; hace excursiones por los bosques de las cercanías y coordina grupos de discusión de su iglesia. Recuerda vívidamente sus días en la clínica de Los Ángeles: la habitación en penumbra de la parte de atrás, donde las enfermeras dosificaban las drogas, y el tacto extrañamente íntimo de las otras mujeres cuando le palpaban el nódulo del cuello. Y a Slamon, por supuesto. «Dennis es mi héroe —dijo—. Lo rechacé cuando me llamó por primera vez, pero desde entonces nunca, jamás, le negué nada». La animación y energía de su voz crepitaban como una corriente eléctrica a través de la línea telefónica. Me preguntó por mi investigación. Le agradecí su tiempo, pero ella, a su vez, se disculpó por la distracción. «Vuelva al trabajo —me dijo riendo—. Hay gente que está esperando descubrimientos».

Drogas, cuerpos y pruebas

*Los moribundos no tienen ni tiempo ni energía. No podemos seguir
insistiendo con el asunto de una mujer, una droga, una compañía cada vez.*

Gracia Buffleben[1]

*Parecía como si hubiésemos entrado en un nuevo mundo feliz de terapias
combinadas con un blanco bien preciso, menos tóxicas y más eficaces.*

Musa Mayer, 2004[2]

Hacia el verano de 1993 las noticias del ensayo de fase inicial de
Slamon habían corrido como un reguero de pólvora por la comunidad de pacientes de cáncer de mama, a través de canales oficiales y
extraoficiales. En salas de espera, centros de quimioterapia y consultorios de oncólogos, las pacientes hablaban con otras pacientes para
comentarles las respuestas y remisiones ocasionales pero sin precedentes. Los boletines impresos por los grupos de apoyo a las pacientes de cáncer de mama avivaban un frenesí de propaganda y esperanza con respecto al Herceptin. Inevitablemente, un polvorín de
expectativas se preparaba para explotar.

La cuestión era el «uso compasivo». El cáncer de mama *Her-2* positivo es una de las variantes más fatales y de rápida progresión de la
enfermedad, y las pacientes estaban dispuestas a probar cualquier
tratamiento que pudiera aportarles un beneficio clínico. Los activistas del cáncer de mama golpeaban a las puertas de Genentech para
exigir que el fármaco se pusiera a disposición de las mujeres con
cáncer *Her-2* positivo que hubieran fracasado con otras terapias.

Esas pacientes, sostenían los activistas, no podían esperar a que la droga fuera sometida a interminables pruebas; querían *ya* un medicamento que podía llegar a salvarles la vida. Como escribió una de ellas en 1995, «el verdadero éxito solo se produce cuando esas nuevas drogas entran efectivamente en el cuerpo»[3].

Para Genentech, sin embargo, el «verdadero éxito» se definía en función de imperativos enormemente diferentes. La FDA no había aprobado el Herceptin; este era una molécula aún en su infancia. La compañía quería llevar a cabo con todo cuidado los ensayos de fase inicial: no solo nuevas drogas que entraban en el cuerpo, sino drogas cuidadosamente monitorizadas que entraban en cuerpos cuidadosamente monitorizados en ensayos cuidadosamente monitorizados. Para la siguiente etapa de los ensayos de Herceptin lanzados en 1993, Genentech quiso moverse dentro de un marco reducido y bien focalizado. La cantidad de mujeres reclutadas se mantuvo en un mínimo absoluto: 27 pacientes en Sloan-Kettering, 16 en la UCSF y 39 en la UCLA, una diminuta selección que la compañía aspiraba a seguir profunda y meticulosamente a lo largo del tiempo[4]. «No proporcionamos [...] programas de uso compasivo», fue la lacónica respuesta de Curd a un periodista[5]. La mayoría de los médicos participantes en los ensayos de la fase inicial estaban de acuerdo. «Si empezamos a hacer excepciones y desviarnos de nuestro protocolo —dijo Debu Tripathy, uno de los coordinadores del ensayo de la UCSF—, terminaremos por quedarnos con un montón de pacientes cuyos resultados no nos van a ser de ayuda para entender si una droga funciona o no. Y todo lo que haremos así será demorar [...] la posibilidad de ponerla al alcance del público»[6].

Fuera de los retirados laboratorios de Genentech, la controversia desató una tempestad. San Francisco, desde luego, no era ajena a esta polémica entre el uso compasivo y la investigación focalizada. A finales de la década de 1980, mientras la erupción de sida en la ciudad llenaba con decenas de pacientes la espectral sala 5A de Paul Volberding, los varones homosexuales se habían asociado en grupos como ACT UP para demandar un acceso más rápido a las drogas, en parte a través de programas de uso compasivo. Los activistas del cáncer de mama veían un sombrío reflejo de su propia lucha en esas primeras batallas. Como se señalaba en uno de sus boletines:

¿Por qué las mujeres que agonizan a causa del cáncer de mama tienen tantas dificultades para conseguir drogas experimentales que podrían prolongarles la vida? Durante años, los activistas del sida han negociado con las compañías farmacéuticas y la FDA para obtener nuevos fármacos contra el VIH, mientras las terapias están aún en la etapa de estudio clínico. Es indudable que las mujeres con cáncer de mama metastásico en quienes los tratamientos convencionales han fracasado deberían conocer los programas de uso compasivo de drogas experimentales, y tener acceso a ellos[7].

O, como decía otra autora: «La incertidumbre científica no es una excusa para la inacción. […] No podemos esperar una "prueba"»[8].

Marti Nelson, por lo pronto, no podía permitirse el lujo de esperar una prueba[9]. Era una ginecóloga sociable y morena de California que se había descubierto una masa maligna en el pecho en 1987, cuando tenía apenas treinta y tres años. Tras sobrellevar una mastectomía y varios ciclos de quimioterapia, había vuelto a ejercer la medicina en una clínica de San Francisco. El tumor había desaparecido. Las cicatrices se habían cerrado. Nelson creía que, tal vez, se había curado.

En 1993, seis años después de su cirugía inicial, advirtió que las cicatrices del pecho habían comenzado a endurecerse. No hizo caso. Pero la línea endurecida de tejido que se perfilaba en el pecho era una recurrencia del cáncer de mama, que penetraba insidiosamente a lo largo de la cicatriz y se aglutinaba en pequeñas masas apelotonadas en el seno. Nelson, una seguidora compulsiva de la literatura clínica sobre el cáncer de mama, había oído hablar del *Her-2*. Con la idea profética de que su tumor podía ser *Her-2* positivo, trató de que la sometieran a una prueba para determinar la presencia del gen.

Sin embargo, pronto se vio en medio de una pesadilla kafkiana. Su proveedor de atención médica [HMO] insistía en que, como el Herceptin se encontraba en la etapa de investigación y ensayos, el análisis del tumor para detectar la presencia de *Her-2* era inútil. Y Genentech, por su parte, sostenía que si no se confirmaba el estatus del gen, el acceso al Herceptin era imposible.

En el verano de 1993, mientras el cáncer de Nelson avanzaba día a día y diseminaba sus metástasis en los pulmones y la médula ósea, la lucha adoptó un cariz político urgente. Nelson se puso en contacto con el proyecto de Acción contra el Cáncer de Mama [Breast Cancer Action, BCA], una organización local de San Francisco conectada con ACT UP, para que la ayudara a conseguir que alguien analizara su tumor y obtener Herceptin para uso compasivo. A través de sus redes de activistas, la BCA pidió a varios laboratorios de San Francisco y sus alrededores que analizaran el tumor de Nelson. En octubre de 1994, por fin, el tumor fue analizado en la UCSF para detectar la expresión de *Her-2*. Sorprendentemente, era *Her-2* positivo. Nelson era una candidata ideal para la droga. Pero la noticia llegó demasiado tarde. Nueve días después, todavía a la espera de que Genentech aprobara la administración de Herceptin, Marti Nelson entró en coma y murió. Tenía cuarenta y un años.

Para los activistas de la BCA, la muerte de Nelson marcó un antes y un después. Furiosas y desesperadas, un grupo de mujeres de la organización irrumpió en el campus de Genentech el 5 de diciembre de 1994 para realizar una «procesión fúnebre» de quince automóviles como homenaje, con carteles que la mostraban con un pañuelo en la cabeza poco antes de morir. Las mujeres gritaban y hacían sonar el claxon de sus coches por el cuidado césped. Gracia Buffleb   en, una enfermera con cáncer de mama y una de las dirigentes más elocuentes de la BCA, aparcó su coche junto a uno de los edificios principales y se esposó al volante. Un investigador furioso salió a tropezones de uno de los laboratorios y gritó: «Soy científico y trabajo en la cura del sida. ¿Por qué están aquí? Están haciendo demasiado ruido». Su declaración resumía un vasto y creciente abismo entre los científicos y los pacientes.

El «funeral» de Marti Nelson despertó a Genentech a una nueva realidad. El escándalo, que no dejaba de crecer, amenazaba con provocar un desastre en materia de relaciones públicas. La compañía no tenía muchas opciones: incapaz de silenciar a las activistas, se veía obligada a unirse a ellas. Hasta Curd admitió, aunque un poco a regañadientes, que la BCA era «un grupo duro [y] su activismo no está desencaminado».

Así, en 1995 una pequeña delegación de científicos y ejecutivos de Genentech voló a Washington para reunirse con Frances Visco, presidenta de la Coalición Nacional del Cáncer de Mama [National

Breast Cancer Coalition, NBCC], una poderosa alianza nacional de activistas contra el cáncer, con la esperanza de que la organización actuara como un intermediario neutral entre la empresa y las activistas de San Francisco. Pragmática, carismática y espabilada, Visco, antaño abogada, había pasado casi un decenio inmersa en la turbulenta política del cáncer de mama. Tenía una propuesta para Genentech, pero las condiciones eran inflexibles: la compañía tenía que proporcionar un programa de acceso amplio al Herceptin. Este programa permitiría a los oncólogos tratar a pacientes al margen de los ensayos clínicos. A cambio, la Coalición Nacional del Cáncer de Mama haría de intermediaria entre la firma y su exacerbada y desafecta comunidad de pacientes cancerosas. Visco se ofreció a integrar la comisión de planificación de los ensayos de fase III de Herceptin y a ayudar a reclutar pacientes para ellos por medio de la extensa red de la organización que presidía. Para Genentech, esta era una lección que tendría que haber aprendido hacía mucho tiempo. En vez de realizar ensayos *en* pacientes de cáncer de mama, aprendió a realizarlos *con* esas pacientes. (A la larga, dejaría el programa de acceso compasivo en manos de un sistema de lotería manejado por un organismo independiente. Las mujeres se inscribían en la lotería y «ganaban» el derecho al tratamiento, lo cual libraba a la compañía de la necesidad de tomar decisiones difíciles desde un punto de vista ético).

Era un precario triángulo de fuerzas —investigadores universitarios, la industria farmacéutica y defensores de los derechos de los pacientes— unidas por una enfermedad mortal. La fase siguiente de ensayos de Genentech comprendía estudios aleatorios a gran escala en millares de mujeres con cáncer metastásico *Her-2* positivo, en los que se compararían el tratamiento con Herceptin y el tratamiento con placebo. Visco envió boletines de la NBCC a las pacientes utilizando las enormes listas de correos electrónicos de la coalición. Kay Dickersin, epidemióloga que era miembro de la organización, se unió a la Junta de Seguridad y Monitorización de Datos del ensayo, en lo que era una manera de subrayar la nueva sociedad entre Genentech y la NBCC, la medicina universitaria y el activismo. Y para llevar a cabo el ensayo se conformó un equipo de estrellas de la oncología mamaria: Larry Norton de Sloan-Kettering, Karen Antman de Columbia, Daniel Hayes de Harvard y, claro está, Dennis Slamon de la UCLA.

En 1995, facultada por las mismas fuerzas a las que se había resistido durante tanto tiempo, Genentech lanzó tres ensayos independientes de fase III para probar el Herceptin. El más crucial de los tres era un ensayo llamado 648, que distribuía aleatoriamente a mujeres con un diagnóstico reciente de cáncer de mama metastásico en dos grupos: quimioterapia convencional y quimioterapia y Herceptin. El ensayo 648 se puso en marcha en 150 clínicas de cáncer de mama de todo el mundo. Participarían en él 469 mujeres y tendría un coste para Genentech de quince millones de dólares.

En mayo de 1998 dieciocho mil especialistas de cáncer se congregaron en Los Ángeles para asistir a la trigésimo cuarta reunión de la Sociedad Estadounidense de Oncología Clínica (ASCO), donde Genentech daría a conocer los datos de los ensayos de Herceptin, incluido el estudio 648. El domingo 17 de mayo, tercer día de la reunión, un público expectante de millares de personas se apiñó en el sofocante anfiteatro central del centro de convenciones para presenciar una sesión especial dedicada al *Her-2/neu* en el cáncer de mama[10]. Slamon estaba programado como último orador. Como una espiral de energía nerviosa se puso en pie y, con su característica contracción del bigote, ocupó su lugar en el estrado.

Las presentaciones clínicas que se hacen en la Sociedad de Oncología suelen ser esmeradas y pulidas, con diapositivas azules y blancas de PowerPoint que exponen el mensaje esencial por medio de curvas de supervivencia y análisis estadísticos. Pero Slamon, disfrutando de ese momento crucial, no comenzó con números y estadísticas, sino con cuarenta y nueve bandas tiznadas sobre un gel, que uno de sus estudiantes de posgrado había cromatografiado en 1987. Los oncólogos dejaron de tomar notas. Los reporteros entrecerraron los ojos para ver mejor las bandas en el gel.

Ese gel, recordó Slamon a su audiencia, había identificado un gen sin pedigrí: sin historia, sin función, sin mecanismo. Era nada más que una señal aislada y amplificada en una fracción de los casos de cáncer de mama. Slamon había apostado los años más importantes de su vida científica a esas bandas. Otros se habían unido a la apuesta: Ullrich, Shepard, Carter, Botstein y Levinson, Visco y las activistas, los ejecutivos farmacéuticos, los clínicos y Genentech. Los resultados del ensayo que se anunciarían esa tarde representaban el fruto de esa apuesta. Pero Slamon no se apresuraría —no quería apresurarse— a llegar al punto final del viaje sin recordar a todos los presentes la caprichosa y nada esmerada historia de la droga.

Hizo una pausa teatral antes de revelar los resultados del ensayo. En el crucial estudio 648, 469 mujeres habían recibido una quimioterapia citotóxica convencional (o bien adriamicina y Cytoxan combinados, o bien Taxol) y fueron repartidas de manera aleatoria para recibir Herceptin o un placebo[11]. En todos los indicadores imaginables de respuesta, las mujeres tratadas con la adición de Herceptin habían mostrado un beneficio claro y mensurable. Los índices de respuesta a la quimioterapia convencional habían aumentado un 150 por ciento. Los tumores se habían reducido en la mitad de las pacientes tratadas con Herceptin, en comparación con un tercio en el grupo de control. La progresión del cáncer de mama se había demorado entre cuatro y siete meses y medio. En pacientes con tumores muy resistentes al régimen convencional de adriamicina y Cytoxan, el beneficio había sido más pronunciado: la combinación de Herceptin y Taxol había incrementado los índices de respuesta hasta casi el 50 por ciento, una proporción inédita en la experiencia clínica reciente. El índice de supervivencia también acompañaría esa tendencia. Las mujeres tratadas con Herceptin vivían cuatro o cinco meses más que las incluidas en el grupo de control.

A primera vista, algunas de estas ganancias quizá parecieran pequeñas en términos absolutos: apenas cuatro meses más de vida. Pero las mujeres reclutadas para esos ensayos iniciales eran pacientes con cáncer metastásico en su última fase, a menudo profusamente tratadas antes con quimioterapias convencionales y refractarias a todas las drogas: mujeres que padecían las peores y más agresivas variantes de cáncer de mama. (Este patrón es característico: en la medicina del cáncer, los ensayos suelen comenzar con los casos más avanzados y refractarios, en los que los beneficios de una droga, aunque sean reducidos, pueden ser mayores que los riesgos). La verdadera medida de la eficacia de Herceptin estaría en el tratamiento de pacientes que no habían recibido ninguno: mujeres con un diagnóstico de cáncer de mama en su etapa inicial que nunca habían sido tratadas con anterioridad.

En 2003 se lanzaron dos enormes estudios multinacionales para probar el Herceptin en las etapas iniciales del cáncer de mama de pacientes sin tratamiento previo alguno[12]. En uno de ellos, el tratamiento con Herceptin incrementó la supervivencia al cabo de cuatro años en un sorprendente 18 por ciento con respecto al grupo del placebo. El segundo estudio, aunque interrumpido antes, mostraba beneficios de similar magnitud. Cuando los ensayos se combinaron estadísticamente, se vio que la supervivencia general en las mujeres tratadas con Herceptin aumentaba un 33 por ciento, una cifra sin precedentes en la historia de la quimioterapia para casos de cáncer *Her-2* positivo. Un oncólogo escribió:

> Los resultados eran simplemente asombrosos [...], no marcaban una evolución sino una revolución. El desarrollo racional de terapias molecularmente dirigidas señala la dirección en que debemos encaminarnos para obtener una mejora continua en la terapia del cáncer de mama. Otras dianas y otros agentes seguirán[13].

Al atardecer del 17 de mayo de 1998, después de que Slamon anunciara los resultados del estudio 648 frente a una asombrada audiencia en la reunión de la Sociedad Estadounidense de Oncología Clínica, Genentech fue el anfitrión de un cóctel muy concurrido en el Hollywood Terrace, un restaurante al aire libre cobijado por las colinas de Los Ángeles. El vino circuló libremente y las conversaciones fueron ligeras y joviales. Apenas unos días antes, la FDA había revisado los datos de los tres ensayos con Herceptin, incluido el estudio de Slamon, y estaba a punto de aprobar por la «vía rápida» la droga. Era una conmovedora victoria póstuma para Marti Nelson: el fármaco que probablemente le habría salvado la vida se ponía al alcance de todas las pacientes de cáncer de mama, ya no reservado con exclusividad para los ensayos clínicos o el uso compasivo.

«La compañía —escribió el periodista Robert Bazell— invitó a todos los investigadores, así como a la mayor parte del equipo de *Her-2* de Genentech. También acudieron los activistas Marilyn McGregor y Bob Erwin [marido de Marti Nelson] de San Francisco, y Fran Visco, de la Coalición Nacional del Cáncer de Mama».

El atardecer era templado, claro y espectacular. «El cálido resplandor anaranjado del sol que se ponía sobre el valle de San Fernando marcó el tono de la celebración. Todos los invitados a la fiesta aplaudirían el enorme éxito. Se salvaría la vida de muchas mujeres y se amasaría una gigantesca fortuna»[14].

En la fiesta había una única ausencia notoria: la de Dennis Slamon. Tras dedicar la tarde a planificar la siguiente etapa de los ensayos de Herceptin con oncólogos mamarios de la Sociedad de Oncología, Slamon se había subido a su maltrecho Nissan y había puesto rumbo a su casa.

UNA MILLA EN CUATRO MINUTOS

El compuesto curativo no tóxico aún sigue sin descubrirse,
pero no dejamos de soñar con él.
JAMES F. HOLLAND[1]

¿Por qué, se pregunta, la provisión de nuevas drogas milagrosas se ha
rezagado tanto, mientras que la biología sigue teniendo un éxito tras otro?
[...] Todavía hay una notoria asimetría entre la biología molecular y,
digamos, la terapia del cáncer de pulmón.
LEWIS THOMAS, *The Lives of a Cell, 1978*[2]

En el verano de 1990, cuando se iniciaban los últimos ensayos de Herceptin, otra droga dirigida a los oncogenes comenzaba su largo viaje hacia la clínica. Más que ningún otro medicamento en la historia del cáncer, más aún que el Herceptin, el desarrollo de esta droga —del cáncer al oncogén, de allí a una terapia de administración dirigida y de allí a sucesivos ensayos humanos— señalaría la llegada de una nueva era de la medicina oncológica. No obstante, para llegar a esa nueva era los biólogos del cáncer necesitarían cerrar el círculo y volver a viejas observaciones: a la peculiar enfermedad que John Bennett había llamado «una supuración de la sangre», que Virchow había recategorizado como *weisses Blut* en 1847 y que ulteriores investigadores habían vuelto a rebautizar como leucemia mieloide crónica o LMC.

Durante más de un siglo, la *weisses Blut* de Virchow había vivido en las periferias de la oncología. En 1973 la LMC apareció de súbito en el centro del escenario. En el examen de células de esta enfermedad, Janet Rowley identificó una aberración cromosómica única que estaba presente en todas las células leucémicas. Esta anormalidad, el llamado cromosoma de Filadelfia, era el resultado de una traslocación en la que la «cabeza» del cromosoma 22 y la «cola» del cromosoma 9 se fundían para crear un nuevo gen[3]. El trabajo de Rowley hacía pensar que las células de la LMC tienen una anormalidad distintiva y singular, posiblemente el primer oncogén humano.

La observación de Rowley suscitó una prolongada búsqueda del misterioso gen quimérico producido por la fusión 9:22. La identidad del gen se reveló fragmento a fragmento a lo largo de un decenio. En 1982, un equipo de investigadores holandeses de Ámsterdam aisló el gen en el cromosoma 9[4]. Lo llamaron *abl**. En 1984, el mismo equipo, que trabajaba con colaboradores estadounidenses en Maryland, aisló el socio del *abl* en el cromosoma veintidós, un gen llamado *Bcr*. El oncogén creado por la fusión de estos dos genes en las células de la LMC se denominó *Bcr-abl*. En 1987, el laboratorio de David Baltimore en Boston diseñó por «ingeniería» un ratón que contenía en los glóbulos sanguíneos el oncogén activado *Bcr-abl*. El ratón desarrolló la fatal leucemia con inflamación del bazo que Bennett había visto en el pizarrero escocés y Virchow en el cocinero alemán más de un siglo antes: una prueba de que el *Bcr-abl* motorizaba la proliferación patológica de células de la LMC[5].

Como en el estudio de cualquier oncogén, el campo pasaba ahora de la estructura a la función: ¿qué hacía el *Bcr-abl* para causar la leucemia? Cuando los laboratorios de Baltimore y Owen Witte investigaron la función de este oncogén aberrante, comprobaron que, como el *src*, era otra quinasa, una proteína que marcaba otras proteínas con un grupo fosfato y desataba así una catarata de señales en la célula. En las células normales, los genes *Bcr* y *abl* existían por separado y ambos eran objeto de una estricta regulación durante la división celular. En las células de la LMC la traslocación creaba una nueva quimera, el *Bcr-abl*, una quinasa hiperactiva y exuberante que

---

* También el *abl* se descubrió por primera vez en un virus, para comprobarse más adelante su presencia en las células humanas, como si recapitulara la historia del *ras* y el *src*. Una vez más, un retrovirus había «pirateado» un gen cancerígeno humano y lo había convertido en un virus causante de cáncer.

activaba una vía que, a su vez, forzaba a las células a dividirse incesantemente.

A mediados de los años ochenta, con escaso conocimiento de la emergente genética molecular de la LMC, un equipo de químicos de Ciba-Geigy, una compañía farmacéutica de Basilea, Suiza, trataba de desarrollar drogas que inhibieran las quinasas[6]. El genoma humano tiene alrededor de 500 quinasas (unas 90 de las cuales pertenecen a la subclase en la que se incluyen *src* y *Bcr-abl*). Todas las quinasas etiquetan con grupos fosfato a un único conjunto de proteínas de la célula. De tal modo, las quinasas actúan como interruptores moleculares principales en la célula: «encienden» algunas vías y «apagan» otras, y con ello suministran a la célula una serie coordinada de señales para crecer, reducirse, moverse, detenerse o morir. El equipo de Ciba-Geigy, conocedor del papel crucial de las quinasas en la fisiología celular, esperaba descubrir drogas que pudieran activarlas o inhibirlas de manera selectiva en las células, para manipular de ese modo los interruptores principales de estas. A la cabeza del equipo estaba un físico y bioquímico suizo alto, reservado y severo, Alex Matter. En 1986, Nick Lydon, un bioquímico de Leeds, Inglaterra, se le unió en la búsqueda de inhibidores selectivos de las quinasas.

Los químicos farmacéuticos suelen concebir las moléculas en términos de caras y superficies. Su mundo es topológico; imaginan tocar las moléculas con la hipersensibilidad táctil de un ciego. Si la superficie de una proteína es blanda y carece de rasgos distintivos, la proteína es habitualmente «indrogable»; las topologías chatas e «inexpresivas» constituyen malos blancos para las drogas. Pero si la superficie está marcada por profundas grietas y recovecos, la proteína tiende a ser un blanco atractivo para la unión de otras moléculas, y es entonces un posible objetivo «drogable».

Las quinasas, por fortuna, tienen al menos uno de esos profundos reductos drogables. En 1976, un equipo de investigadores japoneses que buscaba venenos en las bacterias marinas descubrió accidentalmente una molécula llamada estaurosporina, de gran tamaño y con forma de cruz de Malta ladeada, que se unía a un recoveco presente en la mayoría de las quinasas. La estaurosporina inhibía docenas de quinasas. Era un veneno exquisito, pero una terrible droga, virtualmente incapaz de distinguir entre las quinasas, activas o inactivas, buenas o malas, en la mayor parte de las células.

La existencia de la estaurosporina inspiró a Matter. Si las bacterias marinas podían sintetizar una droga para bloquear quinasas de manera no específica, no había duda de que un equipo de químicos podría hacer una droga que bloqueara solo algunas de ellas en las células. En 1986 Matter y Lydon encontraron una pista clave. Tras someter a prueba millones de moléculas potenciales, descubrieron un producto químico esquelético que, como la estaurosporina, también podía alojarse en la hendidura de una proteína quinasa e inhibir su función. Sin embargo, a diferencia de la estaurosporina, esta estructura esquelética era un producto químico mucho más simple. Matter y Lydon podían elaborarlo en docenas de variantes para determinar cuáles se unían mejor a determinadas quinasas. Era una tímida emulación de Paul Ehrlich, quien, en la década de 1890, había discernido gradual y pacientemente la especificidad de sus colorantes de anilina y había creado así un universo de nuevos medicamentos. La historia se repite, pero la química, sabían Matter y Lydon, se repite de manera más insistente.

Era un juego concienzudo y reiterativo, la química por ensayo y error. Jürg Zimmermann, un talentoso químico del equipo de Matter, creó miles de variantes de la molécula progenitora y las puso en manos de una bióloga celular, Elizabeth Buchdunger[7]. Esta probó esas nuevas moléculas en células, eliminó las que eran insolubles o tóxicas y devolvió las restantes a Zimmermann para que hiciera una resíntesis, en lo que significaba el reinicio de una carrera de relevos en busca de fármacos cada vez más específicos y no tóxicos. «[Era] lo que hace un cerrajero cuando trata de que una llave encaje en la cerradura —dijo Zimmermann—. Cambia la forma de la llave y la prueba. ¿Encaja? Si no, vuelve a cambiarla»[8].

A comienzos de los años noventa, esa historia de encajar y volver a encajar había producido docenas de nuevas moléculas que estaban estructuralmente relacionadas con el inhibidor de quinasa inicial de Matter. Cuando Lydon probó este surtido de inhibidores en varias quinasas presentes en células, descubrió que esas moléculas tenían especificidad: una de ellas podía inhibir el *src* e ignorar todas las demás quinasas, mientras que otra inhibía tal vez el *abl* y no afectaba el *src*. Ahora, Matter y Lydon necesitaban una enfermedad a la cual pudieran aplicar esa colección de fármacos: una forma de cáncer impulsada por una quinasa trabada y exuberante que fuera posible eliminar mediante un inhibidor específico.

A finales de la década de 1980, Nick Lydon viajó al Instituto del Cáncer Dana-Farber de Boston para investigar si uno de los inhibidores de quinasas sintetizados en Basilea podía inhibir el crecimiento de una forma particular de cáncer. En el instituto conoció a Brian Druker, un joven integrante del cuerpo docente que acaba de terminar su residencia en oncología y estaba a punto de poner en marcha un laboratorio independiente en Boston. Druker tenía especial interés en la leucemia mieloide crónica, el cáncer motorizado por la quinasa *Bcr-abl*.

Enterado de la existencia de la colección de inhibidores específicos de quinasas de Lydon, Druker no tardó en dar el salto lógico. «Cuando estudiaba Medicina empecé a sentir atracción por la oncología después de leer el artículo original de Farber sobre la aminopterina, que me influyó profundamente —rememoró—. La generación de Farber había tratado de hacer blanco en las células cancerosas empíricamente, pero había fracasado porque la comprensión mecánica del cáncer era muy pobre. Farber tenía las ideas correctas, pero en el momento inapropiado»[9].

Él, por su parte, tenía la idea correcta en el momento apropiado. Una vez más, y como en el caso de Slamon y Ullrich, se reunían las dos mitades de un rompecabezas. Druker tenía una selección de pacientes de LMC afectados por un tumor estimulado por una quinasa hiperactiva específica. Lydon y Matter habían sintetizado toda una colección de inhibidores de quinasas, almacenados ahora en el congelador de Ciba-Geigy en Basilea. En algún lugar de esa colección de Ciba, conjeturaba Druker, acechaba su droga de los sueños, un inhibidor químico de quinasas con afinidad específica con el *Bcr-abl*. Propuso entonces una ambiciosa colaboración entre Ciba-Geigy y el Instituto del Cáncer Dana-Farber para someter a prueba en pacientes los inhibidores de quinasas. Pero el acuerdo fracasó; los equipos jurídicos de Basilea y Boston no pudieron encontrar condiciones que convinieran a ambas partes. Las drogas podían reconocer y unirse a quinasas de manera específica, pero los científicos y abogados eran incapaces de asociarse para llevar esas drogas a los pacientes. Tras generar un rastro interminable de memorandos legales, el proyecto quedó arrumbado en silencio.

Pero Druker era persistente. En 1993 se marchó de Boston para abrir su propio laboratorio en la Universidad de Salud y Ciencia de Oregón [Oregon Health and Science University, OHSU], en Portland[10]. Liberado, por fin, de la institución que había impedido su colaboración, llamó de inmediato a Lydon para restablecer el contacto. Lydon le informó de que el equipo de Ciba-Geigy había sintetizado una colección aún mayor de inhibidores y encontrado una molécula que tal vez se uniera al *Bcr-abl* con especificidad y selectividad elevadas. La molécula se llamaba CGP57148. Armado de toda la imperturbabilidad que podía reunir —había aprendido la lección de Boston—, se dirigió al Departamento Jurídico de la OHSU y, sin revelar demasiados detalles del potencial de los fármacos, observó a los abogados firmar distraídamente sobre la línea de puntos. «Todo el mundo me siguió la corriente —recordó—. Nadie pensaba, ni remotamente, que esta droga pudiera funcionar»[11]. Dos semanas después recibió un paquete de Basilea con una pequeña colección de inhibidores de quinasa para probar en su laboratorio.

El mundo médico de la LMC iba, entretanto, de decepción en decepción. En octubre de 1992, apenas unos meses antes de que la CGP57148 cruzara el Atlántico desde el laboratorio de Lydon en Basilea hasta las manos de Druker en Oregón, un torrente de expertos en leucemia inundó la histórica ciudad italiana de Bolonia para participar en un congreso internacional dedicado a la LMC[12]. El lugar era deslumbrante y evocador: Vesalio había conferenciado y enseñado hacía mucho en esos patios internos y anfiteatros, para desmontar pieza a pieza la teoría del cáncer de Galeno. Pero en esta reunión, las noticias no eran muy alentadoras. El principal tratamiento para la LMC en 1993 era el trasplante alogénico de médula ósea, el protocolo promovido en Seattle por Donnall Thomas en los años sesenta. El alotrasplante, mediante el cual se implantaba en el cuerpo del paciente una médula ósea ajena, podía aumentar la supervivencia de quienes padecían la enfermedad, pero las ventajas eran con frecuencia tan modestas que se precisaban ensayos masivos para detectarlas. En Bolonia, hasta los especialistas en el trasplante reconocían con pesadumbre los magros beneficios: «Aunque el trasplante de médula ósea era la única manera de liberarse de la leucemia —concluía un estudio—, solo en un subconjunto de pacientes fue posible detectar un efecto beneficioso del trasplante, y […] tal vez serían necesarios muchos cientos de casos y una década para evaluar el efecto sobre la supervivencia»[13].

Como la mayoría de los expertos en la leucemia, Druker estaba más que familiarizado con esa deprimente literatura. «Todo el mundo se muestra condescendiente y me sigue diciendo que el cáncer es complicado, como si yo hubiera sugerido que no lo es»[14]. Sabía que el dogma cada vez más en boga era que la LMC quizá fuera en esencia una enfermedad resistente a la quimioterapia. Aun cuando la leucemia se iniciara por obra de esa única traslocación del gen *Bcr-abl*, en el momento de identificarla en pleno florecimiento en pacientes reales había acumulado una multitud de mutaciones adicionales y creado así un tornado genético tan caótico que ni siquiera el trasplante, el arma más contundente del quimioterapeuta, daba resultado. Mutaciones conductoras más potentes quizás habían aplastado mucho antes a la quinasa *Bcr-abl* desencadenante. Era de temer, sospechaba Druker, que el uso de un inhibidor de quinasas para tratar de controlar la enfermedad fuera como soplar con fuerza una cerilla mucho después de que hubiera provocado un incendio forestal.

En el verano de 1993, cuando la droga de Lydon llegó a las manos de Druker, este la agregó a células de LMC en una placa de Petri, con la esperanza, a lo sumo, de que hubiera un pequeño efecto[15]. Pero las líneas celulares respondieron enérgicamente. De la noche a la mañana, las células de LMC tratadas con el fármaco murieron y los frascos de cultivo de tejidos se llenaron de restos flotantes de células leucémicas degradadas. Druker estaba atónito. Implantó células de la LMC en ratones para crear tumores vivos reales y trató a los animales con la droga. Como en el primer experimento, los tumores retrocedieron en unos días. La respuesta también sugería especificidad: los glóbulos sanguíneos normales de los ratones quedaron intactos. Druker llevó a cabo un tercer experimento. Extrajo muestras de médula ósea de algunos pacientes humanos con LMC y aplicó la CGP57148 a las células en una placa de Petri. Las células leucémicas de la médula murieron de inmediato. Las únicas células que quedaron en la placa eran glóbulos sanguíneos normales. Druker había curado la leucemia en la placa.

Describió los descubrimientos en la revista *Nature Medicine*[16]. Se trataba de un estudio incisivo y compacto —apenas cinco experimentos bien construidos— que llevaba inexorablemente a una sencilla conclusión: «Este compuesto puede ser útil en el tratamiento de leucemias positivas para *Bcr-abl*». Druker era el primer autor y

Lydon el último, mientras que Buchdunger y Zimmermann figuraban como colaboradores clave.

Druker esperaba que esos resultados elevaran al éxtasis a Ciba-Geigy. Después de todo, estaban ante el hijo soñado definitivo de la oncología, una droga con extraordinaria especificidad para un oncogén en una célula cancerosa. Pero en Basilea, Ciba-Geigy era víctima de la desorganización interna. La compañía se había fusionado con su gran rival del otro lado del río, el gigante Sandoz, para conformar un monstruo farmacéutico llamado Novartis. Para Novartis, la extraordinaria especificidad de la CGP57148 constituía precisamente lo que podía llevarla a la ruina final. Su desarrollo hasta convertirla en una droga clínica para uso humano implicaría más pruebas, estudios animales y ensayos clínicos con un coste de entre cien y doscientos millones de dólares. La LMC afecta a algunos miles de pacientes cada año en Estados Unidos. La perspectiva de gastar millones en una molécula para beneficiar a miles acobardaba a Novartis.

Ahora, Druker se veía como habitante de un mundo invertido donde un investigador universitario tenía que rogar a una compañía farmacéutica que impulsara los ensayos clínicos de sus propios productos. Novartis tenía una profusión de excusas previsibles: «La droga [...] nunca funcionaría, sería demasiado tóxica, nunca reportaría dinero»[17]. Entre 1995 y 1997 Druker voló una y otra vez entre Basilea y Portland para tratar de convencer a la empresa de que prosiguiera con el desarrollo clínico de su fármaco. «Dedíquenle ensayos clínicos u otórguenme la licencia. Decídanse», insistía. Si Novartis no quería producir la droga, Druker se creía capaz de lograr que otro lo hiciera. «En el peor de los casos —dijo—, podría hacerla yo mismo en mi sótano».

En previsión de esa situación, organizó un equipo de médicos para realizar un posible ensayo clínico de la droga con pacientes de LMC: Charles Sawyers de la UCLA; Moshe Talpaz, un hematólogo de Houston, y John Goldman, del Hospital Hammersmith de Londres, los tres, autoridades en la enfermedad que gozaban de mucho prestigio. «En mi clínica —señaló Druker— tenía pacientes con LMC que ya no tenían ninguna otra alternativa efectiva de tratamiento. Todos los días volvía a casa de la clínica y me prometía presionar un poco a Novartis».

A comienzos de 1998 la compañía terminó por ceder[18]. Sintetizaría y entregaría algunos gramos de CGP57148, apenas los suficientes para llevar a cabo un ensayo con unos cien pacientes. Druker tendría una oportunidad, pero solo una. Para Novartis, la CGP57148, el producto de su programa de descubrimiento de drogas más ambicioso hasta la fecha, ya era un fracaso.

Me enteré de la existencia del fármaco de Druker en el otoño de 2002. Era un médico residente que clasificaba pacientes en la sala de urgencias del Hospital General de Massachusetts cuando un interno me llamó para hablarme de un hombre de mediana edad y un historial de LMC que había venido a la consulta a causa de un sarpullido. Escuché el relato casi de manera instintiva y saqué conclusiones rápidas. El paciente, conjeturé, había recibido un trasplante de médula ósea de un donante, y el sarpullido era el primer rubor del cataclismo que estaba a punto de producirse. Las células inmunes de la médula del donante estaban atacando su propio cuerpo: enfermedad de injerto contra huésped. Su pronóstico era desalentador. Necesitaría esteroides, inmunodepresores y el internamiento inmediato en la sala de trasplantes.

Pero estaba equivocado. Al echar un vistazo a su historia clínica en una carpeta roja, noté que no se mencionaba ningún trasplante. Bajo la descarnada luz de neón de la sala de exploración, el sarpullido, cuando cogí la mano del hombre para examinarlo, no consistía más que en algunas pápulas dispersas y de apariencia inofensiva; nada parecido a la bruma oscura y moteada que es, a menudo, el presagio de una reacción contra el injerto. En busca de una explicación alternativa, recorrí rápidamente la lista de medicamentos que tomaba mi paciente. Había una sola droga: Gleevec, el nuevo nombre del fármaco de Druker, la CGP57148*.

El sarpullido era un efecto secundario menor del medicamento. El principal efecto de este, sin embargo, era menos visible pero mucho más espectacular. Sembrados bajo el microscopio en el laboratorio de patología de la segunda planta, los glóbulos sanguíneos del paciente parecían extraordinariamente corrientes: «Glóbulos rojos

---

* Utilizo aquí Gleevec, el nombre comercial, porque es más conocido para los pacientes. El nombre científico de la CGP57148 es imatinib. La droga también se denominó STI571.

normales, plaquetas normales, glóbulos blancos normales», dije en un susurro mientras recorría con lentitud los tres linajes. Era difícil conciliar este campo de glóbulos sanguíneos que tenía delante con el diagnóstico; no se veía ni un solo blasto leucémico. Si este hombre tenía LMC, estaba en un proceso de remisión tan profunda que la enfermedad virtualmente se había desvanecido.

En el invierno de 1998, Druker, Sawyers y Talpaz habían sido testigos de docenas de remisiones semejantes. El primer paciente de Druker tratado con Gleevec era un hombre de sesenta años, revisor ferroviario jubilado de la costa de Oregón. El paciente había visto mencionado el fármaco en un artículo sobre el médico publicado por un diario local. Había llamado de inmediato a Druker para ofrecerse como «conejillo de Indias». Druker le dio una pequeña dosis de la droga y luego se quedó a la cabecera de su cama durante el resto de la tarde, mientras esperaba nervioso algún signo de toxicidad. Hacia el final del día no había efectos adversos; el hombre seguía vivo. «Era la primera vez que la molécula entraba en un cuerpo humano, y podría con toda facilidad haber causado estragos, pero no lo hizo —rememoró Druker—. La sensación de alivio fue increíble».

Poco a poco, Druker comenzó a aumentar las dosis: 25, 50, 85 y 140 miligramos[19]. Su grupo de pacientes también creció. Con la intensificación de las dosis, el efecto del Gleevec en ellos se tornó aún más evidente. Una paciente, una mujer de Portland, había llegado a su clínica con un recuento globular casi treinta veces por encima del número normal; tenía los vasos sanguíneos rebosantes de células leucémicas y el bazo prácticamente se combaba bajo el peso de las células de la enfermedad. Tras algunas dosis del medicamento, Druker pudo verificar que los recuentos caían sin cesar, hasta normalizarse al cabo de una semana. Otros pacientes, tratados por Sawyers en la UCLA y por Talpaz en Houston, respondieron de manera similar, con recuentos globulares que volvían a la normalidad en pocas semanas.

La noticia de la existencia de la droga se difundió con rapidez. El desarrollo del Gleevec coincidió con el nacimiento de los servicios de chat entre pacientes en Internet; hacia 1999, los pacientes intercambiaban ya información en línea sobre los ensayos. En muchos casos eran ellos quienes ponían a sus médicos al corriente del fármaco de Druker y luego, al verlos poco informados e incrédulos, volaban a Oregón o Los Ángeles para apuntarse al ensayo del Gleevec.

De los 54 pacientes que recibieron dosis altas del fármaco en el estudio inicial de fase I, 53 mostraron una respuesta completa al cabo de unos días de comenzar con la administración de Gleevec[20]. Los pacientes siguieron recibiendo el medicamento durante semanas y meses, sin que se constatara un retorno de las células malignas a la médula ósea. Si no se trata, la leucemia mieloide crónica solo es «crónica» según los parámetros de la leucemia: cuando la enfermedad se acelera, los síntomas adoptan un curso más apremiante y rápido y la mayoría de los pacientes no viven más de tres o cinco años. Los pacientes tratados con Gleevec experimentaban una notable desaceleración de la enfermedad. El equilibrio entre las células normales y las células malignas se restablecía. Era una *no supuración* de la sangre.

En junio de 1999, con muchos de los pacientes iniciales todavía en plena remisión, resultó obvio que Gleevec era un éxito. Y el éxito continúa: este medicamento se ha convertido en el tratamiento convencional para los pacientes de LMC. En la actualidad los oncólogos hablan de «la era pre-Gleevec» y «la era pos-Gleevec» cuando se refieren a esta enfermedad antaño mortal. Hagop Kantarjian, médico especialista en leucemia del Centro del Cáncer MD Anderson de Texas, resumió hace poco el impacto de la droga sobre la LMC:

> Antes del año 2000, cuando atendíamos a pacientes con leucemia mieloide crónica, les decíamos que tenían una enfermedad muy mala; su curso era fatal, el pronóstico no era alentador, con una probable supervivencia media de tres a seis años. La terapia de rigor era el trasplante alogénico […] y no había un tratamiento alternativo. […] Hoy, cuando atiendo a un paciente con LMC, le digo que la enfermedad es una leucemia indolente con un pronóstico excelente y que el enfermo podrá, de ordinario, disfrutar de su periodo de vida funcional siempre que tome un medicamento oral, Gleevec, hasta el fin de sus días[21].

Como Novartis había advertido, la leucemia mieloide crónica difícilmente sería un flagelo para la salud pública, pero el cáncer es una enfermedad de símbolos. Las ideas fundacionales se esbozan en las periferias distantes de la biología del cáncer y luego repercuten en formas más corrientes de la enfermedad. Y, entre todas las formas de cáncer, la leucemia suele ser la semilla de nuevos paradigmas. Esta historia comenzó con la leucemia en la clínica de Sidney Farber en 1948, y debe volver a ella. Si llevamos el cáncer en la sangre, como nos recordó Varmus, parece del todo apropiado que, en círculos cada vez más amplios, volvamos una y otra vez al cáncer *de* la sangre.

El éxito del fármaco de Druker suscitó honda impresión en el campo de la oncología. Bruce Chabner escribió en un editorial:

> Durante mis años mozos en Illinois, en la década de los cincuenta, el mundo del deporte se estremeció por la hazaña de Roger Bannister. [...] El 6 de mayo de 1954 Bannister rompió la barrera de los cuatro minutos en una milla. Si bien mejoraba la plusmarca mundial en apenas unos segundos, cambió el cariz de las carreras de fondo en una sola tarde. [...] Las marcas en pista cayeron como frutas maduras entre finales de los años cincuenta y la década siguiente. ¿Ocurrirá lo mismo en el campo del tratamiento del cáncer?[22].

Chabner había elegido con cuidado la analogía. La milla de Bannister es una piedra de toque en la historia del atletismo no porque él fijara una marca imposible de romper: en la actualidad, la milla se corre en unos quince segundos menos. Durante varias generaciones se creyó que los cuatro minutos representaban un límite fisiológico intrínseco, como si, por esencia, fuera imposible hacer que los músculos se movieran más rápido y los pulmones respiraran más profundo. Bannister demostró que esas ideas sobre límites intrínsecos eran un mito. Y lo que rompió para siempre no fue un límite, sino la idea de los límites.

Otro tanto sucedió con Gleevec. «Prueba un principio. Justifica un método —proseguía Chabner—. Demuestra que la terapia altamente específica y no tóxica es posible»[23]. El Gleevec abrió una nueva puerta a la terapia del cáncer. La síntesis racional de una molécula para eliminar células cancerosas —una droga específicamente diseñada para desactivar un oncogén— convalidaba la fantasía de Ehrlich acerca de la «afinidad específica». La terapia molecular dirigida para combatir el cáncer era posible; para encontrarla no había más que estudiar la biología profunda de las células cancerosas.

Una nota final: dije que la LMC era una enfermedad «rara», y esto era cierto en la época anterior al Gleevec. Su incidencia no ha cambiado: esta forma de leucemia solo se diagnostica a unos miles de pacientes al año. Pero la *prevalencia* de la LMC —la cantidad de pacientes de la enfermedad que hoy están vivos— ha cambiado de manera espectacular con la introducción de aquel medicamento. En 2009, la expectativa era que los pacientes de LMC tratados con Gleevec vivieran, de media, unos treinta años después del diagnóstico. Sobre la base de esa cifra, Hagop Kantarjian calcula que en la próxima década habrá en Estados Unidos 250.000 personas que vivirán con LMC, todas ellas con una terapia dirigida. El fármaco de Druker modificará la fisonomía nacional del cáncer, al convertir una enfermedad antaño rara en una afección relativamente común. (Druker bromea diciendo que ha conseguido una inversión perfecta de las metas de la medicina oncológica: su droga ha aumentado la prevalencia del cáncer en el mundo). Habida cuenta de que la mayoría de nuestras redes sociales se extienden, por lo común, a alrededor de un millar de individuos, cada uno de nosotros, en promedio, conocerá a una persona afectada por esta leucemia que sigue viva gracias a un fármaco anticáncer de administración dirigida.

LA CARRERA DE LA REINA ROJA

Bueno, en nuestro país —dijo Alicia—, en general uno llega a algún otro sitio si
corre muy rápido durante largo tiempo, como hemos hecho nosotras.
¡Una clase lenta de país! —dijo la Reina—. Aquí, como ves, debes correr
tanto como puedas para permanecer en el mismo sitio. ¡Si quieres ir a otro lugar,
tienes que correr al menos el doble de rápido!
LEWIS CARROLL, *A través del espejo*[1]

En agosto de 2000, Jerry Mayfield, un agente de policía de Luisia-
na de cuarenta y un años a quien le habían diagnosticado una LMC,
comenzó el tratamiento con Gleevec[2]. En un principio, el cáncer de
Mayfield respondió con energía. El número de células leucémicas
de la médula ósea cayó durante seis meses. Los recuentos sanguíneos se normalizaron y los síntomas mejoraron; Jerry se sentía reju-
venecido, «como un hombre nuevo [con] una droga maravillosa».
Pero la respuesta fue efímera. En el invierno de 2003 su LMC dejó
de responder. Moshe Talpaz, el oncólogo que lo trataba en Houston, aumentó la dosis de Gleevec y luego volvió a aumentarla, con la
esperanza de superar a la leucemia. Pero pasaron los meses sin que
hubiera respuesta. Las células leucémicas recolonizaron por completo la médula ósea y la sangre e invadieron el bazo. El cáncer de
Mayfield se había tornado resistente a la terapia de administración
dirigida.

Ya en el quinto año de su ensayo con Gleevec, Talpaz y Sawyers
habían visto varios casos como ese. Eran escasos. Una gran mayoría
de los pacientes de LMC se mantenían en una profunda y asombro-

sa remisión con la droga, sin necesidad de ninguna otra terapia. Pero de vez en cuando, la leucemia de un paciente dejaba de responder al Gleevec, y las células leucémicas resistentes al medicamento volvían a crecer. Sawyers, que acababa de entrar en el mundo de la terapia dirigida, ingresó velozmente en un mundo molecular más allá de esta: ¿cómo podía una célula cancerosa adquirir resistencia a una droga que inhibía directamente su oncogén impulsor?

En la época de las drogas no dirigidas, se sabía que las células cancerosas se volvían resistentes a ellas a través de una diversidad de mecanismos ingeniosos. Algunas células sufren mutaciones que activan bombas moleculares. En las células normales, estas bombas expulsan de su interior los venenos naturales y los productos de desecho. En las células cancerosas, esas bombas activadas hacen lo mismo con las drogas quimioterapéuticas. Protegidas de la quimioterapia, las células resistentes a las drogas crecen más que sus congéneres. Otras células cancerosas activan proteínas que destruyen o neutralizan las drogas. Y otros cánceres, para escapar a los fármacos, migran a reservas del cuerpo donde estos no pueden penetrar, como pasa con las recurrencias cerebrales de la leucemia linfoblástica.

Sawyers descubrió que las células de la LMC se hacían resistentes al Gleevec por medio de un mecanismo aún más taimado: adquirían mutaciones que alteraban específicamente la estructura de *Bcr-abl,* creando una proteína aún capaz de motorizar el crecimiento de la leucemia, pero ya no de unirse a la droga[3]. Normalmente, el Gleevec se desliza por una hendidura estrecha y con forma de cuña situada en el centro de *Bcr-abl,* como si fuera «una flecha que traspasa en su centro el corazón de una proteína», como la describió un químico[4]. Las mutaciones resistentes al Gleevec modifican el «corazón» molecular de la proteína *Bcr-abl,* de modo que la droga ya no tiene acceso a la hendidura crítica de esta y se vuelve ineficaz. En el caso de Mayfield, una sola alteración en la proteína *Bcr-abl* la había hecho plenamente resistente al Gleevec, con el resultado de la súbita recurrencia de la leucemia. Para escapar a la terapia dirigida a una diana, el cáncer había cambiado la diana.

A juicio de Sawyers, estas observaciones inducían a pensar que, para superar la resistencia al Gleevec con una droga de segunda generación, habría que lanzar un tipo de ataque muy diferente. El aumento de la dosis de Gleevec o la invención de variantes moleculares de la droga muy parecidas a ella serían inútiles. Como las mutaciones modificaban la estructura de *Bcr-abl,* una droga de segunda generación necesitaría bloquear la proteína mediante un mecanismo independiente, quizá la búsqueda de otro punto de acceso a su crucial hendidura central.

En 2005 el equipo de Sawyers, que trabajaba con profesionales químicos de Bristol-Myers Squibb, creó otro inhibidor de quinasas resistente al Gleevec para dirigirlo contra la *Bcr-abl*[5]. Como se había previsto, esa nueva droga, el dasatinib, no era un simple análogo estructural del Gleevec; accedía al «corazón» de *Brc-abl* a través de una grieta molecular distinta en la superficie de la proteína. Cuando Sawyers y Talpaz sometieron a prueba el dasatinib en los pacientes resistentes al Gleevec, el efecto fue notable: las células leucémicas volvieron a involucionar. La leucemia de Mayfield, que mostraba una resistencia total al medicamento, remitió una vez más en 2005. Los recuentos globulares volvían a ser normales. Las células leucémicas se disiparon gradualmente de la médula ósea. En 2009 la remisión de Mayfield persiste, ahora con dasatinib.

Incluso la terapia de administración dirigida, entonces, era el juego del gato y el ratón. Por más que uno arrojara interminables flechas al talón de Aquiles del cáncer, la enfermedad podía sencillamente cambiar de pie y pasar de una vulnerabilidad a otra. Estábamos encerrados en una batalla perpetua con un combatiente volátil. Cuando las células de la LMC se libraban del Gleevec, solo una variante molecular diferente las derribaba, y cuando volvían a crecer a pesar de esa droga, se necesitaba otra de la generación siguiente. Si la vigilancia se descuidaba siquiera un momento, el peso de la batalla cambiaba. En *A través del espejo,* de Lewis Carroll, la Reina Roja le dice a Alicia que el mundo cambia tan rápido bajo sus pies que, para quedarse en un lugar, no puede dejar de correr. Esa es nuestra situación con el cáncer: estamos obligados a seguir corriendo con el único fin de mantenernos en el mismo sitio.

En el decenio transcurrido desde el descubrimiento de Gleevec, el Instituto Nacional del Cáncer listó veinticuatro nuevas drogas como terapias de administración dirigida contra el cáncer[6]. Muchas más están en desarrollo. Se ha probado que las veinticuatro drogas son efectivas contra el cáncer de pulmón, de mama, de colon y de próstata, sarcomas, linfomas y leucemias. Algunas, como el dasatinib, directamente desactivan los oncogenes. Otras se dirigen a las vías activadas por oncogenes, las «marcas distintivas del cáncer» codificados por Weinberg. El fármaco Avastin interrumpe la angiogénesis tumoral al atacar la capacidad de las células cancerosas de incitar el crecimiento de los vasos sanguíneos. El bortezomib, o Velcade, bloquea un mecanismo interno de eliminación de desechos proteicos que se muestra particularmente hiperactivo en las células cancerosas.

El mieloma múltiple resume, mejor que casi todas las demás formas de cáncer, el impacto de esas terapias de administración dirigida recién descubiertas. En la década de 1980, el mieloma múltiple se trataba con altas dosis de quimioterapia convencional, viejas y aguerridas drogas que normalmente terminaban por diezmar a los pacientes casi con tanta rapidez como lo hacían con el cáncer. En diez años han surgido tres nuevas terapias dirigidas para tratarlo —Velcade, talidomida y Revlimid—[7], todas las cuales interrumpen vías activadas en las células del mieloma. En nuestros días, el tratamiento del mieloma múltiple implica la mezcla y la asociación de estas drogas con quimioterapias convencionales, el cambio de drogas cuando el tumor reaparece y un cambio más cuando vuelve a aparecer. No hay droga ni tratamiento que curen por sí solos y completamente el mieloma; este sigue siendo una enfermedad mortal. Pero tal y como ocurre con la LMC, el juego del gato y el ratón con el cáncer ha extendido la supervivencia de los pacientes, en algunos casos de manera sorprendente. En 1971 alrededor de la mitad de los pacientes diagnosticados con mieloma múltiple morían dentro de los veinticuatro meses posteriores al diagnóstico, mientras que la otra mitad no vivía más de diez años. En 2008 cerca de la mitad de todos los pacientes de mieloma tratados con el cambiante arsenal de nuevas drogas seguirán vivos al cabo de cinco años. Si las tendencias de la supervivencia continúan, la otra mitad seguirá viva una vez transcurridos bastantes más de diez años.

En 2005 un hombre a quien se le había diagnosticado un mieloma múltiple me preguntó si viviría lo suficiente para ver la graduación de su hija en la escuela secundaria, unos meses después. En 2009, confinado en una silla de ruedas, pudo asistir a su graduación universitaria. La silla de ruedas no tenía nada que ver con el cáncer. El hombre se había caído mientras entrenaba al equipo de béisbol de su hijo menor.

En un sentido más general, el síndrome de la Reina Roja —moverse incesantemente para mantenerse en el mismo lugar— se aplica asimismo a todos los aspectos de la batalla contra el cáncer, incluidas su detección y su prevención. A comienzos del invierno de 2007 viajé a Framingham, Massachusetts, para visitar el lugar donde se realiza un estudio que tal vez modifique nuestra manera de imaginar la prevención del cáncer. Pequeño pueblo inclasificable del noreste, rodeado por una cadena de lagos congelados en pleno invierno, Framingham es, no obstante, un lugar emblemático escrito con mayúsculas en la historia de la medicina. En 1948, los epidemiólogos identificaron un grupo de unos cinco mil hombres y mujeres que vivían allí[8]. Su comportamiento, sus hábitos, sus interrelaciones y sus enfermedades han sido documentados año tras año con exquisito detalle, lo cual da como resultado un incalculable corpus longitudinal de datos para centenares de estudios epidemiológicos. Agatha Christie, la escritora inglesa de novelas policiales, a menudo utilizaba una aldea de ficción, St. Mary Mead, como un microcosmos de toda la humanidad. Framingham es la aldea inglesa de los epidemiólogos estadounidenses. Su población cautiva ha vivido, se ha reproducido, ha envejecido y ha muerto bajo sus penetrantes lentes estadísticas, lo que permite disfrutar de un inusual atisbo de la historia natural de la vida, la enfermedad y la muerte.

El conjunto de datos de Framingham ha dado origen a una multitud de estudios sobre el riesgo y la enfermedad. El vínculo entre el colesterol y los ataques cardiacos se estableció formalmente allí, al igual que la asociación del accidente cerebro-vascular y la hipertensión. Pero hace poco el pueblo fue también la punta de lanza de una transformación conceptual del pensamiento epidemiológico. Habitualmente, los epidemiólogos miden los factores de riesgo de las enfermedades crónicas no infecciosas estudiando el comportamiento de los individuos. Recientemente, sin embargo, se hicieron una pregunta muy diferente: ¿podría ser que el verdadero origen del riesgo no estuviera en las conductas de los actores individuales, sino en las *interconexiones* sociales?

En mayo de 2008, dos epidemiólogos de Harvard, Nicholas Christakis y James Fowler, utilizaron este concepto para examinar la dinámica del hábito de fumar[9]. Para comenzar, ambos investigadores trazaron un diagrama de todas las relaciones conocidas en Framingham —amigos, vecinos y parientes: hermanos, ex mujeres, tíos, tías— a modo de una red densamente interconectada. Vista en abstracto, la red comenzó a adoptar patrones conocidos e intuitivos. Algunos hombres y mujeres (llamémoslos «socializadores») se situaban en el epicentro de esas redes, muy conectados entre sí a través de numerosos lazos. En contraste, otros persistían en los márgenes de la red social —«solitarios»—, con contactos escasos y fugaces.

Cuando los epidemiólogos yuxtapusieron a esta red la costumbre de fumar y siguieron el patrón del hábito a lo largo de las décadas, surgió un notable fenómeno: se comprobó que los círculos de relaciones eran predictores más fuertes de la dinámica del hábito de fumar que casi todos los demás factores. Redes enteras dejaban de fumar de manera coincidente, como circuitos que se apagaran en su totalidad. Una familia que comía junta también era una familia que abandonaba junta el hábito. Cuando los «socializadores» muy conectados dejaban de fumar, el denso círculo social que los circundaba también dejaba de hacerlo lentamente en su carácter de grupo. Como consecuencia, el hábito de fumar quedó gradualmente encerrado en las periferias lejanas de todas las redes, limitado a los «solitarios» con pocos contactos sociales, que lanzaban sus silenciosas bocanadas de humo en los rincones distantes y aislados del pueblo.

El estudio de la red de fumadores plantea, a mi entender, un formidable desafío a los modelos simplistas de prevención del cáncer. Según sostiene este modelo, el hábito de fumar está entrelazado en nuestro ADN social de manera tan densa e inextricable como los oncogenes lo están en nuestro material genético. La epidemia del tabaco, cabría recordar, se originó como una forma de comportamiento metastásico: un sitio que sembraba otro que sembraba otro. Los soldados llevaban el hábito de vuelta a la Europa de posguerra; las mujeres persuadían a las mujeres para que fumaran; la industria del tabaco, al avistar la oportunidad, publicitaba los cigarrillos como una forma de pegamento social que «adheriría» a los individuos en grupos cohesivos. Así, la capacidad de metástasis está incorporada al hábito. Si redes enteras de fumadores pueden abandonarlo con velocidad catalítica, también pueden adoptarlo con velocidad catalítica. Si se cortan los lazos que unen a los no fumadores de Framingham (o, peor, si se concentra una gran red social en torno a un fumador proselitista), entonces, como un cataclismo, toda la red podrá modificarse.

Esa es la razón por la cual incluso las estrategias más exitosas de prevención del cáncer pueden derrumbarse tan rápidamente. Cuando los pies de la Reina Roja dejan de correr, aunque sea por un momento, ella no puede mantener su posición; el mundo a su alrededor, que corre en sentido contrario, le hace perder el equilibrio. Lo mismo sucede con la prevención del cáncer. Cuando las campañas antitabaco pierden su efectividad o su penetración —como ha ocurrido en los últimos tiempos con los adolescentes de América o Asia—, el hábito de fumar suele volver como una antigua peste. El comportamiento social produce metástasis en ondas expansivas que, desde su centro, van cubriendo las periferias de las redes sociales. Es indudable que las seguirán miniepidemias de cánceres relacionados con el tabaco.

El paisaje de los carcinógenos tampoco es estático. Somos simios químicos: tras descubrir la capacidad de extraer, purificar y hacer reaccionar moléculas para producir nuevas y prodigiosas moléculas, hemos empezado a hilar un nuevo universo químico a nuestro alrededor. Así, nuestros cuerpos, nuestras células, nuestros genes, se sumergen y vuelven a sumergirse en un cambiante flujo de moléculas: pesticidas, drogas farmacéuticas, plásticos, cosméticos, estrógenos, productos alimenticios, hormonas y hasta novedosas formas de impulsos físicos, como la radiación y el magnetismo. Algunas de ellas serán, inevitablemente, carcinógenas. No podemos hacer que ese mundo desaparezca, aunque lo deseemos; nuestra tarea, entonces, es escudriñarlo vigilantes para distinguir los auténticos carcinógenos de los circunstantes inocentes y útiles.

Es más fácil decirlo que hacerlo, claro. En 2004 una serie de informes científicos preliminares sugirió que los teléfonos móviles, que producen energía de radiofrecuencia, podrían causar una forma mortal de cáncer cerebral llamado glioma. Los gliomas aparecían en el mismo lado del cerebro en que solía sostenerse el teléfono, lo cual no hizo sino reforzar el vínculo. El resultado fue una avalancha de pánico en los medios. Pero ¿era esta una confluencia falsamente percibida de un fenómeno común y una enfermedad rara: el uso del teléfono y el glioma? ¿O los epidemiólogos habían pasado por alto las «medias de nailon» de la era digital?

Ese mismo año se puso en marcha un monumental estudio en Gran Bretaña para confirmar los ominosos informes preliminares. Los «casos» —pacientes con gliomas— se compararon con «controles» —hombres y mujeres sin gliomas— en relación con el uso de teléfonos móviles. El estudio, dado a conocer en 2006, pareció inicialmente confirmar un mayor riesgo de cáncer cerebral en el lado derecho en los hombres y mujeres que usaban el teléfono en el oído derecho. Pero cuando los investigadores evaluaron meticulosamente los datos, surgió un patrón enigmático: el uso del teléfono móvil en el oído derecho *reducía* el riesgo de cáncer cerebral en el *lado izquierdo*. La explicación lógica más simple para este fenómeno fue el «sesgo de recuerdo»: los pacientes a quienes se había diagnosticado tumores exageraban inconscientemente el uso de los teléfonos móviles en el mismo lado de la cabeza y olvidaban de manera selectiva el uso en el otro lado. Cuando los autores corrigieron el sesgo, no hubo en general una asociación detectable entre los gliomas y el uso del teléfono móvil. Los expertos en prevención y los adolescentes adictos a los teléfonos tal vez se hayan regocijado... pero por poco tiempo. En el momento de completarse el estudio ya habían entrado en el mercado nuevos modelos de teléfonos que desplazaban a los anteriores, lo cual hacía que incluso los resultados negativos fueran cuestionables.

El caso de los teléfonos móviles es un aleccionador recordatorio del rigor metodológico que es imprescindible para evaluar nuevos carcinógenos. Es fácil avivar la angustia con respecto al cáncer. Identificar un verdadero carcinógeno prevenible, calcular la magnitud del riesgo en dosis y exposiciones razonables y reducir la exposición mediante la intervención científica y legislativa —y mantener vivo, así, el legado de Percivall Pott— es mucho más complejo.

«El cáncer en el *fin de siècle* —como lo describía en oncólogo Harold Burstein— se encuentra en la interfaz de la sociedad y la ciencia»[10]. Y plantea no uno, sino dos desafíos. El primero, el «desafío biológico» del cáncer, implica «aprovechar el fantástico incremento del conocimiento científico [...] para derrotar a esta antigua y terrible enfermedad». Pero el segundo, el «desafío social», es igualmente crítico: implica obligarnos a enfrentarnos a nuestras costumbres, rituales y comportamientos. Por desgracia, no se trata de costumbres o comportamientos situados en la periferia de nuestra sociedad o de nosotros mismos, sino en los núcleos que los definen: lo que comemos y bebemos, lo que producimos y exudamos en nuestro entorno, lo que decidimos reproducir y nuestra manera de envejecer.

Trece montañas

«Toda enfermedad
es un problema musical»;
así dijo Novalis,
«y toda cura,
una solución musical».
W. H. AUDEN[1]

La revolución en la investigación del cáncer puede resumirse
en una sola frase: el cáncer es, en esencia, una enfermedad genética.
BERT VOGELSTEIN[2]

Cuando comencé a escribir este libro, a principios del verano de 2004, a menudo me preguntaban cómo pensaba terminarlo. Normalmente, eludía la pregunta o daba una respuesta de compromiso. «No sé», solía decir con cautela. O no estaba seguro. A decir verdad, estaba seguro, aunque no tenía el valor de admitirlo. Estaba seguro de que terminaría con la recaída y la muerte de Carla.

Me equivocaba. En julio de 2009, exactamente cinco años después de que observara en el microscopio la médula ósea de Carla y confirmara su primera remisión, viajé en coche hasta su casa en Ipswich, Massachusetts, con un ramo de flores. Era una mañana encapotada, con un bochorno espantoso y un cielo oscuro que amenazaba lluvia pero no la traería. Un momento antes de salir del hospital eché un rápido vistazo a la primera nota que había escrito sobre el ingreso de Carla en 2004. Al escribirla, recordé avergonzado, había supuesto que ella ni siquiera sobreviviría a la etapa de inducción de la quimioterapia.

Pero lo había logrado; una calcinante guerra privada acababa de terminar. En la leucemia aguda, el paso de cinco años sin una recurrencia es casi sinónimo de cura. Le entregué las azaleas y ella se quedó mirándolas sin decir una palabra, casi aturdida ante la enormidad de su victoria. Una vez, ese mismo año, demasiado ocupado con el trabajo en el hospital, yo había esperado dos días antes de llamarla para anunciarle el resultado negativo de una biopsia de médula ósea. Carla se había enterado por una enfermera de que los resultados ya habían llegado, y mi demora la hundió en una terrible espiral de depresión: en veinticuatro horas se convenció de que la leucemia había vuelto furtivamente y de que mi vacilación era la señal de una condena inminente.

Los oncólogos y sus pacientes están unidos, al parecer, por una intensa fuerza subatómica. De modo que, si bien en un sentido muy menor, la victoria también era mía. Me senté a la mesa de Carla y la observé servirse un vaso de agua, sin purificar y directamente del grifo. Estaba radiante, y sus ojos semicerrados parecían indicar que la autobiografía comprimida de los cinco años pasados parpadeaba en una pantalla de cine privada e interna. Sus hijos jugaban con su Scottish terrier en la habitación de al lado, dichosamente ignorantes de la fecha memorable que acababa de cumplirse para su madre. Todo esto era para bien. «El objetivo de mi libro —concluía Susan Sontag en *La enfermedad y sus metáforas*— era calmar la imaginación, no incitarla»[3]. Ese era también el objetivo de mi visita. Quería declarar terminada su enfermedad, normalizar su vida: romper la fuerza que nos había encerrado juntos bajo llave durante cinco años.

Le pregunté cómo creía que había sobrevivido a su pesadilla. Esa mañana, en el viaje del hospital a su casa yo había tardado una hora y media, con el suplicio de un tráfico denso. ¿Cómo se había arreglado ella, durante los largos días de aquel desconsolador verano, para conducir hasta el hospital, esperar horas en la habitación mientras se realizaban sus análisis de sangre y luego, tras enterarse de que sus recuentos sanguíneos, demasiado bajos, impedían que se le administrara quimioterapia sin riesgos, volver a su casa y regresar al día siguiente, para comprobar que la situación se repetía?

«No tenía otra alternativa —dijo, señalando de manera casi inconsciente el cuarto donde jugaban sus hijos—. Mis amigos me preguntaban a menudo si no sentía que, de algún modo, la enfermedad había transformado mi vida en algo anormal. Siempre les contestaba lo mismo: para alguien que está enfermo, esa *es* su nueva normalidad».

Hasta 2003, los científicos sabían que la principal distinción entre la «normalidad» de una célula y la «anormalidad» de una célula cancerosa radicaba en la acumulación de mutaciones genéticas —*ras, myc, Rb, neu,* etcétera— que provocaban los comportamientos característicos de esta última. Pero esta descripción del cáncer era incompleta. Y suscitaba una pregunta inevitable: ¿cuántas de esas mutaciones tiene en total un cáncer real? Se habían aislado algunos oncogenes y supresores de tumores, pero ¿cuál era el total general de esos genes mutados en cualquier cáncer auténtico?

El Proyecto del Genoma Humano, la secuencia completa del genoma humano normal, finalizó con éxito en 2003[4]. En su estela aparece un proyecto mucho menos publicitado pero mucho más complejo: la secuenciación total de los genomas de varias células cancerosas humanas. Una vez terminada, esta iniciativa, denominada Atlas del Genoma del Cáncer, empequeñecerá por su alcance el Proyecto del Genoma Humano[5]. La tarea de secuenciación implica el trabajo de docenas de equipos de investigadores de todo el mundo. La lista inicial de cánceres que se secuenciarán incluye los de cerebro, pulmón, páncreas y ovarios. El Proyecto del Genoma Humano aportará el genoma normal, al que podrá yuxtaponerse el genoma anormal del cáncer con fines comparativos.

El resultado, tal y como lo describe Francis Collins, el director del Proyecto del Genoma Humano, será un «colosal atlas» del cáncer, un compendio de todos los genes mutados en las formas más comunes de esta enfermedad:

Cuando se aplique a los cincuenta tipos más comunes de cáncer, esta iniciativa demostrará en última instancia ser el equivalente de más de diez mil Proyectos del Genoma Humano, si se tiene simplemente en cuenta el volumen de ADN que habrá que secuenciar. El sueño, en consecuencia, debe compatibilizarse con una evaluación ambiciosa pero realista de las oportunidades científicas que surgirán para librar una guerra más inteligente[6].

Para describir con propiedad este proyecto solo puede apelarse a una metáfora geológica. En vez de entender el cáncer gen a gen, el Atlas del Genoma del Cáncer cartografiará todo el territorio de la enfermedad: mediante la secuenciación de la totalidad del genoma de varios tipos de tumores se identificará *hasta el último* de los genes mutados. Este proyecto representará el inicio del «mapa» total presagiado con tanta insistencia por Maggie Jencks en su último escrito.

Dos equipos han avanzado con firmeza en sus esfuerzos por secuenciar el genoma del cáncer. Uno, llamado Consorcio del Atlas del Genoma del Cáncer, tiene numerosos grupos interconectados en diversos laboratorios de varios países. El segundo es el grupo de Bert Vogelstein en Johns Hopkins, que ha montado sus propios equipos de secuenciación del genoma, recaudado fondos privados para la iniciativa y tomado la delantera para secuenciar los genomas de los tumores de mama, colon y páncreas. En 2006, el equipo de Vogelstein dio a conocer el primer hito en los esfuerzos de secuenciación, el análisis de 13.000 genes de 11 cánceres de mama y colon[7]. (Aunque el genoma humano contiene alrededor de 20.000 genes en total, el equipo de Vogelstein solo contaba en un inicio con herramientas para analizar 13.000). En 2008, tanto el grupo de Vogelstein como el Consorcio del Atlas del Genoma del Cáncer ampliaron la iniciativa al secuenciar centenares de genes de varias docenas de muestras de tumores cerebrales[8]. El balance hasta 2009 indica que se han secuenciado los genomas del cáncer ovárico, el cáncer pancreático, el melanoma, el cáncer de pulmón y varias formas de leucemia, con la revelación de todo el catálogo de mutaciones en cada tipo de tumor.

Tal vez nadie haya estudiado el emergente genoma del cáncer tan meticulosa o devotamente como Bert Vogelstein. Irónico, vivaz e irreverente, Vogelstein, vestido con vaqueros y una arrugada americana, pronunció hace poco una conferencia sobre ese genoma en un atestado auditorio del Hospital General de Massachusetts, donde procuró resumir el enorme arsenal de descubrimientos en unas cuantas diapositivas. El reto que tenía frente a él era el del artista paisajista: ¿cómo transmitir la *Gestalt* de un territorio (en este caso, el «territorio» de un genoma) con unos pocos toques generales del pincel? ¿Cómo puede una imagen describir la esencia de un lugar?

La respuesta de Vogelstein a estas preguntas toma, bellamente, una idea que los paisajistas clásicos conocen desde hace mucho: el espacio negativo puede utilizarse para comunicar la extensión, mientras que el espacio positivo transmite el detalle. Para ver de forma panorámica el paisaje del genoma del cáncer, Vogelstein desplegó todo el genoma humano como si fuera un hilo que zigzaguea a través de una hoja de papel cuadriculado. (La ciencia no deja de regresar en ondas expansivas a su pasado: la palabra *mitosis,* 'hilo' en griego, vuelve a resonar aquí). En el diagrama de Vogelstein, el primer gen del cromosoma 1 del genoma humano ocupa el extremo superior izquierdo de la hoja de papel, el segundo gen está debajo de él y así sucesivamente, en un zigzag a través de la página, hasta llegar al último gen del cromosoma 23 en el extremo inferior derecho de la hoja. Este es el genoma humano normal y sin mutaciones, desplegado en su vastedad: el «telón de fondo» del que surge el cáncer.

Contra el telón de fondo de ese espacio negativo, Vogelstein situó las mutaciones. Cada vez que se encontraba una mutación en un cáncer, el gen mutado se indicaba como un punto en la hoja. Cuando la frecuencia de las mutaciones en un gen determinado aumentaba, los puntos crecían en altura como crestas, colinas y luego montañas. Así, los genes más habitualmente mutados en las muestras de cáncer de mama se representaban como picos imponentes, mientras que los que sufrían escasas mutaciones aparecían como pequeñas colinas o puntos sin relieve.

Considerado de ese modo, el genoma del cáncer es, a primera vista, un lugar deprimente. Las mutaciones cubren como desperdicios los cromosomas. En las muestras individuales de cáncer de mama o de colon hay entre 50 y 80 genes mutados; en el cáncer de páncreas la cantidad oscila entre 50 y 60. Incluso los cánceres cerebrales, que a menudo se desarrollan a una edad más temprana, por lo cual podría suponerse que acumulan menos mutaciones, tienen entre 40 y 50 genes mutados.

Son contados los cánceres que constituyen notables excepciones a esta regla, por tener relativamente pocas mutaciones en el genoma[9]. Uno de ellos es un antiguo convicto, la leucemia linfoblástica aguda: apenas entre 5 y 10 alteraciones cruzan su paisaje genómico, por otra parte prístino[*]. A decir verdad, la relativa esca-

---

[*] Hasta el momento no se ha completado toda la secuencia de los genomas de la leucemia linfoblástica aguda. Las alteraciones descritas son deleciones o amplificaciones de genes. La secuenciación detallada quizá revele un aumento en el número de genes mutados.

sez de aberraciones genéticas en esta leucemia puede ser una de las razones por las que la quimioterapia citotóxica destruye con tanta facilidad este tumor. Los científicos conjeturan que los tumores genéticamente simples (es decir, los que tienen pocas mutaciones) podrían ser intrínsecamente más vulnerables a las drogas, y con ello, también intrínsecamente, más curables. De ser así, la extraña discrepancia entre el éxito de la quimioterapia de altas dosis en la cura de la leucemia y su fracaso en la mayor parte de los demás cánceres tiene una explicación biológica profunda. La búsqueda de una «cura universal» del cáncer se fundó en un tumor que, genéticamente hablando, dista de ser universal.

En contraste con la leucemia, los genomas de las formas más corrientes de cáncer, según comprueba Vogelstein, se encuentran en plena batahola genética: mutaciones apiladas sobre mutaciones apiladas sobre mutaciones. En una muestra de cáncer de mama de una mujer de cuarenta y tres años había 127 genes mutados, casi uno de cada doscientos genes del genoma humano. Incluso dentro de un solo tipo de tumor, la heterogeneidad de las mutaciones es abrumadora. Si comparamos dos muestras de cáncer de mama, las series de genes mutados distan de ser idénticas. «En definitiva —como dice Vogelstein—, la secuenciación del genoma del cáncer ratifica cien años de observaciones clínicas. El cáncer de cada paciente es único porque todos los genomas del cáncer son únicos. La heterogeneidad fisiológica es heterogeneidad genética»[10]. Las células normales son idénticamente normales; cada célula maligna, por desdicha, toma su propio camino para llegar a serlo.

No obstante, donde otros solo ven un caos aplastante en el anárquico paisaje genético, Vogelstein, como es típico de él, ve surgir del desorden patrones que se conjugan. A su entender, en el genoma del cáncer las mutaciones se dan en dos formas. Algunas son pasivas. Cuando las células cancerosas se dividen, acumulan mutaciones debidas a accidentes en el copiado del ADN, pero dichas mutaciones no tienen impacto sobre la biología del cáncer. Se adhieren al genoma y se transfieren pasivamente mientras la célula se divide, identificables pero sin consecuencias. Se trata de las mutaciones «pasajeras» o «espectadoras». («Se montan para hacer el viaje», como dice Vogelstein).

Otras mutaciones no son agentes pasivos. A diferencia de las mutaciones pasajeras, estos genes modificados espolean directamente el crecimiento y el comportamiento biológico de las células cancerosas. Se trata de las mutaciones «conductoras», que cumplen un papel crucial en la biología de la célula cancerosa[11].

Todas las células cancerosas poseen alguna serie de mutaciones conductoras y pasajeras. En la muestra de cáncer de mama de la mujer de cuarenta y tres años con 127 mutaciones, solo unas diez contribuían, tal vez directa y efectivamente, al crecimiento y la supervivencia del tumor, en tanto que las restantes eran, quizás, el resultado de errores de copia de los genes en las células cancerosas. Pero si bien diferentes en el aspecto funcional, no es fácil distinguir esas dos formas de mutaciones. Los científicos pueden identificar algunos genes conductores que estimulan directamente el crecimiento del cáncer por medio del genoma de la enfermedad. Al igual que las mutaciones pasajeras se producen al azar, también se reparten al azar en el genoma. Las mutaciones conductoras, por su lado, afectan oncogenes y supresores tumorales claves, que solo existen en número limitado en el genoma. Esas mutaciones —en genes como *ras, myc* y *Rb*— reaparecen en todas las muestras. Se destacan como elevadas montañas en el mapa de Vogelstein, mientras que las mutaciones pasajeras suelen estar representadas por valles. Pero cuando se produce una mutación en un gen antes desconocido, es imposible predecir si tendrá o no consecuencias: si será conductora o pasajera, lapa o motor.

Las «montañas» del genoma del cáncer —esto es, los genes mutados con mayor frecuencia en una forma particular de la enfermedad— tienen otra propiedad. Pueden organizarse en vías clave del cáncer. En una serie reciente de estudios, el equipo de Vogelstein en Johns Hopkins apeló a una nueva estrategia para volver a analizar las mutaciones presentes en el genoma del cáncer[12]. En vez de concentrarse en genes específicos mutados en los cánceres, enumeraron el número de *vías* mutadas en las células cancerosas. Cada vez que un gen mutaba en cualquier componente de la vía Ras-Mek-Erk, era clasificado como mutación de la «vía Ras». De manera similar, si una célula contenía una mutación en cualquier componente de la vía de señalización *Rb*, era clasificada como «mutante de la vía Rb», y así sucesivamente, hasta que todas las mutaciones conductoras quedaron organizadas en vías.

¿Cuántas vías se desregulan normalmente en una célula cancerosa? Vogelstein comprobó que son entre once y quince, con un promedio de trece. La complejidad mutacional del nivel de gen por gen seguía siendo enorme. Cualquiera de los tumores contenía decenas de mutaciones diseminadas a lo largo y lo ancho del genoma. Pero lo característico era que las mismas vías centrales estuvieran desreguladas en cualquier tipo de tumor, aun cuando los genes específicos responsables de cada vía rota difirieran de un tumor a otro. El *ras* podía activarse en una muestra de cáncer de vejiga; *Mek* en otra, y *Erk* en una tercera, pero en cada caso algún elemento vital de la cascada Ras-Mek-Erk estaba desregulado.

En síntesis, el pandemonio del genoma del cáncer es engañoso. Si uno escucha con detenimiento, hay principios organizacionales. El lenguaje del cáncer es gramatical, metódico e incluso —vacilo al escribirlo— muy hermoso. Los genes hablan con los genes y las vías con las vías con oído absoluto, y producen una música familiar pero ajena que se despliega cada vez más rápido hasta transformarse en un ritmo letal. Por debajo de lo que podría parecer una abrumadora diversidad hay una profunda unidad genética. Cánceres que parecen enormemente diferentes entre sí a menudo tienen en la superficie las mismas o similares vías desarticuladas. «El cáncer —ha dicho hace poco un científico— es en realidad una enfermedad de las vías»[13].

La noticia puede ser muy buena o muy mala. El pesimista del cáncer mira el ominoso número trece y se descorazona. La desregulación de entre once y quince vías centrales plantea un enorme desafío a la terapéutica oncológica. ¿Necesitarán los oncólogos trece drogas independientes para atacar trece vías independientes a fin de «normalizar» una célula cancerosa? Dado el carácter escurridizo de las células cancerosas, cuando una de ellas adquiera resistencia a una combinación de trece drogas, ¿necesitaremos otras trece?

El optimista del cáncer, en cambio, sostiene que trece es un número finito. Es un alivio: hasta que Vogelstein identificó esas vías centrales, la complejidad mutacional de los cánceres parecía casi infinita. De hecho, la organización jerárquica de los genes en vías, sea cual sea el tipo de tumor que consideremos, sugiere que podrían existir jerarquías aún más profundas. Tal vez no haga falta apuntar a las trece vías para atacar cánceres complejos como el de mama o el de páncreas. Tal vez algunas de las vías centrales muestren una particular sensibilidad a la terapia. El mejor ejemplo de ello podría ser el tumor de Barbara Bradfield, un cáncer tan hipnóticamente adicto al *Her-2* que el objetivo puesto en este oncogén clave disolvió el tumor e indujo una remisión que ya dura décadas.

Gen a gen, y ahora vía a vía, tenemos un extraordinario atisbo de la biología del cáncer. Los mapas completos de las mutaciones en muchos tipos de tumores (con sus colinas, valles y montañas) pronto estarán terminados, y contaremos con una completa definición de las vías centrales que están mutadas. Pero como reza el viejo proverbio, más allá de las montañas hay montañas. Una vez identificadas las mutaciones, habrá que atribuir funciones a los genes mutantes en la fisiología celular. Tendremos que pasar por un ciclo renovado de conocimiento que recapitule un ciclo pasado: de la anatomía a la fisiología y de esta a la terapéutica. La secuenciación del genoma del cáncer constituye la anatomía genética de esta enfermedad. Y así como Virchow dio el salto decisivo de la anatomía de Vesalio a la fisiología del cáncer en el siglo XIX, la ciencia debe saltar de la anatomía molecular a la fisiología molecular del cáncer. Pronto sabremos cuáles *son* los genes mutantes. El verdadero reto es entender qué *hacen*.

Esta transición seminal de la biología descriptiva a la biología funcional del cáncer indicará tres nuevas direcciones a la medicina oncológica.

La primera corresponde a la terapéutica del cáncer. Una vez que se hayan identificado las mutaciones conductoras cruciales en un cáncer determinado, necesitaremos lanzar la búsqueda de terapias de administración dirigida contra esos genes. La esperanza no es del todo descabellada: los inhibidores específicos de algunas de las trece vías centrales mutadas en muchos tipos de cáncer ya son una realidad en el ámbito de la clínica. Considerados individualmente, algunos de esos inhibidores solo han mostrado hasta ahora índices moderados de respuesta. El desafío pasa hoy por determinar qué combinaciones de esas drogas pueden ser capaces de inhibir el crecimiento del cáncer sin matar las células normales.

En un artículo publicado en *The New York Times* en el verano de 2009, James Watson, uno de los descubridores de la estructura del ADN, dio muestras de un notable cambio de opinión. Al testificar ante el Congreso en 1969, había fustigado la guerra contra el cáncer como ridículamente prematura. Cuarenta años después, era mucho menos crítico:

Pronto conoceremos todos los cambios genéticos subyacentes a los principales tipos de cáncer que nos afligen. Si no todas, ya conocemos la mayoría de las grandes vías por medio de las cuales las señales inductoras del cáncer se mueven a través de las células. Alrededor de veinte drogas bloqueadoras de señales están hoy en la etapa de ensayos clínicos, después de haber demostrado que bloqueaban el cáncer en ratones. Algunas, como Herceptin y Tarceva, cuentan con la aprobación de la Administración de Alimentos y Drogas y tienen un uso extendido[14].

La segunda nueva dirección tiene que ver con la prevención del cáncer. Hasta la fecha, esa prevención se ha basado en dos metodologías dispares y opuestas para tratar de identificar carcinógenos prevenibles. Se han realizado intensivos y muchas veces masivos estudios humanos que han conectado una forma particular de cáncer con un factor de riesgo, como el de Doll y Hill, que identificó el hábito de fumar como un factor de riesgo del cáncer de pulmón. Y se han realizado estudios de laboratorio para identificar carcinógenos sobre la base de su aptitud para causar mutaciones en bacterias o incitar un precáncer en animales y humanos, como el experimento de Bruce Ames para detectar mutágenos químicos, o el de Marshall y Warren, que identificó el *H. pylori* como una causa del cáncer de estómago.

Sin embargo, importantes carcinógenos prevenibles podrían eludir la detección por parte de una y otra estrategia. Los factores sutiles de riesgo del cáncer exigen enormes estudios demográficos; cuanto más sutil es el efecto, mayor es la población necesaria. Los estudios de esas características, vastos, voluminosos y metodológicamente exigentes, son difíciles de financiar y de realizar. A la inversa, los experimentos de laboratorio tropiezan con dificultades para detectar varios importantes agentes inductores del cáncer. Como comprobó para su desazón Evarts Graham, ni siquiera el humo del tabaco, el carcinógeno humano más común, induce con facilidad el cáncer de pulmón en ratones. La prueba bacteriana de Bruce Ames no registra el asbesto como un mutágeno*.

---

* Los ratones filtran y expulsan muchos de los componentes carcinógenos del alquitrán. El asbesto incita al cáncer al inducir una reacción inflamatoria y con formación de cicatrices en el cuerpo. Las bacterias no generan esa reacción y, por lo tanto, son «inmunes» al asbesto.

Dos polémicas recientes han puesto bajo una intensa luz esos puntos ciegos de la epidemiología. En 2000, el llamado Estudio del Millón de Mujeres del Reino Unido mostró que el estrógeno y la progesterona, recetados a las mujeres como parte del tratamiento de reemplazo hormonal para aliviar los síntomas de la menopausia, eran importantes factores de riesgo en la incidencia y el carácter mortal del cáncer de mama estrógeno positivo[15]. Científicamente hablando, esto es perturbador. El estrógeno no se identifica como mutágeno en el análisis de Bruce Ames, y en bajas dosis tampoco causa cáncer en animales. Pero desde la década de 1960 se sabe que ambas hormonas son activadores patológicos del subtipo RE positivo para receptores de estrógeno de cáncer de mama. La combinación cirugía-tamoxifeno de Beatson induce remisiones en el cáncer mamario al bloquear el estrógeno, por lo cual es lógico pensar que el estrógeno exógeno puede incitar esa forma de cáncer. Un enfoque más integrado de la prevención del cáncer, que incorporara las ideas previas de la biología de esta enfermedad, podría haber previsto esa actividad inductora del cáncer, disipado la necesidad de un estudio de asociación de un millón de personas y salvado potencialmente la vida de miles de mujeres.

La segunda polémica también tiene sus antecedentes en los años sesenta[16]. Desde la publicación en 1962 de *Primavera silenciosa*, el libro de Rachel Carson, los activistas del medioambiente han sostenido enérgicamente que el uso excesivo e indiscriminado de pesticidas es parcialmente responsable de la creciente incidencia del cáncer en Estados Unidos. Esta teoría ha suscitado controversias, activismo y campañas públicas de mucha intensidad a lo largo de las décadas posteriores. Pero aunque la hipótesis es creíble, los experimentos a gran escala en grupos humanos que señalan directamente a determinados pesticidas como carcinógenos han ido apareciendo lentamente, y los estudios animales no han sido concluyentes. Se ha demostrado que en dosis elevadas el DDT y el aminotriazol causan cáncer en animales, pero aún resta analizar miles de productos químicos propuestos como carcinógenos. Se necesita, otra vez, un enfoque integrado. La identificación de vías activadas claves en las células cancerosas podría redundar en un método de detección más sensible para descubrir carcinógenos en estudios animales. Un producto químico puede no causar un cáncer manifiesto en esos estudios, pero tal vez se demuestre que activa genes y vías vinculados con la enfermedad, lo cual le trasladaría la carga de la prueba en lo concerniente a su carcinogenicidad potencial. De manera similar, hoy sabemos que existe un vínculo entre la nutrición y el riesgo de sufrir determinadas formas de cáncer, pero este campo no ha salido de la infancia. Las dietas ricas en carnes rojas y bajas en fibras incrementan los riesgos de cáncer de colon y la obesidad está ligada al cáncer de mama, pero es mucho más lo que se desconoce sobre esos vínculos, especialmente en términos moleculares.

En 2005, el epidemiólogo de Harvard David Hunter sostuvo que la integración de la epidemiología tradicional, la biología molecular y la genética del cáncer ha de dar origen a una forma renaciente de epidemiología, mucho más autorizada en su capacidad de prevenir el cáncer:

> La epidemiología tradicional se ocupa de correlacionar exposiciones con resultados cancerosos, y todo lo que hay entre la causa (la exposición) y el resultado (un cáncer) se trata como una «caja negra». [...] En la epidemiología molecular, el epidemiólogo [abrirá] la «caja negra» mediante el examen de los eventos intermedios entre la exposición y la aparición o progresión de la enfermedad[17].

Como la prevención, también la detección del cáncer cobrará nuevo vigor con la concepción molecular de esta enfermedad. En rigor, ya está haciéndolo. El descubrimiento de los genes BRCA del cáncer de mama es el epítome de la integración de la detección y la genética del cáncer. A mediados de la década de 1990, sobre la base de los avances del decenio anterior, los investigadores aislaron dos genes relacionados, BRCA-1 y BRCA-2, que aumentan en gran medida el riesgo de desarrollar un cáncer de mama[18]. Una mujer con una mutación heredada en el BRCA-1 tiene entre un 50 y un 80 por ciento de probabilidades de padecer un cáncer de mama en algún momento de su vida (el gen también agrava el riesgo de sufrir cáncer de ovario), una cifra que supera entre tres y cinco veces el riesgo normal. En nuestros días, el análisis en busca de esta mutación genética se ha incorporado a las iniciativas de prevención. Las mujeres que dan positivo para una mutación en los dos genes son objeto de revisiones más intensivas por medio de técnicas sensibles de imagen como las resonancias magnéticas del seno. Quienes tienen mutaciones de los genes BRCA pueden optar por tomar tamoxifeno para prevenir el cáncer de mama, una estrategia cuya eficacia se ha demostrado en ensayos clínicos. O, en una alternativa quizá más radical, pueden inclinarse por una mastectomía profiláctica de ambas mamas y de los ovarios antes del desarrollo del cáncer, otra estrategia que reduce drásticamente las probabilidades de padecer cáncer de mama. Una mujer israelí con una mutación en BRCA-1 que se decantó por esta estrategia después de desarrollar cáncer en un seno me dijo que su elección, al menos en parte, era simbólica. «Expulso el cáncer de mi cuerpo —señaló—. Para mí, los senos habían terminado por no ser más que un mero sitio para el cáncer. Ya no me eran de utilidad. Me dañaban el cuerpo, la supervivencia. Fui al cirujano y le pedí que me los quitara»[19].

La tercera nueva dirección para la medicina del cáncer, posiblemente la más compleja, consiste en integrar nuestra comprensión de los genes y vías aberrantes para explicar el *comportamiento* de un cáncer en su conjunto, y renovar de tal modo el ciclo de conocimiento, descubrimiento e intervención terapéutica.

Uno de los ejemplos más provocativos del comportamiento de una célula cancerosa, que ninguna activación de genes o vías puede explicar, es su inmortalidad. La rápida proliferación celular, la insensibilidad a las señales de detención del crecimiento o la angiogénesis tumoral pueden explicarse en buena medida por la acción de vías aberrantemente activadas o desactivadas como *ras*, *Rb* o *myc* en las células cancerosas. Pero los científicos no pueden explicar por qué el cáncer sigue proliferando sin parar. La mayoría de las células normales, incluso las que crecen con rapidez, proliferarán durante varias generaciones y luego agotarán su capacidad de seguir dividiéndose. ¿Qué es lo que permite a una célula cancerosa dividirse incesantemente sin agotamiento ni menoscabo, una generación tras otra?

Entre las respuestas a esta pregunta ha aparecido una, sumamente polémica, según la cual también la inmortalidad del cáncer proviene de la fisiología normal. El embrión humano y muchos de nuestros órganos adultos poseen una diminuta población de células madre que son capaces de una regeneración inmortal. Las células madre son la reserva de renovación del cuerpo. La totalidad de la sangre humana, por ejemplo, puede surgir de una sola célula madre extremadamente potente (llamada célula madre hematopoyética, por dar origen a la sangre) que, por lo común, vive en las profundidades de la médula ósea. En condiciones normales, solo una fracción de estas células madre formadoras de sangre está activa; el resto está en profundo reposo: dormidas. Pero si una lesión, o la quimioterapia, digamos, reducen de repente la sangre, las células madre despiertan y comienzan a dividirse con una fecundidad impresionante, generando células que a su vez generan miles y miles de glóbulos sanguíneos. Al cabo de unas semanas, una sola célula madre hematopoyética puede colmar todo el organismo con sangre nueva y luego, a través de mecanismos aún desconocidos, caer en un arrullo que la vuelve a dormir.

Algunos investigadores creen que algo semejante a este proceso ocurre constantemente en el cáncer, o al menos en la leucemia. A mediados de los años noventa, John Dick, un biólogo canadiense que trabajaba en Toronto, postuló la idea de que una pequeña población de células de las leucemias humanas también tiene ese comportamiento de autorrenovación infinita[20]. Esas «células madre del cáncer» actúan como una insistente reserva de la enfermedad, generándola y regenerándola sin fin. Cuando la quimioterapia elimina el grueso de las células cancerosas, una pequeña población remanente de esas células madre, consideradas intrínsecamente más resistentes a la muerte, regenera y renueva el cáncer y precipita así sus recurrencias comunes tras la quimioterapia. En rigor, las células madre cancerosas han adquirido el comportamiento de las normales mediante la activación de los mismos genes y vías a los que estas últimas deben su inmortalidad, con la salvedad de que, a diferencia de ellas, no hay arrullo que las devuelva al sueño fisiológico. El cáncer, entonces, trata de manera muy literal de emular a un órgano que se regenera, o tal vez —posibilidad mucho más perturbadora— a un *organismo* que se regenera. Su búsqueda de la inmortalidad refleja la nuestra, una búsqueda alojada en nuestros embriones y en la renovación de nuestros órganos. Algún día, si el cáncer vence, producirá un ser mucho más perfecto que su anfitrión, imbuido a la vez de inmortalidad y de la pulsión de proliferar. No sería ilegítimo sostener que las células leucémicas que crecen en mi laboratorio, procedentes de la mujer que murió treinta años atrás, ya han alcanzado esta forma de «perfección».

Llevada a sus últimas consecuencias lógicas, la capacidad de la célula cancerosa de imitar, corromper y pervertir firmemente la fisiología normal plantea así el ominoso interrogante de qué *es* la «normalidad». «El cáncer —dijo Carla— es mi nueva normalidad», y muy posiblemente también sea la *nuestra;* muy posiblemente estemos, por esencia, destinados a derivar lentamente hacia un final maligno. A decir verdad, y visto que en algunos países la proporción de afectados por el cáncer pasa inexorablemente de uno de cada cuatro habitantes a uno de cada tres, y a uno de cada *dos*, el cáncer será, en efecto, la nueva normalidad: una inevitabilidad[21]. La cuestión no será a la sazón *si* hemos de toparnos en nuestra vida con esta enfermedad inmortal, sino *cuándo*.

La guerra de Atosa

Envejecimos cien años,
aunque esto sucedió solo en una hora.
ANNA AJMÁTOVA, «In Memóriam, 19 de julio de 1914»[1]

Es hora, es hora también para mí de partir. Como un anciano que ha
vivido más que sus contemporáneos y siente un triste vacío interior,
Kostoglotov sentía esa noche que el pabellón ya no era su hogar, aun
cuando [...] estaban los mismos viejos pacientes que hacían las mismas
preguntas una y otra vez como si jamás las hubieran hecho antes: [...]
¿Me curarán o no? ¿Qué otros medicamentos podrían ayudarme?
ALEKSANDR SOLZHENITSYN, *El pabellón del cáncer*[2]

El 17 de mayo de 1973, siete semanas después de la muerte de Sidney Farber en Boston, Hiram Gans, un viejo amigo, leyó en el funeral algunas líneas de «Un jardín abandonado», de Swinburne[3]:

Aquí y ahora en su triunfo, donde todas las cosas vacilan,
extendida sobre los despojos que su propia mano esparce,
como un dios por propia mano muerto en su extraño altar,
yace, muerta, la muerte.

Como tal vez notaran los oyentes atentos, era una peculiar y deliberada inversión del momento. Era el *cáncer* el que pronto iba a estar muerto, con su cuerpo desplegado y extendido ceremonialmente sobre el altar: muerte yacente, muerta.

La imagen es muy típica de Farber y su época, pero su esencia aún nos ronda hoy en día. Al final, toda biografía debe también afrontar la muerte de su biografiado. ¿Puede concebirse un futuro en que el cáncer llegue a su fin? ¿Es posible erradicar para siempre esta enfermedad de nuestro cuerpo y nuestras sociedades?

Las respuestas a esas preguntas están inmersas en la biología de esta increíble enfermedad. El cáncer, lo hemos descubierto, está cosido a nuestro genoma. Los oncogenes surgen de mutaciones en genes esenciales que regulan el crecimiento de las células. Las mutaciones se acumulan en ellos cuando los carcinógenos dañan el ADN, pero también a causa de errores aparentemente azarosos en sus copias cuando las células se dividen. El primer aspecto podría prevenirse, pero el segundo es endógeno. El cáncer es un defecto de nuestro crecimiento, pero ese defecto está profundamente arraigado en nosotros. Solo podremos liberarnos del cáncer, entonces, en la medida en que podamos liberarnos de los procesos de nuestra fisiología que dependen del crecimiento: envejecimiento, regeneración, curación, reproducción.

La ciencia encarna el deseo humano de entender la naturaleza; la tecnología conjuga ese deseo con la ambición de controlarla. Estos impulsos están relacionados —uno podría procurar entender la naturaleza para controlarla—, pero la pulsión de intervenir es patrimonio exclusivo de la tecnología. La medicina, en consecuencia, es en lo fundamental un arte tecnológico; en su núcleo está el deseo de mejorar las vidas humanas mediante la intervención en la vida misma. Desde un punto de vista conceptual, la batalla contra el cáncer lleva la idea de la tecnología hasta su límite último, porque el objeto sobre el que se interviene es nuestro genoma. No está claro si una intervención que discrimine entre crecimiento maligno y crecimiento normal es siquiera posible. Tal vez el cáncer, el pendenciero, fecundo, invasivo, adaptable mellizo de nuestros pendencieros, fecundos, invasivos y adaptables genes y células, sea imposible de desconectar de nuestro cuerpo. Tal vez el cáncer defina el límite exterior intrínseco de nuestra supervivencia. Cuando nuestras células se dividen y nuestro cuerpo envejece, y las mutaciones se acumulan inexorablemente unas sobre otras, el cáncer bien podría ser el término final en nuestro desarrollo como organismos.

Pero nuestras metas pueden ser más modestas. Sobre la puerta del despacho de Richard Peto en Oxford cuelga uno de los aforismos predilectos de Doll: «La muerte en la vejez es inevitable, pero la muerte antes de la vejez no lo es». La idea de Doll representa una meta próxima más razonable para definir el éxito en la guerra contra el cáncer. Es posible que estemos fatalmente uncidos a esta antigua enfermedad, obligados a jugar su juego del gato y el ratón durante todo el futuro previsible de nuestra especie. Pero si las muertes debidas al cáncer pueden impedirse antes de la vejez, y el aterrador juego de tratamiento, resistencia, recurrencia y más tratamiento puede extenderse más y más, nuestra manera de imaginar esta vieja enfermedad se transformará. Dado lo que sabemos del cáncer, solo eso ya representaría una victoria tecnológica como no ha habido otra en nuestra historia. Sería una victoria sobre nuestra propia inevitabilidad: una victoria sobre nuestro genoma.

Para vislumbrar cómo podría ser esa victoria, permítaseme un experimento mental. Recuerden a Atosa, la reina persa que probablemente tuvo cáncer de mama en 500 a. C. Imagínenla viajando a través del tiempo: apareciendo y reapareciendo en una época tras otra. Es el Dorian Gray del cáncer: mientras recorre el arco de la historia, su tumor, congelado en una fase y un comportamiento, sigue siendo el mismo. El caso de Atosa nos permite recapitular los avances pasados en la terapia del cáncer y considerar su futuro. ¿Cómo han cambiado el tratamiento y el pronóstico de la reina en los últimos cuatro mil años, y qué le pasará a Atosa más adelante, ya en el nuevo milenio?

Primero, hagámosla retroceder en el tiempo y llevémosla a la clínica egipcia de Imhotep, en 2500 a. C. Imhotep tiene un nombre para su enfermedad, un jeroglífico que no sabemos pronunciar. Y da un diagnóstico, pero «no hay tratamiento», dice humildemente antes de cerrar el caso.

En 500 a. C., en su propia corte, Atosa se autoprescribe la forma más primitiva de mastectomía, que su esclavo griego se encarga de realizar. Doscientos años después, en Tracia, Hipócrates identifica su tumor como un *karkinos*, y da así a la enfermedad un nombre que resonará a lo largo de su futuro. Claudio Galeno, en 168 d. C., formula la hipótesis de una causa universal: una sobredosis sistémica de bilis negra, melancolía atrapada que hierve bajo la forma de un tumor.

Mil años pasan como un relámpago; el cuerpo de Atosa se purga de la bilis atrapada, pero el tumor sigue creciendo, reapareciendo, invadiendo y generando metástasis. Los cirujanos medievales entienden poco de la enfermedad de la reina, pero le cercenan el cáncer con cuchillos y escalpelos. Algunos proponen como tratamiento sangre de rana, láminas de plomo, estiércol de cabra, agua bendita, pasta de cangrejo y sustancias químicas cáusticas. En 1778, en la clínica londinense de John Hunter, se asigna una etapa a su cáncer: cáncer de mama precoz y localizado o cáncer tardío, avanzado e invasivo. Para el primero, Hunter recomienda una operación local; para el segundo, «compasión remota».

Cuando Atosa vuelve a aparecer en el siglo XIX, se ve ante un nuevo mundo de la cirugía. En la clínica de Halsted en Baltimore, en 1890, su cáncer de mama se trata con la terapia más audaz y definitiva hasta el momento, la mastectomía radical con una gran escisión del tumor y la eliminación de los músculos torácicos profundos y los nódulos linfáticos de la axila y la clavícula. A comienzos del siglo XX, los oncólogos radioterapeutas tratan de suprimir el tumor localmente por medio de rayos X. Hacia la década de 1950, otra generación de cirujanos aprende a combinar las dos estrategias, aunque atenuadas por la moderación. El cáncer de Atosa recibe un tratamiento local con una mastectomía simple, o una lumpectomía seguida de radiación.

En los años setenta surgen nuevas estrategias terapéuticas. Tras la cirugía, Atosa es sometida a una quimioterapia de combinación adyuvante para reducir la probabilidad de una recurrencia. Su tumor da positivo para receptor de estrógeno. También se añade tamoxifeno, el antiestrógeno, para impedir una recurrencia. En 1986 se descubre además que su tumor es *Her-2* amplificado. A la cirugía, la radiación, la quimioterapia adyuvante y el tamoxifeno se añade una terapia de administración dirigida con Herceptin.

Es imposible discernir el impacto preciso de estas intervenciones sobre la supervivencia de Atosa[4]. El cambiante paisaje de los ensayos no permite una comparación directa entre su destino en 500 a. C. y en 1989. Pero la cirugía, la quimioterapia, la radiación, la terapia hormonal y la terapia de administración dirigida probablemente hayan aumentado su supervivencia entre diecisiete y treinta años. Diagnosticada a los cuarenta, digamos, Atosa puede tener la razonable esperanza de celebrar su sexagésimo cumpleaños.

A mediados de la década de 1990, la gestión del cáncer de mama de la reina toma otro cariz. Su diagnóstico a una edad temprana y su ascendencia aqueménida llevan a preguntarse si porta una mutación en BRCA-1 o BRCA-2. Se secuencia su genoma y, en efecto, se encuentra una mutación. Atosa ingresa en un programa de revisión intensivo para detectar la aparición de un tumor en el seno no afectado. También se hacen pruebas a sus dos hijas. Al comprobarse que son positivas para BRCA-1, se les propone un reconocimiento intensivo, una mastectomía bilateral profiláctica o tamoxifeno para impedir el desarrollo de un cáncer de mama invasivo. En el caso de las hijas de Atosa, el impacto del reconocimiento y la profilaxis es espectacular. Una resonancia magnética de mama identifica un pequeño bulto en una de ellas. Tras comprobarse que se trata de un cáncer de mama, se extirpa por cirugía en su etapa inicial y preinvasiva. La otra hija decide someterse a una mastectomía bilateral profiláctica. Tras la erradicación preventiva de las mamas, vivirá su vida libre del cáncer mamario.

Ahora, llevemos a Atosa al futuro. En 2050, llegará a la clínica de su oncólogo mamario con un dispositivo de memoria del tamaño de un pulgar que contiene la secuencia completa del genoma de su cáncer, con la identificación de todas las mutaciones en todos los genes. Las mutaciones se organizarán en vías clave. Un algoritmo tal vez identifique las que contribuyen al crecimiento y la supervivencia de su cáncer. Las terapias se dirigirán contra esas vías para impedir una recurrencia del tumor tras la cirugía. Atosa comenzará con una combinación de drogas de administración dirigida, y se prevé que pasará a un segundo cóctel cuando el cáncer mute, y cambiará otra vez cuando vuelva a mutar. Probablemente tomará algún tipo de medicamento durante el resto de su vida, ya sea para prevenir, curar o mitigar la enfermedad.

Esto, sin lugar a dudas, es un progreso. Pero antes de deslumbrarnos en exceso con la supervivencia de Atosa, merece la pena que la pongamos en perspectiva. Demos a la reina un cáncer pancreático en 500 a. C. y es improbable que su pronóstico cambie algo más que unos pocos meses a lo largo de 2.500 años. Si Atosa desarrolla un cáncer de vesícula biliar que no es tratable con cirugía, su supervivencia solo experimentará cambios marginales con el paso de los siglos. Aun el cáncer de mama muestra una pronunciada heterogeneidad en su desenlace. Si el tumor de la reina ha hecho metástasis o es negativo para receptor de estrógeno, *Her-2* negativo, y no responde a la quimioterapia convencional, sus probabilidades de supervivencia apenas habrán cambiado desde la época de la clínica de Hunter. En contraste, si le atribuimos una leucemia mieloide crónica [LMC] o una enfermedad de Hodgkin, la duración de su vida tal vez se extienda treinta o cuarenta años más.

Parte de la imprevisibilidad de la trayectoria del cáncer en el futuro radica en que no conocemos las bases biológicas de esa heterogeneidad. Todavía no podemos desentrañar, por ejemplo, qué hace que el cáncer de páncreas o el cáncer de vesícula biliar sean tan marcadamente diferentes de la LMC o del cáncer de mama de Atosa. Lo indudable, sin embargo, es que ni siquiera el conocimiento de la biología del cáncer servirá para erradicar plenamente el cáncer de nuestra vida. Como sugiere Doll y sintetiza Atosa, también podríamos concentrarnos en prolongar la vida en vez de eliminar la muerte. La mejor manera de «ganar» la guerra contra el cáncer consiste, quizás, en redefinir la victoria.

El tortuoso viaje de Atosa también plantea una cuestión implícita en este libro: si nuestra comprensión y tratamiento del cáncer siguen metamorfoseándose de manera tan radical con el paso del tiempo, ¿cómo puede utilizarse el pasado de la enfermedad para predecir su futuro?

En 1997, en respuesta a informes que mostraban que la mortalidad del cáncer se había mantenido decepcionantemente estática a lo largo de esos años, Richard Klausner, director por entonces del Instituto Nacional del Cáncer, argumentó que las realidades médicas de una década tenían poca relación con las realidades de la siguiente. Escribió:

> Son muchos más los buenos historiadores que los buenos profetas. Es extraordinariamente difícil predecir el descubrimiento científico, que a menudo es impulsado por ideas fundacionales procedentes de direcciones inesperadas. El ejemplo clásico —Fleming y su descubrimiento de la penicilina en un pan mohoso y el monumental impacto de ese hallazgo accidental— no podría haberse pronosticado con facilidad, como tampoco podría haberse previsto la repentina desaparición de la tecnología del pulmón de acero cuando la evolución de las técnicas de virología permitió el cultivo de virus de la polio y la

preparación de la vacuna. Cualquier extrapolación de la historia en el futuro presupone un marco estático de descubrimiento: un oxímoron[5].

En un sentido limitado, Klausner tiene razón. Cuando aparecen descubrimientos verdaderamente radicales, no suelen tener un impacto acumulativo; lo que hacen, en general, es provocar un cataclismo y un cambio de paradigma. La tecnología disuelve su propio pasado. El especulador que compró acciones de una empresa de pulmones de acero antes del descubrimiento de la vacuna contra la polio, o el científico que consideraba incurables las neumonías bacterianas en el mismo momento en que se descubría la penicilina, no tardaron en aparecer como los tontos de la historia.

Pero en el caso del cáncer, donde no hay a la vista —y probablemente no la haya nunca— una cura simple, universal o definitiva, el pasado mantiene una conversación constante con el futuro. Las viejas observaciones cristalizan en nuevas teorías; el tiempo pasado está siempre contenido en el tiempo futuro. El virus de Rous se reencarnó, decenios más tarde, bajo la forma de los oncogenes endógenos; la observación de George Beatson de que la extirpación de los ovarios podía hacer más lento el crecimiento del cáncer de mama, inspirada en el cuento de unos pastores escoceses, vuelve a bombo y platillo en la forma de un fármaco multimillonario llamado tamoxifeno; la «supuración de la sangre» de Bennett, el cáncer con el que se inicia este libro, es también el cáncer que le pone fin.

Y hay una razón más sutil para recordar esta historia: si bien el contenido de la medicina está sometido a un cambio constante, su *forma,* sospecho, sigue siendo, asombrosamente, la misma. La historia se repite, pero la ciencia reverbera. Las herramientas que usaremos para combatir el cáncer en el futuro se modificarán, sin duda alguna, de manera tan espectacular en cincuenta años que la geografía de la prevención y la terapia oncológicas podrían llegar a ser irreconocibles. Los médicos del futuro tal vez se rían de nuestra mezcla de primitivos cócteles de venenos para eliminar la enfermedad más elemental y magistral conocida por nuestra especie. Pero mucho, en esta batalla, seguirá siendo igual: la implacabilidad, la inventiva, la resiliencia, la inquieta oscilación entre el derrotismo y la esperanza, la pulsión hipnótica de búsqueda de soluciones universales, la decepción de la derrota, la arrogancia y la desmesura.

Los griegos utilizaban una evocadora palabra para describir los tumores: *onkos,* que significa 'masa' o 'carga'. El término era más presciente de lo que ellos habrían podido imaginar. El cáncer es, en efecto, el peso incorporado a nuestro genoma, el contrapeso de plomo a nuestras aspiraciones de inmortalidad. Pero si, aun antes de los griegos, vamos a la ancestral lengua indoeuropea, vemos que la etimología de *onkos* cambia. *Onkos* deriva de la antigua palabra *nek.* Y *nek*, a diferencia del estático *onkos*, es la forma activa del verbo *cargar.* Significa transportar, mover el peso de un lugar a otro, cargar con algo a través de una larga distancia y llevarlo a un nuevo sitio. Es una imagen que capta no solo la capacidad de viajar de la célula cancerosa —metástasis—, sino también el viaje de Atosa, el largo arco del descubrimiento científico y, inmerso en ese viaje, el ánimo, tan ineludiblemente humano, de burlar, perdurar y sobrevivir.

Una noche de la primavera de 2005, hacia el final del primer año de mi residencia de especialización, me senté en una habitación de la décima planta del hospital con una mujer agonizante, Germaine Berne, una vivaz psicóloga de Alabama. En 1999 había sentido un asalto de náuseas, un malestar tan repentino y violento que parecía lanzado por una catapulta. Aún más inquietante, las náuseas venían acompañadas por una vaga sensación de saciedad, como si ella estuviera inmovilizada en la perpetua ingestión de una comida pantagruélica. Germaine acudió al Hospital Baptista de Montgomery, donde la sometieron a un sinfín de análisis hasta que una tomografía computarizada reveló la presencia de una masa sólida de doce centímetros que le presionaba el estómago. El 4 de enero de 2000 un radiólogo le realizó una biopsia de la masa. Bajo el microscopio, la biopsia mostraba láminas de células fusiformes que se dividían con rapidez. El tumor, que había invadido los vasos sanguíneos y había desplazado los planos normales de los tejidos, era un tipo raro de cáncer llamado tumor de estroma gastrointestinal, o simplemente GIST [*gastrointestinal stromal tumor*].

Las noticias no tardaron en empeorar. Los escáneres mostraban manchas en el hígado, inflamación en los nódulos linfáticos y un ramillete de masas que salpicaban el pulmón izquierdo. El cáncer había hecho metástasis en todo el cuerpo. Una cura quirúrgica era imposible, y en 2000 no se conocía ninguna quimioterapia eficaz contra ese tipo de sarcoma. Sus médicos de Alabama improvisaron una combinación de drogas quimioterapéuticas, pero en esencia no hacían sino dilatar las cosas a la espera de algo mejor. «Firmé mis cartas, pagué mis cuentas e hice mi testamento —recordó Germaine—. No había dudas sobre el veredicto. Me dijeron que fuera a casa a morir».

En el invierno de 2000, entregada su sentencia de muerte, Germaine dio con una comunidad virtual de víctimas de la enfermedad, pacientes que se comunicaban entre sí a través de un sitio web. El sitio, como la mayoría de sus participantes, era extraño y moribundo, con gente desesperada en busca de remedios desesperados. Pero a finales de abril la noticia de un nuevo fármaco comenzó a correr como un reguero de pólvora entre los internautas. Esa nueva droga no era otra que Gleevec —imatinib—, el mismo fármaco cuya actividad contra la leucemia mielógena crónica había comprobado Druker[6]. El Gleevec se une a la proteína *Bcr-abl* y la desactiva. Pero, por un azar afortunado, el fármaco también desactiva otra tirosina quinasa, llamada *c-kit*. Así como la *Bcr-abl* activada induce a las células cancerosas a dividirse y crecer en la LMC, *c-kit* es un gen conductor en el GIST. En los ensayos iniciales, el Gleevec había mostrado una notable actividad clínica contra *c-kit*, y por tanto contra el GIST.

Germaine movió cielo y tierra para conseguir participar en uno de esos ensayos. Era, por naturaleza, suavemente persuasiva, capaz de lisonjear, importunar, halagar, fastidiar, rogar y exigir, y su enfermedad la había hecho intrépida. («Cúreme, doctor, y lo enviaré a Europa», me dijo una vez. Decliné cortésmente el ofrecimiento). Logró llegar a un hospital universitario donde se administraba a los pacientes la droga sometida a ensayos. En el momento de inscribirse, la eficacia del Gleevec era ya tan evidente que los médicos no podían justificar el tratamiento de pacientes de GIST con un placebo. Germaine empezó a recibir el fármaco en agosto de 2001. Un mes después, los tumores comenzaron a contraerse a una velocidad asombrosa. Germaine recuperó la energía; las náuseas desaparecieron. Había resucitado de entre los muertos.

Su recuperación era un milagro médico. Los diarios de Montgomery recogieron la historia. Germaine impartía consejos a otras víctimas del cáncer. La medicina estaba pisándole los talones a esta enfermedad, escribía; había motivos para tener esperanzas. Aun cuando la cura no estuviera a la vista, una nueva generación de drogas controlaría el cáncer, y habría otra a la vuelta de la esquina en cuanto la primera fallara. En el verano de 2004, cuando celebraba el cuarto aniversario de su inesperada recuperación, las células de su tumor se tornaron de improviso resistentes al Gleevec. Los bultos, latentes durante cuatro años, volvieron a brotar con sed de venganza. Al cabo de unos meses aparecieron masas en el estómago, los nódulos linfáticos, los pulmones, el hígado y el bazo. Regresaron las náuseas, con tanta fuerza como la primera vez. Un fluido maligno se derramaba en las cisternas del abdomen.

Ingeniosa como siempre, Germaine rastreó en la web y volvió a su improvisada comunidad de pacientes de GIST en busca de consejos. Se enteró de que en Boston y otras ciudades se estaban haciendo ensayos con otras drogas, análogos de segunda generación del Gleevec. En 2004, con una llamada al otro lado del país, se inscribió en el ensayo de uno de esos análogos, llamado SU11248, que acababa de comenzar en el Farber.

La nueva droga produjo una respuesta temporal, pero su efecto no duró mucho. Hacia febrero de 2005, el cáncer de Germaine había entrado en una espiral fuera de control, con un crecimiento tan rápido que ella podía registrar su aumento en libras cuando se pesaba en la balanza semana tras semana. A la larga, el dolor le imposibilitó incluso caminar de la cama a la puerta, y tuvo que ser ingresada. Mi reunión con ella esa noche no era para hablar de fármacos y terapias, sino para tratar de lograr una reconciliación sincera con su afección médica.

Como de costumbre, ya se me había adelantado. Cuando entré a su habitación para hablar de los pasos siguientes, agitó la mano para saludarme con aire marchito y no me dejó continuar. Ahora, sus objetivos eran simples, me dijo. Basta de ensayos. Basta de drogas. Los seis años de supervivencia que había ganado entre 1999 y 2005 no habían sido años estáticos, congelados; les había sacado punta, se había aclarado y limpiado. Germaine había cortado la relación con su marido y había intensificado los lazos con su hermano, que era oncólogo. Su hija, adolescente en 1999 y ahora una estudiante extraordinariamente madura de segundo año en una universidad de Boston, se había convertido en su aliada, su confidente, a veces su enfermera, y su más íntima amiga. («El cáncer rompe algunas familias y crea otras —dijo Germaine—. En mi caso, hizo ambas cosas»). Ella comprendía que la recuperación había llegado finalmente a su término. Quería volver a Alabama, a su casa, para morir la muerte que había esperado en 1999.

Cuando recuerdo la conversación final con Germaine, los objetos, para mi desconcierto, parecen destacarse de manera más vívida que las palabras: un cuarto de hospital, con su intenso olor a desinfectante y jabón de manos; la luz del techo, metálica y poco favorecedora; una mesa auxiliar de madera con ruedas, llena de píldoras, libros, recortes de periódicos, esmalte de uñas, joyas, postales. Su habitación, empapelada con fotos de su hermosa casa de Montgomery y de su hija cogiendo alguna fruta en el huerto; una jarra de plástico, como es de rigor en los hospitales, con un ramo de girasoles dentro, puesta sobre una mesa a su lado. Según la recuerdo, Germaine estaba sentada junto a la cama y balanceaba con indiferencia una pierna; llevaba su habitual mezcla de prendas pintorescas y llamativas y algunas joyas grandes bastante originales. Tenía el pelo cuidadosamente peinado. Parecía formal, congelada y perfecta, como la fotografía de una persona en un hospital a la espera de la muerte. Parecía contenta; se reía y bromeaba. Hacía que el uso de una sonda nasogástrica pareciera algo natural y digno.

Solo años más tarde, mientras escribía este libro, pude finalmente explicar en palabras por qué esa reunión me había dejado tan inquieto y abatido; por qué los gestos realizados en esa habitación parecían tener dimensiones fuera de lo normal; por qué los objetos parecían símbolos, y por qué la misma Germaine parecía una actriz representando su papel. Comprendí entonces que nada había sido casual. Las características de la personalidad de Germaine que alguna vez yo había tomado como espontáneas e impulsivas eran, en realidad, respuestas calculadas y casi reflexivas a su enfermedad. La ropa, suelta y colorida, era una artimaña para disimular el creciente perfil del tumor en el abdomen. El llamativo tamaño del collar servía para desviar la atención del cáncer. La habitación estaba hasta los topes de chucherías y fotos —la jarra llena de flores, las postales fijadas con chinchetas en la pared— porque sin ellas el cuarto habría vuelto al frío anonimato de cualquier otra habitación en cualquier otro hospital. Germaine balanceaba la pierna en ese ángulo preciso y afectado porque el tumor le había invadido la columna vertebral y comenzaba a paralizarle la otra pierna, haciéndole imposible sentarse de otra manera. Su aspecto casual era estudiado; las bromas, ensayadas. La enfermedad había tratado de humillarla. Había hecho de ella un ser anónimo y aparentemente sin humor; la había sentenciado a sufrir una antiestética muerte en un gélido cuarto de hospital a miles de kilómetros de su casa. Ella le había respondido con toda el alma, moviéndose para estar siempre un paso por delante y tratando de burlarla.

Era como observar a alguien enzarzado en una partida de ajedrez. Cada vez que la enfermedad de Germaine se movía y le imponía una terrible restricción más, ella respondía con un movimiento igualmente asertivo. La enfermedad actuaba; ella reaccionaba. Era una partida obsesiva y mórbida, una partida que se había apoderado de su vida. Germaine esquivaba un golpe, pero el siguiente le daba de lleno. También ella era como la Reina Roja de Lewis Carroll, pedaleando con furia solo para procurar seguir en el mismo lugar.

Esa noche, Germaine parecía haber captado algo esencial de nuestra lucha contra el cáncer: que, para seguir el tren de la enfermedad, es necesario una y otra vez inventar y reinventar, aprender y desaprender estrategias. Germaine luchaba contra el cáncer de manera obsesiva, astuta, desesperada, feroz, enloquecida, espléndida y afanosa, como si canalizara toda la furiosa energía inventiva de generaciones de hombres y mujeres que habían peleado contra él en el pasado y lo harían en el futuro. La búsqueda de una cura la había llevado a un viaje extraño y sin límites, a través de blogs de Internet y hospitales universitarios, quimioterapia y ensayos clínicos en el otro extremo del país, por un paisaje más desolado, desesperado y perturbador de lo que nunca había imaginado. Había desplegado hasta la última reserva de energía en esa búsqueda, vaciado hasta las heces su coraje, apelado a su voluntad y su ingenio y su imaginación, hasta que, esa noche final, fijó la mirada en el cofre de su inventiva y su resiliencia y no encontró nada. En esa última noche embrujada, apenas aferrada a su vida por un frágil hilo, reuniendo toda su fuerza y dignidad para ir en silla de ruedas a la privacidad del baño, era como si Germaine hubiera encapsulado la esencia de cuatro mil años de guerra.

S. M., junio de 2010

Agradecimientos

Son muchas las personas a quienes tengo que dar las gracias. Mi esposa, Sarah Sze, cuya fe, amor y paciencia inagotables sostuvieron este libro. Mis hijas Leela y Aria, para quienes el libro fue a menudo un hermano rival; que se durmieron muchas noches bajo el arrullo mecánico de mi furioso tecleo, para despertarse a la mañana siguiente y encontrarme otra vez aporreando el teclado con la misma furia. Mi agente Sarah Chalfant, que leyó y anotó borrador tras borrador de mis propuestas; mi editora Nan Graham, con quien comencé a comunicarme por medio de una «telepatía mental» y cuyas ideas están bordadas en cada página. Mis primeros lectores: Nell Breyer, Amy Waldman, Neel Mukherjee, Ashok Rai, Kim Gutschow, David Seo, Robert Brustein, Prasant Atluri, Erez Kalir, Yariv Houvras, Mitzi Angel, Diana Beinart, Daniel Menaker y muchos mentores y entrevistados, en particular Robert Mayer, que tuvieron una participación crucial en la elaboración de este libro. Mis padres, Sibeswar y Chandana Mukherjee, y mi hermana, Ranu Bhattacharyya y su familia, que consumieron vacaciones y reuniones familiares por un manuscrito interminable, y Chia-Ming y Judy Sze, que me proporcionaron sustento y ayuda en mis frecuentes visitas a Boston.

Como cualquier libro semejante, esta obra también se apoya en la obra de otros: el magistral y conmovedor *La enfermedad y sus metáforas,* de Susan Sontag; *The Making of the Atomic Bomb,* de Richard Rhodes; *Cancer Crusade,* de Richard Rettig; *The Breast Cancer Wars,* de Barron Lerner; *Natural Obsessions,* de Natalie Angier; *Las vidas de la célula,* de Lewis Thomas; *The Way It Was,* de George Crile; *One in Three,* de Adam Wishart; *El pabellón del cáncer,* de Aleksandr Solzhenitsyn; las devastadoras memorias *Un mar de muerte,* de David Rieff; *Her-2,* de Robert Bazell; *Racing to the Beginning of the Road,* de Robert Weinberg; *The Art and Politics of Science,* de Harold Varmus; *How to Win the Nobel Prize,* de Michael Bishop; *The Cancer Treatment Revolution,* de David Nathan; *The Dread Disease,* de James Patterson, y *Postguerra,* de Tony Judt. Consulté muchos archivos y bibliotecas como fuentes primarias para este libro: los documentos de Mary Lasker, de Benno Schmidt y de George Papanicolaou; los documentos y la colección de muestras de Arthur Aufderheide; los documentos de William Halsted y de Rose Kushner; los documentos de la Universidad de California en San Francisco relacionados con el tabaco; los documentos de Evarts Graham, de Richard Doll, de Joshua Lederberg y de Harold Varmus; la Biblioteca Pública de Boston; la Biblioteca Countway de Medicina; las bibliotecas de la Universidad de Columbia, y las fotografías y correspondencia personal de Sidney Farber, compartidas por varias fuentes, entre ellas Thomas Farber, su hijo. El manuscrito también fue leído por Robert Mayer, George Canellos, Donald Berry, Emil Freireich, Al Knudson, Harold Varmus, Dennis Slamon, Brian Druker, Thomas Lynch, Charles Sawyers, Bert Vogelstein, Robert Weinberg y Ed Gelmann, que propusieron correcciones y modificaciones al texto.

Harold Varmus, en especial, me ofreció un comentario y anotaciones asombrosamente detalladas y perspicaces, como un símbolo de la extraordinaria generosidad que encontré en científicos, autores y médicos.

David Scadden y Gary Gilliland me procuraron el estimulante ámbito de un laboratorio en Harvard. Ed Gelmann, Riccardo Dalla-Favera y Cory y Michael Shen me dieron un nuevo «hogar» universitario en la Universidad de Columbia, donde terminé el libro. El Remarque Institute Forum de Tony Judt (donde fui becario) me brindó un marco inigualable para las discusiones históricas; a decir verdad, concebí este libro en su forma actual a orillas de un cristalino lago sueco durante uno de los foros organizados por el instituto. Jason Rothauser, Paul Whitlatch y Jaime Wolf leyeron, revisaron y verificaron los datos y cifras del manuscrito. Alexandra Truitt y Jerry Marshall investigaron y dieron el visto bueno a los derechos de autor de las fotografías.

Notas

Prólogo

[1] William Shakespeare, *Hamlet*, cuarto acto, escena 3.

[2] June Goodfield, *The Siege of Cancer*, Nueva York, Random House, 1975, p. 219.

[3] Aleksandr Solzhenitsyn, *Cancer Ward*, Nueva York, Farrar, Straus and Giroux, 1968 [*El pabellón del cáncer*, Madrid, Aguilar, 1970].

[4] Heródoto, *The Histories*, Oxford, Oxford University Press, 1998, p. 223 [*Historia*, libro III, Madrid, Gredos, 1986].

[5] John Burdon Sanderson Haldane, *Possible Worlds and Other Papers*, Nueva York, Harper & Brothers, 1928, p. 286 [*Mundos posibles*, Barcelona, José Janés, 1947].

Primera parte. «De negra color, sin hervir»

[1] Arthur Conan Doyle, *A Study in Scarlet*, Whitefish (Montana), Kessinger Publishing, 2004, p. 107 [*Estudio en escarlata*, Madrid, Valdemar, 2000].

«Una supuración de la sangre»

[1] Hilaire Belloc, *Cautionary Tales for Children*, Nueva York, Alfred A. Knopf, 1922, pp. 18-19.

[2] William B. Castle, «Advances in Knowledge Concerning Diseases of the Blood, 1949-1950», *The 1950 Year Book of Medicine: May 1949-May 1950*, Chicago, Year Book Publishers, 1950, pp. 313-326.

³ Los detalles acerca de la aminopterina y su llegada a la clínica de Farber provienen de varias fuentes. Sidney Farber *et al.*, «The Action of Pteroylglutamic Conjugates on Man», *Science* 106 (2764), 1947, pp. 619-621; S. P. K. Gupta, entrevista con el autor, febrero de 2006; S. P. K. Gupta, «An Indian Scientist in America: The Story of Dr. Yellapragada SubbaRow», *Bulletin of the Indian Institute of History of Medicine* (Hyderabad), 6 (2), 1976, pp. 128-143, y S. P. K. Gupta, con la colaboración de Edgar L. Milford, *In Quest of Panacea: Successes and Failures of Yellapragada Subba Row*, Nueva Delhi, Evelyn Publishers, 1987.

⁴ John Craig, «Sidney Farber (1903-1973)», *Journal of Pediatrics*, 128 (1), 1996, pp. 160-162. Véanse también «Looking Back: Sidney Farber and the First Remission of Acute Pediatric Leukemia», Children's Hospital, Boston, http://www.childrenshospial.org/gallery/index.cfm?G=49&page=2 (consultado el 25 de junio de 2011), y Hans-Rudolf Wiedemann, «Sidney Farber (1903-1973)», *European Journal of Pediatrics*, 153 (4), abril de 1994, p. 223.

⁵ John Laszlo, *The Cure of Childhood Leukemia: Into the Age of Miracles*, New Brunswick (Nueva Jersey), Rutgers University Press, 1995, p. 19.

⁶ *Medical World News*, 11 de noviembre de 1966.

⁷ John Hugues Bennett, «Case of Hypertrophy of the Spleen and Liver in Which Death Took Place from Suppuration of the Blood», *Edinburgh Medical and Surgical Journal*, 64, 1 de octubre de 1845, pp. 413-423. Véase también John Hugues Bennett, *Clinical Lectures on the Principles and Practice of Medicine* (3ª ed.), Nueva York, William Wood & Company, 1866, p. 620.

⁸ J. H. Bennett, «Case of Hipertrophy of the Spleen...», *op. cit.* Véase también J. H. Bennett, *Clinical Lectures...*, *op. cit.*, p. 896.

⁹ Rudolf Ludwig Karl Virchow, *Cellular Pathology: As Based upon Physiological and Pathological Histology*, Londres, John Churchill, 1860, pp. 169-171 y 220 [*La patología celular: fundada en el estudio fisiológico y patológico de los tejidos*, Madrid, Imprenta Española, 1868]. Véase también J. H. Bennett, *Clinical Lectures...*, *op. cit.*, p. 896.

¹⁰ Charles J. Grant, «Weisses Blut», *Radiologic Technology*, 73 (4), 2003, pp. 373-376.

¹¹ Randy Shilts, *And the Band Played On: Politics, People, and the AIDS Epidemic*, Nueva York, St. Martin's Press, 1987 [*En el filo de la duda*, Barcelona, Ediciones B, 1994].

¹² «Virchow», *British Medical Journal*, 2 (3171), 8 de octubre de 1921, pp. 573-574. Véase también R. L. K. Virchow, *Cellular Pathology...*, *op. cit.*

¹³ William Seaman Bainbridge, *The Cancer Problem*, Nueva York, Macmillan Company, 1914, p. 117 [*El problema del cáncer*, Barcelona, Cervantes, 1924].

14 J. Laszlo, *The Cure of Childhood Leukemia...*, *op. cit.*, pp. 7-9 y 15.

15 Michael Anton Biermer, «Ein Fall von Leukämie», *Virchows Archives*, 20, 1861, p. 552, citado en Hermann Suchannek, «A Case of Leukaemia with Noteworthy Changes of the Nasal Mucous Membrane», *Archives of Otology*, 19, 1890, pp. 255-269.

16 Denis R. Miller, «A Tribute to Sidney Farber–the Father of Modern Chemotherapy», *British Journal of Haematology*, 134 (1), julio de 2006, pp. 20-26.

17 Esta observación, atribuida a Monod (tal vez de manera apócrifa), aparece varias veces en la historia de la biología molecular, aunque sus orígenes precisos siguen siendo desconocidos. Véanse, por ejemplo, Theresa M. Wizemann y Mary-Lou Pardue (eds.), *Exploring the Biological Contributions to Human Health: Does Sex Matter?*, Washington D. C., National Academy Press, 2001, p. 32, y Herbert Claus Friedmann, «From Butyribacterium to *E. coli:* an Essay on Unity in Biochemistry», *Perspectives in Biology and Medicine*, 47 (1), 2004, pp. 47-66.

«Un monstruo más insaciable que la guillotina»

1 Jonathan B. Tucker, *Ellie: A Child's Fight Against Leukemia*, Nueva York, Holt, Rinehart, and Winston, 1982, p. 46.

2 J. Laszlo, *The Cure of Childhood Leukemia...*, *op. cit.*, p. 162.

3 Michael B. Shimkin, «As Memory Serves–An Informal History of the National Cancer Institute, 1937-57», *Journal of the National Cancer Institute*, 59, suplemento 2, 1977, pp. 559-600.

4 Eric Lax, *The Mold in Dr. Florey's Coat: The Story of the Penicillin Miracle*, Nueva York, Henry Holt and Co., 2004, p. 67.

5 «Milestone moments in Merck history», http://www.merck.com/about/feature_story/01062003_penicillin.html (el sitio ya no existe, pero puede accederse a su contenido a través de http://www.archive.org/web/web.php).

6 E. K. Marshall, «Historical Perspectives in Chemotherapy», *Advances in Chemotherapy*, 13, 1964, pp. 1-8. Véase también *Science News Letter*, 41, 1942.

7 John Erlich *et al.*, «Chloromycetin, a New Antibiotic from a Soil Actinomycete», *Science*, 106 (2757), 1947, p. 417.

8 Benjamin Minge Duggar, «Aureomycin: A Product of the Continuing Search for New Antibiotics», *Annals of the New York Academy of Science*, 51, noviembre de 1948, pp. 177-181.

9   «Medicine: The Healing Soil», *Time*, 7 de noviembre de 1949.

10   John F. Enders, Thomas H. Weller y Frederick C. Robbins, «Cultivation of the Lansing Strain of Poliomyelitis Virus in Cultures of Various Human Embryonic Tissues», *Science*, 108 (2822), 1949, pp. 85-87, y Fred S. Rosen, «Isolation of Poliovirus–John Enders and the Nobel Prize», *New England Journal of Medicine*, 351 (15), octubre de 2004, pp. 1481-1483.

11   A. N. Richards, «The Production of Penicillin in the United States: Extracts and Editorial Comment», *Annals of Internal Medicine*, suplemento 8, noviembre de 1969, pp. 71-73. Véase también Austin Smith y Arthur Herrick (eds.), *Drug Research and Development*, Nueva York, Revere Publishing Co., 1948.

12   Anand Karnad, *Intrinsic Factors: William Bosworth Castle and the Development of Hematology and Clinical Investigation at Boston City Hospital*, Boston, Harvard Medical School, 1997.

13   Edgar Sydenstricker, «Health in the New Deal», *Annals of the American Academy of Political and Social Science*, 176, Social Welfare in the National Recovery Program, noviembre de 1934, pp. 131-137.

14   Lester Breslow, *A Life in Public Health: An Insider's Retrospective*, Nueva York, Springer, 2004, p. 69. Véase también Nicholas D. Kristof, «Access, Access, Access», *The New York Times*, 17 de marzo de 2010.

15   Rosemary Stevens, *In Sickness and in Wealth: American Hospitals in the Twentieth Century*, Nueva York, Basic Books, 1989, pp. 204 y 229.

16   Citado en Temple Burling, Edith Lentz y Robert N. Wilson, *The Give and Take in Hospitals: A Study of Human Organization in Hospitals*, Nueva York, Putnam, 1956, p. 9.

17   Publicidades de *Newsweek* y *Time*, 1946-1948. Véase también Ruth P. Mack, «Trends in American Consumption», *American Economic Review*, 46 (2), 1956, pp. 55-68.

18   Herbert J. Gans, *The Levittowners: Ways of Life and Politics in a New Suburban Community*, Nueva York, Pantheon Books, 1967, p. 234.

19   Paul S. Boyer *et al.*, *The Enduring Vision: A History of the American People*, Florence (Kentucky), Cengage Learning, 2008, p. 980.

20   John Kenneth Galbraith, *The Affluent Society*, Nueva York, Houghton Mifflin, 1958 [*La sociedad opulenta*, Barcelona, Ariel, 1987].

21   «Cancer: The Great Darkness», *Fortune*, marzo de 1937.

22   Robert Proctor, *Cancer Wars: How Politics Shapes What We Know and Don't Know about Cancer*, Nueva York, Basic Books, 1995, p. 20.

23   Kent A. Sepkowitz, «The 1947 Smallpox Vaccination Campaign in New York City, Revisited», *Emerging Infectious Diseases*, 10 (5), 2004, pp. 960-

961. Véase también Dale E. Hammerschmidt, «Hands: The Last Great Smallpox Outbreak in Minnesota (1924-25)», *Journal of Laboratory and Clinical Medicine*, 142 (4), 2003, p. 278.

[24] Lucius Duncan Bulkley, *Cancer and Its Non-Surgical Treatment*, Nueva York, W. Wood & Co., 1921.

[25] R. Proctor, *Cancer Wars...*, *op. cit.*, p. 66.

[26] «U. S. Science Wars against an Unknown Enemy: Cancer», *Life*, 1 de marzo de 1937.

[27] «Medicine: Millions for Cancer», *Time*, 5 de julio de 1937, y «Medicine: After Syphilis, Cancer», *Time*, 19 de julio de 1937.

[28] American Association for Cancer Research, «AACR: A Brief History», http://www.aacr.org/home/about-us/centennial/aacr-history.aspx (consultado el 25 de junio de 2011).

[29] «A Cancer Commission», *Los Angeles Times*, 4 de marzo de 1927.

[30] 69° periodo parlamentario, segunda sesión, *Congressional Record*, 68, 1927, p. 3 2922.

[31] Richard A. Rettig, *Cancer Crusade: The Story of the National Cancer Act of 1971*, Lincoln (Nebraska), Author's Choice Press, 1977, p. 44.

[32] «National Cancer Act of 1937», Office of Government and Congressional Relations, Legislative History, http://legislative.cancer.gov/history/1937 (consultado el 25 de junio de 2011).

[33] M. B. Shimkin, «As Memory Serves...», *op. cit.*, pp. 559-600.

[34] *Congressional Record*, apéndice 84, 30 de junio de 1939, p. 2291, y Margot J. Fromer, «How, After a Decade of Public & Private Wrangling, FDR Signed NCI into Law in 1937», *Oncology Times*, 28 (19), 10 de octubre de 2006, pp. 65-67.

[35] Ora Marashino, «Administration of the National Cancer Institute Act, August 5, 1937, to June 30, 1943», *Journal of the National Cancer Institute*, 4, abril de 1944, pp. 429-443.

[36] M. B. Shimkin, «As Memory Serves...», *op. cit.*, pp. 559-600.

[37] *Ibid.*

[38] *Ibid.*

[39] Véase House Foreign Affairs Committee, House Report 2565, 79° periodo parlamentario, segunda sesión. Véanse también Report 1743 del 79° periodo parlamentario, segunda sesión, 18 de julio de 1946, y «Could a "Manhattan Project" Conquer Cancer?», *The Washington Post*, 4 de agosto de 1946.

[40] Jimmie C. Holland y Sheldon Lewis, *The Human Side of Cancer: Living with Hope, Coping with Uncertainty*, Nueva York, HarperCollins, 2001 [*La cara*

humana del cáncer: vivir con esperanza, afrontar la incertidumbre, Barcelona, Herder, 2003].

⁴¹ John V. Pickstone, «Contested Cumulations: Configurations of Cancer Treatments through the Twentieth Century», *Bulletin of the History of Medicine*, 81 (1), primavera de 2007, pp. 164-196.

⁴² Grant Taylor, *Pioneers in Pediatric Oncology*, Houston, University of Texas M. D. Anderson Cancer Center, 1990.

⁴³ George Washington Corner, *George Hoyt Whipple and His Friends: The Life-Story of a Nobel Prize Pathologist*, Filadelfia, Lippincott, 1963, p. 187.

⁴⁴ G. Taylor, Pioneers in Pediatric Oncology, op. cit., p. 29, y George R. Minot, «Nobel Lecture: The Development of Liver Therapy in Pernicious Anemia», en Nobel Lectures, Physiology or Medicine, 1922-1941, Ámsterdam, Elsevier Publishing Company, 1965.

⁴⁵ Francis Minot Rackemann, *The Inquisitive Physician: The Life and Times of George Richards Minot*, Cambridge (Massachusetts), Harvard University Press, 1956, p. 151.

⁴⁶ George R. Minot y William P. Murphy, «Treatment of Pernicious Anemia by a Special Diet», *Journal of the American Medical Association*, 87 (7), 1926, pp. 470-476.

⁴⁷ G. R. Minot, «Nobel Lecture...», *op. cit.*

⁴⁸ *Ibid.*

⁴⁹ Lucy Wills, «A Biographical Sketch», *Journal of Nutrition*, 108, 1978, pp. 1379-1383.

⁵⁰ Hilda Bastian, «Lucy Wills (1888-1964): The Life and Research of an Adventurous Independent Woman», *Journal of the Royal College of Physicians of Edinburgh*, 38 (1), abril de 2008, pp. 89-91.

⁵¹ Janet Watson y William B. Castle, «Nutritional Macrocytic Anemia, Especially in Pregnancy: Response to a Substance in Liver Other Than That Effective in Pernicious Anemia», *American Journal of the Medical Sciences*, 211 (5), 1946, pp. 513-530, y Lucy Wills, «Treatment of "Pernicious Anaemia" of Pregnancy and "Tropical Anaemia", with Special Reference to Yeast Extract as a Curative Agent», *British Medical Journal*, 1 (3676), 20 de junio de 1931, pp. 1059-1064.

⁵² S. Farber *et al.*, «The Action of Pteroylglutamic Conjugates...», *op. cit.*, pp. 619-621. Véase también Lucy Mills *et al.*, «Observations on Acute Leukemia in Children Treated with 4-Aminopteroylglutamic Acid», *Pediatrics*, 5 (1), 1950, pp. 52-56.

⁵³ Thomas Farber, entrevista con el autor, noviembre de 2007.

⁵⁴ S. P. K. Gupta, «An Indian Scientist in America...», *op. cit.*, pp. 128-143.

55   G. W. Corner, *George Hoyt Whipple...*, *op. cit.*, p. 188.

56   S. P. K. Gupta, «An Indian Scientist in America...», *op. cit.*

EL GUANTE DE FARBER

1   W. S. Bainbridge, *The Cancer Problem*, *op. cit.*, p. 2.

2   «Cancer Ignored», *The Washington Post*, 5 de agosto de 1946.

3   Los detalles biográficos se tomaron de un artículo publicado en el *Boston Herald* del 9 de abril de 1948 y citado por S. P. K. Gupta, «An Indian Scientist in America...», *op. cit.*, pp. 128-143, y de S. P. K. Gupta, entrevista con el autor ya citada. La dirección de Sandler en Dorchester y el oficio de su padre se extrajeron de la guía de Boston de 1946, consultada en la Biblioteca Pública de la ciudad. El caso de Sandler (R. S.) se describe al detalle en el trabajo de Sidney Farber mencionado en la siguiente nota.

4   Sidney Farber, «Temporary Remissions in Acute Leukemia in Children Produced by Folic Acid Antagonist, 4-Aminopteroyl-glutamic Acid (Aminopterin)», *New England Journal of Medicine*, 238, junio de 1948, pp. 787-793.

5   Robert Cooke, *Dr. Folkman's War: Angiogenesis and the Struggle to Defeat Cancer*, Nueva York, Random House, 2001, p. 113.

6   Joseph E. Murray, *Surgery of the Soul: Reflections on a Curious Career*, Sagamore Beach (Massachusetts), Science History Publications, 2001, p. 127.

7   Robert D. Mercer, «The Team», *Medical and Pediatric Oncology*, 33 (4), octubre de 1999, sección «Chronicle», pp. 408-409.

8   Thomas Farber, entrevista con el autor ya citada.

9   G. Taylor, *Pioneers in Pediatric Oncology*, *op. cit.*, p. 88.

10   R. D. Mercer, «The Team», *op. cit.*

11   S. Farber, «Temporary Remissions in Acute Leukemia...», *op. cit.*, pp. 787-793.

12   *Ibid.*

13   *Ibid.*

14   D. R. Miller, «A Tribute to Sidney Farber...», *op. cit.*, pp. 20-26.

15   R. D. Mercer, «The Team», *op. cit.*

UNA PESTE PRIVADA

1   Stephen Jay Gould, *Full House: The Spread of Excellence from Plato to Darwin*, Nueva York, Three Rivers Press, 1996, p. 7 [*La grandeza de la*

vida: la expansión de la excelencia de Platón a Darwin, Barcelona, Crítica, 1997].

2   «Cancer: The Great Darkness», *op. cit.*

3   S. Sontag, *Illness as Metaphor...*, *op. cit.*, p. 5.

4   Robert L. Pitfield, «John Keats: The Reactions of a Genius to Tuberculosis and Other Adversities», *Annals of Medical History*, 2 (5), septiembre de 1930, p. 530.

5   Citado en S. Sontag, *Illness as Metaphor...*, *op. cit.*, p. 20.

6   Sherwin Nuland, *How We Die: Reflections on Life's Final Chapter*, Nueva York, Vintage Books, 1995, p. 202 *[Cómo morimos: reflexiones sobre el último capítulo de la vida*, Madrid, Alianza, 1995].

7   James Henry Breasted, *The Edwin Smith Papyrus: Some Preliminary Observations*, París, Librairie ancienne Honoré Champion, Édouard Champion, 1922, también accesible en línea en http://www.touregypt.net/edwinsmith-surgical.htm (consultado el 25 de junio de 2011).

8   *Ibid.* Véanse también Fawzi Sweha Boulos, «Oncology in Egyptian Papyri», en Spyros Retsas (ed.), *Paleo-Oncology: The Antiquity of Cancer*, (5ª ed.), Londres, Farrand Press, 1986, p. 36, y Edward Lewison, *Breast Cancer and Its Diagnosis and Treatment*, Baltimore, Williams and Walkins, 1955, p. 3.

9   Siro I. Trevisanato, «Did an Epidemic of Tularemia in Ancient Egypt Affect the Course of World History?», *Medical Hypotheses*, 63 (5), 2004, pp. 905-910.

10   Erik Hornung, «The Pharaoh», en Sergio Donadoni (ed.), *The Egyptians*, Chicago, University of Chicago Press, 1997, p. 292 [«El faraón», en *El hombre egipcio*, Madrid, Alianza, 1991].

11   Reddy D. V. Subba, «Tuberculosis in Ancient India», *Bulletin of the Institute of Medicine* (Hyderabad), 2, 1972, pp. 156-161.

12   Heródoto, *The Histories*, *op. cit.*, parte VIII.

13   Arthur Aufderheide, *The Scientific Study of Mummies*, Cambridge, Cambridge University Press, 2003, p. 117, y Arthur Aufderheide, entrevista con el autor, marzo de 2009. Véase también Arthur Aufderheide y Conrado Rodríguez-Martín, *The Cambridge Encyclopedia of Paleopathology*, Cambridge, Cambridge University Press, 1998, p. 300.

14   Joseph L. Miller, «Some Diseases of Ancient Man», *Annals of Medical History*, 1, 1929, pp. 394-402.

15   Mel Greaves, *Cancer: The Evolutionary Legacy*, Oxford, Oxford University Press, 2000 *[El cáncer: el legado evolutivo*, Barcelona, Crítica, 2002].

16   Arthur Aufderheide, entrevista con el autor ya citada.

17   Boris S. Ostrer, «Leprosy: Medical Views of Leviticus Rabba», *Early Science and Medicine*, 7 (2), 2002, pp. 138-154.

18   Véase, por ejemplo, «Risk Factors You Can't Control», Breastcancer. org, www.breastcancer.org/risk/everyone/cant_control.jsp (consultado el 4 de enero de 2010). Véanse también Report núm. 1743, International Cancer Research Act, 79° periodo parlamentario, segunda sesión, y «U. S. Science Wars...», *op. cit.*

19   William Osler y Thomas McCrae, *The Principles and Practice of Medicine: Designed for the Use of Practitioners and Students of Medicine* (9ª ed.), Nueva York, D. Appleton and Company, 1921, p. 156.

20   Report n° 1743, International Cancer Research Act, *op. cit.*

21   «U. S. Science Wars...», *op. cit.*, p. 11.

22   Laura B. Shrestha *et al.*, «Life Expectancy in the United States», CRS Report for Congress, 2006. Véase también E. Lewison, *Breast Cancer...*, *op. cit.*

ONKOS

1   Jeremiah Reedy, «Galen on Cancer and Related Diseases», *Clio Medica*, 10 (3), 1975, p. 227.

2   Francis Carter Wood, «Surgery is Sole Cure for Bad Varieties of Cancer», *The New York Times*, 19 de abril de 1914.

3   M. Greaves, *Cancer: The Evolutionary Legacy*, *op. cit.*, p. 5.

4   Charles E. Rosenberg, «Disease in History: Frames and Framers», *Milbank Quarterly*, 67, suplemento 1, «Framing Disease: The Creation and Negotiation of Explanatory Schemes», 1989, pp. 1-2.

5   Véanse, por ejemplo, Henry E. Sigerist, «The Historical Development of the Pathology and Therapy of Cancer», *Bulletin of the New York Academy of Medicine*, 8 (11), 1932, pp. 642-653, y James A. Tobey, *Cancer: What Everyone Should Know about It*, Nueva York, Alfred A. Knopf, 1932.

6   Claudio Galeno, *Methodus Medendi, with a Brief Declaration of the Worthie Art of Medicine, the Office of a Chirgion, and an Epitome of the Third Booke of Galen, of Naturall Faculties*, Londres, Thomas East, 1586, pp. 180-182.

7   Hipócrates, «Serment», en *Oeuvres complètes d'Hippocrate*, vol. 4, París, J.-B. Baillière, 1844 [«Juramento», en *Tratados hipocráticos*, vol. 1, Madrid, Gredos, 1983], y «The Aphorisms of Hippocrates by Von Boenninghausen», *Homeopathic Recorder*, 58 (10, 11 y 12), 1943. Véase también http://classics. mit.edu/Hippocrates/aphorisms.6.vi.html y http://julianwinston.com/archives/periodicals/vb_aphorisms6.php.

8   George Parker, *The Early History of Surgery in Great Britain: Its Organization and Development*, Londres, Black, 1920, p. 44.

9 Citado en Joseph-François Malgaigne, *Surgery and Ambroise Paré*, Norman, University of Oklahoma Press, 1965, p. 73.

10 Véanse, por ejemplo, Samuel Clark Harvey, «The History of Hemostasis», *Annals of Medical History*, 1 (2), marzo de 1929, p. 137, y J.-F. Malgaigne, *Surgery and Ambroise Paré, op. cit.*, pp. 73 y 181.

11 Véase Lorenz Heister, «Van de Kanker der Boorsten», en Hendrik T. Ulhoorn (ed.), *Heelkundige onderwyzingen*, vol. 2, Ámsterdam, 1718, pp. 845-856, también citado en James S. Olson, *Bathsheba's Breast: Women, Cancer, and History*, Baltimore, The Johns Hopkins University Press, 2002, p. 50.

12 Véase, por ejemplo, William Seaman Bainbridge, *The Cancer Problem*, Nueva York, MacMillan Company, 1914.

HUMORES EVANESCENTES

1 John Donne, «Love Exchange», en *Poems of John Donne*, edición de E. K. Chambers, vol. 1, Londres, Lawrence & Bullen, 1896, pp. 35-36 [«Trueque de amor», en *Canciones y sonetos*, Madrid, Cátedra, 1996].

2 Andrea Vesalio, prefacio a *De humani corporis fabrica*, en Logan Clendening (ed.), *Sourcebook of Medical History*, Mineola (Nueva York), Dover, 1960, p. 134, y *The Illustrations from the Work of Andreas Vesalius of Brussels*, Mineola (Nueva York), Dover, 1950, pp. 11-13.

3 Charles Donald O'Malley, *Andreas Vesalius of Brussels, 1514-1564*, Berkeley, University of California Press, 1964.

4 Andrea Vesalio, «Andreas Vesalius of Brussels Sends Greetings to His Master and Patron, the Most Eminent and Illustrious Doctor Narcissus Parthenopeus, First Physician to His Imperial Majesty», en *The Illustrations from the Works of Andreas Vesalius of Brussels*, con notas y traducciones de J. B. de C. M. Saunders y Charles D. O'Malley, Cleveland, World Publishing Company, 1950, p. 233.

5 Matthew Baillie, *The Morbid Anatomy of Some of the Most Important Parts of the Human Body*, (2ª ed. en EE.UU.), Walpole (New Hampshire), Thomas & Thomas, 1808, p. 54.

6 *Ibid.*, p. 93.

7 *Ibid.*, p. 209.

«SIMPATÍA REMOTA»

1 Samuel Cooper, *A Dictionary of Practical Surgery*, vol. 1, Nueva York, Harper & Brothers, 1836, p. 49.

[2] John Hunter, *Lectures on the Principles of Surgery*, Filadelfia, Haswell, Barrington, and Haswell, 1839.

[3] Véase una historia del éter en http://www.anesthesia-nursing.com/ether.html (consultado el 5 de enero de 2010).

[4] M. Percy, «On the Dangers of Dissection», *New England Journal of Medicine and Surgery, and Collateral Branches of Science*, 8 (2), 1819, pp. 192-196.

[5] Joseph Lister, «On the Antiseptic Principle in the Practice of Surgery», *British Medical Journal*, 2 (351), 1867, p. 246.

[6] *Ibid.*, p. 247.

[7] J. S. Olson, *Bathsheba's Breast...*, *op. cit.*, p. 67.

[8] E. Lewison, *Breast Cancer...*, *op. cit.*, p. 17.

[9] Harold Ellis, *A History of Surgery*, Cambridge, Cambridge University Press, 2001, p. 104.

[10] Véase Theodor Billroth, «Offenes Schreiben an Herrn Dr. L. Wittelshöfer», *Wien Medizinische Wochenschrift*, 31, 1881, pp. 161-165. Véase también Owen Wangensteen y Sarah Wangensteen, *The Rise of Surgery*, Minneápolis, University of Minnesota Press, 1978, p. 149.

[11] Owen Pritchard, «Notes and Remarks on Upwards of Forty Operations for Cancer with Escharotics», *The Lancet*, 136 (3504), 1890, p. 864.

Una idea radical

[1] En Mary Lou McCarth McDonough (ed.), *Poet Physicians: An Anthology of Medical Poetry Written by Physicians*, Springfield (Illinois), Charles C. Thomas, 1945.

[2] John Brown, *Rab and His Friends*, Edimburgo, David Douglas, 1885, p. 20.

[3] William George MacCallum, *William Stewart Halsted, Surgeon*, Whitefish (Montana), Kessinger Publishing, 2008, p. 106. Véanse también Michael Osborne, «William Stewart Halsted: His Life and Contributions to Surgery», *The Lancet Oncology*, 8 (3), marzo de 2007, pp. 256-265, y Samuel James Crowe, *Halsted of Johns Hopkins: The Man and His Men*, Springfield (Illinois), Charles C. Thomas, 1957.

[4] William Henry Witt, «The Progress of Internal Medicine Since 1830», en Philip M. Hammer (ed.), *The Centennial History of the Tennessee State Medical Association, 1830-1930*, Nashville, Tennessee State Medical Association, 1930, p. 265.

5   Walter Hayle Walshe, *A Practical Treatise on the Diseases of the Lungs Including the Principles of Physical Diagnosis*, (3ª ed.), Filadelfia, Blanchard and Lea, 1860, p. 416 *[Tratado clínico de las enfermedades de los pulmones y de sus anejos*, Madrid, Carlos Bailly-Baillière, 1881].

6   Lois N. Magner, *A History of Medicine*, Nueva York, Marcel Dekker, 1992, p. 296.

7   W. G. MacCallum, *William Stewart Halsted...*, *op. cit.* Véase también Daniel Webster Cathell, *The Physician Himself and Things That Concern His Reputation and Success*, Filadelfia, F. A. Davis Company, 1905, p. 2.

8   Karel B. Absolon, *The Surgeon's Surgeon: Theodor Billroth, 1829-1894*, Kansas, Coronado Press, 1979.

9   John L. Cameron, «William Stewart Halsted: Our Surgical Heritage», *Annals of Surgery*, 225 (5), 1996, pp. 445-458.

10   Donald Fleming, *William H. Welch and the Rise of Modern Medicine*, Baltimore, The Johns Hopkins University Press, 1987.

11   Harvey Cushing, carta a su madre, 1898, Harvey Cushing Papers en la Universidad de Yale.

12   Charles H. Moore, «On the Influence of Inadequate Operations on the Theory of Cancer», *Medico-Chirurgical Transactions*, 50 (245), 1867, p. 277.

13   E. Lewison, *Breast Cancer...*, *op. cit.*, p. 16.

14   William Stewart Halsted, «A Clinical and Histological Study of Certain Adenocarcinomata of the Breast: And a Brief Consideration of the Supraclavicular Operation and of the Results of Operations for Cancer of the Breast from 1889 to 1898 at the Johns Hopkins Hospital», *Annals of Surgery*, 28, pp. 557-576.

15   W. M. Barclay, «Progress of the Medical Sciences: Surgery», *Bristol Medical-Chirurgical Journal*, 17 (1), 1899, pp. 334-336.

16   W. S. Halsted, «A Clinical and Histological Study...», *op. cit.*

17   Véase C. W. G. Westerman, «Thoraxexcisie bij recidief can carcinoma mammae», *Nederlands Tijdschrift voor Geneeskunde*, 54, 1910, p. 1686.

18   William Stewart Halsted, *Surgical Papers*, vol. 2, Baltimore, The Johns Hopkins Press, 1924, pp. 17, 22 y 24.

19   Rudolph Matas, «In Memoriam–William Stewart Halsted, an Appreciation», *Bulletin of the Johns Hopkins Hospital*, 36 (2), 1925.

20   W. S. Halsted, «A Clinical and Histological Study...», *op. cit.*, p. 560.

21   *Ibid.*, p. 557.

22   *Ibid.*, pp. 557-576.

23   *Ibid.*, p. 572.

24 William Stewart Halsted, «The Results of Radical Operations for the Cure of the Carcinoma of the Breast», *Annals of Surgery*, 46 (1), julio de 1907, pp. 1-19.

25 Citado en «A Vote for Partial Mastectomy: Radical Surgery is not the Best Treatment for Breast Cancer, He Says», *Chicago Tribune*, 2 de octubre de 1973.

26 W. S. Halsted, «The Results of Radical Operations...», *op. cit.*, p. 7. Véase también William Stewart Halsted, «The Results of Radical Operations for the Cure of Cancer of the Breast», *Transactions of the American Surgical Association*, 25, 1907, p. 66.

27 W. S. Halsted, «The Results of Radical Operations...», *op. cit. (Transactions)*, p. 61.

28 Ellen Leopold, *A Darker Ribbon: Breast Cancer, Women, and Their Doctors in the Twentieth Century*, Boston, Beacon Press, 1999, p. 88.

29 *Transactions of the American Surgical Association*, 49, 1931.

30 «Breast Cancer, New Choices», *The Washington Post*, 22 de diciembre de 1974.

31 Alexander Brunschwig y Virginia K. Pierce, «Partial and Complete Pelvic Exenteration: A Progress Report Based Upon the First 100 Operations», *Cancer*, 3, 1950, pp. 927-974, y Alexander Brunschwig, «Complete Excision of Pelvic Viscera for Advanced Carcinoma: A One-Stage Abdominoperineal Operation with End Colostomy and Bilateral Ureteral Implantation into the Colon above the Colostomy», *Cancer*, 1, 1948, pp. 177-183.

32 Tomado de los documentos de George T. Pack, citado en Barron Lerner, *The Breast Cancer Wars: Hope, Fear, and the Pursuit of a Cure in Twentieth-Century America*, Oxford, Oxford University Press, 2003, p. 73.

33 Stanford Cade, *Radium Treatment of Cancer*, Nueva York, William Wood, 1929, p. 1.

34 Urban Maes, «The Tragedy of Gastric Carcinoma: A Study of 200 Surgical Cases», *Annals of Surgery*, 98 (4), 1933, p. 629.

35 Hugh H. Young, *Hugh Young: A Surgeon's Autobiography*, Nueva York, Harcourt, Brace and Company, 1940, p. 76.

36 Bertram M. Bernheim, *The Story of the Johns Hopkins*, Surrey, World's Work, 1949; Abner McGehee Harvey *et al.*, *A Model of Its Kind*, vol. 1, *A Centennial History of Medicine at Johns Hopkins University*, Baltimore, The Johns Hopkins University Press, 1989, y Leonard Murphy, *The History of Urology*, Springfield (Illinois), Charles C. Thomas, 1972, p. 132.

37 Harvey Cushing, «Original Memoirs: The Control of Bleeding in Operations for Brain Tumors. With the Description of Silver "Clips" for the

Occlusion of Vessels Inaccessible to the Ligature», *Annals of Surgery*, 49 (1), 1911, pp. 14-15.

[38] Evarts G. Graham, «The First Total Pneumonectomy», *Texas Cancer Bulletin*, 2, 1949, pp. 2-4.

[39] Alton Ochsner y Michael DeBakey, «Primary Pulmonary Malignancy: Treatment by Total Pneumonectomy–Analysis of 79 Collected Cases and Presentation of 7 Personal Cases», *Surgery, Gynecology, and Obstetrics*, 68, 1939, pp. 435-451.

El tubo rígido y la luz débil

[1] «X-ray in Cancer Cure», *Los Angeles Times*, 6 de abril de 1902.

[2] «Last Judgment», *The Washington Post*, 26 de agosto de 1945.

[3] Wilhelm C. Röntgen, «On a New Kind of Rays», *Nature*, 53 (1369), 1896, pp. 274-276, y John Maddox, «The Sensational Discovery of X-rays», *Nature*, 375 (6528), 1995, p. 183.

[4] Robert William Reid, *Marie Curie*, Nueva York, Collins, 1974, p. 122 [*Marie Curie*, Barcelona, Salvat, 1985].

[5] Emil H. Grubbe, «Priority in Therapeutic use of X-rays», *Radiology*, 21, 1933, pp. 156-162, y Emil H. Grubbe, *X-Ray Treatment: Its Origin, Birth and Early History*, St. Paul, Bruce Publishing, 1949.

[6] «X-rays Used as a Remedy for Cancer», *The New York Times*, 2 de noviembre de 1901.

[7] «Mining: Surplus of Radium», *Time*, 24 de mayo de 1943.

[8] Oscar Carl Simonton, Stephanie Simonton y James Creighton, *Getting Well Again: A Step-by-Step, Self-Help Guide to Overcoming Cancer for Patients and Their Families*, Los Ángeles, J. P. Tarcher, 1978, p. 7 [*Recuperar la salud (una apuesta por la vida): guía detallada de autoayuda para vencer el cáncer y otras enfermedades, con sugerencias prácticas para los pacientes y sus familias*, Madrid, Los Libros del Comienzo, 2007].

[9] «Medicine: Advancing Radiotherapy», *Time*, 6 de octubre de 1961.

[10] «Atomic Medicine: the Great Search for Cures on the New Frontier», *Time*, 7 de abril de 1952.

[11] Claudia Clark, *Radium Girls: Women and Industrial Health Reform, 1910-1935*, Chapel Hill, University of North Carolina Press, 1997, y Ross Mullner, *Deadly Glow: The Radium Dial Worker Tragedy*, Washington, D. C., American Public Health Association, 1999.

[12] El diagnóstico de la enfermedad de Curie fue «anemia aplásica», de desarrollo rápido y febril, pero hoy se considera mayoritariamente que se

trataba de una variante de la mielodisplasia, un síndrome preleucémico que se asemeja a la anemia aplásica y progresa hasta convertirse en una leucemia fatal.

[13] Otha Linton, «Radiation Dangers», *Academic Radiology*, 13 (3), 2006, p. 404.

[14] Willy Meyer, «Inoperable and Malignant Tumors», *Annals of Surgery*, 96 (5), 1932, pp. 891-892.

TEÑIR Y MORIR

[1] M. B. Shimkin, «As Memory Serves...», *op. cit.*, pp. 559-600.

[2] Martha Marquardt, *Paul Ehrlich*, Nueva York, Schuman, 1951, p. 11. Véase también Frederick H. Kasten, «Paul Ehrlich: Pathfinder in Cell Biology», *Biotechnic & Histochemistry*, 71 (1), 1996, pp. 2-37.

[3] Phyllis Deane y William Alan Cole, *British Economic Growth, 1688-1959: Trends and Structure*, Cambridge, Cambridge University Press, 1969, p. 210.

[4] Stanley D. Chapman, *The Cotton Industry: Its Growth and Impact, 1600-1935*, Bristol, Thoemmes, 1999, pp. v-xviii.

[5] Anthony S. Travis, *The Rainbow Makers: The Origins of the Synthetic Dyestuffs Industry in Western Europe*, Bethlehem (Pensilvania), Lehigh University Press, 1993, p. 13.

[6] *Ibid.*

[7] William Cliffe, «The Dyemaking Works of Perkin and Sons, Some Hitherto Unrecorded Details», *Journal of the Society of Dyers and Colorists*, 73 (7), julio de 1957, pp. 313-314.

[8] A. S. Travis, *The Rainbow Makers...*, *op. cit.*, p. 195.

[9] Hector Alfred Colwell, «Gideon Harvey: Sidelights on Medical Life from the Restoration to the End of the XVII Century», *Annals of Medical History*, 3 (3), otoño de 1921, pp. 205-237.

[10] «Researches conducted in the laboratories of the Royal College of Chemistry», *Reports of the Royal College of Chemistry and Researches Conducted in the Laboratories in the Years 1845-6-7*, Londres, Royal College of Chemistry, 1849, p. liv, y A. S. Travis, *The Rainbow Makers...*, *op. cit.*, p. 35.

[11] Friedrich Wöhler, «Ueber künstliche Bildung des Harnstoffs», *Annalen der Physik und Chemie*, 87 (2), 1828, pp. 253-256.

[12] Paul Ehrlich, «Über das Methylenblau und Seine Klinisch-Bakterioskopische Verwerthung», *Zeitschrift für Klinische Medizin*, 2 (3), 1881, pp. 710-713.

¹³ Paul Ehrlich, «Über die Färbung der Tuberkelbazillen», *Deutsche Medizinische Wochenschrift*, 8, 1882, p. 269.

¹⁴ M. Marquardt, *Paul Ehrlich, op. cit.*, p. 91.

¹⁵ A. S. Travis, *The Rainbow Makers...*, *op. cit.*, p. 97.

¹⁶ Véase Fèlix Bosch y Laia Rosich, «The Contributions of Paul Ehrlich to Pharmacology: A Tribute on the Occasion of the Centenary of his Nobel Prize», *Pharmacology*, 82, 2008, pp. 171-179.

¹⁷ Linda E. Merians (ed.), *The Secret Malady: Venereal Disease in Eighteenth-Century Britain and France*, Lexington, The University Press of Kentucky, 1996. Véase también Paul Ehrlich, «Adress in Pathology on: Chemotherapeutics: Scientific Principles, Methods, and Results», *The Lancet*, 182 (4694), 1913, p. 445.

¹⁸ M. Lawrence Podolsky, *Cures out of Chaos: How Unexpected Discoveries Led to Breakthroughs in Medicine and Health*, Ámsterdam, Overseas Publishers Association, 1997, p. 273.

¹⁹ Richard Lodoïs Thoumin, *The First World War*, Nueva York, Putnam, 1963, p. 175 *[La Gran Guerra* (3 vols.), Buenos Aires, Compañía General Fabril Editora, 1964].

²⁰ Edward Bell Krumbhaar y Helen D. Krumbhaar, «The Blood and Bone Marrow in Yellow Cross Gas (Mustard Gas) Poisoning: Changes Producced in the Bone Marrow of Fatal Cases», *Journal of Medical Research*, 40 (3), 1919, pp. 497-508.

Envenenando la atmósfera

¹ William Shakespeare, *Romeo and Juliet*, cuarto acto, escena 3, Filadelfia, J. B. Lippincott, 1913, p. 229 *[Romeo y Julieta*, en *Obras completas*, vol. 1, *Tragedias*, Madrid, Aguilar, 2003].

² Citado en Robert Nisbet, «Knowledge Dethroned: Only a Few Years Ago, Scientists, Scholars and Intellectuals Had Suddenly Become the New Aristocracy. What Happened?», *The New York Times*, 28 de septiembre de 1975.

³ Walter Pagel, *Paracelsus: An Introduction to Philosophical Medicine in the Era of the Renaissance*, (2ª ed.), Nueva York, Karger, 1982, pp. 129-130.

⁴ D. M. Saunders, «The Bari Incident», *United States Naval Institute Proceedings*, 93 (9), septiembre de 1967.

⁵ Guy B. Faguet, *The War on Cancer: An Anatomy of Failure, a Blueprint for the Future*, Nueva York, Springer, 2005, p. 71.

6 Alfred Gilman, «Therapeutic Applications of Chemical Warfare Agents», *Federation Proceedings*, 5, junio de 1946, pp. 285-292; Alfred Gilman y Frederick S. Philips, «The Biological Actions and Therapeutic Applications of the B-Chloroethyl Amines and Sulfides», *Science*, 103 (2675), 1946, pp. 409-415, y Louis Goodman *et al.*, «Nitrogen Mustard Therapy: Use of Methyl-Bis(Beta-chlorethyl)amine Hydrochloride and Tris(Beta-Chlorethyl)amine Hydrochloride for Hodgkin's Disease, Lymphosarcoma, Leukemia and Certain Allied and Miscellaneous Disorders», *Journal of the American Medical Association*, 132 (3), 1946, pp. 126-132.

7 G. Taylor, *Pioneers in Pediatric Oncology*, *op. cit.*, p. 137. Véanse también Tonse N. K. Raju, «The Nobel Chronicles», *The Lancet*, 355 (9208), 1999, p. 1022, y Len Goodwin, «George Hitchings and Gertrude Elion–Nobel Prizewinners», *Parasitology Today*, 5 (2), 1989, p. 33.

8 J. Laszlo, *The Cure of Childhood Leukemia...*, *op. cit.*, p. 65.

9 Gertrude B. Elion, «Nobel Lecture in Physiology or Medicine–1988. The Purine Path to Chemotherapy», *In Vitro Cellular and Developmental Biology*, 25 (4), 1989, pp. 321-330, y Gertrude B. Elion, George Hitchings y Henry Vanderwerff, «Antagonists of Nucleic Acid Derivatives: VI. Purines», *Journal of Biological Chemistry*, 192 (2), noviembre de 1951, p. 505. Véase también Tom Brokaw, *The Greatest Generation* (1998), (2ª ed.), Nueva York, Random House, 2004, p. 304.

10 Joseph Burchenal, Mary L. Murphy *et al.*, «Clinical Evaluation of a New Antimetabolite, 6-Mercaptopurine, in the Treatment of Leukemia and Allied Diseases», *Blood*, 8 (11), 1953, pp. 965-999.

LA BONDAD DEL MUNDO DEL ESPECTÁCULO

1 George E. Foley, *The Children's Cancer Research Foundation: The House That «Jimmy» Built. The First Quarter-Century*, Boston, Sidney Farber Cancer Institute, 1982.

2 Maxwell E. Perkins, «The Last Letter of Thomas Wolfe and the Reply to It», *Harvard Library Bulletin*, 1 (3), otoño de 1947, p. 278.

3 Philip Drinker y Charles F. McKhann III, «The Use of a New Apparatus for the Prolonged Administration of Artificial Respiration: I. A Fatal Case of Poliomyelitis», *Journal of the American Medical Association*, 92 (20), 1929, pp. 1658-1660.

4 Se encontrará un análisis de los inicios de la historia de la polio en Naomi Rogers, *Dirt and Disease: Polio before FDR*, Rutgers, Rutgers University

Press, 1992. Véase también Tony Gould, *A Summer Plague: Polio and Its Survivors*, New Haven, Yale University Press, 1995.

[5] Kathryn Black, *In the Shadow of Polio: A Personal and Social History*, Nueva York, Perseus Books, 1996, p. 25; Paul A. Offit, *The Cutter Incident: How America's First Polio Vaccine Led to the Growing Vaccine Crisis*, New Haven, Yale University Press, 2005, y National Foundation for Infantile Paralysis (ed.), *History of the National Foundation for Infantile Paralysis Records*, vol. 2, *Raising Funds to Fight Infantile Paralysis*, libro 2, (March of Dimes Archives), 1957, pp. 256-260.

[6] Variety, the Children's Charity, «Our History», http://www.usvariety.org/about_history.html (consultado el 25 de junio de 2011).

[7] Robert Cooke, *Dr. Folkman's War: Angiogenesis and the Struggle to Defeat Cancer*, Nueva York, Random House, 2001, p. 115.

[8] G. E. Foley, *The Children's Cancer Research Foundation...*, *op. cit.*

[9] Phyllis Clauson, entrevista con el autor, julio de 2009, y Karen Cummins, entrevista con el autor, julio de 2009. Véase también G. E. Foley, *The Children's Cancer Research Foundation...*, *op. cit.*

[10] La grabación de la transmisión original puede consultarse en el sitio web del Jimmy Fund en http://www.jimmyfund.org/abo/broad/jimmy-broadcast.asp. Véase también Saul Wisnia, *Images of America: The Jimmy Fund of the Dana-Farber Cancer Institute*, Charleston (Carolina del Sur), Arcadia, 2002, pp. 18-19.

[11] G. E. Foley, *The Children's Cancer Research Foundation...*, *op. cit.*

[12] Véase «The Manhattan Project, an Interactive History», U. S. Department of Energy, Office of History, 2008.

[13] Mark Pendergrast, *For God, Country and Coca-Cola: The Definitive History of the Great American Soft Drink and the Company That Makes It*, Nueva York, Basic Books, 2000, p. 212 *[Dios, patria y Coca-Cola: la historia no autorizada de la bebida más famosa del mundo*, Buenos Aires, Javier Vergara, 1998].

LA CASA QUE CONSTRUYÓ JIMMY

[1] S. Sontag, *Illness as Metaphor...*, *op. cit.*, p. 125.

[2] *Medical World News*, 25 de noviembre de 1966.

[3] G. E. Foley, *The Children's Cancer Research Foundation...*, *op. cit.*

[4] Nombre no revelado, voluntario en el hospital entre las décadas de 1950 y 1960, entrevista con el autor, mayo de 2001.

5   «Braves Move to Milwaukee; Majors' First Shift Since '03», *The New York Times*, 19 de marzo de 1953.

6   «Dinner Honors Williams: Cancer Fund Receives $150,000 from $100-Plate Affair», *The New York Times*, 18 de agosto de 1953.

7   G. E. Foley, *The Children's Cancer Research Foundation...*, *op. cit.*

8   Citado en Robin Pogrebin y Timothy L. O'Brien, «A Museum of One's Own», *The New York Times*, 5 de diciembre de 2004.

9   «Medicine: On the Track», *Time*, 21 de enero de 1952.

10   Jeremiah Goldstein, «Preface to My Mother's Diary», *Journal of Pediatric Hematology/Oncology*, 30 (7), 2008, pp. 481-504.

11   Sidney Farber, «Malignant Tumors of Childhood», *CA: A Cancer Journal for Clinicians*, 3 (3), 1953, pp. 106-107.

12   Sidney Farber, carta a Mary Lasker, 19 de agosto de 1955.

Segunda parte. Una guerra impaciente

1   Franz Kafka, *The Great Wall of China and Other Pieces*, Londres, Secker and Warburg, 1946, p. 142. [*La muralla china*, Madrid, Alianza, 2008].

2   Sidney Farber, citado en G. B. Faguet, *The War on Cancer...*, *op. cit.*, p. 97.

3   Anuncio a toda página publicado por los laskeritas en *The New York Times*, diciembre de 1969.

«Siempre se asocian»

1   M. B. Shimkin, «As Memory Serves...», *op. cit.*, pp. 559-600.

2   Senador Lister Hill, «A Strong Independent Cancer Agency», 5 de octubre de 1971, Mary Lasker Papers.

3   Alexis de Tocqueville, *Democracy in America*, Nueva York, Penguin, 2003, p. 296 [*La democracia en América*, México, Fondo de Cultura Económica, 1957].

4   Mary Lasker Oral History Project, primera parte, sesión 1, p. 3, http://www.columbia.edu/cu/lweb/digital/collections/nny/laskerm/transcripts/laskerm_1_1_3.html.

5   *Ibid.*, p. 56.

6   Stephen R. Fox, *The Mirror Makers: A History of American Advertising and Its Creators*, Nueva York, William Morrow, 1984, p. 51.

[7]   Mary Lasker Oral History Project, *op. cit.*, primera parte, sesión 3, p. 80.

[8]   J. Michael Bishop, «Mary Lasker and Her Prizes: An Appreciation», *Journal of the American Medical Association*, 294 (11), 2005, pp. 1418-1419.

[9]   Mary Lasker Oral History Project, *op. cit.*, primera parte, sesión 7.

[10]   «The Fairy Godmother of Medical Research», *Business Week*, 14 de julio de 1986.

[11]   Mary Lasker Oral History Project, *op. cit.*, primera parte, sesión 5, p. 136, y sesión 16, pp. 477-479.

[12]   *Ibid.*, sesión 16, pp. 477-479.

[13]   *Ibid.* Véase también la entrevista a Mary Lasker del 23 de octubre de 1984, en Walter Ross, *Crusade, the Official History of the American Cancer Society*, Westminster (Maryland), Arbor House, 1987, p. 33.

[14]   Mary Lasker Oral History Project, *op. cit.*, primera parte, sesión 7, p. 183.

[15]   *Reader's Digest*, octubre de 1945.

[16]   Carta de un soldado a Mary Lasker, 1949, Mary Lasker Papers.

[17]   R. A. Rettig, *Cancer Crusade...*, *op. cit.*, p. 21.

[18]   Carta de Cornelius A. Wood a Mary Lasker, 6 de enero de 1949, Mary Lasker Papers, caja 210.

[19]   *Ibid.*

[20]   Carta de Mary Lasker a Jim Adams, 13 de mayo de 1945, Mary Lasker Papers.

[21]   Estas cifras se extraen de cartas y recibos conservados en los Mary Lasker Papers.

[22]   Charles Cameron, entrevista en la Universidad de California, Los Ángeles, History of Cancer Control Project (ed.), *A History of Cancer Control in the United States, 1946-1971*, vol. 3, Bethesda (Maryland), Dept. of Health, Education, and Welfare, Public Health Service, National Institutes of Health, National Cancer Institute, Division of Cancer Control and Rehabilitation, 1977.

[23]   James T. Patterson, *The Dread Disease: Cancer and Modern American Culture*, Cambridge (Massachusetts), Harvard University Press, 1987, p. 173. Véase también R. A. Rettig, *Cancer Crusade...*, *op. cit.*, p. 22.

[24]   Carta de Frank Adair a los miembros de la Sociedad Estadounidense del Cáncer, 23 de octubre de 1945.

[25]   Telegrama de Jim Adams a Mary Lasker, 1947, Mary Lasker Papers.

[26]   Carta de Rose Kushner a Mary Lasker, 22 de julio de 1988, Rose Kushner Papers, Universidad de Harvard.

27 «Doctor Foresees Cancer Penicillin», *The New York Times*, 3 de octubre de 1953.

28 Véanse, por ejemplo, carta de John R. Heller a Mary Lasker, 15 de octubre de 1948, Mary Lasker Papers, caja 119, y «Memorandum on Conversation with Dr. Farber», 24 de febrero de 1952, Mary Lasker Papers, caja 76.

29 Carta de Sidney Farber a Mary Lasker, 19 de agosto de 1955, Mary Lasker Papers, caja 170.

30 *Ibid.*

31 Robert Mayer, entrevista con el autor, julio de 2008.

32 R. A. Rettig, *Cancer Crusade...*, *op. cit.*, p. 26.

33 Carta de Sidney Farber a Mary Lasker, 5 de septiembre de 1958.

«ESTOS NUEVOS AMIGOS DE LA QUIMIOTERAPIA»

1 Czeslaw Milosz, «The Fall», en *New and Collected Poems, 1931-2001*, Nueva York, Ecco, 2001, p. 431.

2 Citado en Kenneth E. Studer y Daryl E. Chubin, *The Cancer Mission: Social Contexts of Biomedical Research*, Newbury Park (California), Sage Publications, 1980.

3 Mary Lasker Oral History Project, *op. cit.*, primera parte, sesión 9, p. 260.

4 Carta de Lowel Cogeshall a Mary Lasker, 11 de marzo de 1952, Mary Lasker Papers, caja 76.

5 «A. D. Lasker Dies; Philanthropist, 72», *The New York Times*, 31 de mayo de 1952.

6 Senador L. Hill, «A Strong Independent Cancer Agency», *op. cit.*

7 «Science and the Bomb», *The New York Times*, 7 de agosto de 1945.

8 Vannevar Bush, *Science the Endless Frontier: A Report to the President by Vannevar Bush, Director of the Office of Scientific Research and Development, July 1945*, Washington D. C., United States Government Printing Office, 1945 [«Ciencia, la frontera sin fin: un informe al presidente, julio de 1945», *Redes*, 14 (7), noviembre de 1999].

9 Daniel S. Greenberg, *Science, Money, and Politics: Political Triumph and Ethical Erosion*, Chicago, University of Chicago Press, 2001, p. 167.

10 *Ibid.*, p. 419.

11 Stephen Parks Strickland, *Politics, Science, and the Dread Disease: A Short History of the United States Medical Research Policy*, Cambridge (Massachusetts), Harvard University Press, 1972, p. 16.

[12] Citado en Ernest S. Sellers, «Early Pragmatists», *Science*, 154 (3757), 1996, p. 1604.

[13] Stanley Reimann, «The Cancer Problem as it Stands Today», *Transactions and Studies of the College of Physicians of Philadelphia*, 4 (13), abril de 1945, p. 21.

[14] C. Gordon Zubrod *et al.*, «The Chemotherapy Program of the National Cancer Institute: History, Analysis, and Plans», *Cancer Chemotherapy Reports*, 50 (7), 1966, pp. 349-540, y Vincent T. DeVita, Jr., «The Evolution of Therapeutic Research in Cancer», *New England Journal of Medicine*, 298 (16), 1978, pp. 907-910.

[15] Carta de Sidney Farber a Mary Lasker, 19 de agosto de 1955, Mary Lasker Papers, caja 170.

[16] Selman Waksman y H. B. Woodruff, «Bacteriostatic and Bactericidal Substances Produced by a Soil Actinomyces», *Proceedings of the Society for Experimental Biology and Medicine*, 45, 1940, p. 609.

[17] Sidney Farber, Giulio D'Angio, Audrey Evans y Anna Mitus, «Clinical Studies of Actinomycin D with Special Reference to Wilms' Tumor in Children», *Annals of the New York Academy of Science*, 89, octubre de 1960, pp. 421-425.

[18] Giulio D'Angio, «Pediatric Oncology Refracted through the Prism of Wilms' Tumor: A Discourse», *Journal of Urology*, 164 (6), 2000, pp. 2073-2077.

[19] J. Goldstein, «Preface to My Mother's Diary», *op. cit.*, pp. 481-504.

«La carnicería»

[1] H. J. de Koning, «Mammographic Screening: Evidence from Randomised Controlled Trials», *Annals of Oncology*, 14 (8), 2003, pp. 1185-1189.

[2] Michael LaCombe, «What is Internal Medicine?», *Annals of Internal Medicine*, 118 (5), 1993, pp. 384-388.

[3] J. Laszlo, *The Cure of Childhood Leukemia...*, *op. cit.*, pp. 118-120.

[4] Emil Frei III, «Confrontation, Passion, and Personalization», *Clinical Cancer Research*, 3 (12, segunda parte), diciembre de 1999, p. 2558.

[5] Emil Frei III, «C. Gordon Zubrod, MD», *Journal of Clinical Oncology*, 17 (5), mayo de 1999, p. 1331. Véase también G. Taylor, *Pioneers in Pediatric Oncology*, *op. cit.*, p. 117.

[6] G. Taylor, *Pioneers in Pediatric Oncology*, *op. cit.*, p. 117.

7   Edward Shorter, *The Health Century*, Nueva York, Doubleday, 1987, p. 192.

8   Andrew M. Kelahan, Robert Catalano y Donna Marinucci, «The History, Structure, and Achievements of the Cancer Cooperative Groups», *Managed Care and Cancer*, mayo-junio de 2001, pp. 28-33.

9   Robert Mayer, entrevista con el autor ya citada. Véanse también E. Frei III, «C. Gordon Zubrod...», *op. cit.*, p. 1331, y G. Taylor, *Pioneers in Pediatric Oncology*, *op. cit.*, p. 117.

10   Austin Bradford Hill, *Principles of Medical Statistics* (8ª ed., revisada y ampliada), Nueva York y Oxford, Oxford University Press, 1966 *[Principios de estadística médica*, Buenos Aires, El Ateneo, 1965], y Austin Bradford Hill, «The Clinical Trial», *British Medical Bulletin*, 7 (4), 1951, pp. 278-282.

11   Emil Freireich, entrevista con el autor, septiembre de 2009.

12   Emil Frei III *et al.*, «A Comparative Study of Two Regimens of Combination Chemotherapy in Acute Leukemia», *Blood*, 13 (12), 1958, pp. 1126-1148, y Richard Schilsky *et al.*, «A Concise History of the Cancer and Leukemia Group B», *Clinical Cancer Research*, 12 (11, 2ª parte), 2006, pp. 3553s-3555s.

13   Emil Frei III *et al.*, «A Comparative Study...», *op. cit.*

14   Emil Freireich, entrevista con el autor ya citada.

15   Vincent T. DeVita, Jr., y Edward Chu, «A History of Cancer Chemotherapy», *Cancer Research*, 68 (21), 2008, p. 8643.

UNA PRIMERA VICTORIA

1   Brian Vastag, «Samuel Broder, MD, Reflects on the 30th Anniversary of the National Cancer Act», *Journal of the American Medical Association*, 286 (23), 2001, pp. 2929-2931.

2   Emil J. Freireich, «Min Chiu Li: A Perspective in Cancer Therapy», *Clinical Cancer Research*, 8 (9), 2002, pp. 2764-2765.

3   Mickey Goulian, entrevista con el autor, septiembre de 2007.

4   *Ibid.*

5   Min Chiu Li, Roy Hertz y Delbert M. Bergenstal, «Therapy of Choriocarcinoma and Related Trophoblastic Tumors with Folic Acid and Purine Antagonists», *New England Journal of Medicine*, 259 (2), 1958, pp. 66-74.

6   J. Laszlo, *The Cure of Childhood Leukemia...*, *op. cit.*, pp. 145-147.

7   *Ibid.*

8 Emil Freireich, entrevista con el autor ya citada.

9 J. Laszlo, *The Cure of Childhood Leukemia...*, *op. cit.*, p. 145.

RATONES Y HOMBRES

1 Citado en Margie Patlak, «Targeting Leukemia: From Bench to Bedside», *The FASEB Journal*, 16 (3273), 1 de marzo de 2002, p. 273E.

2 Citado en J. Laszlo, *The Cure of Childhood Leukemia...*, *op. cit.*

3 *Ibid.*, p. 142.

4 Emil Freireich, entrevista con el autor ya citada.

5 Norman R. Farnsworth, «Screening Plants for New Medicines», en Edward O. Wilson (ed.), *Biodiversity*, Washington D. C., National Academy Press, 1988, p. 94, y Norman R. Farnsworth, «Rational Approaches Applicable to the Search for and Discovery of New Drugs from Plants», en Academia de Ciencias de Cuba y Comisión Nacional de Cuba ante la UNESCO (eds.), *Memorias del I Symposium Latinoamericano y del Caribe de fármacos naturales: el mar y las plantas como fuente de sustancias biológicamente activas, La Habana, Cuba, 21 al 28 de junio, 1980*, Montevideo, UNESCO Regional Office, 1982, pp. 27-59.

6 David G. Nathan, *The Cancer Treatment Revolution: How Smart Drugs and Other New Therapies Are Renewing Our Hope and Changing the Face of Medicine*, Hoboken (Nueva Jersey), John Wiley & Sons, 2007, p. 59.

7 J. Laszlo, *The Cure of Childhood Leukemia...*, *op. cit.*, pp. 199-209.

8 Véase, por ejemplo, Howard E. Skipper, «Cellular Kinetics Associated with "Curability" of Experimental Leukemias», en William Dameshek y Ray M. Dutcher (eds.), *Perspectives in Leukemia*, Nueva York, Grune & Stratton, 1968, pp. 187-194.

9 Emil Frei, «Curative Cancer Chemotherapy», *Cancer Research*, 45 (12, primera parte), diciembre de 1985, pp. 6523-6537.

VAMP

1 William C. Moloney y Sharon Johnson, *Pioneering Hematology: The Research and Treatment of Malignant Blood Disorders–Reflections on a Life's Work*, Boston, Francis A. Countway Library of Medicine, 1997.

2 J. Laszlo, *The Cure of Childhood Leukemia...*, *op. cit.*, p. 141.

3 E. Shorter, *The Health Century*, *op. cit.*, p. 189.

[4] D. G. Nathan, *The Cancer Treatment Revolution...*, *op. cit.*, p. 63.

[5] Emil Freireich, entrevista con el autor ya citada.

[6] J. Laszlo, *The Cure of Childhood Leukemia...*, *op. cit.*, p. 143.

[7] Emil J. Freireich, Myron Karon y Emil Frei III, «Quadruple Combination Therapy (VAMP) for Acute Lymphocytic Leukemia of Childhood», *Proceedings of the American Association for Cancer Research*, 5, 1964, p. 20, y Emil Frei III, «Potential for Eliminating Leukemic Cells in Childhood acute Leukemia», *Proceedings of the American Association for Cancer Research*, 5, 1964, p. 20.

[8] J. Laszlo, *The Cure of Childhood Leukemia...*, *op. cit.*, pp. 143-144.

[9] Mickey Goulian, entrevista con el autor ya citada.

[10] Carta de un médico de Boston al paciente K. L. (nombre no revelado). K. L., entrevista con el autor, septiembre de 2009.

[11] J. B. Tucker, *Ellie: A Child's Fight...*, *op. cit.*

[12] Emil Freireich, entrevista con el autor ya citada.

[13] Mickey Goulian, entrevista con el autor ya citada.

[14] Emil Freireich, entrevista con el autor ya citada.

[15] «Kids with cancer», *Newsweek*, 15 de agosto de 1977.

[16] Emil Freireich, entrevista con el autor ya citada.

[17] Emil Frei, «Curative Cancer Chemotherapy», *op. cit.*, pp. 6523-6537.

[18] Harold P. Rusch, «The Beginnings of Cancer Research Centers in the United States», *Journal of the National Cancer Institute*, 74 (2), febrero de 1985, pp. 391-403.

[19] *Ibid.*

[20] Sidney Farber, carta a Etta Rosensohn, Mary Lasker Papers.

EL TUMOR DE UN ANATOMISTA

[1] V. T. DeVita, Jr., y E. Chu, «A History of Cancer Chemotherapy», *op. cit.*, pp. 8643-8653.

[2] Louis Rosenfeld, *Thomas Hodgkin: Morbid Anatomist & Social Activist*, Lanham (Maryland), Madison Books, 1993, p. 1. Véase también Amalie M. Kass y Edward H. Kass, *Perfecting the World: The Life and Time of Dr. Thomas Hodgkin, 1798-1866*, Boston, Harcourt Brace Jovanovich, 1988.

[3] Thomas Hodgkin, «On Some Morbid Appearances of the Absorbent Glands and Spleen», *Medico-Chirurgical Transactions*, 17, 1832, pp. 68-114. El trabajo fue leído en la sociedad por Robert Lee, porque Hodgkin no era miembro de ella.

[4] *Ibid.*, p. 96.

[5] Marvin J. Stone, «Thomas Hodgkin: Medical Immortal and Uncompromising Idealist», *Baylor University Medical Center Proceedings*, 18 (4), 2005, pp. 368-375.

[6] Carl Sternberg, «Über eine eigenartige unter dem Bilde der Pseudoleukämie verlaufende Tuberkulose des Lymphatischen Apparates», *Zeitschfrift für Heilkunde*, 19, 1898, pp. 21-91.

[7] Alan C. Aisenberg, «Prophylactic Radiotherapy in Hodgkin's Disease», *New England Journal of Medicine*, 278 (13), 28 de marzo de 1968, p. 740; Alan C. Aisenberg, «Management of Hodgkin's Disease», *New England Journal of Medicine*, 278 (13), 28 de marzo de 1968, p. 739, y Alan C. Aisenberg, «Primary Management of Hodgkin's Disease», *New England Journal of Medicine*, 278 (2), 11 de enero de 1968, pp. 92-95.

[8] Z. Fuks y M. Feldman, «Henry S. Kaplan, 1918-1984: A Physician, a Scientist, a Friend», *Cancer Surveys*, 4 (2), 1985, pp. 294-311.

[9] Malcolm A. Bagshaw, Henry E. Jones, Robert F. Kallman y Joseph P. Kriss, «Memorial Resolution: Henry S. Kaplan (1918-1984)», Stanford University Faculty Memorials, Stanford Historical Society, http://histsoc.stanford.edu/pdfmem/KaplanH.pdf (consultado el 25 de junio de 2011).

[10] *Ibid.*

[11] George Canellos, entrevista con el autor, marzo de 2008.

[12] René Gilbert, «Radiology in Hodgkin's Disease [Malignant Granulomatosis]: Anatomic and Clinical Foundations», *American Journal of Roentgenology and Radium Therapy*, 41, 1939, pp. 198-241, y Donald Henry Cowan, «Vera Peters and the Curability of Hodgkin's Disease», *Current Oncology*, 15 (5), 2008, pp. 206-210.

[13] M. Vera Peters y K. C. Middlemiss, «A Study of Hodgkin's Disease Treated by Irradiation», *American Journal of Roentgenology and Radium Therapy*, 79 (1), enero de 1958, pp. 114-121.

[14] Henry S. Kaplan, «The Radical Radiotherapy of Regionally Localized Hodgkin's Disease», *Radiology*, 78, abril de 1962, pp. 553-561, y Richard T. Hoppe, Peter T. Mauch, James O. Armitage, Volker Diehl y Lawrence M. Weiss, *Hodgkin Lymphoma*, Filadelfia, Lippincott Williams & Wilkins, 2007, p. 178.

[15] A. C. Aisenberg, «Primary Management...», *op. cit.*, p. 95.

[16] Henry S. Kaplan, «Radical Radiation for Hodgkin's Disease», *New England Journal of Medicine*, 278 (25), 1968, p. 1404, y Henry S. Kaplan, «Clinical Evaluation and Radiotherapeutic Management of Hodgkin's Disease and the Malignant Lymphomas», *New England Journal of Medicine*, 278 (16), 1968, pp. 892-899.

[17] A. C. Aisenberg, «Primary Management...», *op. cit.*, p. 93.

Un ejército en marcha

[1] «Looking Back: Sidney Farber and the First Remission of Acute Pediatric Leukemia», Children's Hospital Boston, http://www.childrenshospital.org/gallery/index.cfm?G=49&page=1 (consultado el 25 de junio de 2011).

[2] Kenneth Endicott, citado en «Cancer Wars», Mary Lasker Papers, Profile in Science, National Library of Medicine.

[3] Richard C. Stein *et al.*, «Prognosis of Childhood Leukemia», *Pediatrics,* 43 (6), 1969, pp. 1056-1058.

[4] George Canellos, entrevista con el autor ya citada.

[5] Vincent T. DeVita, Jr., «A Selective History of the Therapy of Hodgkin's Disease», *British Journal of Haematology,* 122 (5), septiembre de 2003, pp. 718-727.

[6] Ronald Piana, «ONI Sits Down with Dr. Vincent DeVita», *Oncology News International,* 17 (2), 1 de febrero de 2008, http://www.consultantlive.com/display/article/10165/1146581?pageNumber=2&verify=0 (consultado el 25 de junio de 2011).

[7] V. T. DeVita, Jr., y E. Chu, «A History of Cancer Chemotherapy», *op. cit.,* p. 8643.

[8] Vincent T. DeVita, Jr., *et al.*, «Combination Chemotherapy in the Treatment of Advanced Hodgkin's Disease», *Annals of Internal Medicine,* 73 (6), 1970, pp. 881-895.

[9] Bruce Chabner, entrevista con el autor, julio de 2009.

[10] Henry S. Kaplan, *Hodgkin's Disease,* Cambridge (Massachusetts), Harvard University Press, 1972, col. «A Commonwealth Fund Book», pp. 15 y 458. Véase también V. T. DeVita, Jr., *et al.*, «Combination Chemotherapy...», *op. cit.*

[11] Joseph V. Simone, «A History of St. Jude Children's Research Hospital», *British Journal of Haematology,* 120 (4), febrero de 2003, pp. 549-555.

[12] Rhomes J. Aur y Donald Pinkel, «Total Therapy of Acute Lymphocytic Leukemia», en Irving M. Ariel (ed.), *Progress in Clinical Cancer,* vol. 5, Nueva York, Grune and Stratton, 1973, pp. 155-170.

[13] Joseph Simone *et al.*, «"Total Therapy" Studies of Acute Lymphocytic Leukemia in Children: Current Results and Prospects for Cure», *Cancer,* 30 (6), 1972, pp. 1488-1494.

14   R. J. Aur y D. Pinkel, «Total Therapy of Acute Lymphocytic Leukemia», *op. cit.*

15   «This Week's Citations Classic: R. J. A. Aur *et al.*, "Central Nervous
System Therapy and Combination Chemotherapy of Childhood Lymphocytic Leukemia"», *Citation Classics*, 28, 14 de julio de 1986.

16   Jocelyn Demers, *Suffer the Little Children: The Battle against Childhood
Cancer*, Fountain Valley (California), Eden Press, 1986, p. 17.

17   Donald Pinkel *et al.*, «Nine Years' Experience with "Total Therapy" of
Childhood Acute Lymphocytic Leukemia», *Pediatrics*, 50 (2), 1972, pp. 246-251.

18   Stephen L. George *et al.*, «A Reappraisal of the Results of Stopping
Therapy in Childhood Leukemia», *New England Journal of Medicine*, 300 (6),
8 de febrero de 1979, pp. 269-273.

19   Donald Pinkel, «The Ninth Annual David Karnofsky Lecture:
Treatment of Acute Lymphocytic Leukemia», *Cancer*, 43 (3), marzo de 1979,
pp. 1128-1137.

20 · D. Pinkel *et al.*, «Nine Years' Experience...», *op. cit.*

EL CARRO Y EL CABALLO

1   Citado en P. T. Cole, «Cohorts and Conclusions», *New England Journal
of Medicine*, 278 (20), 16 de mayo de 1968, pp. 1126-1127.

2   Carta de Sidney Farber a Mary Lasker, 4 de septiembre de 1965, Mary
Lasker Papers, caja 171.

3   V. T. DeVita, Jr., y E. Chu, «A History of Cancer Chemotherapy», *op.
cit.*, pp. 8643-8653.

4   V. T. DeVita, Jr., «A Selective History...», *op. cit.*, pp. 718-727.

5   K. Endicott, citado en «Cancer Wars», *op. cit.* Véase también Vincent T.
DeVita, Jr., «A Perspective on the War on Cancer», *Cancer Journal*, 8 (5),
2002, pp. 352-356.

6   E. Leopold, *A Darker Ribbon...*, *op. cit.*, pp. 269-270.

7   Citado en «Fanfare Fades in the Fight Against Cancer», *U. S. News and
World Report*, 19 de junio de 1978.

8   Heather L. Van Epps, «Peyton Rous: Father or the Tumor Virus», *Journal of Experimental Medicine*, 201 (3), 2005, p. 320, y Peter K. Vogt, «Peyton
Rous: Homage and Appraisal», *The FASEB Journal*, 10 (13), 1 de noviembre
de 1996, pp. 1559-1562.

9   Peyton Rous, «A Transmissible Avian Neoplasm (Sarcoma of the
Common Fowl)», *Journal of Experimental Medicine*, 12 (5), 1910, pp. 696-705,

y Peyton Rous, «A Sarcoma of the Fowl Transmissible by an Agent Separable from the Tumor Cells», *Journal of Experimental Medicine*, 13 (4), 1911, pp. 397-411.

10   P. Rous, «A Transmissible Avian Neoplasm…», *op. cit.*

11   Richard E. Shope, «A Change in Rabbit Fibroma Virus Suggesting Mutation: II. Behavior of the Varient Virus in Cottontail Rabbits», *Journal of Experimental Medicine*, 63 (2), 1936, pp. 173-178, y Richard Shope, «A Change in Rabbit Fibroma Virus Suggesting Mutation: III. Interpretation of Findings», *Journal of Experimental Medicine*, 63 (2), 1936, pp. 179-184.

12   Denis Burkitt, «A Sarcoma Involving the Jaws in African Children», *British Journal of Surgery*, 46 (197), 1958, pp. 218-223.

13   «New Evidence that Cancer May Be Infectious», *Life*, 22 de junio de 1962. Véase también «Virus Link Found», *Los Angeles Times*, 30 de noviembre de 1964.

14   Carta de Mary Kirkpatrick a Peyton Rous, 23 de junio de 1962, Peyton Rous Papers, The American Philosophical Society, citado en J. T. Patterson, *The Dread Disease…, op. cit.*, p. 237.

15   Nicholas Wade, «Special Virus Cancer Program: Travails of a Biological Moonshot», *Science*, 174 (4016), 1971, pp. 1306-1311.

16   *Ibid.*

17   Peyton Rous, «The Challenge to Man of the Neoplastic Cell», conferencia del premio Nobel, 13 de diciembre de 1966, en *Nobel Lectures, Physiology or Medicine, 1963-1970*, Ámsterdam, Elsevier Publishing Company, 1972.

18   Peyton Rous, «Surmise and Fact on the Nature of Cancer», *Nature*, 183 (4672), 1959, pp. 1357-1361.

19   «Hunt Continues for Cancer Drug», *The New York Times*, 13 de octubre de 1963.

20   Carta de Sidney Farber a Mary Lasker, 4 de septiembre de 1965, *op. cit.*

21   Mary Lasker, «Need for a Commission on the Conquest of Cancer as a National Goal by 1976», Mary Lasker Papers, caja 111.

22   Solomon Garb, *Cure for Cancer: A National Goal*, Nueva York, Springer, 1968.

23   *Ibid.*

24   «The Moon: A Giant Leap for Mankind», *Time*, 25 de julio de 1969.

25   Buzz Aldrin, *Magnificent Desolation: The Long Journey Home from the Moon*, Nueva York, Harmony Books, 2009.

26   «Space: The Greening of the Astronauts», *Time*, 11 de diciembre de 1972.

27   «The Moon…», *Time*, *op. cit.*

[28]   Citado en Glen E. Swanson, *Before This Decade Is Out: Personal Reflections on the Apollo Program*, Washington, D. C., NASA History Office, 1999, p. 374.

[29]   M. Lasker, «Need for a Commission...», *op. cit.*

[30]   «Two Candidates in Primary in Alabama Count Ways they Love Wallace», *The New York Times*, 27 de mayo de 1968.

[31]   «Conflicted Ambitions, then, Chappaquiddick», *The Boston Globe*, 17 de febrero de 2009.

[32]   Mary Lasker Oral History Project, *op. cit.*, segunda parte, sesión 5, p. 125.

«Un lanzamiento espacial contra el cáncer»

[1]   William Carey, «Research Development and the Federal Budget», Seventeenth National Conference on the Administration of Research, 11 de septiembre de 1963.

[2]   Robert B. Semple, Jr., «One Man's Gift is Another Man's Grouse», *The New York Times*, 26 de diciembre de 1971.

[3]   Anuncio de la Sociedad Estadounidense del Cáncer, *The New York Times*, 9 de diciembre de 1969.

[4]   A. Solzhenitsyn, *Cancer Ward, op. cit.*

[5]   Erich Segal, *Love Story*, Barcelona, Orbis, 1987; película dirigida por Arthur Hiller (1970), DVD, 2001.

[6]   Mark Harris, *Bang the Drum Slowly [Muerte de un jugador]*, dirigida por John D. Hancock (1973), DVD, 2003.

[7]   Al Silverman, Gale Sayers y William Blinn, *Brian's Song [La canción de Brian]*, dirigida por Buzz Kulik (1971), DVD, 2000.

[8]   R. A. Rettig, *Cancer Crusade...*, *op. cit.*, p. 175.

[9]   «My fight against cancer», *Chicago Tribune*, 6 de mayo de 1973.

[10]   Renata Salecl, *On Anxiety*, Londres, Routledge, 2004, p. 4. También Renata Salecl, entrevista con el autor, abril de 2006.

[11]   Ellen Goodman, «A Fear that Fits the Times», 14 de septiembre de 1978.

[12]   J. T. Patterson, *The Dread Disease...*, *op. cit.*, p. 149.

[13]   Los comentarios de Nixon se encontrarán en National Archives and Records Administration, Nixon Presidential Materials Project, 513-514, 7 de junio de 1971, transcripción de Daniel Greenberg. Véase Isidor Isaac Rabi, citado en Daniel S. Greenberg, *The Politics of Pure Science*, Chicago, University of Chicago Press, 1999, p. 3.

[14]   R. A. Rettig, *Cancer Crusade...*, *op. cit.*, p. 82.

[15]   M. Lasker, «Need for a Commission...», *op. cit.*

[16] R. A. Rettig, *Cancer Crusade...*, *op. cit.*, pp. 74-89.

[17] Carta de Ralph W. Yarborough a Mary Lasker, 2 de junio de 1970, Mary Lasker Papers, caja 112.

[18] El informe se publicó en dos documentos en noviembre de 1970 y se reeditó en diciembre de 1970 y abril de 1971. Véase Senate Document 92-99, primera sesión, 14 de abril de 1971. Véase también R. A. Rettig, *Cancer Crusade...*, *op. cit.*, p. 105.

[19] Benno Schmidt, citado por Alan C. Davis (entrevista con Richard Rettig), en R. A. Rettig, *Cancer Crusade...*, *op. cit.*, p. 109.

[20] Senate Document 92-99, *op. cit.*,

[21] «Mary Woodard Lasker: First Lady of Medical Research», presentación de Neen Hunt en la National Library of Medicine, http://profiles.nlm.nih.gov/TL/B/B/M/P/ (consultado el 25 de junio 2011).

[22] «Ask Ann Landers», *Chicago Sun-Times*, 20 de abril de 1971.

[23] Citada en Rick Kogan, *America's Mom: The Life, Lessons, and Legacy of Ann Landers*, Nueva York, HarperCollins, 2003, p. 104.

[24] «Ann Landers», *The Washington Post*, 18 de mayo de 1971.

[25] Ann Landers y Margo Howard, *A Life in Letters*, Nueva York, Warner Books, 2003, p. 255.

[26] Philip Lee, testimonio ante la Subcomisión de Salud de la Comisión de Trabajo y Bienestar Público del Senado, audiencia del 9 de marzo de 1971. Véase también Committee on Labor and Public Welfare Report, 92-247, 28 de junio de 1971, p. 43. S. 1828, 92° periodo parlamentario, primera sesión.

[27] J. T. Patterson, *The Dread Disease...*, *op. cit.*, p. 152.

[28] Véase James Watson, «To Fight Cancer, Know the Enemy», *The New York Times*, 5 de agosto de 2009.

[29] James Watson, «The Growing Up of Cancer Research», *Science Year: The World Book Science Annual, 1973*; Mary Lasker Papers.

[30] «Washington Rounds», *Medical World News*, 31 de marzo de 1972.

[31] Irvine H. Page, «The Cure of Cancer 1976», *Journal of Laboratory and Clinical Medicine*, 77 (3), marzo de 1971, pp. 357-360.

[32] «Tower ticker», *Chicago Tribune*, 28 de enero de 1971.

[33] Benno Schmidt, «Oral History and Memoir» (obsequio y propiedad de Elizabeth Smith, Nueva York).

[34] Se encontrarán detalles del proyecto de ley del representante Roger en R. A. Rettig, *Cancer Crusade...*, *op. cit.*, pp. 250-275.

[35] Iwan W. Morgan, *Nixon*, Londres, Arnold, 2002, p. 72.

[36] «Nixon Signs Cancer Bill; Cites Commitment to Cure», *The New York Times*, 24 de diciembre de 1971.

[37] «The National Cancer Act of 1971», proyecto de ley del Senado 1828, promulgado el 23 de diciembre de 1971 (P. L. 92-218), National Cancer Institute, http://legislative.cancer.gov/history/phsa/1971 (consultado el 25 de junio de 2011). Frank Rauscher, director del Programa Nacional del Cáncer, calculó que las cifras reales habían sido de 233 millones de dólares en 1971, 378 millones en 1972, 432 millones en 1973 y 500 millones en 1974. Frank Rauscher, «Budget and the National Cancer Program (NCP)», *Cancer Research*, 34 (7), 1974, pp. 1743-1748.

[38] Mary Lasker Oral History Project, *op. cit.*, primera parte, sesión 7, p. 185.

[39] *Ibid.*, segunda parte, sesión 10, p. 334.

[40] *Ibid.*, primera parte, sesión 7, p. 185, y Thomas Farber, entrevista con el autor ya citada.

[41] Enid Nemy, «Mary Lasker: Still Determined to Beautify the City and Nation», *The New York Times*, 28 de abril de 1974.

[42] *Chicago Tribune*, 23 de junio de 1971, p. 16.

[43] D. R. Miller, «A Tribute to Sidney Farber…», *op. cit.*, pp. 20-26, y «Dr. Sidney Farber, a Pioneer in Children's Cancer Research, Won Lasker Award», *The New York Times*, 31 de marzo de 1973. Véase también Mary Lasker, «A Personal Tribute to Sidney Farber, M.D. (1903-1973)», *CA: A Cancer Journal for Clinicians*, 23 (4), 1973, pp. 256-257.

[44] M. Lasker, «A Personal Tribute…», *op. cit.*

TERCERA PARTE. «¿ME ECHARÁN A LA CALLE SI NO MEJORO?»

[1] William Shakespeare, *All's Well That Ends Well*, Nueva York, Macmillan, 1912, segundo acto, escena 1, versos 145-147, p. 34 [*A buen fin no hay mal principio*, en *Obras completas*, vol. 2, *Comedias y poesía*, Madrid, Aguilar, 2004].

[2] T. S. Eliot, «The Love Song of J. Alfred Prufrock», versos 84-86, en *The Norton Anthology of Poetry*, cuarta edición, Nueva York, Norton, 1996, p. 1232 [«La canción de amor de J. Alfred Prufrock», en *Prufrock y otras observaciones*, Valencia, Pre-Textos, 2000].

[3] Frank Rauscher, carta a Mary Lasker, 18 de marzo de 1974, Mary Lasker Papers, caja 118.

«EN DIOS CONFIAMOS. TODOS LOS DEMÁS [DEBEN] TRAER REFERENCIAS»

[1] R. Nisbet, «Knowledge Dethroned…», *op. cit.*

2   Geoffrey Keynes, «Carcinoma of the Breast, the Unorthodox View», *Proceedings of the Cardiff Medical Society*, abril de 1954, pp. 40-49.

3   Documento sin título, 1981, Rose Kushner Papers, 1953-90, caja 43, Universidad de Harvard.

4   Cushman Davis Haagensen, *Diseases of the Breast*, Nueva York, Saunders, 1971, p. 674.

5   William Stewart Halsted, «The Results of Operations for the Cure of the Cancer of Breast Performed at the Johns Hopkins Hospital from June 1889 to January 1894», *Johns Hopkins Hospital Bulletin*, 4, 1894, pp. 497-555.

6   C. D. Haagensen, *Diseases of the Breast, op. cit.*, p. 674.

7   David Hayes Agnew, *The Principles and Practice of Surgery, Being a Treatise on Surgical Diseases and Injuries*, (2ª ed.), vol. 3, Filadelfia, J. B. Lippincott Company, 1889, p. 711.

8   *Ibid.*

9   Geoffrey Keynes, «The Treatment of Primary Carcinoma of the Breast with Radium», *Acta Radiologica*, 10, 1929, pp. 393-401, y Geoffrey Keynes, «The Place of Radium in the Treatment of Cancer of the Breast», *Annals of Surgery*, 106 (4), 1937, pp. 619-630. Se encontrarán detalles biográficos en William LeFanu, «Sir Geoffrey Keynes (1887-1982)», *Bulletin of the History of Medicine*, 56 (4), 1982, pp. 571-573.

10   Geoffrey Keynes, «The Radiation Treatment of Carcinoma of the Breast», en William McAdam Eccles *et al.* (eds.), *St. Bartholomew's Hospital Reports*, 60, Londres, John Murray, 1927, pp. 91-93.

11   *Ibid.*

12   *Ibid.*, p. 94.

13   Roger S. Foster, Jr., «Breast Cancer Detection and Treatment: A Personal and Historical Perspective», *Archives of Surgery*, 138 (4), 2003, pp. 397-408.

14   *Ibid.* Véase también George Crile, Jr., «The Evolution of the Treatment of Breast Cancer», en Leslie Wise y Houston Johnson, Jr. (eds.), *Breast Cancer: Controversies in Management*, Armonk (Nueva York), Futura Publishing Co., 1994.

15   Narendra Nathoo, Frederick K. Lautzenheiser y Gene H. Barnett, «The First Direct Human Blood Transfusion: The Forgotten Legacy of George W. Crile», *Neurosurgery*, 64, suplemento 3, marzo de 2009, pp. 20-26, y George W. Crile, *Hemorrhage and Transfusion: An Experimental and Clinical Research*, Nueva York, D. Appleton, 1909.

16   Amitav Ghosh, *Dancing in Cambodia, at Large in Burma*, Nueva Delhi, Ravi Dayal, 1998, p. 25.

[17] R. S. Foster, Jr., «Breast Cancer Detection...», *op. cit.*, y George Crile, *The Way It Was: Sex, Surgery, Treasure, and Travel,* Kent (Ohio), Kent University Press, 1992, pp. 391-400.

[18] George Crile, Jr., «Treatment of Breast Cancer by Local Excision», *American Journal of Surgery,* 109 (4), abril de 1965, pp. 400-403; George Crile, Jr., «The Smaller the Cancer the Bigger the Operation? Rationale of Small Operations for Small Tumors and Large Operations for Large Tumors», *Journal of the American Medical Association,* 199 (10), 1967, pp. 736-738; George Crile, Jr., *A Biologic Consideration of Treatment of Breast Cancer,* Springfield (Illinois), Charles C. Thomas, 1967, y George Crile, Jr., y Stanley O. Hoerr, «Results of Treatment of Carcinoma of the Breast by Local Excision», *Surgery, Gynecology, and Obstetrics,* 132 (5), mayo de 1971, pp. 780-782.

[19] Jerzy Neyman y Egon S. Pearson, «On the Use and Interpretation of Certain Test Criteria for Purposes of Statistical Inference. Part I», *Biometrika,* 20A (1-2), julio de 1928, pp. 175-240, y Jerzy Neyman y Egon S. Pearson, «On the Use and Interpretation of Certain Test Criteria for Purposes of Statistical Inference. Part II», *Biometrika,* 20A (3-4), julio de 1928, pp. 263-294.

[20] C. D. Haagensen, *Diseases of the Breast, op. cit.,* p. 674.

[21] Kate Travis, «Bernard Fisher Reflects on a Half-Century's Worth of Breast Cancer Research», *Journal of the National Cancer Institute,* 97 (22), 2005, pp. 1636-1637.

[22] Bernard Fisher, transcripción de la Karnofsky Memorial Lecture, Rose Kushner Papers, caja 4, documento 62, Universidad de Harvard.

[23] Phillip Knightley, *Suffer the Children: The Story of Thalidomide,* Nueva York, Viking Press, 1979.

[24] *Roe vs. Wade,* 410 U. S. 113, 1973.

[25] «Breast Cancer: Beware of these Danger Signals», *Chicago Tribune,* 3 de octubre de 1973.

[26] E. Leopold, *A Darker Ribbon...*, *op. cit.,* p. 199.

[27] Betty Rollin, *First, You Cry,* Nueva York, Harper, 2000, y Rose Kushner, *Why Me?,* Filadelfia, Saunders Press, 1982.

[28] Rose Kushner Papers, caja 2, documento 22, y R. Kushner, *Why Me?, op. cit.*

[29] Véase la biografía de Fisher en el sitio del NSABP, http://www.nsabp.pitt.edu/BCPT_Speakers_Biographies.asp (consultado el 25 de junio de 2011).

[30] Bernard Fisher, «A Commentary on the Role of the Surgeon in Primary Breast Cancer», *Breast Cancer Research and Treatment,* 1 (1), 1981, pp. 17-26.

31   Citado en «Treating Breast Cancer: Finding Questions Need for Removal», *The Washington Post*, 29 de octubre de 1979.

32   Leah Kauffman, «Bernard Fisher: In Conversation», *Pitt Med Magazine* (revista de la Facultad de Medicina de la Universidad de Pittsburgh), julio de 2002.

33   Bernard Fisher *et al.*, «Findings from NSABP Protocol No. B-04: Comparison of Radical Mastectomy with Alternative Treatments. II. The Clinical and Biological Significance of Medial-Central Breast Cancers», *Cancer*, 48 (8), 1981, pp. 1863-1872.

«EL ONCÓLOGO SONRIENTE»

1   Rose Kushner, «Is Aggressive Adjuvant Chemotherapy the Halsted Radical of the '80s?», *CA: A Cancer Journal for Clinicians*, 34 (6), 1984, pp. 345-351.

2   Georg Wilhelm Friedrich Hegel, *The Phenomenology of Mind*, Nueva York, Humanities Press, 1971, p. 232 [*Fenomenología del espíritu*, México, Fondo de Cultura Económica, 1966].

3   James D. Hardy, *The World of Surgery, 1945-1985: Memoirs of One Participant*, Filadelfia, University of Pennsylvania Press, 1986, p. 216.

4   Mickey Goulian, entrevista con el autor ya citada.

5   Stewart Alsop, *Stay of Execution: A Sort of Memoir*, Nueva York, Lippincott, 1973, p. 218.

6   Kathleen R. Gilbert (ed.), *The Emotional Nature of Qualitative Research*, Boca Ratón (Florida), CRC Press, 2001.

7   Gerda Lerner, *A Death of One's Own*, Nueva York, Simon and Schuster, 1978, p. 71.

8   «Cancer Ward Nurses: Where "C" Means Cheerful», *Los Angeles Times*, 25 de julio de 1975.

9   S. Alsop, *Stay of Execution...*, *op. cit.*, p. 52.

10   *Ibid.*, p. 84.

11   11. Barnett Rosenberg, Loretta Van Camp y Thomas Krigas, «Inhibition of Cell Division in *Escheridia coli* by Clectrolysis Products from a Platinum Electrode», *Nature*, 205 (4972), 1965, pp. 698-699.

12   Larry Einhorn, entrevista con el autor, noviembre de 2009. Véanse también Kathy Latour, «Cured: The John Cleland Story», *Cure*, 3 (4), invierno de 2004; Craig A. Almeida y Sheila A. Barry, *Cancer: Basic Science and Clinical Aspects*, Hoboken (Nueva Jersey), Wiley-Blackwell, 2010, p. 259; Tristan Emery, «Survivor Milks Life for All It's Worth», *Purdue Agriculture Connections*,

15 (2), primavera de 2006, y «John Cleland Carried the Olympic Torch in 2000 When the Relay Came through Indiana», Friend 4 Cures, http://www.friends-4cures.org/cure_mag_article.shtml (consultado el 25 de junio de 2011).

[13] K. Latour, «Cured...», *op. cit.*

[14] Larry Einhorn, entrevista con el autor ya citada.

[15] *Ibid.*

[16] *Ibid.* Véase también Arthur Allen, «Triumph of the Cure», *Salon*, 29 de julio de 1999, http://www.salon.com/health/feature/1999/07/29/lance/index.html (consultado el 25 de junio de 2011).

[17] Margaret Edson, *Wit*, Nueva York, Dramatists Play Service, 1999.

[18] *Ibid.*, p. 28.

[19] Howard E. Skipper, «Cancer Chemotherapy Is Many Things: G. H. A. Clowes Memorial Lecture», *Cancer Research*, 31 (9), 1971, pp. 1173-1180.

[20] Monroe E. Wall y Mansukh C. Wani, «Camptothecin and Taxol: Discovery to Clinic–Thirteenth Bruce F. Cain Memorial Award Lecture», *Cancer Research*, 55 (4), febrero de 1995, pp. 753-760, y Jordan Goodman y Vivien Walsh, *The Story of Taxol: Nature and Politics in the Pursuit of an Anti-Cancer Drug*, Cambridge, Cambridge University Press, 2001.

[21] Federico Arcamone *et al.*, «Adriamycin, 14-Hydroxydaimomycin, a New Antitumor Antibiotic from *S. Peucetius* var. *caesius*», *Biotechnology and Bioengineering*, 11 (6), 1969, pp. 1101-1110.

[22] C. A. J. Brouwer *et al.*, «Long-Term Cardiac Follow-Up in Survivors of a Malignant Bone Tumor», *Annals of Oncology*, 17 (10), 2006, pp. 1586-1591.

[23] A. M. Arnold y J. M. A. Whitehouse, «Etoposide: A New Anti-Cancer Agent», *The Lancet*, 318 (8252), 24 de octubre de 1981, pp. 912-915.

[24] Hamao Umezawa *et al.*, «New Antibiotics, Bleomycin A and B», *Journal of Antibiotics*, 19 (5), 1966, pp. 200-209; Nuno R. Grande *et al.*, «Lung Fibrosis Induced by Bleomycin: Structural Changes and Overview of Recent Advances», *Scanning Microscopy*, 12 (3), 1996, pp. 487-494, y Roger S. Thrall *et al.*, «The Development of Bleomycin-Induced Pulmonary Fibrosis in Neutrophil-Depleted and Complement-Depleted Rats», *American Journal of Pathology*, 105 (1), octubre de 1981, pp. 76-81.

[25] George Canellos, entrevista con el autor ya citada.

[26] John Ziegler, Ian T. Magrath y Charles L. Olweny, «Cure of Burkitt's Lymphoma–Ten-Year Follow-Up of 157 Ugandan Patients», *The Lancet*, 314 (8149), 3 de noviembre de 1979, pp. 936-938. Véase también John Ziegler *et al.*, «Combined Modality Treatment of Burkitt's Lymphoma», *Cancer Treatment Report*, 62 (12), 1978, pp. 2031-2034.

[27] George Canellos, entrevista con el autor ya citada.

28   «Cancer: The Chill Is Still There», *Los Angeles Times*, 20 de marzo de 1979.

29   J. Russell Geyer *et al.*, «Eight Drugs in One Day Chemotherapy in Children with Brain Tumors: A Critical Toxicity Appraisal», *Journal of Clinical Oncology*, 6 (6), junio de 1988, pp. 996-1000.

30   «Some Chemotherapy Fails Against Cancer», *The New York Times*, 6 de agosto de 1985.

31   Rose Kushner, «Is Aggressive Adjuvant Chemotherapy the Halsted Radical of the '80s?», 1984, borrador 9, Rose Kushner Papers. La frase fue eliminada en la versión final publicada en 1984.

32   M. Edson, *Wit, op. cit.*, p. 31.

CONOCER AL ENEMIGO

1   Sunzi, *The Art of War*, Boston, Shambhala, 1988, p. 82 [*El arte de la guerra*, Madrid, Trotta, 2001].

2   Luis H. Toledo-Pereyra, «Discovery in Surgical Investigation: The Essence of Charles Brenton Huggins», *Journal of Investigative Surgery*, 14 (5), septiembre-octubre de 2001, pp. 251-252, y Robert E. Forster II, «Charles Brenton Huggins (22 September 1901-12 January 1997)», *Proceedings of the American Philosophical Society*, 143 (2), 1999, pp. 327-331.

3   Charles B. Huggins *et al.*, «Quantitative Studies of Prostatic Secretion: I. Characteristics of the Normal Secretion; the Influence of Thyroid, Suprarenal, and Testis Extirpation and Androgen Substitution on the Prostatic Output», *Journal of Experimental Medicine*, 70 (6), 1939, pp. 543-556; Charles B. Huggins, «Endocrine-Induced Regression of Cancers», *Science*, 156 (3778), 1967, pp. 1050-1054, y Tonse N. K. Raju, «The Noble Chronicles. 1966: Francis Peyton Rous (1879-1970) and Charles Brenton Huggins (1901-1997)», *The Lancet*, 354 (9177), 1999, p. 520.

4   C. B. Huggins, «Endocrine-Induced Regression...», *op. cit.*

5   *Ibid.*

6   *Ibid.*

7   Edward A. Doisy, «An Autobiography», *Annual Review of Biochemistry*, 45, 1976, pp. 1-12.

8   Edward Charles Dodds *et al.*, «Synthetic Oestrogenic Compounds Related to Stilbene and Diphenylethane. Part I», *Proceedings of the Royal Society of London, Series B, Biological Sciences*, 127 (847), 1939, pp. 140-167; Edward Charles Dodds *et al.*, «Estrogenic Activity of Certain Synthetic Compounds», *Nature*, 141 (3562), 1938, pp. 247-248; Edward Charles Dodds, *Biochemical*

Contributions to Endocrinology: Experiments in Hormonal Research, Palo Alto (California), Stanford University Press, 1957, y Robert Meyers, *D. E. S., the Bitter Pill*, Nueva York, Seaview/Putnam, 1983.

[9] Barbara Seaman, *The Greatest Experiment Ever Performed on Women: Exploding the Estrogen Myth*, Nueva York, Hyperion, 2004, pp. 20-21.

[10] C. B. Huggins, «Endocrine-Induced Regression...», *op. cit.*, y Charles B. Huggins *et al.*, «Studies on Prostatic Cancer: II. The Effects of Castration on Advanced Carcinoma of the Prostate Gland», *Archives of Surgery*, 43 (2), 1941, pp. 209-223.

[11] George Thomas Beatson, «On the Treatment of Inoperable Cases of Carcinoma of the Mamma: Suggestions for a New Method of Treatment, with Illustrative Cases», *The Lancet*, 148 (3803), 1896, pp. 162-165, y Serena Stockwell, «George Thomas Beatson, M. D. (1848-1933)», *CA: A Cancer Journal for Clinicians*, 33 (2), marzo-abril de 1983, pp. 105-107.

[12] Alexis Thomson, «Analysis of Cases in Which Oophorectomy was Performed for Inoperable Carcinoma of the Breast», *British Medical Journal*, 2 (2184), 1902, pp. 1538-1541.

[13] *Ibid.*

[14] Eugene R. DeSombre, «Estrogens, Receptors and Cancer: The Scientific Contribution of Elwood Jensen», *Progress in Clinical and Biological Research*, 322, 1990, pp. 17-29, y Elwood V. Jensen y V. Craig Jordan, «The Estrogen Receptor: A Model for Molecular Medicine», *Clinical Cancer Research*, 9 (6), 2003, pp. 1980-1989.

[15] R. Sainsbury, «Ovarian Ablation as a Treatment for Breast Cancer», *Surgical Oncology*, 12 (4), 2003, pp. 241-250.

[16] E. V. Jensen y V. C. Jordan, «The Estrogen Receptor...», *op. cit.*

[17] Walter Sneader, *Drug Discovery: A History*, Nueva York, John Wiley and Sons, 2005, pp. 198-199, y G. R. Bedford y Dora N. Richardson, «Preparation and Identification of *cis* and *trans* Isomers of a Substituted Triarylethylene», *Nature*, 212 (5063), 12 de noviembre de 1966, pp. 733-734.

[18] Michael J. Harper y Arthur L. Walpole, «Mode of Action of I.C.I. 46,474 in Preventing Implantation in Rats», *Journal of Endocrinology*, 37 (1), 1967, pp. 83-92.

[19] Arnold Klopper y Marion Hall, «New Synthetic Agent for the Induction of Ovulation: Preliminary Trials in Women», *British Medical Journal*, 1 (5741), 1971, pp. 152-154.

[20] V. Craig Jordan, «The Development of Tamoxifen for Breast Cancer Therapy: A Tribute to the Late Arthur L. Walpole», *Breast Cancer Research and Treatment*, 11 (3), 1988, pp. 197-209.

[21]   Mary P. Cole *et al.*, «A New Anti-Oestrogenic Agent in Late Breast Cancer: An Early Clinical Appraisal of ICI46474», *British Journal of Cancer*, 25 (2), 1971, pp. 270-275, y W. Sneader, *Drug Discovery...*, *op. cit.*, p. 199.

[22]   Véase V. Craig Jordan (ed.), *Tamoxifen: A Guide for Clinicians and Patients*, Huntington (Nueva York), PRR, 1996. Véase también V. Craig Jordan, «Effects of Tamoxifen in Relation to Breast Cancer», *British Medical Journal*, 1 (6075), 11 de junio de 1977, pp. 1534-1535.

LAS CENIZAS DE HALSTED

[1]   Jack London, *Tales of Adventure*, Fayetteville (Arkansas), Hanover House, 1956, p. vii.

[2]   Cicely Saunders, *Selected Writings, 1958-2004*, Oxford, Oxford University Press, 2006, p. 71.

[3]   Vincent T. DeVita, Jr., «Paul Carbone: 1931-2002», *Oncologist*, 7 (2), 2002, pp. 92-93.

[4]   Paul Carbone, «Adjuvant Therapy of Breast Cancer, 1971-1981», *Breast Cancer Research and Treatment*, 2, 1985, pp. 75-84.

[5]   Bernard Fisher *et al.*, «Comparison of Radical Mastectomy with Alternative Treatments for Primary Breast Cancer: A First Report of Results from a Prospective Randomized Clinical Trial», *Cancer*, 39 (6), junio de 1977, pp. 2827-2839.

[6]   Gianni Bonadonna *et al.*, «Combination Chemotherapy as an Adjuvant Treatment in Operable Breast Cancer», *New England Journal of Medicine*, 294 (8), 1976, pp. 405-410, y V. T. DeVita, Jr., y E. Chu, «A History of Cancer Chemotherapy», *op. cit.*, pp. 8643-8653.

[7]   European School of Oncology (ed.), *European Oncology Leaders: The CancerFutures Collection, 2001-2004*, Berlín y Heidelberg: Springer, 2005, pp. 159-165.

[8]   Bernard Fisher *et al.*, «Adjuvant Chemotherapy with and without Tamoxifen in the Treatment of Primary Breast Cancer: 5-Year Results from the National Surgical Adjuvant Breast and Bowel Project Trial», *Journal of Clinical Oncology*, 4 (4), 1986, pp. 459-471.

[9]   «Some Chemotherapy Fails...», *op. cit.*

[10]   James Watson, citado en «Biologist Assays Cancer Research», *The New York Times*, 6 de mayo de 1975.

[11]   James C. White, «Neurosurgical Treatment of Persistent Pain», *The Lancet*, 256 (6622), 29 de julio de 1950, pp. 161-164.

[12]   C. Saunders, *Selected Writings...*, *op. cit.*, p. xiv.

[13]   *Ibid.*, p. 255.

[14]   Enfermera J. N. (nombre no revelado), entrevista con el autor, junio de 2007.

[15]   C. Saunders, *Selected Writings...*, *op. cit.*, p. 71.

CUANTIFICAR EL CÁNCER

[1]   Audre Lourde, *The Cancer Journals* (2ª ed.), San Francisco, Aunt Lute, 1980, p. 54.

[2]   Gertrude Stein, *Everybody's Autobiography*, Nueva York, Random House, 1937, p. 120 *[Autobiografía de todo el mundo*, Barcelona, Tusquets, 1980].

[3]   John Cairns, «Treatment of Diseases and the War Against Cancer», *Scientific American*, 253 (5), 1985, pp. 51-59.

[4]   John C. Bailar III y Elaine M. Smith, «Progress Against Cancer?», *New England Journal of Medicine*, 314 (19), mayo de 1986, pp. 1226-1232.

[5]   Esta situación no era patrimonio exclusivo de Estados Unidos; las estadísticas mostraban un panorama igualmente desalentador en Europa. En 1985, un análisis independiente de la mortalidad del cáncer ajustada por edad en veintiocho países desarrollados reveló un aumento de alrededor del 15 por ciento.

[6]   J. C. Bailar III y E. M. Smith, «Progress Against Cancer?», *op. cit.*

[7]   Gina Kolata, «Cancer Progress Data Challenged», *Science*, 232 (4753), 1986, pp. 932-933.

[8]   Véase Ezra M. Greenspan, «Commentary on September 1985 NIH Consensus Development Conference on Adjuvant Chemotherapy for Breast Cancer», *Cancer Investigation*, 4 (5), 1986, , pp. 471-475. Véase también Ezra M. Greenspan, «Letter to the Editor», *New England Journal of Medicine*, 315 (15), 1986, p. 964.

[9]   Lester Breslow y William G. Cumberland, «Progress and Objectives in Cancer Control», *Journal of the American Medical Association*, 259 (11), 1988, pp. 1690-1694.

[10]   *Ibid.* He invertido el orden de la cita para adecuarla al relato.

[11]   John C. Bailar III entrevistado por Elizabeth Farnsworth, «Treatment Versus Prevention» (transcripción), *NewsHour with Jim Leher*, PBS, 29 de mayo de 1997, y Richard M. Scheffler y Lynn Paringer, «A Review of the Economic Evidence on Prevention», *Medical Care*, 18 (5), 1980, pp. 473-484.

12   Samuel S. Epstein, *Cancer-Gate: How to Win the Losing Cancer War*, Amityville (Nueva York), Baywood Publishing Company, 2005, p. 59.

13   Carta de Frank Rauscher a Mary Lasker, 18 de marzo de 1974, Mary Lasker Papers, caja 118.

14   Ralph W. Moss, *The Cancer Syndrome*, Nueva York, Grove Press, 1980, p. 221.

15   Edmund V. Cowdry, *Etiology and Prevention of Cancer in Man*, Nueva York, Appleton-Century-Crofts, 1968, p. xvii.

16   R. W. Moss, *The Cancer Syndrome, op. cit.*, p. 221.

17   J. C. Bailar III y E. M. Smith, «Progress Against Cancer?», *op. cit.*

Cuarta parte. La prevención es la cura

1   David Cantor, «Introduction: Cancer Control and Prevention in the Twentieth Century», *Bulletin of the History of Medicine*, 81 (1), febrero de 2007, pp. 1-38.

2   «False Front in War on Cancer», *Chicago Tribune*, 13 de febrero de 1975.

3   Leonard Scheele, citado en una carta de Ernest L. Wynder a Evarts A. Graham, 20 de junio de 1950, Evarts Graham Papers.

«Ataúdes negros»

1   William Blake, «The Chimney Sweeper», en *The Complete Poetry and Prose of William Blake*, edición de David V. Erdman, Nueva York, Random House, 1982, p. 10 [«El deshollinador», en *Canciones de inocencia y de experiencia*, Madrid, Cátedra, 1987].

2   Percivall Pott y James Earle, *The Chirurgical Works of Percivall Pott, F. R. S. Surgeon to St. Bartholomew's Hospital, a New Edition, with His Last Corrections, to Which Are Added, a Short Account of the Life of the Author, a Method of Curing the Hydrocele by Injection, and Occasional Notes and Observations, by Sir James Earle, F. R. S. Surgeon Extraordinary to the King*, vol. 3, Londres, Wood and Innes, 1808, p. 177.

3   Michael J. O'Dowd y Elliot E. Philipp, *The History of Obstetrics & Gynaecology* [1994], Nueva York, Parthenon Publishing Group, 2000, p. 228 [*Historia de la ginecología y obstetricia*, Barcelona, Edika Med, 1995].

4   Bernardino Ramazzini, *De Morbis Artificum Diatriba*, Venecia, apud Josephum Corona, 1743 [*Tratado de las enfermedades de los artesanos*, Madrid, Instituto Nacional de la Salud, Ministerio de Sanidad y Consumo, 1983].

5   P. Pott y J. Earle, *The Chirurgical Works...*, *op. cit.*, vol. 3, p. 177.

6   Véase Peter Kirby, *Child Labour in Britain, 1750-1870*, Basingstoke, Palgrave Macmillan, 2003. Se encontrarán detalles sobre los deshollinadores en *ibid.*, p. 9, y Great Britain Parliament, *Parliamentary Papers 1852-53*, vol. 88, primera parte, cuadros 25 y 26.

7   Charles Dickens, *Oliver Twist, or The Parish Boy's Progress*, Londres, J. M. Dent & Sons, 1920, p. 16 [*Oliver Twist*, Madrid, Alianza, 2008].

8   Joel H. Wiener, *Great Britain: The Lion at Home. A Documentary History of Domestic Policy, 1689-1973*, Nueva York, Chelsea House Publishers, 1974, p. 800.

9   John Hill, *Cautions against the Immoderate Use of Snuff*, Londres, R. Baldwin and J. Jackson, 1761.

10   George Sebastian Rousseau (ed.), *The Letters and Papers of Sir John Hill, 1714-1775*, Nueva York, AMS Press, 1982, p. 4.

11   George Crabbe, *The Poetical Work of the Rev. George Crabbe: With His Letters and Journals, and His Life*, vol. 3, Londres, John Murray, 1834, p. 180.

12   Véase Paul G. E. Clemens, «From Tobacco to Grain: Economic Development on Maryland's Eastern Shore, 1660-1750», *Journal of Economic History*, 35 (1), 1975, pp. 256-259.

13   Kenneth Morgan, *Bristol and the Atlantic Trade in the Eighteenth Century*, Cambridge, Cambridge University Press, 1993, p. 152.

14   Véase Richard Klein, *Cigarettes Are Sublime*, Durham (Carolina del Norte), Duke University Press, 1993, pp. 134-135 [*Los cigarrillos son sublimes*, Madrid, Turner, 2008].

15   Jack Gottsegen, *Tobacco: A Study of Its Consumption in the United States*, Nueva York, Pittman, 1940.

16   *Ibid.*

17   Harold F. Dorn, «The Relationship of Cancer of the Lung and the Use of Tobacco», *American Statistician*, 8 (5), 1954, pp. 7-13.

18   Richard Peto, entrevista con el autor, septiembre de 2008.

19   *Ibid.*

20   John Wilds e Ira Harkey, *Alton Ochsner, Surgeon of the South*, Baton Rouge, Louisiana State University Press, 1990, p. 180.

21   Allan M. Brandt, *The Cigarette Century: The Rise, Fall, and Deadly Persistence of the Product That Defined America*, Nueva York, Basic Books, 2007.

LAS MEDIAS DE NAILON DEL EMPERADOR

1   Sir Richard Doll, «Proof of Causality: Deduction from Epidemiological Observation», *Perspectives in Biology and Medicine*, 45 (4), otoño de 2002, pp. 499-515.

² Richard Doll y Austin Bradford Hill, «Smoking and Carcinoma of the Lung; Preliminary Report», *British Medical Journal*, 2 (4.682), septiembre de 1950, pp. 739-748.

³ Richard Peto, «Smoking and Death: The Past 40 Years and the Next 40», *British Medical Journal*, 309 (6959), 8 de octubre de 1994, pp. 937-939.

⁴ *Ibid.*

⁵ British Public Records Office, documento FD. 1, 1989, según lo cita David Pollock, *Denial and Delay: The Political History of Smoking and Health, 1951-1964. Scientists, Government and Industry as Seen in the Papers at the Public Records Office*, Londres, Action on Smoking and Health, 1999; el texto completo puede consultarse en el sitio de Action on Smoking and Health, www.ash.org.

⁶ Medical Research Council 1947/366, e *ibid.*

⁷ D. Pollock, *Denial and Delay…, op. cit.*, prólogo. Véase también sir Richard Doll, «The First Reports on Smoking and Lung Cancer», en Stephen Lock, Lois A. Reynolds y E. M. Tansey (eds.), *Ashes to Ashes: The History of Smoking and Health*, Ámsterdam y Atlanta (Georgia), Editions Rodopi B. V., 1998, pp. 129-137.

⁸ Leonard Scheele, citado en Ernst L. Wynder, carta a Evarts A. Graham, 20 de junio de 1950, *op. cit.*

⁹ Ernst L. Wynder y Evarts A. Graham, «Tobacco Smoking as a Possible Etiologic Factor in Bronchiogenic Carcinoma: A Study of Six Hundred and Eighty-Four Proved Cases», *Journal of the American Medical Association*, 143 (4), mayo de 1950, pp. 329-338.

¹⁰ Ernst L. Wynder, «Tobacco as a Cause of Lung Cancer: Some Reflections», *American Journal of Epidemiology*, 146 (9), noviembre de 1997, pp. 687-694. Véase también Jon Harkness, «The U. S. Public Health Service and Smoking in the 1950s: The Tale of Two More Statements», *Journal of the History of Medicine and Allied Sciences*, 62 (2), 2007, pp. 171-212.

¹¹ R. Doll y A. B. Hill, «Smoking and Carcinoma…», *op. cit.*

¹² Richard Peto, entrevista con el autor ya citada. Véase también Virginia Berridge, *Marketing Health: Smoking and the Discourse of Public Health in Britain*, Oxford, Oxford University Press, 2007, p. 45.

¹³ David Pollock, «Denial and delay», colecciones de documentos de la Public Records Office depositadas en los archivos de Action on Smoking and Health, Reino Unido. Véase también Action on Smoking and Health Tobacco Chronology, http://www.ash.org.uk/ash_669pax88_archive.htm (consultado 21 de enero de 2010).

14 Ronald A. Fisher y Edmund B. Ford, «The Spread of a Gene in Natural Conditions in a Colony of the Moth *Panaxia diminula* L.», *Heredity*, 1, 1947, pp. 143-174.

15 R. Doll, «The First Reports on Smoking…», *op. cit.*, p. 137.

16 Richard Doll y Austin Bradford Hill, «The Mortality of Doctors in Relation to Their Smoking Habits: A Preliminary Report», *British Medical Journal*, 1 (4.877), 1954, pp. 1451-1455.

«Un ladrón en la noche»

1 Evarts Graham, carta a Ernst Wynder, 6 de febrero de 1957, Evarts Graham Papers.

2 «A Frank Statement to Sigarette Smokers», *The New York Times*, 4 de enero de 1954.

3 Véase, por ejemplo, Richard Kluger, *Ashes to Ashes: America's Hundred-Year Cigarette War, the Public Health, and the Unabashed Triumph of Philip Morris*, Nueva York, Vintage Books, 1997, pp. 104-106, 123 y 125. Véase también Verner Grise, «U. S. Cigarette Consumption: Past, Present and Future», ponencia de congreso, 30th Tobacco Workers Conference, Williamsburg, Virginia, 1983 (archivado en http://tobaccodocuments.org).

4 Se encontrará una historia sucinta de las campañas publicitarias lanzadas en la posguerra por los fabricantes de cigarrillos en R. Kluger, *Ashes to Ashes…*, *op. cit.*, pp. 80-298.

5 Véase, por ejemplo, *Life*, 6 de octubre de 1952, contraportada.

6 Véase Martha N. Gardner y Allan M. Brandt, «"The Doctors' Choice Is America's Choice": The Physician in US Cigarette Advertisements, 1930-1953», *American Journal of Public Health*, 96 (2), 2006, pp. 222-232.

7 Katherine M. West, «The Marlboro Man: The Making of an American Image», American studies en el sitio *web* de la Universidad de Virginia, http://xroads.virginia.edu/~CLASS/marlboro/mman.html (consultado el 23 de diciembre de 2009).

8 *Ibid.*

9 Estimado sobre la base del informe del secretario de salud pública de Estados Unidos acerca de los índices de consumo per cápita del periodo 1960-1970.

10 Jeffrey E. Harris, «Patterns of Cigarette Smoking», en *The Health Consequences of Smoking for Women: A Report of the Surgeon General*, Rockville (Maryland), U. S. Department of Health and Human Services, 1980, pp. 15-342. Véase también A. M. Brandt, *The Cigarette Century…*, *op. cit.*, p. 97.

[11]   «Notes on Minutes of the Tobacco Industry Research Committee Meeting–December 28, 1953», John W. Hill Papers, «Selected and Related Documents on the Topic of the Hill & Knowlton Public Relations Campaign Formulated on Behalf of the Tobacco Industry Research Committee», State Historical Society of Wisconsin, http://www.ttlaonline.com/HKWIS/12307.pdf (consultado el 23 de diciembre de 2009).

[12]   «A Frank Statement...», *op. cit.*

[13]   A. M. Brandt, *The Cigarette Century...*, *op. cit.*, p. 178.

[14]   Clarence Cook Little, «Smoking and Lung Cancer», *Cancer Research*, 16 (3), marzo de 1956, pp. 183-184.

[15]   Evarts A. Graham, «Letter to the Editor of *Cancer Research*», *Cancer Research*, 16 (8), septiembre de 1956, pp. 816-817.

[16]   Sir Austin Bradford Hill, *Statistical Methods in Clinical and Preventive Medicine*, Londres, Livingstone, 1962, p. 378.

[17]   Ernst L. Wynder, Evarts A. Graham y Adele B. Croninger, «Experimental Production of Carcinoma with Cigarette Tar», *Cancer Research*, 13 (12), diciembre de 1953, pp. 855-864.

[18]   *Forbes*, 72, 1953, p. 20.

[19]   Sir Austin Bradford Hill, «The Environment and Disease: Association or Causation?», *Proceedings of the Royal Society of Medicine*, 58 (5), mayo de 1965, pp. 295-300.

[20]   Carta de Evarts Graham a Alton Ochsner, 14 de febrero de 1957, Evarts Graham Papers.

[21]   Evarts A. Graham, «Foreword», en Alton Ochsner, *Smoking and Cancer: A Doctor's Report*, Nueva York, J. Messner, 1954.

«UNA DECLARACIÓN DE ADVERTENCIA»

[1]   *Eva Cooper v. R. J. Reynolds Tobacco Company*, 256 F.2d 464 (1er Cir., 1958).

[2]   Documento interno de Burson Marsteller (empresa de relaciones públicas), 1 de enero de 1988. El documento, posterior al veredicto del caso Cipollone, puede consultarse en la Legacy Tobacco Documents Library de la Universidad de California en San Francisco.

[3]   Véase R. Kluger, *Ashes to Ashes...*, *op. cit.*, pp. 254-255.

[4]   Oscar Auerbach y A. P. Stout, «The Role of Carcinogens, Especially Those in Cigarette Smoke, in the Production of Precancerous Lesions», *Proceedings of the National Cancer Conference*, 4, 1960, pp. 297-304.

[5]   Véase R. Kluger, *Ashes to Ashes...*, *op. cit.*, p. 254.

6 «The 1964 Report on Smoking and Health», Reports of the Surgeon General, Profiles in Science, National Library of Medicine, http://profiles. nlm.nih.gov/NN/Views/Exhibit/narrative/smoking.html (consultado el 26 de diciembre de 2009), y U. S. Surgeon General, «Smoking and Health», *Report of the Advisory Committee to the Surgeon General of the Public Health Service*, Public Health Service Publication no. 1103, Washington, D. C., U. S. Department of Health, Education, and Welfare, Public Health Service, 1964.

7 Citado en University of California, Los Ángeles, History of Cancer Control Project (ed.), *A History of Cancer Control in the United States, 1946-1971*, vol. 4, Bethesda (Maryland), National Cancer Institute, 1979, p. 24.

8 U. S. Surgeon General, «Smoking and Health», *op. cit.*

9 *Ibid.*

10 *Ibid.* Véase también R. Kluger, *Ashes to Ashes...*, *op. cit.*, pp. 243-245.

11 U. S. Surgeon General, «Smoking and Health», *op. cit.*

12 «The 1964 Report on Smoking and Health», *op. cit.*

13 Memorándum de George Weissman a Joseph Cullman III, 11 de enero de 1964, Tobacco Documents Online, http://tobaccodocuments.org/land-man/1005038559-8561.html (consultado el 26 de diciembre de 2009).

14 *Annual Report of the Federal Trade Commission*, Washington D. C., United States Printing Office, 1950, p. 65.

15 John A. Blatnik, «Making Cigarette Ads Tell the Truth», *Harper's Magazine*, agosto de 1958, pp. 45-49.

16 «Government: The Old Lady's New Look», *Time*, 16 de abril de 1965.

17 Federal Trade Commission, «Advertising and Labeling of Cigarettes. Notice of Rule-Making Proceeding for Establishment of Trade Regulation Rules», *Federal Register*, 29, 22 de enero de 1964, pp. 530-532.

18 Elizabeth Brenner Drew, «The Quiet Victory of the Cigarette Lobby: How It Found the Best Filter Yet–Congress», *Atlantic Monthly*, septiembre de 1965.

19 Ley de etiquetado y publicidad de cigarrillos, título 15, capítulo 36, 1965, y E. B. Drew, «The Quiet Victory...», *op. cit.*

20 *John F. Banzhaf III v. Federal Communications Commission et al.*, 405 F.2d 1082 (D. C. Cir. 1968).

21 *Ibid.*

22 John Banzhaf, entrevista con el autor, junio de 2008.

23 «Smoking and Health Proposal», 1969, Brown & Williamson Collection, Legacy Tobacco Documents Library, Universidad de California en San Francisco.

24 En http://www.classictvads.com/smoke_1.shtml (consultado el 26 de diciembre de 2009) se puede acceder a un video del anuncio.

25 Véase A. M. Brandt, *The Cigarette Century...*, *op. cit.*, p. 271.

26 «William Hopper, Actor, Dies; Detective in "Perry Mason", 54», *The New York Times*, 7 de marzo de 1970.

27 U. S. Department of Agriculture, *Tobacco Situation and Outlook Report*, publicación núm. TBS-226, Washington D. C., U. S. Department of Agriculture, Economic Research Service, Commodity Economics Division, abril de 1994, cuadro 2, y Gary A. Giovino, «Surveillance for Selected Tobacco-Use Behaviors–United States, 1900-1994», *Morbidity and Mortality Weekly Report CDC Surveillance Summaries*, 43 (3), 1994, pp. 1-43.

28 Paul Brodeur, *Outrageous Misconduct: The Asbestos Industry on Trial*, Nueva York, Pantheon Books, 1985.

29 Véase «Women and Smoking», informe del U. S. Surgeon General, 2001, y los informes anteriores desde 1980.

30 Véase, por ejemplo, *Popular Mechanics*, noviembre de 1942, contraportada.

31 Redd Evans y John Jacob Loeb, «Rosie the Riveter», Nueva York, Paramount Music Corp, 1942.

32 Se encontrarán detalles sobre el caso Cipollone en *Cipollone v. Liggett Group, Inc.*, 505 U. S. 504, 1992.

33 *Ibid.*

34 Burson Marsteller (empresa de relaciones públicas), Position Paper, History of Tobacco Litigation Third Draft, 10 de mayo de 1988.

35 Burson Marsteller (empresa de relaciones públicas), documento interno, plan de comunicación posterior al veredicto del caso Cipollone, 1 de enero de 1988.

36 David Michaels, *Doubt Is Their Product: How Industry's Assault on Science Threatens Your Health*, Oxford, Oxford University Press, 2008, p. 11. Véase también Brown & Williamson (B & W), «Smoking and Health Proposal», documento interno núm. 680561778-1786, 1969, disponible en http://legacy.library.ucsf.edu/tid/nvs40f00.

37 «Research Planning Memorandum on the Nature of the Tobacco Business and the Crucial Role of Nicotine Therein», 14 de abril de 1972, Anne Landman's Collection, Tobacco Documents Online, http://tobaccodocuments.org/landman/501877121-7129.html (consultado el 26 de diciembre de 2009).

38 «Motives and incentives in cigarette smoking», 1972, Anne Landman's Collection, Tobacco Documents Online, http://tobaccodocu-

ments.org/landman/2024273959-3975.html (consultado el 26 de diciembre de 2009).

[39] *Cipollone v. Liggett Group, Inc., et al.*, transcripción de las actas (extractos), *Tobacco Products Litigation Report*, 3 (3), 1988, pp. 3.2261-3.2268.

[40] Véanse *Cipollone v. Liggett Group, Inc., et al.*, 893 F.2d 541, 1990, y *Cipollone v. Liggett Group, Inc., et al.*, 505 U. S. 504, 1992.

[41] «Trends in Tobacco Use», American Lung Association Epidemiology and Statistics Unit, Research and Program Services, julio de 2008, http://www.lungusa.org/finding-cures/for-professionals/epidemiology-and-statistics-rpts.html (consultado el 27 de diciembre de 2009).

[42] «Trends in Lung Cancer Morbidity and Mortality», American Lung Association Epidemiology and Statistics Unit, Research and Program Services, septiembre de 2008, http://www.lungusa.org/finding-cures/for-professionals/epidemiology-and-statistics-rpts.html (consultado el 27 de diciembre de 2009).

[43] «Mississippi Seeks Damages from Tobacco Companies», *The New York Times*, 24 de mayo de 1994.

[44] *Ibid.*

[45] «Tobacco Settlement Nets Florida $11.3 B», *USA Today*, 25 de agosto de 1997, y «Texas Tobacco Deal is Approved», *The New York Times*, 17 de enero de 1998.

[46] El Acuerdo General Extrajudicial puede consultarse en línea en el sitio de la Oficina del Ministerio Fiscal de California, http://www.ag.ca.gov/tobacco/msa.php (consultado el 27 de diciembre de 2009).

[47] Dongfeng Gu *et al.*, «Mortality Attributable to Smoking in China», *New England Journal of Medicine*, 360 (2), 2009, pp. 150-159, y Prabhat Jha *et al.*, «A Nationally Representative Case-Control Study of Smoking and Death in India», *New England Journal of Medicine*, 358 (11), 2008, pp. 1137-1147.

[48] P. Jha *et al.*, «A Nationally Representative...», *op. cit.*

[49] D. Gu *et al.*, «Mortality Attributable...», *op. cit.*

[50] Jonathan Samet *et al.*, «Mexico and the Tobacco Industry: Doing the Wrong Thing for the Right Reason?», *British Medical Journal*, 332 (7537), febrero de 2006, pp. 353-355.

[51] Anna B. Gilmore *et al.*, «American Tobacco's Erosion of Health Legislation in Uzbekistan», *British Medical Journal*, 332 (7537), febrero de 2006, pp. 355-358.

[52] *Ibid.*

[53] Ernesto Sebrié y Stanton A. Glantz, «The Tobacco Industry in Developing Countries», *British Medical Journal*, 332 (7537), febrero de 2006, pp. 313-314.

«Cada vez más curiosa»

1   Transcripción de la entrevista entre Barry Marshall y un entrevistador anónimo, archivos del National Health and Medical Research Council, Australia.

2   Jack S. Harington, «Asbestos and Mesothelioma in Man», *Nature*, 232 (5305), julio de 1971, pp. 54-55; P. Enterline, P. DeCoufle y V. Henderson, «Mortality in Relation to Occupational Exposure in the Asbestos Industry», *Journal of Occupational Medicine*, 14 (12), diciembre de 1972, pp. 897-903; «Asbestos, the Saver of Lifes, Has a Deadly Side», *The New York Times*, 21 de enero de 1973, y «New Rules Urged for Asbestos Risk», *The New York Times*, 5 de octubre de 1975.

3   Arthur L. Herbst, Howard Ulfelder y David C. Poskanzer, «Adenocarcinoma of the Vagina–Association of Maternal Stilbestrol Therapy with Tumor Appearance in Young Women», *New England Journal of Medicine*, 284 (15), 22 de abril de 1971, pp. 878-881.

4   Bruce N. Ames *et al.*, «Carcinogens Are Mutagens: A Simple Test System Combining Liver Homogenates for Activation and Bacteria for Detection», *Proceedings of the National Academy of Sciences of the United States of America*, 70 (8), 1973, pp. 2281-2285, y Bruce N. Ames, «An Improved Bacterial Test System for Detection and Classification of Mutagens and Carcinogens», *Proceedings of the National Academy of Sciences of the United States of America*, 70 (3), 1973, pp. 782-786.

5   Bruce N. Ames, «Carcinogens as Frameshift Mutagens: Metabolites and Derivatives of 2-Acetylaminofluorene and Other Aromatic Amine Carcinogens», *Proceedings of the National Academy of Sciences of the United States of America*, 69 (11), 1972, pp. 3128-3132.

6   Para el DES, véase Satoko Ishikawa *et al.*, «Lack of Mutagenicity of Diethylstilbestrol Metabolite and Analog, (±)-Indenestrols A and B, in Bacterial Assays», *Mutation Research/Genetic Toxicology*, 368 (3-4), julio de 1996, pp. 261-265; para el asbesto, véase K. Szyba y A. Lange, «Presentation of Benzo(a)pyrene to Microsomal Enzymes by Asbestos Fibers in the Salmonella/Mammalian Microsome Mutagenicity Test», *Environmental Health Perspectives*, 51, septiembre de 1983, pp. 337-341.

7   Marc A. Shampo y Robert A. Kyle, «Baruch Blumberg–Work on Hepatitis B Virus», *Mayo Clinic Proceedings*, 78 (9), 2003, p. 1186.

8   Baruch S. Blumberg, «Australia Antigen and the Biology of Hepatitis B», *Science*, 197 (4298), 1977, pp. 17-25; Rolf Zetterstöm, «Nobel Prize to Baruch Blumberg for the Discovery of the Aetiology of Hepatitis B», *Acta Paediatrica*,

97 (3), 2008, pp. 384-387, y M. A. Shampo y R. A. Kyle, «Baruch Blumberg...», *op. cit.*, p. 1186.

⁹ Anthony C. Allison *et al.*, «Haptoglobin Types in British, Spanish, Basque and Nigerian African Populations», *Nature*, 181 (4612), 22 de marzo de 1958, pp. 824-825.

¹⁰ R. Zetterstöm, «Nobel Prize to Baruch Blumberg...», *op. cit.*

¹¹ Baruch S. Blumberg, Harvey J. Alter y Sam Visnich, «A "New" Antigen in Leukemia Sera», *Journal of the American Medical Association*, 191 (7), 1965, pp. 541-546.

¹² Baruch S. Blumberg *et al.*, «A Serum Antigen (Australia Antigen) in Down's Syndrome, Leukemia, and Hepatitis», *Annals of Internal Medicine*, 66 (5), 1967, pp. 924-931.

¹³ B. S. Blumberg, «Australia Antigen...», *op. cit.*

¹⁴ Baruch S. Blumberg, *Hepatitis B: The Hunt for a Killer Virus*, Princeton, Princeton University Press, 2002, p. 115.

¹⁵ B. S. Blumberg, «Australia Antigen...», *op. cit.*, y K. Okochi y S. Murakami, «Observations on Australia Antigen in Japanese», *Vox Sanguinis*, 15 (5), noviembre de 1968, pp. 374-385.

¹⁶ B. S. Blumberg, *Hepatitis B...*, *op. cit.*, p. 155.

¹⁷ *Ibid.*, p. 72.

¹⁸ *Ibid.*, pp. 134-146.

¹⁹ John Robin Warrren, «Helicobacter: The Ease and Difficulty of a New Discovery (Nobel Lecture)», *ChemMedChem*, 1 (7), julio de 2006, pp. 672-685.

²⁰ John Robin Warren, «Unidentified Curved Bacteria on Gastric Epithelium in Active Chronic Gastritis», *The Lancet*, 321 (8336), 1983, pp. 1273-1275; Barry J. Marshall y John Robin Warren, «Unidentified Curved Bacilli in the Stomach of Patients with Gastritis and Peptic Ulceration», *The Lancet*, 323 (8390), 1984, pp. 1311-1315; Barry Marshall, *Helicobacter Pioneers: Firsthand Accounts from the Scientists Who Discovered Helicobacters, 1892-1982*, Hoboken (Nueva Jersey), Wiley-Blackwell, 2002; J. R. Warren, «Helicobacter: The Ease...», *op. cit.*, y Barry Marshall, «Helicobacter Connections», *ChemMedChem*, 1 (8), 2006, pp. 783-802.

²¹ B. Marshall, «Helicobacter Connections», *op. cit.*

²² Johannes G. Kusters, Arnoud H. M. van Vliet y Ernst J. Kuipers, «Pathogenesis of *Helicobacter pylori* infection», *Clinical Microbiology Review*, 19 (3), 2006, pp. 449-490.

«UNA TELARAÑA»

[1] John P. Lockhart-Mummery, «Two Hundred Cases of Cancer of the Rectum Treated B Perineal Excision», *British Journal of Surgery*, 14 (53), julio de 1926, pp. 110-124.

[2] Sidney Farber, carta a Etta Rosensohn, noviembre de 1962.

[3] «Lady, Have You Been "Paptized"?», *New York Amsterdam News*, 13 de abril de 1957.

[4] Se encontrará un panorama general de la obra de George Papanicolaou en George A. Vilos, «After Office Hours: The History of the Papanicolaou Smear and the Odyssey of George and Andromache Papanicolaou», *Obstetrics and Gynecology*, 91 (3), marzo de 1998, pp. 479-483, y Smaragda Zachariadou-Veneti, «A Tribute to George Papanicolaou (1883-1962)», *Cytopathology*, 11 (3), 2000, pp. 152-157.

[5] S. Zachariadou-Veneti, «A Tribute to George Papanicolaou...», *op. cit.*

[6] Edgar Allen, «Abstract of Discussion on Ovarian Follicle Hormone», *Journal of the American Medical Association*, 85 (6), 1925, p. 405.

[7] George N. Papanicolaou, «The Cancer-Diagnostic Potential of Uterine Exfoliative Cytology», *CA: A Cancer Journal for Clinicians*, 7 (4), julio-agosto de 1957, pp. 124-135.

[8] *Ibid.*

[9] George N. Papanicolaou, «New Cancer Diagnosis», *Proceedings of the Third Race Betterment Conference, January 2-6, 1928*, 1928, p. 528.

[10] *Ibid.*

[11] G. A. Vilos, «After Office Hours...», *op. cit.*, p. 3.

[12] George N. Papanicolaou, «The Cell Smear Method of Diagnosing Cancer», *American Journal of Public Health and the Nation's Health*, 38 (2), 1948, pp. 202-205.

[13] Irena Koprowska, *A Woman Wanders through Life and Science*, Albany, State University of New York Press, 1997, pp. 167-168.

[14] *Ibid.*

[15] Cyrus C. Erickson, «Exfoliative Cytology in Mass Screening for Uterine Cancer: Memphis and Shelby County, Tennessee», *CA: A Cancer Journal for Clinicians* 5 (2), 1955, pp. 63-64.

[16] Harold Speert, «Memorable Medical Mentors: VI. Thomas S. Cullen (1868-1953)», *Obstetrical and Gynecological Survey*, 59 (8), 2004, pp. 557-563.

[17] *Ibid.*

[18] Daniel J. Dronkers *et al.*, *The Practice of Mammography: Pathology, Technique, Interpretation, Adjunct Modalities*, Stuttgart y Nueva York, Thieme, 2001, p. 256.

[19]   Robert Egan, «Fundamentals of Technique and Positioning in Ma-mmography», en Hans J. Burhenne, James E. Youker y Richard H. Gold (eds.), *Mammography: Symposium Given on August 24, 1968, at the University of California School of Medicine, San Francisco*, Nueva York, S. Karger, 1969, p. 109.

[20]   Sam Shapiro, Philip Strax y Louis Venet, «Evaluation of Periodic Breast Cancer Screening with Mammography: Methodology and Early Observations», *Journal of the American Medical Association*, 195 (9), 1966, pp. 731-738.

[21]   Paul R. Eberts y Amanda M. Hart, «New York's Industrial Structure: How Viable?», en Thomas A. Hirschl y Tim B. Heaton (eds.), *New York State in the 21st Century*, Santa Bárbara (California), Greenwood Publishing Group, 1999, p. 144.

[22]   Véase, por ejemplo, Philip Strax, «Screening for Breast Cancer», *Clinical Obstetrics and Gynecology*, 20 (4), 1977, pp. 781-802.

[23]   Philip Strax, «Female Cancer Detection Mobile Unit», *Preventive Medicine*, 1 (3), 1972, pp. 422-425.

[24]   Abraham Schiff, citado en Philip Strax, *Control of Breast Cancer through Mass Screening*, Littleton (Massachusetts), Mosby, 1979, p. 148.

[25]   Sam Shapiro *et al.*, «Proceedings: Changes in 5-Year Breast Cancer Mortality in a Breast Cancer Screening Program», en *Seventh National Cancer Conference: Proceedings, 1972*, Filadelfia, J. B. Lippincott, 1973, pp. 663-678.

[26]   Philip Strax, «Radiologist's Role in Screening Mammography», documento inédito citado en Barron H. Lerner, «"To See Today with the Eyes of Tomorrow": A History of Screening Mammography», *Canadian Bulletin of Medical History*, 20 (2), 2003, pp. 299-321.

[27]   G. Melvin Stevens y John F. Weigen, «Mammography Survey for Breast Cancer Detection: A 2-Year Study of 1,223 Clinically Negative Asymptomatic Women over 40», *Cancer*, 19 (1), 2006, pp. 51-59.

[28]   Arthur I. Holleb, «Toward Better Control of Breast Cancer», comunicado de prensa de la American Cancer Society, 4 de octubre de 1971 (Nueva York, ACS Media Division), carpeta Breast Cancer Facts, citado en B. Lerner, «"To See Today..."», *op. cit.*

[29]   Myles P. Cunningham, «The Breast Cancer Detection Demonstration Project 25 Years Later», *CA: A Cancer Journal for Clinicians*, 47 (3), mayo-junio de 1997, pp. 131-133.

[30]   Más adelante se encontrarán las referencias a estudios específicos. Véase también Madelon Finkel, *Understanding the Mammography Controversy: Science, Politics, and Breast Cancer Screening*, Westport (Connecticut), Praeger, 2005, pp. 101-105.

[31]   A. B. Miller, G. R. Howe y C. Wall, «The National Study of Breast Cancer Screening Protocol for a Canadian Randomized Controlled Trial of Screening

for Breast Cancer in Women», *Clinical Investigative Medicine*, 4 (3-4), 1981, pp. 227-258.

32   A. Huggins *et al.*, «Edinburgh Trial of Screening for Breast Cancer: Mortality at Seven Years», *The Lancet*, 335 (8684), 1990, pp. 241-246, y Denise Donovan *et al.*, «Edinburgh Trial of Screening for Breast Cancer», *The Lancet*, 335 (8695), 1990, pp. 968-969.

33   A. B. Miller, G. R. Howe y C. Wall, «The National Study of Breast Cancer...», *op. cit.*

34   Se encontrará una evaluación crítica del CNBSS, el HIP y los estudios suecos en David Freedman *et al.*, «On the Efficacy of Screening for Breast Cancer», *International Journal of Epidemiology*, 33 (1), 2004, pp. 43-45.

35   Curtis J. Mettlin y Charles R. Smart, «The Canadian National Breast Screening Study: An Appraisal and Implications for Early Detection Policy», *Cancer*, 72 (S4), 1993, pp. 1461-1465, y John C. Bailar III y Brian MacMahon, «Randomization in the Canadian National Breast Screening Study: A Review for Evidence of Subversion», *Canadian Medical Association Journal*, 156 (2), 15 de enero de 1997, pp. 193-199.

36   Cornelia Baines, «NBSS: Changes Were Made, Suspicious Changes Were not», *Canadian Medical Association Journal*, 157 (3), 1 de agosto de 1997, p. 249.

37   Norman F. Boyd, «The Review of Randomization in the Canadian National Breast Screening Study: Is the Debate Over?», *Canadian Medical Association Journal*, 156 (2), 15 de enero de 1997, pp. 207-209.

38   Véase, por ejemplo, *Scandinavian Journal of Gastroenterology*, 30 (1), 1995, pp. 33-43.

39   Ingvar Andersson *et al.*, «Mammographic Screening and Mortality from Breast Cancer: the Malmö Mammographic Screening Trial», *British Medical Journal*, 297 (6654), 1988, pp. 943-948.

40   Ingvar Andersson, entrevista con el autor, marzo de 2010.

41   I. Andersson *et al.*, «Mammographic Screening...», *op. cit.* Véase también Ingvar Andersson, entrevista con el autor ya citada.

42   I. Andersson *et al.*, «Mammographic Screening...», *op. cit.*

43   Lennarth Nyström *et al.*, «Long-Term Effects of Mammography Screening: Updated Overview of the Swedish Randomised Trials», *The Lancet*, 359 (9310), 2002, pp. 909-919.

44   Donald Berry, entrevista con el autor, noviembre de 2009.

45   «Mammograms Before 50 a Waste of Time», *Science a Go Go*, 12 de octubre de 1998, http://www.scienceagogo.com/news/19980912094305data_trunc_sys.shtml (consultado el 29 de diciembre de 2009).

[46]   Malcolm Gladwell, «The Picture Problem: Mammography, Air Power, and the Limits of Looking», *The New Yorker*, 13 de diciembre de 2004.

[47]   Richard Avedon, *An Autobiography*, Nueva York, Random House, 1993, y Richard Avedon, *Evidence, 1944-1994*, Nueva York, Random House, 1994.

[48]   Bruce Chabner, entrevista con el autor, agosto de 2009.

STAMP

[1]   Libro segundo de Samuel, 22:43 [*Biblia de Jerusalén*, nueva edición revisada y aumentada, Bilbao, Desclée de Brouwer, 1998, pp. 376-377]

[2]   Anna Deveare Smith, *Let Me Down Easy*, guion y monólogo, diciembre de 2009.

[3]   William Carlos Williams, «Asphodel, the Greeny Flower», en *The Collected Poems of William Carlos Williams, 1939-1962*, vol. 2, Nueva York, New Directions Publishing, 1991, p. 334 [«Asfódelo», en *Viaje de amor*, Barcelona, Lumen, 2009].

[4]   David Rieff, *Swimming in a Sea of Death: A Son's Memoir*, Nueva York, Simon & Schuster, 2008, pp. 6-10 [*Un mar de muerte: recuerdo de un hijo*, Barcelona, Debate, 2008].

[5]   *Ibid.*, p. 8.

[6]   Abraham Verghese, *My Own Country: A Doctor's Story of a Town and Its People in the Age of AIDS*, Nueva York, Simon & Schuster, 1994, p. 24.

[7]   *Ibid.*

[8]   E. Donnall Thomas, «Bone Marrow Transplantation from the Personal Viewpoint», *International Journal of Hematology*, 81 (2), 2005, pp. 89-93.

[9]   E. Donnall Thomas *et al.*, «Bone Marrow Transplantation», *New England Journal of Medicine*, 292 (16), 1975, pp. 832-843.

[10]   Craig Henderson, entrevista con Richard Rettig, citado en Richard Rettig *et al.*, *False Hope: Bone Marrow Transplantation for Breast Cancer*, Oxford, Oxford University Press, 2007, p. 29.

[11]   Robert Mayer, entrevista con el autor ya citada.

[12]   Shannon Brownlee, «Bad Science and Breast Cancer», *Discover*, 1 de agosto de 2002.

[13]   William Peters, entrevista con el autor, mayo de 2009.

[14]   *Ibid.*

[15]   George Canellos, entrevista con el autor ya citada.

[16]   S. Brownlee, «Bad Science and Breast Cancer», *op. cit.*

[17]   *Ibid.*, y William Peters, entrevista con el autor ya citada.

[18] William Peters, entrevista con el autor ya citada.

[19] *Ibid.*

[20] *Ibid.*

[21] *Ibid.*

[22] Kenneth B. Hymes *et al.*, «Kaposi's Sarcoma in Homosexual Men–A Report of Eight Cases», *The Lancet*, 318 (8247), 1981, pp. 598-600.

[23] Robert O. Brennan y David T. Durack, «Gay Compromise Syndrome», *The Lancet*, 318 (8259), 1981, pp. 1338-1339.

[24] Unmesh Kher, «July 27, 1982: A Name for the Plague», *Time*, 30 de marzo de 2003.

[25] S. Sontag, *Illness as Metaphor...*, *op. cit.*

[26] Véase ACT UP Oral History Project, http://www.actuporalhistory. org.

[27] Arthur J. Amman *et al.*, *The AIDS Epidemic in San Francisco: The Medical Response, 1981-1984*, vol. 3, Berkeley, Regional Oral History Office, Bancroft Library, University of California, Berkeley, 1997.

[28] *Ibid.*

[29] «Building Blocks in the Battle on AIDS», *The New York Times*, 30 de marzo de 1997, y Shilts, *And the Band Played On...*, *op. cit.*

[30] R. Shilts, *And the Band Played On...*, *op. cit.*, p. 219, y Françoise Barré-Sinoussi *et al.*, «Isolation of a T-Lymphotropic Retrovirus from a Patient at Risk for Acquired Immune Deficiency Syndrome (AIDS)», *Science*, 220 (4599), 1983, pp. 868-871.

[31] Mikulas Popovic *et al.*, «Detection, Isolation, and Continuous Production of Cytopathic Retroviruses (HTLV-III) from Patients with AIDS and Pre-AIDS», *Science*, 224 (4.648), 1984, pp. 497-500, y Robert C. Gallo *et al.*, «Frequent Detection and Isolation of Cytopathic Retroviruses (HTLV-III) from Patients with AIDS and at Risk for AIDS», *Science*, 224 (4648), 1984, pp. 500-503.

[32] James Kinsella, *Covering the Plague: AIDS and the American Media*, New Brunswick, Rutgers University Press, 1992, p. 84.

[33] Steven Epstein, *Impure Science: AIDS, Activism, and the Politics of Knowledge*, Berkeley, University of California Press, 1998, p. 219.

[34] *Ibid.*, p. 221.

[35] Larry Kramer, «The F. D. A.'s Callous Response to AIDS», *The New York Times*, 23 de marzo de 1987.

[36] Raymond A. Smith y Patricia D. Siplon, *Drugs into Bodies: Global AIDS Treatment Activism*, Santa Bárbara (California), Greenwood Publishing Group, 2006.

37   Larry Kramer, «Acting Up: March 10, 1987», en Josh Gottheimer (ed.), *Ripples of Hope: Great American Civil Right Speeches*, Nueva York, Basic Civitas Books, 2003, p. 392.

38   L. Kramer, «The F. D. A.'s Callous Response...», *op. cit.*

39   *Ibid.*

40   William Peters, entrevista con el autor ya citada.

41   Donald Berry, entrevista con el autor ya citada.

42   William Peters, entrevista con el autor ya citada.

EL MAPA Y EL PARACAÍDAS

1   Sófocles, *Edipo rey.*

2   Craig Henderson, citado en S. Brownlee, «Bad Science and Breast Cancer», *op. cit.*

3   Véanse Michael S. Lief y Harry M. Caldwell, *And the Walls Came Tumbling Down: Closing Arguments That Changed the Way We Live, from Protecting Free Speech to Winning Women's Suffrage to Defending the Right to Die*, Nueva York, Simon & Schuster, 2004, pp. 299-354, y «$89 Million Awarded Family Who Sued H. M. O.», *The New York Times*, 30 de diciembre de 1993.

4   M. S. Lief y H. M. Caldwell, *And the Walls Came Tumbling Down...*, *op. cit.*, p. 310.

5   *Ibid.*, p. 307.

6   *Ibid.*, p. 309.

7   S. Ariad y Werner R. Bezwoda, «High-Dose Chemotherapy: Therapeutic Potential in the Age of Growth Factor Support», *Israel Journal of Medical Sciences*, 28 (6), 1992, pp. 377-385.

8   Werner R. Bezwoda, L. Seymour y R. D. Dansey, «High-Dose Chemotherapy with Hematopoietic Rescue as Primary Treatment for Metastatic Breast Cancer: A Randomized Trial», *Journal of Clinical Oncology*, 13 (10), 1 de octubre de 1995, pp. 2483-2489.

9   M. S. Lief y H. M. Caldwell, *And the Walls Came Tumbling Down...*, *op. cit.*, p. 309.

10   Los documentos fueron evaluados en http://www.pubmed.org.

11   M. S. Lief y H. M. Caldwell, *And the Walls Came Tumbling Down...*, *op. cit.*, p. 234.

12   *Ibid.*

13   «$89 Million Awarded...», *op. cit.*

14 «Cancer Patient's Kin Sues Fallon» y «Coverage Denied for Marrow Transplant», *Worcester (MA) Telegram & Gazette*, 7 de diciembre de 1995, y Erin Dominique Williams y Leo Van Der Reis, *Health Care at the Abyss: Managed Care vs. the Goals of Medicine*, Búfalo (Nueva York), William S. Hein Publishing, 1997, p. 3.

15 R. Rettig *et al.*, *False Hope...*, *op. cit.*, p. 85 y cuadro 3.2.

16 Bruce E. Brockstein y Stephanie F. Williams, «High-Dose Chemotherapy with Autologous Stem Cell Rescue for Breast Cancer: Yesterday, Today and Tomorrow», *Stem Cells*, 14 (1), 1996, pp. 79-89.

17 JoAnne Zujewski, Anita Nelson y Jeffrey Abrams, «Much Ado about Not... Enough Data: High-Dose Chemotherapy with Autologous Stem Cell Rescue for Breast Cancer», *Journal of the National Cancer Institute*, 90 (3), 1998, pp. 200-209. Véase también R. Rettig *et al.*, *False Hope...*, *op. cit.*, p. 137.

18 Robert Mayer, entrevista con el autor ya citada.

19 Werner R. Bezwoda, «High-Dose Chemotherapy with Haematopoietic Rescue in Breast Cancer», *Hematology and Cell Therapy*, 41 (2), 1999, pp. 58-65. Véase también Werner R. Bezwoda, sesión plenaria, reunión de la American Society of Clinical Oncology, 1999 (videograbación disponible en http://www.asco.org).

20 W. R. Bezwoda, sesión plenaria, *op. cit.*

21 *Ibid.*

22 *Ibid.*

23 *Ibid.*

24 . *Ibid.*

25 «Conference Divided over High-Dose Breast Cancer Treatment», *The New York Times*, 19 de mayo de 1999.

26 Raymond B. Weiss *et al.*, «High-Dose Chemotherapy for High-Risk Primary Breast Cancer: An On-Site Review of the Bezwoda Study», *The Lancet*, 355 (9208), 2000, pp. 999-1003.

27 «Bezwoda», Kate Barry (productora), archivado en formato de video en http://beta.mnet.co.za/Carteblanche, M-Net TV Africa, 19 de marzo de 2000.

28 «Breast Cancer Study Results on High-Dose Chemotherapy Falsified», *Imaginis*, 9 de febrero de 2000, http://www.imaginis.com/breasthealth/news/news2.09.00.asp (consultado el 2 de enero de 2010).

29 Robert Mayer, entrevista con el autor ya citada.

30 Maggie Keswick Jencks, *A View from the Front Line*, Londres, Maggie Keswick y Charles Jencks, 1995.

31 *Ibid.*, p. 9.

32   John C. Bailar III y Heather L. Gornik, «Cancer Undefeated», *New England Journal of Medicine*, 336 (22), 1997, pp. 1569-1574.

33   «Treatment vs. Prevention», *NewsHour with Jim Lehrer*, 29 de mayo de 1997, PBS, transcripción disponible en http://www.pbs.org/newshour/bb/health/may97/cancer_5-29.html (consultado el 2 de enero de 2010).

34   Barnett S. Kramer y Richard D. Klausner, «Grappling with Cancer–Defeatism versus the Reality of Progress», *New England Journal of Medicine*, 337 (13), 1997, pp. 931-935.

Quinta parte. «Una versión distorsionada de nuestro ser normal»

1   Robert Burton, *The Anatomy of Melancholy*, Londres, George Bell & Sons, 1893, p. 235 *[Anatomía de la melancolía* (3 vols.), Madrid, Asociación Española de Neuropsiquiatría, 1997-2002].

2   Citado en S. S. Epstein, *Cancer-Gate...*, *op. cit.*, p. 57.

3   P. Rous, «The Challenge to Man...», *op. cit.*

«Una causa unitaria»

1   R. Virchow, *Cellular Pathology...*, *op. cit.*, «Lecture xx». El pasaje sobre la irritación está en la p. 488 de la versión traducida: «En el hombre se forma un tumor patológico [...] en el lugar donde se produce cualquier irritación [...] todos ellos dependen de una proliferación de células».

2   Neidhard Paweletz, «Walther Flemming: Pioneer of Mitosis Research», *Nature Reviews. Molecular Cell Biology*, 2 (1), 2001, pp. 72-75.

3   Leon P. Bignold, Brian L. D. Coghlan y Hubertus P. A. Jersmann (eds.), *David Paul von Hansemann: Contributions to Oncology. Context, Comments and Translations*, Basilea, Birkhauser Verlag, 2007, pp. 83-90.

4   Theodor Boveri, *Concerning the Origin of Malignant Tumours*, Cambridge (Inglaterra) y Woodbury (Nueva York), The Company of Biologists/Cold Spring Harbor Laboratory Press, 2008. Se trata de una reedición y nueva traducción (por Henry Harris) del texto original.

5   *Ibid.*, p. 56.

6   *Ibid.*

7   P. Rous, «A Transmissible Avian Neoplasm...», *op. cit.*, pp. 696-705, y P. Rous, «A Sarcoma of the Fowl...», *op. cit.*, pp. 397-411.

8 Karl Landsteiner *et al.*, «La transmission de la paralysie infantile aux singes», *Comptes rendus de la Société de biologie*, 67, 1909.

9 Gregor Mendel, «Versuche über Pflanzenhybriden», *Verhandlungen des Naturforschenden Vereines in Brünn. Bd. IV für das Jahr 1865*, Abhandlungen, 1866, pp. 3-47 *[Experimentos de hibridación en las plantas*, México, Universidad Nacional Autónoma de México, 1965]. La traducción inglesa, «Experiments in plant hybridization», se puede consultar en http://www.esp.org/foundations/genetics/classical/gm-65.pdf (consultado el 2 de enero de 2010). Véase también Robin Marantz Henig, *The Monk in the Garden: The Lost and Found Genius of Gregor Mendel, the Father of Genetics*, Boston, Mariner Books, 2001, p. 142 *[El monje en el huerto: la vida y el genio de Gregor Mendel, padre de la genética*, Madrid, Debate, 2001].

10 Wilhelm Ludwig Johannsen, *Elemente der exakten Erblichkeitslehre: mit Grundzügen der biologischen Variationsstatistik*, Jena, G. Fischer, 1913, http://caliban.mpiz-koeln.mpg.de/johannsen/elemente/index.html (consultado el 2 de enero de 2010).

11 Véase Thomas Hunt Morgan, «Chromosomes and Heredity», *The American Naturalist*, 44, 1910, pp. 449-496. Véase también Muriel Lederman, «Reseach Note. Genes on Chromosomes: The Conversion of Thomas Hunt Morgan», *Journal of the History of Biology*, 22 (1), 1989, pp. 163-176.

12 Oswald T. Avery, Colin M. MacLeod y Maclyn McCarty, «Studies on the Chemical Nature of the Substance Inducing Transformation of Pneumococcal Types: Induction of Transformation by a Deoxyribonucleic Acid Fraction Isolated from Pneumococcus Type III», *Journal of Experimental Medicine*, 79, 1 de febrero de 1944, pp. 137-158.

13 Véase George Beadle, «Genes and Chemical Reactions in Neurospora», en *Nobel Lectures, Physiology or Medicine, 1942-1962*, Ámsterdam, Elsevier Publishing Company, 1964, pp. 587-599.

14 Véase por ejemplo Francis Crick, «Ideas on Protein Synthesis», octubre de 1956, Francis Crick Papers, National Library of Medicine. En su enunciado del dogma central, Crick sostenía que la retroconversión del ARN era un caso especial, pero que las proteínas nunca podían convertirse en ADN o ARN. Así, la transcripción inversa quedaba planteada como una posibilidad.

15 Álvaro N. Monteiro y Ricardo Waizbort, «The accidental Cancer Geneticist: Hilário de Gouvêa and Hereditary Retinoblastoma», *Cancer Biology and Therapy*, 6 (5), mayo de 2007, pp. 811-813.

16 Véase Hermann Muller, «The Production of Mutations», en *Nobel Lectures, Physiology or Medicine, 1942-1962, op. cit.*

[17] Thomas Morgan, «The Relation of Genetics to Physiology and Medicine», en *Nobel Lectures, Physiology or Medicine, 1922-1941, op. cit.*

Bajo las lámparas de los virus

[1] *Medical World News*, 11 de enero de 1974.

[2] Arthur Kornberg, «Ten Commandments: Lessons from the Enzymology of DNA Replication», *Journal of Bacteriology*, 182 (13), 2000, pp. 3613-3618.

[3] Véase Howard Temin y Harry Rubin, «Characteristics of an Assay for Rous Sarcoma Virus», *Virology*, 6 (3), diciembre de 1958, pp. 669-683.

[4] Howard Temin, citado en Rayla Greenberg Temin, «Foreword», en Geoffrey M. Cooper, Rayla Greenberg Temin y Bill Sugden (eds.), *The DNA Provirus: Howard Temin's Scientific Legacy*, Washington D. C., ASM Press, 1995, xviii.

[5] J. Michael Bishop, entrevista con el autor, agosto de 2009.

[6] J. Michael Bishop, «Viruses, Genes, and Cancer: A Lineage of Discovery», en G. M. Cooper *et al.* (eds.), *The DNA Provirus...*, *op. cit.*, p. 81.

[7] Véase Robert Weinberg, *Racing to the Beginning of the Road: The Search for the Origin of Cancer*, Nueva York, Bantam, 1997, p. 61.

[8] R. Weinberg, *Racing to the Beginning...*, *op. cit.*, pp. 61-65.

[9] *Ibid.*, p. 64.

[10] David Baltimore, «Viral RNA-Dependent DNA Polymerase: RNA-Dependent DNA Polymerase in Virions of RNA Tumour Viruses», *Nature*, 226 (5252), 27 de junio de 1970, pp. 1209-1211, y Howard M. Temin y Satoshi Mizutani, «Viral RNA-dependent DNA polymerase: RNA-dependent DNA polymerase in virions of Rous sarcoma virus», *Nature*, 226 (5252), 27 de junio de 1970, pp. 1211-1213.

[11] R. Weinberg, *Racing to the Beginning...*, *op. cit.*, p. 70.

[12] Robert Weinberg, entrevista con el autor, enero de 2009.

[13] R. Weinberg, *Racing to the Beginning...*, *op. cit.*, p. 83.

«La caza del sarc»

[1] Lewis Carroll, *The Hunting of the Snark: An Agony in Eight Fits*, Nueva York, Macmillan, 1914, p. 53 [*La caza del snark*, Madrid, Ediciones Libertarias-Prodhufi, 1982].

[2] Se encontrará una reseña de los aportes de Duesberg y Vogt en G. Steven Martin, «The Hunting of the Src», *Nature Reviews. Molecular Cell Biology*, 2 (6), 2001, pp. 467-475.

[3] Joan S. Brugge y Ray L. Erikson, «Identification of a Transformation-Specific Antigen Induced by an Avian Sarcoma Virus», *Nature*, 269 (5626), 22 de septiembre de 1977, pp. 346-348.

[4] Véase, por ejemplo, G. S. Martin, «The Hunting of the Src», *op. cit.*

[5] Harold Varmus a Dominique Stehelin, 3 de febrero de 1976, Harold Varmus Papers, archivos de la National Library of Medicine. Véase también Dominique Stehelin *et al.*, «DNA Related to the Transforming Gene(s) of Avian Sarcoma Viruses is Present in Normal DNA», Nature, 260 (5547), 11 de marzo de 1976, pp. 170-173. Harold Varmus a Dominique Stehelin, 3 de febrero de 1976, Harold Varmus Papers, archivos de la National Library of Medicine. Véase también Dominique Stehelin *et al.*, «DNA Related to the Transforming Gene(s) of Avian Sarcoma Viruses is Present in Normal DNA», *Nature*, 260 (5547), 11 de marzo de 1976, pp. 170-173.

[6] P. Rous, «The Challenge to Man...», *op. cit.*

[7] Harold Varmus, «Retroviruses and Oncogenes I», en Jan Lindsten (ed.), *Nobel Lectures, Physiology or Medicine, 1981-1990*, Singapur, World Scientific Publishing Co., 1993.

El viento en los árboles

[1] D. H. Lawrence, «The Song of a Man Who Has Come Through», en John Silkin (ed.), *The Penguin Book of First World War Poetry*, Londres y Nueva York, Penguin Books, 1996, p. 213.

[2] Janet Rowley, «Chromosomes in Leukemia and Lymphoma», *Seminars in Hematology*, 15 (3), 1978, pp. 301-319.

[3] Peter C. Nowell y David Hungerford, «A Minute Chromosome in Human Chronic Granulocytic Leukemia», *Science*, 132 (3438), 18 de noviembre de 1960, p. 1497.

[4] Alfred Knudson, entrevista con el autor, julio de 2009.

[5] *Ibid.*

[6] Alfred Knudson, «Mutation and Cancer: Statistical Study of Retinoblastoma», *Proceedings of the National Academy of Sciences of the United States of America*, 68 (4), 1971, pp. 820-823.

[7] Alfred Knudson, «The Genetics of Childhood Cancer», 75 (1), 1988, pp. 135-138.

[8] J. M. Bishop, «Viruses, Genes, and Cancer...», *op. cit.*, p. 89.

Una predicción arriesgada

1   Platón, *The Republic of Plato*, VII, 515a, traducción de Benjamin Jowett, Oxford, Clarendon Press, 1908, p. 220 *[República* (9.ª ed.), traducción de Antonio Camarero, Buenos Aires, Eudeba, 1977, p. 381].

2   Robert Weinberg, entrevista con el autor ya citada.

3   *Ibid.*

4   *Ibid.*

5   *Ibid.*

6   Robert Weinberg, entrevista con el autor ya citada. También Cliff Tabin, entrevista con el autor, diciembre de 2009.

7   Chiaho Shih y Robert A. Weinberg, «Isolation of a Transforming Sequence from a Human Bladder Carcinoma Cell Line», *Cell*, 29 (1), mayo de 1982, pp. 161-169. Véase también Mitchell Goldfarb, Kenji Shimizu, Manuel Perucho y Michael Wigler, «Isolation and Preliminary Characterization of a Human Transforming Gene from T24 Bladder Carcinoma Cells», *Nature*, 296 (5856), 1 de abril de 1982, pp. 404-409. Véase por último Simonetta Pulciani *et al.*, «Oncogenes in Human Tumor Cell Lines: Molecular Cloning of a Transforming Gene from Human Bladder Carcinoma Cells», *Proceedings of the National Academy of Sciences of the United States*, 79 (9), 1 de mayo de 1982, pp. 2845-2849.

8   Ray Erikson, entrevista con el autor, octubre de 2009.

9   Ray Erikson, entrevista con el autor ya citada.

10   Robert Weinberg, *One Renegade Cell: How Cancer Begins*, Nueva York, Basic Books, 1999, p. 74.

11   Robert Weinberg, entrevista con el autor ya citada.

12   Thaddeus Dryja, entrevista con el autor, noviembre de 2008.

13   *Ibid.*

14   *Ibid.*

15   Stephen Friend *et al.*, «A Human DNA Segment with Properties of the Gene that Predisposes to Retinoblastoma and Osteosarcoma», *Nature*, 323 (6089), 16 de octubre de 1986, pp. 643-646.

16   David W. Yandell *et al.*, «Oncogenic Point Mutations in the Human Retinoblastoma Gene: Their Application to Genetic Counseling», *New England Journal of Medicine*, 32 1 (25), 21 de diciembre de 1989, pp. 1689-1695.

17   Véase, por ejemplo, James A. DeCaprio, «How the Rb Tumor Suppressor Structure and Function Was Revealed by the Study of Adenovirus and SV40», *Virology*, 384 (2), 2009, pp. 274-284.

18   George Klein, «The Approaching Era of the Tumor Suppressor Genes», *Science*, 238 (4833), 1987, p. 1539-1545.

19   Timothy A. Stewart, Paul K. Pattengale y Philip Leder, «Spontaneous Mammary Adenocarcinomas in Transgenic Mice that Carry and Express MTV/myc Fusion Genes», *Cell*, 38 (3), octubre de 1984, pp. 627-637.

20   Daniel J. Kevles, «Of Mice & Money: The Story of the World's First Animal Patent», *Daedalus*, 131 (2), 2002, p. 78.

21   T. A. Stewart, P. K. Pattengale y P. Leder, «Spontaneous Mammary Adenocarcinomas…», *op. cit.*, pp. 627-637.

22   Eric Sinn *et al.*, «Coexpression of MMTV/v-Ha-ras and MMTV/c-myc Genes in Transgenic Mice: Synergistic Action of Oncogenes in Vivo», *Cell*, 49 (4), 22 de mayo de 1987, pp. 465-475.

23   Cliff Tabin, entrevista con el autor ya citada.

LAS MARCAS DISTINTIVAS DEL CÁNCER

1   Citado en Eric Lax, *On Being Funny: Woody Allen and Comedy*, Nueva York, Charterhouse, 1975.

2   Bert Vogelstein *et al.*, «Genetic Alterations During Colorectal-Tumor Development», *New England Journal of Medicine*, 319 (9), 1 de septiembre de 1988, pp. 525-532.

3   Judah Folkman, «Angiogenesis», *Annual Review of Medicine*, 57, febrero de 2006, pp. 1-18.

4   Winfried B. Graninger *et al.*, «Expression of Bcl-2 and Bcl-2-Ig Fusion Transcripts in Normal and Neoplastic Cells», *Journal of Clinical Investigation*, 80 (5), noviembre de 1987, pp. 1512-1515. Véase también Stanley J. Korsmeyer, «Regulators of Cell Death», *Trends in Genetics*, 11 (3), marzo de 1995, pp. 101-105.

5   Robert Weinberg, entrevista con el autor ya citada.

6   Douglas Hanahan y Robert A. Weinberg, «The Hallmarks of Cancer», *Cell*, 100 (1), 7 de enero de 2000, pp. 57-70.

7   *Ibid.*

8   *Ibid.* Véase también Bruce Chabner, «Biological Basis for Cancer Treatment», *Annals of Internal Medicine*, 118 (8), 15 de abril de 1993, pp. 633-637.

SEXTA PARTE. LOS FRUTOS DE PROLONGADOS AFANES

1   Mike Gorman, carta a Mary Lasker, 6 de septiembre de 1985, Mary Lasker Papers.

2   J. Watson, «To Fight Cancer, Know the Enemy», *op. cit.*

3 Véase, por ejemplo, Santo Tomás de Aquino, *Commentary on the Book of Causes*, traducción de Vincent Guagliardo *et al.*, Washington D. C. Catholic University of America, 1996, p. 9 [*Exposición sobre el Libro de las causas*, Pamplona, EUNSA, 2000].

«NADIE HABÍA TRABAJADO EN VANO»

1 Folleto del Jimmy Fund para solicitar donaciones, 1963.

2 Douglas Martin, «Einar Gustafson, 65, "Jimmy" of Child Cancer Fund, Dies», *The New York Times*, 24 de enero de 2001, y Alec Foege, «Jimmy Found», *People*, 8 de junio de 1998.

3 Phyllis Clauson, entrevista con el autor ya citada.

4 *Ibid.*

5 Karen Cummings, entrevista con el autor ya citada.

6 *Ibid.*

7 Phyllis Clauson, entrevista con el autor ya citada.

8 Max Lerner, *Wrestling with the Angel: A Memoir of My Triumph over Illness*, Nueva York, Touchstone, 1990, p. 26.

9 Jason Shinder, citado en Melanie Thernstrom, «The Lure of Death», *The New York Times*, 24 de diciembre de 2008.

10 M. E. Perkins, «The Last Letter of Thomas Wolfe…», *op. cit.*, p. 278.

11 Véanse, entre otros, Peter Boyle y Jacques Ferlay, «Mortality and Survival in Breast and Colorectal Cancer», *Nature Reviews. Clinical Oncology*, 2, septiembre de 2005, pp. 424-425; Itsuro Yoshimi y Satoshi Kaneko, «Comparison of Cancer Mortality (All Malignant Neoplasms) in Five Countries: France, Italy, Japan, UK and USA from the WHO Mortality Database (1960-2000)», *Japanese Journal of Clinical Oncology*, 35 (1), enero de 2005, pp. 48-51, y Alison L. Jones, «Reduction in Mortality from Breast Cancer», *British Medical Journal*, 330 (7485), 29 de enero de 2005, pp. 205-206.

12 Eric J. Kort *et al.*, «The Decline in U. S. Cancer Mortality in People Born Since 1925», *Cancer Research*, 69 (16), agosto de 2009, pp. 6500-6505.

13 *Ibid.* Véanse también Ahmedin Jemal *et al.*, «Cancer Statistics, 2005», *CA: A Cancer Journal for Clinicians*, 55 (1), enero-febrero de 2005, pp. 10-30, y «Annual Report to the Nation on the Status of Cancer, 1975-2002», *Journal of the National Cancer Institute*, 97 (19), 5 de octubre de 2005, pp. 1407-1427.

14 E. J. Kort *et al.*, «The Decline in U. S. Cancer Mortality…», *op. cit.*

15 American Cancer Society, *Cancer Facts & Figures 2008*, Atlanta, American Cancer Society, 2008, p. 6.

[16]   Donald A. Berry, «Effect of Screening and Adjuvant Therapy on Mortality from Breast Cancer», *New England Journal of Medicine*, 353 (17), 27 de octubre de 2005, pp. 1784-1792.

[17]   Donald Berry, entrevista con el autor ya citada.

[18]   Eric Pace, «Mary W. Lasker, Philanthropist for Medical Research, Dies at 93», *The New York Times*, 23 de febrero de 1994.

[19]   Ed Harlow, «An Introduction to the Puzzle», *Cold Spring Harbor Symposia on Quantitative Biology*, 59, 1994, pp. 709-723.

[20]   V. Bush, Science the Endless Frontier..., *op. cit.*

NUEVAS DROGAS PARA VIEJOS CÁNCERES

[1]   Louise Glück, *The Triumph of Achilles*, Nueva York, Ecco Press, 1985, p. 16.

[2]   Bruce Chabner, carta a Rose Kushner, Rose Kushner Papers, caja 50.

[3]   Laurent Degos, «The History of Acute Promyelocytic Leukaemia», *British Journal of Haematology*, 122 (4), agosto de 2003, pp. 539-553; Raymond P. Warrell *et al.*, «Acute Promyelocytic Leukemia», *New England Journal of Medicine*, 329 (3), 15 de julio de 1993, pp. 177-189, y Huang Meng-er *et al.*, «Use of All-*Trans* Retinoic Acid in the Treatment of Acute Promyelocytic Leukemia», *Blood*, 72 (2), agosto de 1988, pp. 567-572.

[4]   H. Menger *et al.*, «Use of All-*Trans* Retinoic Acid...», *op. cit.*

[5]   Robert Bazell, *Her-2: The Making of Herceptin, a Revolutionary Treatment for Breast Cancer*, Nueva York, Random House, 1998, p. 17.

[6]   *Ibid.*

[7]   Lakshmi Charon Padhy *et al.*, «Identification of a Phosphoprotein Specifically Induced by the Transforming DNA of Rat Neuroblastomas», *Cell*, 28 (4), abril de 1982, pp. 865-871.

UNA CIUDAD DE CUERDAS

[1]   Italo Calvino, *Invisible Cities*, Boston, Houghton Mifflin Harcourt, 1978, p. 76 [*Las ciudades invisibles*, Madrid, Siruela, 1998].

[2]   *Ibid.*

[3]   R. Bazell, *Her-2: The Making of Herceptin...*, *op. cit.*

[4]   Lawrence K. Altman, «A New Insulin Given Approval for Use in U.S.», *The New York Times*, 30 de octubre de 1982.

[5]   «Genentech Corporate Chronology», http://www.gene.com/gene/about/corporate/history/timeline.html (consultado el 30 de enero de 2010).

[6]   *Ibid.*

[7]   Lisa Coussens *et al.*, «Tyrosine Kinase Receptor with Extensive Homology to EGF Receptor Shares Chromosomal Location with *neu* Oncogene», *Science*, 230 (4730), 6 de diciembre de 1985, pp. 1132-1139. Véanse también Tadashi Yamamoto *et al.*, «Similarity of Protein Encoded by the Human *c-Erb-B-2* Gene to Epidermal Growth Factor Receptor», *Nature*, 319 (6050), 16 de enero de 1986, pp. 230-234, y C. Richter King *et al.*, «Amplification of a Novel *v-ErbB*-Related Gene in a Human Mammary Carcinoma», *Science*, 229 (4717), 6 de septiembre de 1985, pp. 974-976.

[8]   R. Bazell, *Her-2: The Making of Herceptin…*, *op. cit.*, y Dennis Slamon, entrevista con el autor, abril de 2010.

[9]   Dennis Slamon, entrevista con el autor ya citada.

[10]   Eli Dansky, «Dennis Slamon: From New Castle to New Science», *SU2C Mag*, http://www.standup2cancer.org/node/194 (consultado el 24 de enero de 2010).

[11]   *Ibid.*

[12]   Véanse, por ejemplo, Irvin S. Chen *et al.*, «The X Gene is Essential for HTLV Replication», *Science*, 229 (4708), 5 de julio de 1985, pp. 54-58; William Wachsman *et al.*, «HTLV X Gene Mutants Exhibit Novel Transcription Regulatory Phenotypes», *Science*, 235 (4789), 6 de febrero de 1987, pp. 647-677, y Chi-Tai Fang *et al.*, «Detection of Antibodies to Human T-Lymphotropic Virus Type 1 (HTLV-1)», *Transfusion*, 28 (2), marzo-abril de 1988, pp. 179-183.

[13]   En R. Bazell, *Her-2: The Making of Herceptin…*, *op. cit.*, se resumen detalles de la colaboración entre Ullrich y Slamon. Véase también Dennis Slamon, entrevista con el autor ya citada.

[14]   Dennis Slamon *et al.*, «Human Breast Cancer: Correlation of Relapse and Survival with Amplification of the *Her-2/neu* oncogene», *Science*, 235 (4785), 9 de enero de 1987, pp. 177-182.

[15]   J. Lindsten (ed.), *Nobel Lectures, Physiology or Medicine, 1981-1990, op. cit.*

[16]   Michael Shepard, citado en Merrill Goozner, *The $800 Million Pill: The Truth behind the Cost of New Drugs*, Berkeley, University of California Press, 2004, p. 195 [*La píldora de los 800 millones de dólares: la verdad sobre el costo de las nuevas drogas*, Bogotá, Norma, 2004].

[17]   *Ibid.*

[18]   R. Bazell, *Her-2: The Making of Herceptin…*, *op. cit.*, p. 49.

[19]   *Ibid.* Véase también Barbara Bradfield, entrevista con el autor, julio de 2008.

[20]   *Ibid.*

21   *Ibid.*

22   *Ibid.*

23   Joan Didion, *The Year of Magical Thinking*, Nueva York, Vintage, 2006, p. 152 [*El año del pensamiento mágico*, Barcelona, Global Rhythm Press, 2006].

24   Barbara Bradfield, entrevista con el autor ya citada. Los detalles del ensayo y el tratamiento provienen de esa misma entrevista, de R. Bazell, *Her-2: The Making of Herceptin...*, *op. cit.*, y de Dennis Slamon, entrevista con el autor ya citada.

DROGAS, CUERPOS Y PRUEBAS

1   Gracia Buffleben, citada en Nancy Evans y Norma Peterson, «Dying for Compassion», *Breast Cancer Action Newsletter*, 31, agosto de 1995.

2   Musa Mayer, «Impressions from the 26th San Antonio Breast Cancer Symposium», *Breast Cancer Action Newsletter*, 80, febrero-marzo de 2004.

3   Nancy Evans, «Prodded by Activists, Genentech Moves Toward Compassion», *Breast Cancer Action Newsletter*, 32, octubre de 1995.

4   R. Bazell, *Her-2: The Making of Herceptin...*, *op. cit.*, pp. 160-180.

5   *Ibid.*, p. 117.

6   Debu Tripathy, citado en *ibid.*, p. 127.

7   N. Evans y N. Peterson, «Dying for Compassion», *op. cit.*

8   Charlotte Brody et al., «Rachel's Daughters, Searching for the Causes of Breast Cancer: A Light-Saraf-Evans Production Community Action & Resource Guide», http://www.wmm.com/filmCatalog/study/rachelsdaughters.pdf (consultado el 31 de enero de 2010).

9   El caso de Marti Nelson y sus secuelas se describen en R. Bazell, *Her-2: The Making of Herceptin...*, *op. cit.*

10   Bruce Chabner y Jonathan Friedberg, «ASCO 1998: A Commentary», *Oncologist*, 3 (4) agosto de 1998, pp. 263-266, y Dennis Slamon et al., «Addition of Herceptin to First-Line Chemotherapy for HER-2 Overexpressing Metastatic Breast Cancer Markedly Increases Anti-cancer Activity: A Randomized, Multinational Controlled Phase III Trial (Abstract 377)», *Proceedings of the American Society of Clinical Oncology*, 16, 1998, p. 377.

11   D. Slamon et al., «Addition of Herceptin to First-Line Chemotherapy...», *op. cit.*, p. 377.

12   Martine J. Piccart-Gebhart et al., «Trastuzumab After Adjuvant Chemotherapy in HER-2-Positive Breast Cancer», *New England Journal of Medicine*, 353 (16), 20 de octubre de 2005, pp. 1659-1672, y Edward H. Romond et al., «Trastuzumab Plus Adjuvant Chemotherapy for Operable HER-2-Positive Breast

Cancer», *New England Journal of Medicine*, 353 (16), 20 de octubre de 2005, pp. 1673-1684.

[13] Gabriel Hortobagyi, «Trastuzumab in the Treatment of Breast Cancer», editorial, *New England Journal of Medicine*, 353 (16), 20 de octubre de 2005, p. 1734.

[14] R. Bazell, Her-2: The Making of Herceptin..., op. cit., pp. 180-182.

UNA MILLA EN CUATRO MINUTOS

[1] James F. Holland, «Hopes for Tomorrow Versus Realities of Today: Therapy and Prognosis in Acute Lymphocytic Leukemia of Childhood», *Pediatrics*, 45 (2), 1 de febrero de 1970, pp. 191-193.

[2] Lewis Thomas, *The Lives of a Cell: Notes of a Biology Watcher* [1974], Nueva York, Penguin, 1978, p. 115 *[Las vidas de la célula*, Madrid, Ultramar, 1977]*.

[3] John M. Goldman y Junia V. Melo, «Targeting the *BCR-ABL* Tyrosine Kinase in Chronic Myeloid Leukemia», *New England Journal of Medicine*, 344 (14), 5 de abril de 2001, pp. 1084-1086.

[4] Annelies de Klein *et al.*, «A Cellular Oncogene is Translocated to the Philadelphia Chromosome in Chronic Myelocytic Leukaemia», *Nature*, 300 (5894), 23 de diciembre de 1982, pp. 765-767.

[5] Elena Fainstein *et al.*, «A New Fused Transcript in Philadelphia Chromosome Positive Acute Lymphocytic Leukaemia», *Nature*, 330 (6146), 26 de noviembre de 1987, pp. 386-388; Nora Heisterkamp *et al.*, «Structural Organization of the *Bcr* Gene and Its Role in the Ph' Translocation», *Nature*, 315 (6022), 27 de junio de 1985, pp. 758-761; A. de Klein *et al.*, «A Cellular Oncogene...», *op. cit.*, y Nora Heisterkamp *et al.*, «Chromosomal Localization of Human Cellular Homologues of Two Viral Oncogenes», *Nature*, 299 (5885), 21 de octubre de 1982, pp. 747-749.

[6] Daniel Vasella y Robert Slater, *Magic Cancer Bullet: How a Tiny Orange Pill Is Rewriting Medical History*, Nueva York, HarperCollins, 2003, pp. 40-48, y Elisabeth Buchdunger y Jürg Zimmermann, «The Story of Gleevec», innovation. org, http://www.innovation.org/index.cfm/StoriesofInnovation/InnovatorStories/The_Story_of_Gleevec (consultado el 31 de enero de 2010).

[7] Howard Brody, *Hooked: Ethics, the Medical Profession, and the Pharmaceutical Industry*, Lanham (Maryland), Rowman & Littlefield, 2007, pp. 14-15, y E. Buchdunger y J. Zimmermann, «The Story of Gleevec», *op. cit.*

[8] E. Buchdunger y J. Zimmermann, «The Story of Gleevec», *op. cit.*

[9] Brian Druker, entrevista con el autor, noviembre de 2009.

10 *Ibid.*

11 *Ibid.*

12 *Ibid.*

13 Sante Tura *et al.*, «Evaluating Survival After Allogeneic Bone Marrow Transplant for Chronic Myeloid Leukaemia in Chronic Phase: A Comparison of Transplant Versus No-Transplant in a Cohort of 258 Patients First Seen in Italy Between 1984 and 1986», *British Journal of Haematology*, 85(2), octubre de 1993, pp. 292-299.

14 Brian Druker, entrevista con el autor ya citada.

15 *Ibid.*

16 Brian J. Druker, «Effects of a Selective Inhibitor of the *abl* Tyrosine Kinase on the Growth of *Bcr-abl* Positive Cells», *Nature Medicine*, 2 (5), mayo de 1996, pp. 561-566.

17 La historia del desarrollo de Gleevec proviene de la entrevista ya citada del autor con Brian Druker.

18 Lauren Sompayrac, *How Cancer Works*, Sudbury (Massachusetts), Jones and Bartlett, 2004, p. 21.

19 Brian J. Druker *et al.*, «Efficacy and Safety of a Specific Inhibitor of the BCR-ABL Tyrosine Kinase in Chronic Myeloid Leukemia», *New England Journal of Medicine*, 344 (14), 5 de abril de 2001, pp. 1031-1037.

20 *Ibid.*

21 Hagop Kantarjian, «Chronic Myeloid Leukemia», George Washington University Hematology and Medical Oncology Board Review Lectures, 25 de agosto de 2008.

22 Bruce A. Chabner, «The Oncologic Four-Minute Mile», *Oncologist*, 6 (3), junio de 2001, pp. 230-232.

23 *Ibid.*

La carrera de la Reina Roja

1 Lewis Carroll, *Through the Looking Glass*, en *Alice in Wonderland and Through the Looking Glass*, Boston, Lothrop, 1898, p. 125 [*A través del espejo*, en *Alicia en el país de las maravillas–A través del espejo–La caza del snark*, Barcelona, Edhasa, 2002].

2 Los detalles del caso de Jerry Mayfield se han tomado del blog newcmldrug.com. El propio Mayfield maneja este sitio web dedicado a proporcionar a los pacientes de LMC información sobre la enfermedad y la terapia de administración dirigida.

[3] Véanse, por ejemplo, Mercedes E. Gorre *et al.*, «Clinical Resistance to STI-571 Cancer Therapy Caused by BCR-ABL Gene Mutation or Amplification», *Science*, 293 (5531), 3 de agosto de 2001, pp. 876-880, y Neil P. Shah *et al.*, «Multiple *BCR-ABL* Kinase Domain Mutations Confer Polyclonal Resistance to the Tyrosine Kinase Inhibitor Imatinib (STI571) in Chronic Phase and Blast Crisis Chronic Myeloid Leukemia», *Cancer Cell*, 2 (2), agosto de 2002, pp. 117-125.

[4] Frase atribuida a John Kuriyan y transmitida al autor por George Dmitri en un seminario de la Universidad de Columbia, noviembre de 2009.

[5] Jagabandhu Das *et al.*, «2-Aminothiazole As a Novel Kinase Inhibitor Template. Structure-Activity Relationship Studies Toward the Discovery of *N*-(2-Chloro-6-methylphenyl)-2-[[6-[4-(2-hydroxyethyl)-1-(piperazinyl)]-2-methyl-4-pyrimidinyl](amino)]-1,3-thiazole-5-carboxamide (Dasatinib, BMS-354825) as a Potent *pan*-Src Kinase Inhibitor», *Journal of Medicinal Chemistry*, 49 (23), 16 de noviembre de 2006, pp. 6819-6832; Neil P. Shah *et al.*, «Overriding Imatinib Resistance with a Novel ABL Kinase Inhibitor», *Science*, 305 (5682), 16 de julio de 2004, pp. 399-401, y Moshe Talpaz *et al.*, «Dasatinib in Imatinib-Resistant Philadelphia Chromosome-Positive Leukemias», *New England Journal of Medicine*, 354 (24), 15 de junio de 2006, pp. 2531-2541.

[6] La lista completa se encontrará en National Cancer Institute, Targeted Therapies List, http://www.cancer.gov/cancertopics/factsheet/Therapy/targeted (consultado el 23 de febrero de 2010). Este sitio web también detalla el papel de medicamentos como Avastin y bortezomib.

[7] «Velcade (bortezomib) is Approved for Initial Treatment of Patients with Multiple Myeloma», U. S. Food and Drug Administration, http://www.fda.gov/AboutFDA/CentersOffices/CDER/ucm094633.htm (consultado el 31 de enero de 2010), y «FDA Approval for Lenalidomide», National Cancer Institute, U. S. National Institutes of Health, http://www.cancer.gov/cancertopics/druginfo/fda-lenalidomide (consultado el 31 de enero de 2010).

[8] Framingham Heart Study, the National Heart, Lung and Blood Institute and Boston University, http://www.framingham-heartstudy.org/ (consultado el 31 de enero de 2010).

[9] Nicholas A. Christakis y James H. Fowler, «The Collective Dynamics of Smoking in a Large Social Network», *New England Journal of Medicine*, 358 (21), 22 de mayo de 2008, pp. 2249-2258.

[10] Harold J. Burstein, «Cancer at the *fin de siècle*», *Medscape Today*, 1 de febrero de 2000, http://www.medscape.com/viewarticle/408448 (consultado el 31 de enero de 2010).

Trece montañas

[1]   W. H. Auden, «The art of healing (*In memoriam David Protetch, M.D.*)», *The New Yorker*, 27 de septiembre de 1969, p. 38.

[2]   Bert Vogelstein y Kenneth Kinzler, «Cancer Genes and the Pathways They Control», *Nature Medicine*, 10 (8), agosto de 2004, pp. 789-799.

[3]   S. Sontag, *Illness as Metaphor...*, *op. cit.*, p. 102.

[4]   Nicholas Wade, «Once Again, Scientists Say Human Genome is Complete», *The New York Times*, 15 de abril de 2003.

[5]   Andrew Pollack, «New Genome Project to Focus on Genetic Links in Cancer», *The New York Times*, 14 de diciembre de 2005.

[6]   Francis S. Collins y Anna D. Barber, «Mapping the Cancer Genome», *Scientific American*, 1 de marzo de 2007, pp. 50-57.

[7]   Tobias Sjöblom *et al.*, «The Consensus Coding Sequences of Human Breast and Colorectal Cancers», *Science*, 314 (5797), 13 de octubre de 2006, pp. 268-274.

[8]   Roger McLendon *et al.*, «Comprehensive Genomic Characterization Defines Human Glioblastoma Genes and Core Pathways», *Nature*, 455 (7216), 23 de octubre de 2008, pp. 1061-1068. Véase también Donald Williams Parsons *et al.*, «An Integrated Genomic Analysis of Human Glioblastoma Multiforme», *Science*, 321 (5897), 26 de septiembre de 2008, pp. 1807-1812.

[9]   Charles G. Mullighan *et al.*, «Genome-Wide Analysis of Genetic Alterations in Acute Lymphoblastic Leukemia», *Nature*, 446 (7137), 12 de abril de 2007, pp. 758-764.

[10]   Bert Vogelstein, comentarios sobre la conferencia dictada en el Hospital General de Massachusetts, 2009. Véase también B. Vogelstein y K. Kinzler, «Cancer Genes and the Pathways They Control», *op. cit.*

[11]   La distinción entre mutaciones pasajeras y conductoras ha suscitado un enorme debate en la genética del cáncer. Muchos científicos sospechan que el análisis inicial del genoma del cáncer de mama puede haber sobrestimado la cantidad de mutaciones conductoras. En la actualidad la cuestión sigue siendo un problema abierto en la genética del cáncer. Véanse, por ejemplo, los textos de William Forrest y Guy Cavet, Gad Getz *et al.* y Alan Rubin y Phil Green, agrupados bajo el título común de «Comment on "The Consensus Coding Sequences of Human Breast and Colorectal Cancers"», *Science*, 317 (5844), 14 de septiembre de 2007, p. 1500, que comentan el artículo de T. Sjöblom *et al.* citado en la nota 7 de este capítulo.

[12]   Véanse, por ejemplo, Rebecca J. Leary, «Integrated Analysis of Homozygous Deletions, Focal Amplifications, and Sequence Alterations in Breast

and Colorectal Cancers», *Proceedings of the National Academy of Sciences of the United States of America*, 105 (42), 21 de octubre de 2008, pp. 16224-16229, y Siân Jones *et al.*, «Core Signaling Pathways in Human Pancreatic Cancer Revealed by Global Genomic Analyses», *Science*, 321 (5897), 26 de septiembre de 2008, pp. 1801-1806.

[13] Emmanuel Petricoin, citado en Dan Jones, «Pathways to Cancer Therapy», Nature Reviews. Drug Discovery, 7 (11), noviembre de 2008, pp. 875-876.

[14] J. Watson, «To Fight Cancer, Know the Enemy», *op. cit.*

[15] Valerie Beral *et al.*, «Breast Cancer and Hormone-Replacement Therapy in the Million Women Study», *The Lancet*, 362 (9382), 9 de agosto de 2003, pp. 419-427.

[16] Véanse, por ejemplo, Francis J. C. Roe y M. C. Lancaster *et al.*, «Natural, Metallic and Other Substances, As Carcinogens», *British Medical Bulletin*, 20 (2), mayo de 1964, pp. 127-133, y Jan Dich *et al.*, «Pesticides and Cancer», *Cancer Causes & Control*, 8 (3), mayo de 1997, pp. 420-423.

[17] Yen-Ching Chen y David J. Hunter, «Molecular Epidemiology of Cancer», *CA: A Cancer Journal for Clinicians*, 55 (1), enero-febrero de 2005, pp. 45-54.

[18] Yoshio Miki *et al.*, «A Strong Candidate for the Breast and Ovarian Cancer Susceptibility Gene *BRCA1*», *Science*, 266 (5182), 7 de octubre de 1994, pp. 66-71; Richard Wooster *et al.*, «Localization of a Breast Cancer Susceptibility Gene, *BRCA2*, to Chromosome 13q12-13», *Science*, 265 (5181), 30 de septiembre de 1994, pp. 2088-2090; J. Michael Hall *et al.*, «Linkage of Early-Onset Familial Breast Cancer to Chromosome 17q21», *Science*, 250 (4988), 21 de diciembre de 1990, pp. 1684-1689, y Michael R. Stratton *et al.*, «Familial Male Breast Cancer is Not Linked to the *BRCA1* Locus on Chromosome 17q», *Nature Genetics*, 7 (1), mayo de 1994, pp. 103-107.

[19] O. B. L. (nombre no revelado), paciente de cáncer de mama, entrevista con el autor, diciembre de 2008.

[20] Tsvee Lapidot *et al.*, «A Cell Initiating Human Acute Myeloid Leukaemia After Transplantation into SCID Mice», *Nature*, 367 (6464), 17 de febrero de 1994, pp. 645-658.

[21] «Uno de cada tres» es la reciente evaluación del Instituto Nacional del Cáncer. Véase http://www.cancer.gov/newscenter/tip-sheet-cancer-health-disparities. La estimación de «uno de cada dos» proviene de las estadísticas SEER del mismo Instituto Nacional del Cáncer, http://seer.cancer.gov/statfacts/html/all.html, pero incluye todos los sitios del cáncer, compendiados en Matthew Hayat *et al.*, «Cancer Statistics, Trends and Multiple Primary Cancer Analyses from the Surveillance, Epidemiology, and End Results (SEER) Program», *The Oncologist*, 12 (1), enero de 2007, pp. 20-37.

La guerra de Atosa

[1]   Anna Ajmátova, «In Memoriam, July 19, 1914», en *The Complete Poems of Anna Akhmatova*, traducción de Judith Henschemeyer, vol. 1, Chicago, Zephyr Press, 1990, p. 449 [«19 de julio de 1914», en Vera Vinográdova (ed.), *Doce poetas rusos*, Buenos Aires, Ediciones M. Segura, 1958].

[2]   A. Solzhenitsyn, *Cancer Ward, op. cit.*, p. 476.

[3]   «A Memorial Tribute in Honor of Dr. Sidney Farber, 1903-1973», jueves 17 de mayo de 1973. Obsequio de Thomas Farber al autor.

[4]   El caso de Atosa y su supervivencia son especulaciones, pero se basan en diversas fuentes. Véase, por ejemplo, Early Breast Cancer Trialists' Collaborative Group (EBCTCG), «Effects of Chemotherapy and Hormonal Therapy for Early Breast Cancer on Recurrence and 15-Year Survival: An Overview of the Randomised Trials», The Lancet, 365 (9472), 14 de mayo de 2005, pp. 1687-1717.

[5]   Véase B. S. Kramer y R. D. Klausner, «Grappling with Cancer...», op. cit., pp. 931-935.

[6]   Véanse, por ejemplo, Heikki Joensuu, «Treatment of Inoperable Gastrointestinal Stromal Tumor (GIST) with Imatinib (Glivec, Gleevec)», Medizinische Klinik (Múnich), 97, suplemento 1, 2002, pp. 28-30, y M. V. Chandu de Silva y Robin Reid, «Gastrointestinal Stromal Tumors (GIST): C-kit Mutations, CD117 Expression, Differential Diagnosis and Targeted Cancer Therapy with Imatinib», Pathology & Oncology Research, 9 (1), marzo de 2003, pp. 13-19.

GLOSARIO

ADN: ácido desoxirribonucleico, compuesto químico que contiene la información genética en todos los organismos celulares. De ordinario está presente en la célula bajo la forma de dos filamentos apareados y complementarios. Cada filamento es una cadena química compuesta de cuatro unidades químicas, abreviadas A, C, T y G. Los genes están contenidos como un «código» genético en el filamento y la secuencia se convierte (se transcribe) en ARN (véase más abajo), para traducirse luego en proteínas (véase p. 656).

APOPTOSIS: proceso regulado de muerte celular que se produce en la mayoría de las células y que involucra cascadas específicas de genes y proteínas.

ARN: ácido ribonucleico, ácido que desempeña varias funciones en la célula, entre ellas la de actuar como mensaje «intermediario» para que un gen se convierta en una proteína. Algunos virus también utilizan ARN, no ADN, para mantener sus genes (véase Retrovirus, p. 656).

CARCINÓGENO: agente que causa o provoca el cáncer.

CITOTÓXICO: que elimina células. Por lo común se refiere a la quimioterapia, que actúa eliminando células, en particular las que se encuentran en un proceso de rápida división.

CROMOSOMA: estructura interna de la célula compuesta de ADN y proteínas que almacena información genética.

ENSAYO ALEATORIO: ensayo en el cual la participación en el grupo de tratamiento y en el grupo de control se asigna de manera aleatoria.

ENSAYO PROSPECTIVO: ensayo en el que se sigue el desarrollo de una serie de pacientes a partir del inicio del estudio (en contraste con el ensayo retrospectivo, en el que el seguimiento se hace sobre la base de observaciones anteriores a su inicio).

ENZIMA: proteína que acelera una reacción bioquímica.

GEN: unidad de la herencia, habitualmente compuesta de una extensión de ADN que codifica una proteína o una cadena de ARN (en casos especiales los genes pueden ser transportados bajo la forma de ARN).

GEN QUIMÉRICO: gen creado por la mezcla de otros dos. Un gen quimérico puede ser el producto de una traslocación natural o de una manipulación en el laboratorio.

GEN SUPRESOR DE TUMORES (también llamado antioncogén): gen que, cuando está totalmente desactivado, promueve la transformación de una célula en cancerosa. Habitualmente los supresores de tumores evitan que una célula dé un paso en la progresión hacia el cáncer. Cuando este gen es sometido a una mutación para generar una pérdida o una reducción de su función, la célula puede avanzar hacia el cáncer. Esto suele ocurrir en combinación con otros cambios genéticos.

GENOMA: conjunto formado por la totalidad de los genes del organismo.

HIPÓTESIS DE DOS IMPACTOS: la idea de que, en el caso de los genes supresores de tumores, ambas copias funcionalmente intactas del gen deben desactivarse para que una célula avance hacia el cáncer.

Incidencia: en epidemiología, el número (o fracción) de pacientes a quienes se les diagnostica una enfermedad dentro de un periodo determinado. Difiere de la prevalencia, porque la incidencia refleja el índice de nuevos diagnósticos.

Ingeniería genética: la capacidad de manipular genes en los organismos para crear nuevos genes, o introducir genes en organismos heterólogos (por ejemplo, un gen humano en una célula bacteriana).

Leucemia linfoblástica aguda: variante del cáncer de los glóbulos blancos que afecta al linaje linfoide de los glóbulos sanguíneos.

Leucemia mieloide aguda: variante del cáncer de los glóbulos blancos que afecta al linaje mieloide de los glóbulos sanguíneos.

Metastásico: cáncer que se ha propagado más allá de su sitio local de origen.

Mitosis: división de una célula para dar origen a otras dos que se produce en la mayoría de los tejidos adultos del cuerpo (la meiosis, en cambio, genera células germinales en los ovarios y los testículos).

Mutación: alteración de la estructura química del ADN. Las mutaciones pueden ser silenciosas —esto es, sin que el cambio afecte ninguna función del organismo— o resultar en un cambio en la función o estructura de un organismo.

Neoplasma, neoplasia: denominaciones alternativas del cáncer.

Oncogén: gen que causa o propicia el cáncer. La activación o sobreexpresión de un protooncogén (véase p. 656) promueve la transformación de una célula normal en célula cancerosa.

Prevalencia: en epidemiología, el número (o fracción) de pacientes afectados durante cualquier periodo determinado.

Prevención primaria: prevención orientada a evitar el desarrollo de una enfermedad, por lo común mediante el ataque del factor que la causa.

PREVENCIÓN SECUNDARIA: estrategias de prevención que apuntan a la detección precoz de una enfermedad, por lo común mediante el chequeo de hombres y mujeres asintomáticos. Habitualmente las estrategias de prevención secundaria atacan etapas iniciales y presintomáticas de la enfermedad.

PROTEÍNA: compuesto químico fundamentalmente compuesto de una cadena de aminoácidos que se crea al traducirse un gen. Las proteínas ejecutan el grueso de las funciones celulares, incluidas la de transmitir señales, proporcionar soporte, estructural y acelerar las reacciones bioquímicas. Por lo común, el «trabajo» de los genes consiste en suministrar el modelo de las proteínas (véase ADN, p. 654). Las proteínas pueden modificarse químicamente mediante el agregado de pequeños agentes químicos como fosfatos, azúcares o lípidos.

PROTOONCOGÉN: precursor de un oncogén. Habitualmente los protooncogenes son genes celulares normales que, al activarse a causa de una mutación o una sobreexpresión, incitan el cáncer. De ordinario los protooncogenes codifican proteínas que se asocian al crecimiento y la diferenciación celulares. Entre los ejemplos de protooncogenes se pueden mencionar el *ras* y el *myc*.

QUINASA: proteína que asocia grupos de fosfatos a otras proteínas.

RATONES TRANSGÉNICOS: ratones en los que se ha provocado artificialmente un cambio genético.

RETROVIRUS: virus de ARN que mantiene sus genes bajo la forma de este último y es capaz, gracias a una enzima, la transcriptasa inversa, de convertirlos a la forma del ADN.

TRANSCRIPTASA INVERSA: enzima que convierte una cadena de ARN en una cadena de ADN. La transcripción inversa es una propiedad de los retrovirus.

TRANSFECCIÓN: introducción de ADN en una célula.

TRASLOCACIÓN (de un gen): traslado físico de un gen desde un cromosoma hasta otro para asociarse a él.

Virus: microorganismo incapaz de reproducirse por sí mismo, pero capaz de crear una progenie una vez que ha infectado una célula. Hay diversas formas de virus, incluidos los del ADN y el ARN. Los virus poseen un centro de ADN o ARN, recubierto con proteínas, y pueden unirse a través de una membrana exterior compuesta de lípidos y proteínas.

Bibliografía selecta

ABSOLON, Karel B., *Surgeon's Surgeon: Theodor Billroth, 1829–1894*, Kansas, Coronado Press, 1979.

AIRLEY, Rachel, *Cancer Chemotherapy: Basic Science to the Clinic*, Hoboken (Nueva Jersey), Wiley, 2009.

ALBERTS, Bruce, *Molecular Biology of the Cell*, Londres, Garland Science, 2008 [*Biología molecular de la célula*, Barcelona, Omega, 1992].

ALSOP, Stewart, *Stay of Execution: A Sort of Memoir*, Nueva York, Lippincott, 1973.

ALTMAN, Roberta, *Waking Up, Fighting Back: The Politics of Breast Cancer*, Nueva York, Little, Brown, 1996.

ANGIER, Natalie, *Natural Obsessions: Striving to Unlock the Deepest Secrets of the Cancer Cell*, Nueva York, Mariner Books, 1999.

ARCHIVES PROGRAM OF CHILDREN'S HOSPITAL BOSTON, *Children's Hospital Boston*, Chicago, Arcadia Publishing, 2005.

AUFDERHEIDE, Arthur, *The Scientific Study of Mummies*, Cambridge, Cambridge University Press, 2003.

AUSTOKER, Joan, *A History of the Imperial Cancer Research Fund, 1902-1986*, Oxford, Oxford University Press, 1988.

BAILLIE, Matthew, *The Morbid Anatomy of Some of the Most Important Parts of the Human Body*, Walpole (New Hampshire), Thomas & Thomas, 1808.

—, *The Works of Matthew Baillie, M.D.: To Which Is Prefixed an Account of His Life* (ed. de James Wardrop), vol. 1, Londres, Longman, Hurst, Rees, Orme, Brown and Green, 1825.

BALLANCE, Charles Alfred, *A Glimpse into the History of the Surgery of the Brain*, Nueva York, Macmillan, 1922.

BAZELL, Robert, *Her-2: The Making of Herceptin, a Revolutionary Treatment for Breast Cancer*, Nueva York, Random House, 1998.

BILLINGS, John Shaw, *The History and Literature of Surgery*, Filadelfia, Lea Bros., 1885.

BISHOP, J. Michael, *How to Win the Nobel Prize: An Unexpected Life in Science*, Cambridge, Harvard University Press, 2003.

BLISS, Michael, *Harvey Cushing: A Life in Surgery*, Oxford, Oxford University Press, 2005.

BLUMBERG, Baruch S., *Hepatitis B: The Hunt for a Killer Virus*, Princeton, Princeton University Press, 2002.

BOVERI, Theodor, *Concerning the Origin of Malignant Tumours by Theodor Boveri*, Nueva York, Cold Spring Harbor Press, 2006.

BRANDT, Allan M., *The Cigarette Century: The Rise, Fall, and Deadly Persistence of the Product That Defined America*, Nueva York, Basic Books, 2007.

BREASTED, James Henr, *The Edwin Smith Papyrus: Some Preliminary Observations*, París, Librairie Ancienne Honoré Champion, Édouard Champion, 1922.

BROYARD, Anatole, *Intoxicated by My Illness and Other Writings on Life and Death*, Nueva York, C. Potter, 1992.

BUNZ, Fred, *Principles of Cancer Genetics*, Nueva York, Springer, 2008.

BURKET, Walter C. (ed.), *Surgical Papers by William Stewart Halsted*, Baltimore, Johns Hopkins (2 vols.), 1924.

CAIRNS, John, *Cancer: Science and Society*, Nueva York, W. H. Freeman, 1979 [*Cáncer: ciencia y sociedad*, Barcelona, Reverté, 1981].

—, *Matters of Life and Death: Perspectives on Public Health, Molecular Biology, Cancer, and the Prospects for the Human Race*, Princeton, Princeton University Press, 1997.

CANTOR, David, *Cancer in the Twentieth Century*, Baltimore, The Johns Hopkins University Press, 2008.

CARROLL, Lewis, *Alice in Wonderland and Through the Looking-Glass*, Boston, Lothrop, 1898 [*Alicia en el país de las maravillas–A través del espejo*, Barcelona, Edhasa, 2002].

CARSON, Rachel, *Silent Spring*, Nueva York, Mariner Books, 2002 [*Primavera silenciosa*, Barcelona, Crítica, 2005].

CHUNG, Daniel C. y HABER, Daniel A., *Principles of Clinical Cancer Genetics: A Handbook from the Massachusetts General Hospital*, Nueva York, Springer, 2010.

COOPER, Geoffrey M., TEMIN, Rayla Greenberg y SUGDEN, Bill (eds.), *The DNA Provirus: Howard Temin's Scientific Legacy*, Washington, D. C., ASM Press, 1995.

CRILES, George, *Cancer and Common Sense*, Nueva York, Viking Press, 1955.

DeGREGORIO, Michael W. y WIEBE, Valerie J., *Tamoxifen and Breast Cancer*, New Haven, Yale University Press, 1999.

DE MOULIN, Daniel, *A Short History of Breast Cancer*, Boston, M. Nijhoff, 1983.

DE TOCQUEVILLE, Alexis, *Democracy in America*, Nueva York, Penguin, 2003 *[La democracia en América*, México, Fondo de Cultura Económica, 1957].

DIAMOND, Louis Klein, *Reminiscences of Louis K. Diamond: Oral Interview transcript*, Nueva York, Columbia University, 1990.

EDSON, Margaret, *Wit*, Nueva York, Dramatists Play Service, 1999.

ELLIS, Harold, *A History of Surgery*, Cambridge, Cambridge University Press, 2001.

FAGUET, Guy, *The War on Cancer: An Anatomy of Failure*, Dordecht, Springer, 2008.

FARBER, Sidney, *The Postmortem Examination*, Springfield (Illinois), C. C. Thomas, 1937.

FINKEL, Madelon L., *Understanding the Mammography Controversy: Science, Politics, and Breast Cancer Screening*, Westport (Connecticut), Praeger, 2005.

FUJIMURA, Joan H., *Crafting Science: A Sociohistory of the Quest for the Genetics of Cancer*, Cambridge, Harvard University Press, 1996.

GALENO, Claudio, *On Diseases and Symptoms*, Cambridge, Cambridge University Press, 2006.

—, *On the Natural Faculties*, Whitefish (Montana), Kessinger Publishing, 2004 *[Sobre las facultades naturales*, Madrid, Gredos, 2003].

—, *Selected Works*, Oxford, Oxford University Press, 2002.

GARB, Solomon, *Cure for Cancer: A National Goal*, Nueva York, Springer, 1968.

GOODMAN, Jordan y WALSH, Vivien, *Story of Taxol: Nature and Politics in the Pursuit of an Anti-Cancer Drug*, Nueva York, Cambridge University Press, 2001.

GUNTHER, John, *Taken at the Flood: The Story of Albert D. Lasker*, Nueva York, Harper, 1960 *[Arrastrado por la creciente: la historia de Albert D. Lasker*, Buenos Aires, Goyanarte, 1961].

HAAGENSEN, Cushman Davis, *Diseases of the Breast*, Filadelfia, W. B. Saunders Company, 1974.

HADDOW, Alexander, KALCKAR, Herman M. y WARBURG, Otto, *On Cancer and Hormones: Essays in Experimental Biology*, Chicago, University of Chicago Press, 1962.

HALL, Steven S., *Invisible Frontiers: The Race to Synthesize a Human Gene*, Nueva York, Atlantic Monthly Press, 1987.

HENIG, Robin Marantz, *The Monk in the Garden: The Lost and Found Genius of Gregor Mendel, the Father of Genetics*, Boston, Mariner Books, 2001 *[El monje en el huerto: la vida y el genio de Gregor Mendel, padre de la genética*, Madrid, Debate, 2001].

HILL, John, *Cautions against the Immoderate Use of Snuff*, Londres, R. Baldwin and J. Jackson, 1761.

HILTS, Philip J., *Protecting America's Health: The FDA, Business, and One Hundred Years of Regulation*, Nueva York, Knopf, 2003.

HUGGINS, Charles, *Frontiers of Mammary Cancer*, Glasgow, Jackson, 1961.

IC ON HEALTH PUBLICATIONS (ed.), *Gleevec: A Medical Dictionary, Bibliography, and Annotated Research Guide*, Logan (Utah), IC ON Health, 2004.

IMBER, Gerald, *Genius on the Edge: The Bizarre Double Life of Dr. William Stewart Halsted*, Nueva York, Kaplan, 2010.

JENCKS, Maggie Keswick, *A View from the Front Line*, Londres, Maggie Keswick and Charles Jencks, 1995.

JORDAN, Virgil Craig (ed.), *Tamoxifen, a Guide for Clinicians and Patients*, Huntington (Nueva York), PRR, 1996.

JUSTMAN, Stewart, *Seeds of Mortality: The Public and Private Worlds of Cancer*, Chicago, Ivan R. Dee, 2003.

KANNEL, William B. y GORDON, Tavia, *The Framingham Study: An Epidemiological Investigation of Cardiovascular Disease*, Washington D. C., U. S. Department of Health, Education, and Welfare, National Institutes of Health, 1968.

KAPLAN, Henry, *Hodgkin's Disease*, Cambridge, Harvard University Press, 1980.

KLEINMAN, Arthur, *The Illness Narratives: Suffering, Healing, and the Human Condition*, Nueva York, Basic Books, 1988.

KLUGER, Richard, *Ashes to Ashes: America's Hundred-Year Cigarette War, the Public Health, and the Unabashed Triumph of Philip Morris*, Nueva York, Vintage Books, 1997.

KNAPP, Richard B., *Gift of Surgery to Mankind: A History of Modern Anesthesiology*, Springfield (Illinois), C. C. Thomas, 1983.

KNIGHT, Nancy y WILSON, J. Frank, *The Early Years of Radiation Therapy: A History of the Radiological Sciences, Radiation Oncology*, Reston (Virginia), Radiological Centennial, 1996.

KUSHNER, Rose, *Why Me?*, Filadelfia, Saunders Press, 1982.

KYVIG, David E., *Daily Life in the United States, 1920–1940: How Americans Lived Through the Roaring Twenties and the Great Depression*, Chicago, Ivan R. Dee, 2004.

LASZLO, John, *The Cure of Childhood Leukemia: Into the Age of Miracles*, New Brunswick (Nueva Jersey), Rutgers University Press, 1995.

LEOPOLD, Ellen, *A Darker Ribbon: Breast Cancer, Women, and Their Doctors in the Twentieth Century*, Boston, Beacon Press, 1999.

LERNER, Barron H., *The Breast Cancer Wars: Hope, Fear, and the Pursuit of a Cure in Twentieth-Century America*, Oxford, Oxford University Press, 2001.

Levi, Primo, *Survival at Auschwitz: If This Is a Man*, Phoenix (Arizona), Orion Press, 2008 *[Si esto es un hombre*, Barcelona, Muchnik, 1995].

Lewison, Edward, *Breast Cancer: Its Diagnosis and Treatment*, Baltimore, Williams and Wilkins Company, 1955.

Lock, Stephen, Reynolds, Lois A. y Tansey, E. M. (eds.), *Ashes to Ashes: The History of Smoking and Health*, Ámsterdam y Atlanta (Georgia), Editions Rodopi B. V., 1998.

Love, Susan M., *Dr. Susan Love's Breast Book*, Nueva York, Random House, 1995.

MacCallum, William George, *William Stewart Halsted, Surgeon*, introducción de W. H. Welch, Whitefish (Montana), Kessinger Publishing, 2008.

Marquardt, Martha, *Paul Ehrlich*, Nueva York, Schuman, 1951.

McKelvey, Maureen D., *Evolutionary Innovations: The Business of Biotechnology*, Oxford, Oxford University Press, 1996.

Moss, Ralph W., *The Cancer Syndrome*, Nueva York, Grove Press, 1980.

Mueller, Charles Barber, *Evarts A. Graham: The Life, Lives, and Times of the Surgical Spirit of St. Louis*, Hamilton (Ontario, Canadá), BC Decker, Inc., 2002.

Nathan, David G. *The Cancer Treatment Revolution: How Smart Drugs and Other New Therapies Are Renewing Our Hope and Changing the Face of Medicine*, Hoboken (Nueva Jersey), Wiley, 2007.

Nuland, Sherwin B., *Doctors: The Biography of Medicine*, Nueva York, Knopf, 1988.

Olson, James S., *Bathsheba's Breast: Women, Cancer, and History*, Baltimore, Johns Hopkins University Press, 2002.

—, *History of Cancer: An Annotated Bibliography*, Nueva York, Greenwood Press, 1989.

Oshinski, David M., *Polio: An American Story*, Oxford, Oxford University Press, 2005.

Parker, George, *The Early History of Surgery in Great Britain: Its Organization and Development*, Londres, Black, 1920.

Patterson, James T., *The Dread Disease: Cancer and Modern American Culture*, Cambridge, Harvard University Press, 1987.

Porter, Roy (ed.), *The Cambridge Illustrated History of Medicine*, Cambridge, Cambridge University Press, 1996.

Pott, Percivall y Earle, James, *The Chirurgical Works of Percivall Pott, F. R. S., Surgeon to St. Bartholomew's Hospital, a New Edition, with His Last Corrections, to Which Are Added, a Short Account of the Life of the Author, a Method of Curing the Hydrocele by Injection, and Occasional Notes and Observations, by Sir James Earle, F. R. S., Surgeon Extraordinary to the King*, Londres, Wood and Innes, 1808.

Rather, Lelland J., *Genesis of Cancer: A Study in the History of Ideas*, Baltimore, Johns Hopkins University Press, 1978.

REID, Robert William, *Marie Curie*, Nueva York, Collins, 1974 *[Marie Curie*, Barcelona, Salvat, 1985].

RESNIK, Susan, *Blood Saga: Hemophilia, AIDS, and the Survival of a Community*, Berkeley, University of California Press, 1999.

RETSAS, Spyros (ed.), *Palaeo-Oncology: The Antiquity of Cancer*, Londres, Farrand Press, 1986.

RETTIG, Richard A., *Cancer Crusade: The Story of the National Cancer Act of 1971*, Lincoln (Nebraska), Author's Choice Press, 1977.

RETTIG, Richard A., JACOBSON, Peter D., FARQUHAR, Cynthia M. y AUBRY Wade M., *False Hope: Bone Marrow Transplantation for Breast Cancer*, Oxford, Oxford University Press, 2007.

RHODES, Richard, *The Making of the Atomic Bomb*, Nueva York, Simon & Schuster, 1995.

ROBBINS-ROTH, Cynthia, *From Alchemy to IPO: The Business of Biotechnology*, Cambridge (Massachusetts), Perseus, 2000.

ROSENFELD, Louis, *Thomas Hodgkin: Morbid Anatomist & Social Activist*, Lanham (Maryland), Madison Books, 1993.

ROSS, Walter Sanford, *Crusade: The Official History of the American Cancer Society*, New York, Arbor House, 1987.

RUTKOW, Ira M., *History of Surgery in the United States, 1775–1900*, San Francisco, Norman Publishers, 1988.

SALECL, Renata, *On Anxiety*, Londres, Routledge, 2004.

SAUNDERS, Cicely, *Selected Writings, 1958–2004*, Oxford, Oxford University Press, 2006.

SAUNDERS DE CUSSANCE MORANT, John Bertrand y O'MALLEY, Charles D., *The Illustrations from the Works of Andreas Vesalius of Brussels*, Mineola (Nueva York), Dover, 1973.

SEAMAN, Barbara, *The Greatest Experiment Ever Performed on Women: Exploding the Estrogen Myth*, Nueva York, Hyperion, 2004.

SHILTS, Randy, *And the Band Played On: Politics, People, and the AIDS Epidemic* [1987], Nueva York, St. Martin's, 2007 *[En el filo de la duda*, Barcelona, Ediciones B, 1994].

SKIPPER, Howard E., *Cancer Chemotherapy*, Ann Arbor (Míchigan), University Microfilms International for American Society of Clinical Oncology, 1979.

SMITH, Clement A., *Children's Hospital of Boston: «Built Better Than They Knew»*, Boston, Little, Brown, 1983.

SOLZHENITSYN, Aleksandr, *Cancer Ward*, Nueva York, Farrar, Straus and Giroux, 1968 *[El pabellón del cáncer*, Madrid, Aguilar, 1970].

SONTAG, Susan, *Illness as Metaphor and AIDS and Its Metaphors*, Nueva York, Picador, 1990 [*La enfermedad y sus metáforas–El sida y sus metáforas*, Madrid, Taurus, 1996].

STARR, Paul, *The Social Transformation of American Medicine*, New York, Basic Books, 1983 [*La transformación social de la medicina en los Estados Unidos de América*, México, Secretaría de Salud/Fondo de Cultura Económica, 1991].

STEVENS, Rosemary, *In Sickness and in Wealth*, Nueva York, Basic Books, 1989.

STOKES, Donald E., *Pasteur's Quadrant: Basic Science and Technological Innovation*, Washington D. C., Brookings Institution Press, 1997.

STONE, William Stephen, *Review of the History of Chemical Therapy in Cancer*, Nueva York, Wood, 1916.

STRAX, Phillip (ed.), *Control of Breast Cancer Through Mass Screening*, Littleton (Massachusetts), PSG Publishing, 1979.

STRICKLAND, Stephen Parks, *Politics, Science, and the Dread Disease: A Short History of the United States Medical Research Policy*, Cambridge, Harvard University Press, 1972.

TAYLOR, Grant (ed.) *Pioneers in Pediatric Oncology*, Houston, University of Texas, M. D. Anderson Cancer Center, 1990.

TAYLOR, Tanya, *The Cancer Monologue Project*, San Francisco, MacAdam/Cage, 2002.

TEITELMAN, Robert, *Gene Dreams: Wall Street, Academia and the Rise of Biotechnology*, New York, Basic Books, 1989.

TRAVIS, Anthony S., *The Rainbow Makers: The Origins of the Synthetic Dyestuffs Industry in Western Europe*, Bethlehem (Pensilvania), Lehigh University Press, 1993.

U. S. SURGEON GENERAL, «Smoking and Health», Informe del Comité Asesor a la Dirección General de Salud Pública, Public Health Service publication núm. 1103, Washington D. C., U. S. Department of Health, Education, and Welfare, Public Health Service, 1964.

VARMUS, Harold, *The Art and Politics of Science*, Nueva York, W. W. Norton & Company, 2009.

VASELLA, Daniel y SLATER, Robert, *Magic Cancer Bullet: How a Tiny Orange Pill Is Rewriting Medical History*, Nueva York, HarperCollins, 2003.

VESALIO, Andreas, *On the Fabric of the Human Body: A Translation of De Humana Corporis Fabrica Libri Septem*, Novato (California), Norman Publishers, 2003 [*De humani corporis fabrica*, Aranjuez y Barcelona, Doce Calles/Ebrisa, 1997].

WANGENSTEEN, Owen y WANGENSTEEN, Sarah, *Rise of Surgery*, Minneápolis, University of Minnesota, 1978.

Weinberg, Robert, *The Biology of Cancer*, Londres, Garland Science, 2006.

—, *One Renegade Cell: How Cancer Begins*, Nueva York, Basic Books, 1999.

—, *Racing to the Beginning of the Road: The Search for the Origin of Cancer*, Nueva York, Bantam, 1997.

Werth, Barry, *The Billion-Dollar Molecule: One Company's Quest for the Perfect Drug*, Nueva York, Simon & Schuster, 1994.

Wishart, Adam, *One in Three: A Son's Journey into the History and Science of Cancer*, Nueva York, Grove Press, 2007.

Wisnia, Saul, *The Jimmy Fund of Dana-Farber Cancer Institute*, Charleston (Carolina del Sur), Arcadia Publishing, 2002.

Zachary, Gregg Pascal, *Endless Frontier: Vannevar Bush, Engineer of the American Century*, Nueva York, Free Press, 1997.

CRÉDITOS FOTOGRÁFICOS

Página 1 (del extremo superior izquierdo hacia abajo): The New York Academy of Medicine; dominio público; dominio público.

Página 2: The Alan Mason Chesney Medical Archives, The Johns Hopkins Medical Institutions (tres imágenes).

Página 3: fotografía del Laboratoire Curie, Institut de Physique Nucléaire; cortesía de AIP Emilio Segrè Visual Archives; © Keystone/Getty Images; *Boston Herald*.

Página 4: cortesía de la Albert and Mary Lasker Foundation; The Jimmy Fund; cortesía de la Brearley Collection.

Página 5: National Cancer Institute/dominio público; National Cancer Institute/dominio público; National Library of Medicine/dominio público.

Página 6: cortesía de la Albert and Mary Lasker Foundation/dominio público; caricatura de Herblock, 1971, © by the Herb Block Foundation; © Hugo Villalobos/AFP/Newscom.com.

Página 7: © Roger Viollet/The Image Works; Corbis (dos imágenes); Associated Press.

Página 8: Cold Spring Harbor Laboratory Archives; © y cortesía del doctor Robert A. Weinberg, Whitehead Institute; © Bert Vogelstein. Reproducido con autorización de *Science*, 318 (5853), 2007, pp. 1108-1113, «The genomic landscapes of human breast and colorectal cancers», © AAAS; Den Bradfield.

Índice analítico

metástasis de los, 84, 85, 98, 180, 181, 200, 201, 249, 251, 377, 479, 480
óseos, 70, 71, 73
premetastásicos, 377, 378
quimioterapia para los, 164, 165, 200, 263, 384
radioterapia para los, 108-110, 200, 206
en la teoría galénica, 76-79.
Véanse también cánceres específicos
tumores, genes supresores de, 454, 455, 463, 468-470, 473, 474, 494, 506, 507, 551, 555;
desactivación de los, 476, 479, 481, 499, 500
Tumori, Istituto, 279
Turner, Charlotte, 404

U. S. Radium, empresa, 110, 111
Uganda, 263 *n.*
Ullrich, Axel, 509-513, 516, 524, 532
umbilical, sangre, 489
Undark, 110
uranio, 106
Urban, Jerome, 253
urea, 117, 118
urológicos, cánceres, 103
«uso compasivo», problema del, 519, 526;
las terapias experimentales y el, 520-522
uterino, de útero, cáncer, 89, 347, 381, 411
Uzbekistán:
consumo de cigarrillos en, 343

vacuna contra la viruela, 319, 424
vaginal, cáncer, 347
VAMP, régimen, 187, 188-196, 213, 386;
oposición institucional al, 189
oposición de Zubrod al, 188
recurrencias y, 189, 190

remisiones y, 191
supervivientes del, 193-196
Variety Club de Nueva Inglaterra, 131, 222
Varmus, Harold, 444-450, 455-457, 462, 463, 465, 469, 539
vectores de enfermedades infecciosas, 309
vejiga, cáncer de, 103, 468, 556
Velcade (bortezomib), 544
Venet, Louis, 366-369
Verghese, Abraham, 383
Veronesi, Umberto, 279
Vesalio, Andrea, 80-83, 89, 267, 533, 557
vesícula biliar, cáncer de, 469, 569, 570
vías de señalización, 476-479, 499, 529, 530, 544, 555, 556, 560, 561, 569
Vietnam, guerra de, 241, 263
VIH, 35 *n.*, 214, 394 *n.*, 440, 521
vinblastina, 260
vincapervinca (alcaloide vegetal), 185, 498
vincristina (Oncovin), 170, 185, 187, 188, 195, 210, 212, 498.
Véase también VAMP, régimen
Virchow, Rudolf, 34-39, 65, 191, 299, 420-422, 528, 529, 557
Virginia y Maryland:
producción de tabaco en, 303
Virginia Slims, cigarrillos, 335, 337
virología, virólogos, 432-440, 441-448, 449, 457, 570
viruela, 47, 67, 71, 226, 289;
vacuna contra la, 319, 424
virus:
como carcinógenos, 223, 225-228, 349, 351, 352, 378, 423, 424, 432-440, 447
formas de ARN de los. *Véase* retrovirus
Virus del Cáncer, Programa Especial de, 226, 351, 440, 441
Visco, Frances, 522, 523, 524, 526

Taurus es un sello editorial del Grupo Santillana

www.editorialtaurus.com

Argentina
Av. Leandro N. Alem, 720
C 1001 AAP Buenos Aires
Tel. (54 114) 119 50 00
Fax (54 114) 912 74 40

Bolivia
Calacoto, calle 13, n° 8078
La Paz
Tel. (591 2) 279 22 78
Fax (591 2) 277 10 56

Chile
Dr. Aníbal Ariztía, 1444
Providencia
Santiago de Chile
Tel. (56 2) 384 30 00
Fax (56 2) 384 30 60

Colombia
Calle 80, 9-69
Bogotá
Tel. (57 1) 639 60 00
Fax (57 1) 236 93 82

Costa Rica
La Uruca
Del Edificio de Aviación Civil 200 m al Oeste
San José de Costa Rica
Tel. (506) 22 20 42 42 y 25 20 05 05
Fax (506) 22 20 13 20

Ecuador
Avda. Eloy Alfaro, 33-3470 y Avda. 6 de
Diciembre
Quito
Tel. (593 2) 244 66 56 y 244 21 54
Fax (593 2) 244 87 91

El Salvador
Siemens, 51
Zona Industrial Santa Elena
Antiguo Cuscatlan - La Libertad
Tel. (503) 2 505 89 y 2 289 89 20
Fax (503) 2 278 60 66

España
Torrelaguna, 60
28043 Madrid
Tel. (34 91) 744 90 60
Fax (34 91) 744 92 24

Estados Unidos
2023 N.W. 84th Avenue
Doral, F.L. 33122
Tel. (1 305) 591 95 22 y 591 22 32
Fax (1 305) 591 74 73

Guatemala
26 Avenida 2-20
Zona n°14
Guatemala C.A.
Tel. (502) 24 29 43 00
Fax (502) 24 29 43 43

Honduras
Colonia Tepeyac Contigua a Banco Cuscatlan
Boulevard Juan Pablo, frente al Templo
Adventista 7° Día, Casa 1626
Tegucigalpa
Tel. (504) 239 98 84

México
Avda. Río Mixcoac, 274
Colonia Acacias
03240 Benito Juárez
México D.F.
Tel. (52 5) 554 20 75 30
Fax (52 5) 556 01 10 67

Panamá
Vía Transísmica, Urb. Industrial Orillac,
Calle segunda, local #9
Ciudad de Panamá.
Tel. (507) 261 29 95

Paraguay
Avda. Venezuela, 276,
entre Mariscal López y España
Asunción
Tel./fax (595 21) 213 294 y 214 983

Perú
Avda. Primavera 2160
Surco
Lima 33
Tel. (51 1) 313 4000
Fax (51 1) 313 4001

Puerto Rico
Avda. Roosevelt, 1506
Guaynabo 00968
Puerto Rico
Tel. (1 787) 781 98 00
Fax (1 787) 782 61 49

República Dominicana
Juan Sánchez Ramírez, 9
Gazcue
Santo Domingo R.D.
Tel. (1809) 682 13 82 y 221 08 70
Fax (1809) 689 10 22

Uruguay
Juan Manuel Blanes, 1132
11200 Montevideo
Tel. (598 2) 402 73 42 y 402 72 71
Fax (598 2) 401 51 86

Venezuela
Avda. Rómulo Gallegos
Edificio Zulia, 1° - Sector Monte Cristo
Boleita Norte
Caracas
Tel. (58 212) 235 30 33
Fax (58 212) 239 10 51

Esta obra se terminó de imprimir en agosto de 2011
en los talleres de Litográfica Ingramex, S.A. de C.V.
Centeno 162-1, Col. Granjas Esmeralda,
C.P. 09810, México, D.F.